全国高等医学教育课程创新
"十三五"规划教材

供临床、预防、基础、口腔、麻醉、影像、药学、检验、护理、法医、生物工程等专业使用

医学微生物学

主　审　关显智

主　编　黄红兰　石金舟

副主编　李忠玉　李　梅　刘英杰　徐海瑛

编　者　（以姓氏笔画排序）

石立莹　天津医科大学

石金舟　湖北理工学院

史红艳　吉林大学

刘英杰　河南大学

李　梅　天津医科大学

李　霞　牡丹江医学院

李忠玉　南华大学

金明哲　遵义医学院珠海校区

郑　群　首都医科大学燕京医学院

徐海瑛　黄河科技学院

陶格斯　内蒙古医科大学

黄红兰　吉林大学

曹雪鹏　河西学院

霍雨佳　黄河科技学院

华中科技大学出版社
http://www.hustp.com
中国·武汉

内 容 简 介

本书是全国高等医学教育课程创新"十三五"规划教材。

本书除绪论外,分为三篇,共三十五章,包括细菌学、真菌学和病毒学。书中设置了相关知识链接,在每章后面设置了小结、思考题、推荐文献阅读,引导和促进学生自学,采用纸质版教材与数字资源相结合的形式呈现。

本书可供临床、预防、基础、急救、全科医学、口腔、麻醉、影像、药学、检验、护理、法医、生物工程等专业使用。

图书在版编目(CIP)数据

医学微生物学/黄红兰,石金舟主编. —武汉:华中科技大学出版社,2019.1(2023.12重印)
全国高等医学教育课程创新"十三五"规划教材
ISBN 978-7-5680-4065-5

Ⅰ.①医… Ⅱ.①黄… ②石… Ⅲ.①医学微生物学-高等职业教育-教材 Ⅳ.①R37

中国版本图书馆 CIP 数据核字(2019)第 014743 号

医学微生物学   黄红兰 石金舟 主编
Yixue Weishengwuxue

策划编辑:蔡秀芳
责任编辑:张　琴
封面设计:原色设计
责任校对:李　琴
责任监印:周治超
出版发行:华中科技大学出版社(中国·武汉)　　　电话:(027)81321913
　　　　　武汉市东湖新技术开发区华工科技园　　　邮编:430223
录　　排:华中科技大学惠友文印中心
印　　刷:武汉邮科印务有限公司
开　　本:880mm×1230mm　1/16
印　　张:23
字　　数:641 千字
版　　次:2023 年 12 月第 1 版第 3 次印刷
定　　价:68.00 元

全国高等医学教育课程创新"十三五"规划教材
编委会

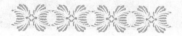

网络增值服务使用说明

欢迎使用华中科技大学出版社医学资源服务网yixue.hustp.com

1.教师使用流程

（1）登录网址：http://yixue.hustp.com （注册时请选择教师用户）

注册 ▶ 登录 ▶ 完善个人信息 ▶ 等待审核

（2）审核通过后，您可以在网站使用以下功能：

管理学生
建立课程　　　　布置作业
下载教学资源　　　教师　　　查询学生学习记录等

2.学员使用流程

建议学员在PC端完成注册、登录、完善个人信息的操作。

（1）PC端学员操作步骤

① 登录网址：http://yixue.hustp.com （注册时请选择普通用户）

注册 ▶ 登录 ▶ 完善个人信息

② 查看课程资源

如有学习码，请在个人中心-学习码验证中先验证，再进行操作。

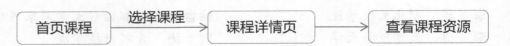

首页课程 —选择课程→ 课程详情页 —→ 查看课程资源

（2）手机端扫码操作步骤

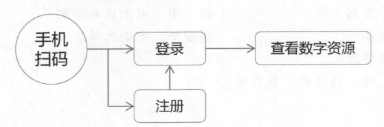

手机扫码 → 登录 → 查看数字资源
　　　　　↗
　　　　注册

总序

Zongxu

《国务院办公厅关于深化医教协同进一步推进医学教育改革与发展的意见》指出："医教协同推进医学教育改革与发展，加强医学人才培养，是提高医疗卫生服务水平的基础工程，是深化医药卫生体制改革的重要任务，是推进健康中国建设的重要保障""始终坚持把医学教育和人才培养摆在卫生与健康事业优先发展的战略地位。"我国把质量提升作为本科教育改革发展的核心任务，发布落实了一系列政策，有效促进了本科教育质量的持续提升。而随着健康中国战略的不断推进，加大了对卫生人才培养支持力度。尤其在遵循医学人才成长规律的基础上，要求不断提高医学青年人才的创新能力和实践能力。

为了更好地适应新形势下人才培养的需求，按照《国务院办公厅关于深化医教协同进一步推进医学教育改革与发展的意见》《国家中长期教育改革和发展规划纲要（2010—2020 年）》《国家中长期人才发展规划纲要（2010—2020 年）》等文件精神要求，进一步出版高质量教材，加强教材建设，充分发挥教材在提高人才培养质量中的基础性作用，培养医学人才。在认真、细致调研的基础上，在教育部相关医学专业专家和部分示范院校领导的指导下，我们组织了全国 50 多所高等医药院校的近 200 位老师编写了这套全国高等医学教育课程创新"十三五"规划教材，并得到了参编院校的大力支持。

本套教材充分反映了各院校的教学改革成果和研究成果，教材编写体系和内容均有所创新，在编写过程中重点突出以下特点：

（1）教材定位准确，突出实用、适用、够用和创新的"三用一新"的特点。

（2）教材内容反映最新教学和临床要求，紧密联系最新的教学大纲、临床执业医师资格考试的要求，整合和优化课程体系和内容，贴近岗位的实际需要。

（3）以强化医学生职业道德、医学人文素养教育和临床实践能力培养为核心，推进医学基础课程与临床课程相结合，转变重理论而轻临床实践，重医学而轻职业道德、人文素养的传统观念，注重培养学生临床思维能力和临床实践操作能力。

（4）问题式学习（PBL）与临床案例进行结合，通过案例与提问激发学生学习的热情，以学生为中心，利于学生主动学习。

本套教材得到了专家和领导的大力支持与高度关注，我们衷心希望这套教材能在相关课程的教学中发挥积极作用，并得到读者的青睐。我们也相信这套教材在使用过程中，通过教学实践的检验和实际问题的解决，能不断得到改进、完善和提高。

全国高等医学教育课程创新"十三五"规划教材

编写委员会

前言

Qianyan

　　由华中科技大学出版社出版的《医学微生物学》经过各位编者的不断修改、充实与完善,终于要和广大读者见面了。此次出版本着更新与完善的宗旨,力求赶上微生物学飞速发展的步伐,把微生物学的基础知识和最新进展呈现给广大师生和微生物学工作者。

　　全书除绪论外,分为三篇,共三十五章,编写中坚持知识的系统性和完整性,遵循"三基"(基础理论、基本知识、基本技能)、"五性"(思想性、科学性、启发性、先进性、适用性)和"三特定"(特定对象、特定要求、特定限制)的原则,参考国内外最新版的《医学微生物学》教材,做到准确阐明基本概念和基本理论,力求文字简明、流畅。书中设置了相关知识链接,重点阐述新进展以及与知识点有关的理论和实践,便于学生更加深入理解知识点和课堂重点内容;在每章后面设置了小结、思考题、推荐文献阅读,引导和促进学生自学,采用纸质版教材与数字资源相结合的形式呈现。

　　各位编者的努力、各兄弟院校的通力合作,特别是工作在教学第一线的教师们的关心和支持是本书成功出版的有力保障。本书得到了吉林大学关显智教授的精心审阅和把关,在此致以衷心感谢。华中科技大学出版社医学分社的各位编辑为本书的出版付出了辛勤劳动,在此一并表示感谢。

　　由于编审者学识水平和编写能力有限,书中难免存在不足和欠妥之处,恳请各位专家和广大师生给予批评指正。

编者

目录

Mulu

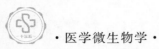

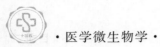

绪　论

第一节　微生物和医学微生物学

微生物（microorganisms，or microbes）是众多个体微小、结构简单、肉眼直接看不到的微小生物的总称。微生物种类繁多，广泛存在于自然界土壤、空气、水中以及动物与人体的体表和与外界相通的腔道里，如消化道、呼吸道等。按照目前的生物分类系统将所有生物分为 6 个界（kingdom），即病毒界、原核生物界、真核原生生物界、真菌界、植物界与动物界。微生物被包括在除动物界、植物界以外的 4 个界之中。根据其细胞结构特点，习惯地将微生物归为 3 种类型，即非细胞结构型微生物、原核细胞型微生物和真核细胞型微生物。

一、微生物的种类

（一）非细胞结构型微生物

非细胞结构型微生物（noncell-structured microbes）无细胞结构，基本结构是由核心部分的核酸与其外面的蛋白质核壳构成的核衣壳。核心中的核酸只有 RNA 或 DNA 一种核酸。包膜病毒在核衣壳外面还有一层包膜。此类微生物包括病毒（virus）以及结构更简单的亚病毒（subvirus）。

（二）原核细胞型微生物

原核细胞型微生物（prokaryotes）的细胞核分化程度较低，仅有原始的核，无核仁和核膜，胞质内无完整的细胞器。属于原核细胞型的微生物统称为细菌，即广义的细菌，包括古细菌（archaebacterium）、真细菌（eubacterium）和蓝细菌（cyanobacterium）。蓝细菌以前被称为蓝绿藻（blue-green algae），具有光合作用，目前尚未发现其有致病性。古细菌代表一类细胞结构更原始、其 16S rRNA 序列与其他原核细胞微生物和真核细胞微生物截然不同的微生物，包括产甲烷菌（methanogens）以及在极端条件下生长的嗜盐菌（halophiles）和嗜酸嗜热菌（acidophilic thermophiles）。因此，有人按照细胞类型（病毒为非细胞型生物，不在此范畴）提出域（domain）的超界概念。据此，1990 年 Carl Woese 将所有生物分为三个域，即细菌域（Bacteria，以前称为原核细胞生物）、古生菌域（Archaea，以前称为古细菌）以及真核生物域（Eukarya，以前称为真核细胞生物）。目前，原核生物界分为两个门，即蓝细菌门与细菌门。细菌门中包括细菌、衣原体、支原体、立克次体、螺旋体和放线菌等。

（三）真核细胞型微生物

真核细胞型微生物（eukaryotes）的细胞核分化度较高，有核膜、核仁和染色体，细胞质内有完整的细胞器，进行有丝分裂。真菌界和真核原生生物界的微生物均属于此类。真核原生生物界包括单细胞藻类和原生动物。与医学有关的原生动物指的是寄生虫，将在《人体寄生虫学》中学习。真菌界（Fungus，or Fungi）包括单细胞的酵母（yeast）和多细胞的霉菌（mold）。

二、微生物与人类的关系

自然界中的微生物绝大多数对人类和动植物的生存无害，甚至是必不可少的，在地球生物的生存与发展、食物链的形成中起着重要作用。如果没有微生物把有机物降解成无机物并产生大量 CO_2，其结果将是：一方面，地球上有机物堆积如山；另一方面，新的有机物将无法合成。在这样的生态环境中一切生物将无法生存。

人和动物体内正常情况下存在的微生物群系称为正常菌群（normal flora）。微生物学的研究证明，正常菌群对于机体具有生理作用、免疫作用和生物屏障作用。在机体免疫力降低时正常菌群也能成为条件致病菌（opportunistic pathogen）引起条件性感染。

在人类的生活和生产活动中，微生物的作用已被广泛应用于各个领域。在工业方面，微生物应用于食品、酿造、制革、石油勘探以及环境治理等方面，尤其在抗生素的生产中更是十分重要。在农业方面，细菌肥料、植物生长激素的生产以及植物虫害的防治都与微生物密切相关。微生物在生命科学研究，包括遗传工程或基因工程中被广为利用。例如，噬菌体和质粒是分子遗传学中的重要载体，限制性核酸内切酶是细菌代谢的产物，大肠埃希菌（又称大肠杆菌）、枯草芽胞杆菌及酵母是常用的工程菌。自然界中的微生物有少数能使人类和动植物发生病害，被称为病原微生物（pathogenic microbes）。例如，结核分枝杆菌引起结核病，肝炎病毒引起病毒性肝炎，以及流行性感冒病毒引起流行性感冒。此外，某些微生物及其产物与肿瘤的发生有着密切关系。

微生物学（microbiology）是研究微生物的形态结构、生命活动规律以及与机体相互关系的科学。微生物学工作者的任务是在不断深入研究的过程中，让对人类有益的微生物服务于社会实践，让对人类有害的病原微生物得到有效的控制乃至被消灭。随着微生物科学的飞速发展，微生物学已经形成若干分支。例如，着重研究微生物基本生命规律的普通微生物学、微生物分类学、微生物生理学、微生物遗传学、微生物生态学、分子微生物学等；根据其应用领域分为工业微生物学、农业微生物学、医学微生物学、兽医微生物学、海洋微生物学、环境微生物学等；依其研究的微生物对象，又可分为细菌学、病毒学以及真菌学等。这些分支学科通过各自领域的深入研究，为微生物学的全面发展提供了丰富的内容。

医学微生物学（medical microbiology）是研究与医学有关的病原微生物的生物学特征、致病性和免疫性、微生物学检查法以及特异性预防和治疗原则等内容的一门科学，是生命科学的重要组成内容，是医学科学基础课中必不可少的学科。因此，医学微生物学与人体寄生虫学、细胞生物学、医学免疫学、病理学、药理学、生物化学、分子生物学、分子遗传学以及流行病学和预防医学等学科有着广泛的联系，可为学习临床各科的感染性疾病、超敏反应性疾病、肿瘤类疾病等奠定重要的理论基础。同时，也可运用所学知识直接为控制和消灭感染性疾病、保障人民健康服务。

第二节　医学微生物学的发展简史

医学微生物学是人类在探讨传染性疾病的病因、流行规律以及防治措施的过程中，通过长期反复实践、认识，并随着科学的进步逐渐发展和完善起来的科学。学习微生物学发展史，不但能使我们了解医学微生物学的发展历史也会使我们从各阶段的重大发现中得到启发，鼓舞人们朝着更远的方向和在新的领域里不断探索。

从远古开始，人类的生存即经常遭受各种传染性疾病，尤其是烈性传染病的困扰。由于科学不够发达，对于微生物是传染性疾病的真正病原长期未能得到认识。直到 16 世纪（1546年）意大利人 Fracastoro（1478—1553）提出传染生物学说（infectious biology theory），他认为

"流行病是由肉眼看不见的活的传染性微生物传播的"。他将传染区分为接触传染、空气污染和媒介物污染三种方式。限于当时的科学技术水平不能证实这些传染性生物的存在,但他的观点是符合今天的流行病学规律的。在中国明朝的隆庆年间(1567—1572),人们已广泛应用痘苗预防天花。1674年荷兰人安东尼·列文虎克(Antony van Leeuwenhoek,1632—1723)用自制的能放大40~270倍的显微镜观察到各种形态的微生物。尽管在当时还不能凭这一发现确认微生物与传染病的关系,但他的发现对微生物的存在给予了肯定的客观证实,为微生物学的发展奠定了基础。

路易斯·巴斯德(Louis Pasteur,1822—1895)是法国化学家也是微生物学和免疫学的奠基人。他在解决葡萄酒变质原因的研究中证实了有机物的发酵与腐败是由微生物所致;而酒类的变质是由于污染了酵母以外的一些杂菌的结果。为了防止酒类变质,他在发酵生产中先将供发酵的基质加温到62 ℃,作用30 min,然后再放入酵母。此即沿用至今的巴斯德消毒法(pasteurization)。他用加热过的酵母液不再发酵的事实否定了所谓的"生物自生论"。此外,巴斯德还首先研制成了炭疽疫苗和狂犬疫苗。

继巴斯德之后,德国医生罗伯特·科霍(Robert Koch,1843—1910)在确立病原菌作为传染病病因方面做了大量研究工作。他运用了固体培养基和细菌染色技术,使得病原菌的分离培养和鉴定成为可能。他先后发现了炭疽芽胞杆菌(1876年)、结核分枝杆菌(1882年)和霍乱弧菌(1883年)。在他的带动和影响下,各国细菌学家相继发现了许多对人和动物治病的病原菌。到19世纪末,很多重要的病原菌陆续被发现。为了论证某一特定细菌引起某种特定的传染病,科霍提出了4条标准,即著名的科霍法则(Koch's postulates):①在同一特定的机体中,常能发现同一种病原菌;②能从患该病的机体中得到病原菌的纯培养;③将这种培养物接种到易感动物体内,能引起相同的疾病;④能从感染的实验动物重新获得纯培养的病原菌;此法则虽然忽视了机体防御功能以及并非所有的病原菌都能满足上述条件(例如,到目前为止,人们还不能得到麻风分枝杆菌的培养物,也无法培养乙肝病毒),但它在确定某一新的病原体与疾病的关系时,仍具有一定的指导意义。在巴斯德、科霍等人对细菌学研究取得迅速进展的同时,另有一些科学家则把目光转移到了比细菌更小的微生物病因的研究。1892年俄国学者伊凡诺夫斯基(Ivanovsky,1864—1920)发现患烟草花叶病的烟叶汁通过滤菌器后仍保留其感染性。1898年荷兰学者贝杰林克(Beijerinck,1851—1931)在重复上述实验时指出,该病是由一类比细菌更小的传染性病原体引起的。同年,Leffler和Frosch发现患口蹄疫动物的淋巴液中含有能通过滤菌器的感染性物质,并将其命名为超滤性病毒。1901年,美国人Walter-Reed首次分离出黄热病毒。这是第一个被发现的人类病毒。1915年,英国人Twort发现了噬菌体,到20世纪初,植物病毒、动物病毒、人类病毒和细菌病毒相继被分离出来。

英国医生爱德华·詹纳(Edward Jenner,1749—1823)于18世纪末应用研制的牛痘疫苗预防天花是人类运用人工主动免疫方法预防疾病的开始。巴斯德研制的炭疽疫苗和狂犬疫苗大大丰富了人工主动免疫的内容。德国人埃米尔·阿道夫·冯·贝林(Emil Adolf von Behring,1854—1917)研制的白喉抗毒素以及由他和日本学者共同研制的破伤风抗毒素,开创了人工被动免疫在治疗传染性疾病中应用的先例。抗生素的发现是继化学治疗药物之后治疗微生物感染方面具有划时代意义的重大科学成果。1929年,英国人亚历山大·弗莱明(Alexander Fleming,1881—1955)发现青霉的产物能抑制金黄色葡萄球菌的生长。1940年,Florey等提取出青霉素结晶纯品,并证实了其临床应用价值,给感染性疾病的临床治疗带来了一次大的革命。青霉素的发现带动了抗生素的寻找与生产。此后,链霉素(1944年)、氯霉素(1947年)、四环素(1948年)、红霉素(1952年)、林可霉素(1962年)以及庆大霉素(1963年)相继被发现并研制成功。进入20世纪中期,生物化学、遗传学、细胞生物学和分子生物学等学科的发展,以及电子显微镜(简称电镜)、气相色谱技术、免疫学技术和分子生物学技术的进步,促进了微生物学的发展,人们在分子水平上探讨基因结构与功能、致病的物质基础,探寻更先进的诊断技术以及人工主动免疫的技术与应用,从而对微生物的生物学特性及其活动规律有了更深刻的认识,从细胞水平提升到基因水平,人们发现了一些过去没发现的病原微生物。例如,1976 年在美国的费城发生一起与退伍军人集会有关的暴发性肺炎(即军团病(legionnelosis))的流行。1978 年,嗜肺军团菌(legionella pneumophila)便被确认和命名;1977 年,在美国康涅狄格州莱姆镇(Lyme town)发现一种以传染性皮肤红斑为特征的流行病,被命名为莱姆病(Lyme disease),1982 年由 Burgdorferi 与 Barbour 从蜱体内分离出一种新的螺旋体,证实为莱姆病的病原体,此即现在命名的伯氏疏螺旋体(Borrelia burgdorferi)或莱姆病螺旋体。对于这两种病原微生物从发现疾病到确认病原体只用了 2～5 年,这在以前是难以想象的。这些结果的取得与微生物学科有关的新技术应用以及有关理论知识的发展和进步是分不开的。1981 年,首例获得性免疫缺陷综合征即艾滋病(acquired immunodeficiency syndrome, AIDS)在美国被报告。1983 年 5 月,法国巴斯德研究所首先从 AIDS 患者淋巴结中分离出一种新的逆转录病毒,并将其命名为淋巴结病相关病毒(lymphopathy-associated virus, LAV),并证明了 LAV 与 AIDS 的病原关系。1984 年 5 月,美国学者 Gallo 也从 AIDS 患者淋巴结中分离出一种新的逆转录病毒,并将其命名为人 T 细胞白血病病毒Ⅲ型(human T-cell leukemia virus type-Ⅲ, HTLV-Ⅲ)。最终由国际病毒分类委员会(ICTV)将这些引起 HIV 感染与 AIDS 的病毒统一命名为人类免疫缺陷病毒(human immunodeficiency virus, HIV)。HIV 感染与 AIDS 从被发现至今已经有 30 多年的历史,曾经给人类带来巨大的灾难与恐慌,成为国际医学界集中研究的重点课题并取得明显效果。这方面的主要突破点是逆转录酶抑制剂(reverse transcriptase inhibitor, RTI)药物的研发与应用。近 10 年来,全球 HIV 感染与 AIDS 的流行势头得到遏制,新增 HIV 感染人数与 AIDS 死亡人数都大幅下降。2010 年 12 月 1 日,世界卫生组织(world health organization, WHO)发布的数据表明,截至 2009 年底,全世界的 HIV 感染者与 AIDS 患者共有 3300 万人,较上年减少 10 万人,死亡人数为 180 万。到 2016 年 5 月,联合国艾滋病规划总署(UNAIDS)公布的统计资料显示,全世界现有的 HIV 感染者与 AIDS 患者共有 3675 万人,其中有 1820 万人接受了 ARV 药物的治疗。2015 年,全世界范围内 210 万新增的 HIV 感染与 AIDS 病例中大约 19% 的患者是 15～19 岁的年轻女性、注射毒品者、男性同性恋者、性工作者和变性人,这 4 种人群是主要的高危人群。撒哈拉以南的非洲地区是全球的高发地区。在 2015 年新增的 15 万 HIV 儿童感染者中,有半数儿童是通过母乳喂养途径感染病毒的,仅尼日利亚就占了 1/4。在中国,据中国疾病预防控制中心(Chinese center for disease control and prevention, CDC)发布的数据表明,2010—2015 年这 5 年间,无论是 HIV 感染者与 AIDS 患者总人数还是死亡人数都呈上升趋势。这种发展趋势令人担忧,已经引起我国政府的高度重视。多年来,各国政府对 HIV 感染与 AIDS 的研究都给予了大力支持,相信人类最终会像控制其他传染病一样控制 HIV 感染与 AIDS 的流行。

朊毒体(prion)与其所致疾病的关系是 20 世纪后期生命科学领域内继 HIV 与 AIDS 之后的又一重大发现。朊毒体结构无核酸,但具有传染性,可引起动物与人类的多种疾病,这令人们对其致病机制及遗传特性迷惑不解,在 1986 年首例疯牛病报告后又发现疯牛病可以传染给人。朊毒体因此而成为人们争相研究的热点。朊毒体最初被称为朊病毒,后来又叫朊粒。它不是病毒,结构中只有蛋白质而无有任何一种核酸;因为它形体微小、结构简单(类似质粒)而命名为朊粒,然而,朊粒这个名称既不能表明它的生物学特性,也说明不了它的致病性。因此有人提出用"朊毒体"或"朊毒"一词,因为它的形式和意义都类似病毒体,又能表明其蛋白质的致病性。

20 世纪 80 年代发展起来的单克隆抗体(monoclonal antibody)技术、酶联免疫吸附试验(enzyme-linked immunosorbent assay, ELISA)、聚合酶链反应(polymerase chain reaction,

PCR)以及其他的新标记技术的应用使得微生物学诊断技术更特异、更简单和更敏感。目前已经完成了流感嗜血杆菌、大肠埃希菌、枯草芽胞杆菌、幽门螺杆菌、肺炎支原体、生殖支原体、伯氏疏螺旋体以及梅毒螺旋体等多种细菌、3 种古生菌(包括詹氏甲烷球菌(methanococcus jannaschii)、嗜热自养甲烷杆菌(methanothermobacter thermoautotrophicus)和闪烁古生球菌(achaeoglobusfulgidus))以及啤酒酵母(sacharomyces cerevisiae)等多种微生物的全基因序列分析,而生物芯片技术的推广则使生物诊断技术提升到了一个全新的阶段。当人类进入 21 世纪,回顾历史,微生物学者可以无愧地宣布,在过去的 20 世纪,在生物学与生命科学发展的 3个关键阶段上(DNA 双螺旋与中心法则、遗传工程和人类全基因组研究),他们都是站在潮流的前列,发挥了不可替代的作用。

1980 年 5 月,WHO 宣布人类已经彻底消灭了天花这一曾经对人类造成严重威胁的烈性传染病。受此鼓舞,WHO 计划在 21 世纪在全球消灭脊髓灰质炎、麻疹和白喉等几种传染病。截至 2016 年底已有包括中国在内的 150 多个国家宣布在其国内消灭了脊髓灰质炎。可以预期,随着医学微生物学的发展,会有更多的疾病被控制、被消灭,也会有新的微生物被发现。进入 21 世纪,古老的微生物学将冲出传统的模式微生物、特殊微生物以及医学微生物的领域进入以分子微生物学和分子遗传学为代表的生物学信息时代,人们最终将把遗传、发育与进化统一起来,以更大的规模在更深层次上探索生命奥秘与改造生物,造福人类。

医学微生物学的发展在我国起步较晚。新中国成立后,在党和政府的关怀和统一规划下,本学科从培养干部到基本建设都取得了显著成绩。1956 年,我国学者汤飞凡用鸡胚首次成功分离鉴定沙眼衣原体(当时称为沙眼病毒)。目前,基因工程生产的干扰素和乙肝疫苗大量投放市场,包括鼠疫在内的烈性传染病的发生和流行基本得到控制。科学家们成功地研制出脊髓灰质炎疫苗、麻疹疫苗、甲肝疫苗以及其他一些细菌的、病毒的疫苗,推广计划免疫,降低了这些传染病的发病率。自 2000 年以来,我国的计划免疫工作有了飞跃进展。在传统的四项计划免疫(包括卡介苗、麻疹、百白破以及脊髓灰质炎)中又增加了乙肝疫苗,使之变成五项计划免疫。后来又增加了甲肝疫苗、乙脑疫苗、流脑疫苗以及风疹疫苗和流行性腮腺炎疫苗(现已将麻疹疫苗、流行性腮腺炎疫苗和风疹疫苗制成了三联疫苗,缩写成 MMR)等更多项目的计划免疫,极大地提高了全民族的健康水平。

但是,我们也必须正视如下事实,即地球上的病原微生物一刻也没有停止它们的生命活动,更没有绝迹。21 世纪之初,我国局部地区和世界其他地区发生了多起传染病的流行,包括发生在中国的严重急性呼吸综合征(severe acute respiratory syndrome,SARS,2003—2005)、高致病性禽流感(H5N1,1997—2006)、新甲型流感(H1N1,2008—2010)、手足口病(hand-foot-and mouth disease,2008—2010)、无形体病(anaplasmosis,2008—2010),发生在巴西、泰国以及菲律宾的寨卡病毒流行(Zika virus,2013—2015),发生在沙特、韩国等地的中东呼吸综合征(middle east respiratory syndrome,MERS,2012—2015)以及在西非四国几内亚、利比里亚、尼日利亚与塞拉利昂发生的埃博拉病毒的暴发流行(ebola virus,2013—2014)。此外,一些烈性传染病如霍乱在世界局部仍有流行。例如,2017 年 9 月在非洲的刚果(金)和尼日利亚暴发霍乱。在我国,据 CDC 发布的 2016 年法定传染病疫情报告表明,甲类病例中鼠疫 1 例,霍乱 27 例;乙类病例中,非典与脊髓灰质炎无发病,其余病种的前五位分别是病毒性肝炎、肺结核、梅毒、细菌性痢疾与阿米巴痢疾以及淋病;死亡数居前五位的病种依次是 AIDS、肺结核、狂犬病、病毒性肝炎和人感染 H7N9 禽流感。这些资料显示,传染病的控制依然面临着严峻挑战,医学微生物学工作者的使命任重而道远。为此,广大医学微生物学工作者正在积极努力地工作,以缩短我国医学微生物学在理论研究和技术应用方面与世界先进水平的差距,为更好地保障人民健康、提高全民族体质,在 21 世纪里为人类做出自己的贡献。

吉林大学　黄红兰

·第一篇·

细菌学

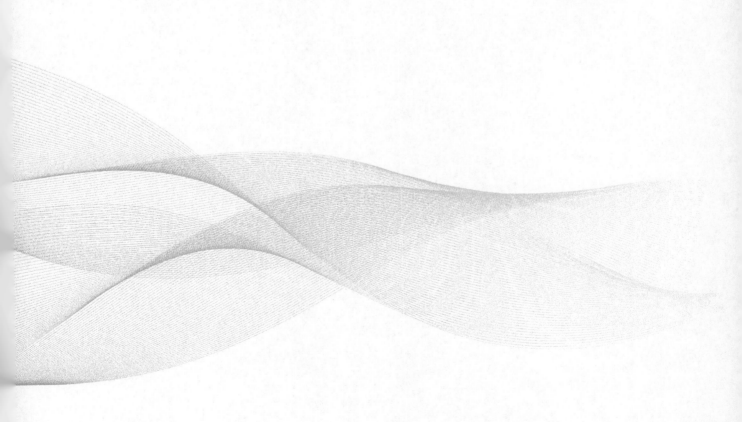

第一章　细菌的形态与结构

本章 PPT

细菌（bacterium）属于原核生物界（prokaryotae），有广义和狭义两种范畴。广义的细菌泛指各类原核细胞型微生物，包括细菌、支原体、立克次体、衣原体、螺旋体和放线菌；狭义的细菌专指其中具有典型代表性的细菌，其种类最多、数量最大，是一类形体微小、结构简单、具有细胞壁和原始核质、无核仁和核膜、除核糖体外无其他细胞器的原核细胞型单细胞微生物。本章讨论狭义范畴的细菌。

第一节　细菌的大小与形态

细菌比较小，常用光学显微镜观察。一般用微米（μm）来衡量细菌的大小，按其外形可分为球菌、杆菌和螺形菌三大类（图 1-1）。在营养丰富的培养条件下，细菌呈浮游（planktonic）状态，在自然界及人和动物体内，绝大多数细菌黏附在无生命或有生命的物体表面，以生物被膜（biofilm）的形式存在。

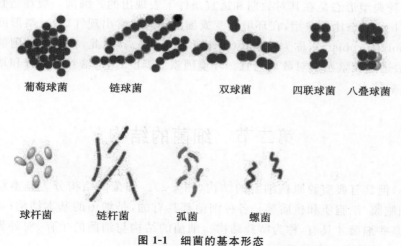

葡萄球菌　　链球菌　　双球菌　　四联球菌　八叠球菌

球杆菌　　链杆菌　　弧菌　　螺菌

图 1-1　细菌的基本形态

一、球菌

球菌（coccus）形态呈圆球形或近似球形，多数直径在 1 μm 左右。由于繁殖时细菌分裂平面不同和分裂后菌体之间相互黏附程度不一，可形成不同的排列方式，这对一些球菌的鉴别具有意义，但各类球菌在标本或培养物中除有典型的排列方式外，还有部分不典型排列的菌体存在。

1. 双球菌（diplococcus）　在一个平面上分裂，分裂后两个菌体成双排列，如淋病奈瑟菌。

2. 链球菌（streptococcus）　在一个平面上分裂，分裂后多个菌体粘连成链状，如甲型溶血性链球菌。

3. 葡萄球菌（staphylococcus）　在多个不规则的平面上分裂，分裂后菌体无一定规则地粘连在一起呈葡萄状，如金黄色葡萄球菌。

4. 四联球菌(tetrads) 在两个互相垂直的平面上分裂,分裂后四个菌体黏附在一起呈正方形,如嗜盐四联球菌。

5. 八叠球菌(sarcina) 在三个互相垂直的平面上分裂,分裂后八个菌体黏附成立方体,如芽胞八叠球菌。

二、杆菌

杆菌(bacillus)的形态大多呈直杆状,有些杆菌的菌体稍弯;菌体两端大多呈钝圆形,少数杆菌两端平齐(如炭疽芽胞杆菌)或两端尖细(如梭杆菌);而棒状杆菌(corynebacterium)末端膨大成棒状;球杆菌(coccobacillus)菌体短小,菌体近似椭圆形;分枝杆菌(mycobacterium)呈分支生长趋势;双歧杆菌(bifidobacterium)末端常呈分叉状;多数杆菌呈分散存在,也有的呈链状排列,称为链杆菌(streptobacillus)。

不同杆菌的大小、长短、粗细不一致。炭疽芽胞杆菌菌体较大,长 $3\sim10~\mu\mathrm{m}$;大肠埃希菌菌体中等,长 $2\sim3~\mu\mathrm{m}$;小的如布鲁菌仅长 $0.5\sim1.5~\mu\mathrm{m}$。

三、螺形菌

螺形菌(spiral bacterium)菌体弯曲或扭转。可分为弧菌、螺菌和螺杆菌。菌体只有一个弯曲,呈弧形或逗点状的称为弧菌(vibrio),弧菌菌体长 $2\sim3~\mu\mathrm{m}$,如霍乱弧菌;菌体有数个弯曲的称为螺菌(spirillum),螺菌菌体长 $3\sim6~\mu\mathrm{m}$,如鼠咬热螺菌;菌体细长、弯曲,呈弧形或螺旋形,称为螺杆菌(helicobacterium),如幽门螺杆菌。

细菌的各种典型形态是在其对数期和适宜条件下表现出的。细菌一般在适宜的生长条件下培养 $8\sim18~\mathrm{h}$ 的形态比较典型,在环境改变或细菌衰老时常出现气球状、梨形或丝状等不规则的多形性(polymorphism),称为衰退型(involution form)。因此,在观察细菌的大小和形态时,应选择其最适生长繁殖的对数期为宜。环境因素如温度、pH、培养基成分和培养时间等对细菌的形态影响较大。

第二节 细菌的结构

细菌虽小,但具有典型的原核细胞的结构(图 1-2)。细菌的结构分为基本结构和特殊结构,细胞壁、细胞膜、细胞质和核质等是各种细菌都具有的,是细菌的基本结构;而荚膜、鞭毛、菌毛、芽胞仅某些细菌才具有,称为特殊结构。细菌的结构与细菌的生存、对外界环境的抵抗力、致病性、免疫性等有一定关系。

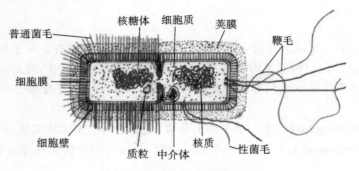

图 1-2 细菌细胞结构模式图

一、细菌的基本结构

（一）细胞壁

细胞壁（cell wall）位于菌体的最外层，紧贴在细胞膜外，是一种坚韧而有弹性的膜状结构，组成较复杂，并随不同细菌而异。用革兰染色法可将细菌分为两大类，即革兰阳性（G^+）菌和革兰阴性（G^-）菌。两类细菌细胞壁的共有组分为肽聚糖，同时也各有其独特的组分。

1. 肽聚糖（peptidoglycan） 肽聚糖为原核细胞型微生物细胞壁所特有的成分，又称粘肽（mucopeptide），是细菌细胞壁中的主要成分。肽聚糖的基本结构有两类：由聚糖骨架、四肽侧链和五肽交联桥三部分组成的 G^+ 菌的肽聚糖（图1-3），由聚糖骨架和四肽侧链两部分组成的 G^- 菌的肽聚糖（图1-4）。

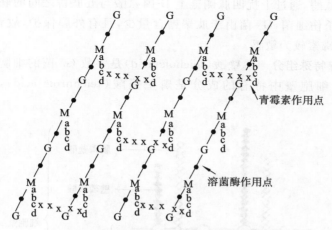

图 1-3 金黄色葡萄球菌细胞壁的肽聚糖结构

M，N-乙酰胞壁酸；G，N-乙酰葡糖胺；a，L-丙氨酸；b，D-谷氨酸；c，L-赖氨酸；d，D-丙氨酸；●，β-1,4 糖苷键；x，甘氨酸

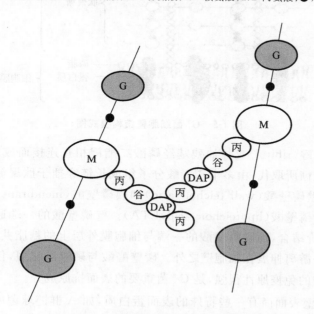

图 1-4 大肠埃希菌细胞壁的肽聚糖结构

（1）聚糖骨架（glycan backbone）：由 N-乙酰胞壁酸（N-acetylmuramic acid）和 N-乙酰葡糖胺（N-acetylglucosamine）交替间隔排列，由 β-1,4 糖苷键联结而成。各种细菌细胞壁均有相同的聚糖骨架。溶菌酶和溶葡萄球菌素能裂解肽聚糖中 N-乙酰葡糖胺和 N-乙酰胞壁酸之间

的 β-1,4 糖苷键,破坏聚糖骨架,引起细菌裂解。

（2）四肽侧链（tetrapeptide side chain）与五肽交联桥（pentapeptide cross-bridge）：四肽侧链与 N-乙酰胞壁酸相连接,其氨基酸组成和联结方式随菌种不同而异。如 G⁺ 菌中的葡萄球菌,其细胞壁四肽侧链的氨基酸组分依次为 L-丙氨酸、D-谷氨酸、L-赖氨酸和 D-丙氨酸,其中第三位的 L-赖氨酸连接到由五个甘氨酸组成的交联桥,再由交联桥连接到相邻聚糖骨架四肽侧链末端的 D-丙氨酸。G⁻ 菌中的大肠埃希菌的四肽侧链中,第三位氨基酸是二氨基庚二酸（diaminopimelic acid,DAP）,通过 DAP 直接连接于相邻四肽侧链末端的 D-丙氨酸。G⁻ 菌细胞壁肽聚糖结构中没有五肽交联桥,因而形成平面的二维结构,而 G⁺ 菌细胞壁肽聚糖则为机械强度坚韧的三维立体结构。细菌的四肽侧链中以第三位氨基酸种类变化最大,大多数 G⁻ 菌为 DAP,而 G⁺ 菌可以是 L-赖氨酸、DAP 或其他 L-氨基酸。青霉素能与细菌竞争合成肽聚糖过程中所需的转肽酶,通过干扰四肽侧链上 D-丙氨酸与五肽桥之间的联结,使细菌不能合成完整的肽聚糖而杀伤细菌,G⁻ 菌由于肽聚糖含量少,且有外膜保护,故青霉素对其作用较弱,而 G⁺ 菌则对青霉素较为敏感。

2. G⁺ 菌细胞壁特殊组分 磷壁酸（teichoic acid）是多数 G⁺ 菌的细胞壁特有的成分（图 1-5）,少数 G⁺ 菌的细胞壁中特有的成分是磷壁醛酸（teichuroic acid）,约占细胞壁干重的 50%。

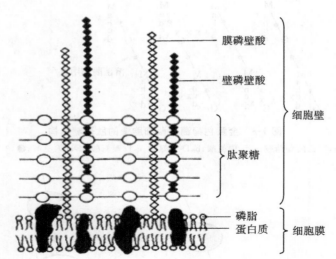

图 1-5 G⁺ 菌细胞壁结构模式图

磷壁酸是由核糖醇（ribitol）或甘油残基经磷酸二酯键相互连接而成的多聚体,其结构中少数基团被氨基酸或糖所取代,由多个磷壁酸分子组成长链穿插于肽聚糖层中。按其结合部位不同,磷壁酸分为壁磷壁酸（wall teichoic acid）和膜磷壁酸（membrane teichoic acid）两种,其中膜磷壁酸又称脂磷壁酸（lipoteichoic acid,LTA）。壁磷壁酸的一端通过磷脂与肽聚糖上的 N-乙酰胞壁酸共价结合,而膜磷壁酸的一端与细胞膜外层上的糖脂共价结合,两者的另一端均穿越肽聚糖层并游离伸展在细胞壁之外。磷壁醛酸与磷壁酸相似,仅结构中以糖醛酸代替了磷酸。磷壁酸的免疫原性很强,是 G⁺ 菌重要的表面抗原成分。

某些 G⁺ 菌细胞壁表面尚有一些特殊的表面蛋白质,如 A 群链球菌的 M 蛋白、金黄色葡萄球菌的 A 蛋白等。

3. G⁻ 菌细胞壁特殊组分 外膜（outer membrane）是 G⁻ 菌细胞壁特有的组分,位于细胞壁肽聚糖层的外侧（图 1-6）。

外膜由内向外依次由脂蛋白、脂质双层和脂多糖三部分组成。脂蛋白位于肽聚糖层和脂

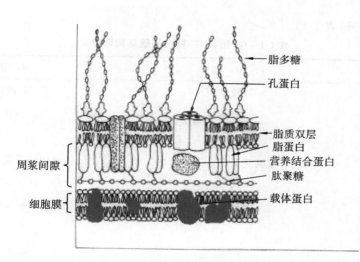

图 1-6 G⁻菌细胞壁结构模式图

质双层之间,其蛋白质部分与肽聚糖侧链的二氨基庚二酸相连,其脂质成分与脂质双层非共价结合,从而使外膜和肽聚糖层形成一个整体。脂质双层的结构类似细胞膜,其中镶嵌的多种蛋白质称为外膜蛋白(outer membrane protein,OMP),OMP 种类繁多,其中有的 OMP 为孔蛋白(porin),可允许水溶性小分子自由通过,其功能除进行细菌细胞内外的物质交换外,还有通透性屏障作用,能阻止多种大分子物质和青霉素、溶菌酶等进入细胞。所以,G⁻菌对溶菌酶、青霉素以及去污剂和碱性染料等比 G⁺菌有较大的抵抗力;有的 OMP 为具有诱导性蛋白质或去阻遏蛋白质,参与特殊物质的扩散过程;有的 OMP 为噬菌体、性菌毛或细菌素的受体。脂多糖(lipopolysaccharide,LPS)位于外膜的最外层,由脂质双层向细胞外伸出。LPS 为细菌的内毒素(endotoxin),主要在细菌裂解后释放。LPS 由脂质 A、核心多糖和特异多糖三部分组成。

(1) 脂质 A(lipid A):脂质 A 是内毒素的毒性和生物学活性的主要组分,与细菌的致病性有关。由 β-1,6 糖苷键相连的 D-氨基葡萄糖双糖组成的基本骨架是一种糖磷脂复合物,双糖骨架的游离羟基和氨基可携带多种长链脂肪酸和磷酸基团。脂质 A 无种属特异性,不同种属细菌的脂质 A 结构基本相同,故不同细菌产生的内毒素的毒性作用均相似。

(2) 核心多糖(core polysaccharide):位于脂质 A 的外层,具有属特异性,同一属细菌的核心多糖相同。核心多糖由己糖(葡萄糖、半乳糖等)、庚糖、2-酮基-3-脱氧辛酸(2-keto-3-deoxyoctonic acid,KDO)、磷酸乙醇胺等组成。

(3) 特异多糖(specific polysaccharide):位于脂多糖的最外层,是由数个至数十个寡聚糖为基本单位重复连接而成的多糖链。为 G⁻菌的菌体抗原(O 抗原),具有种特异性,不同种的 G⁻菌的特异多糖的种类、位置、排列和空间构型各不相同,从而决定了菌体抗原的特异性。如果细菌特异多糖缺失可使光滑(smooth,S)型菌落转变为粗糙(rough,R)型菌落。

少数 G⁻菌的 LPS 结构不典型,如脑膜炎奈瑟菌、淋病奈瑟菌、流感嗜血杆菌,其外膜糖脂含有短链分枝状聚糖组分,其 LPS 结构称为脂寡糖(lipooligosaccharide,LOS)。LOS 是一种重要的毒力因子,其与哺乳动物细胞膜的鞘糖脂成分极为相似,可使这些细菌逃避宿主免疫细胞的识别。

4. 周浆间隙(periplasmic space) 为 G⁻菌的细胞膜和细胞壁外膜的脂质双层之间的空隙。内含多种水解酶,如蛋白酶、核酸酶、碳水化合物降解酶及作为毒力因子的胶原酶、透明质酸酶和 β-内酰胺酶等,在细菌摄取营养、解除有害物质毒性等方面有重要作用。

G⁺和 G⁻菌细胞壁的结构差异,导致这两类细菌在抗原性、染色性、致病性及对药物敏感性等方面有很大差异（表 1-1）。

表 1-1　G⁺ 菌与 G⁻ 菌细胞壁结构比较

细胞壁	G⁺ 菌	G⁻ 菌
强度	较坚韧	较疏松
厚度	20～80 nm	10～15 nm
肽聚糖层数	可达 50 层	1～2 层
肽聚糖含量	占细胞壁干重 50%～80%	占细胞壁干重 5%～20%
糖类含量	约 45%	15%～20%
脂类含量	1%～4%	11%～22%
磷壁酸	+	—
外膜	—	+

5. 细胞壁的功能

（1）保护细菌和维持菌体形态：维持菌体固有的形态，保护细菌，抵抗低渗环境。

（2）物质交换：细胞壁上有许多小孔及特定的转运蛋白，进行细胞内外物质交换。

（3）与致病性有关：如乙型溶血性链球菌表面的 M 蛋白与 LTA 结合，在细菌表面形成微纤维（microfibrils），可介导菌体与宿主细胞黏附；金黄色葡萄球菌 A 蛋白、乙型溶血性链球菌 M 蛋白具有对抗免疫细胞吞噬的功能。

（4）与耐药性有关：G⁺ 菌肽聚糖缺失可使得作用于细胞壁的抗菌药物失效（见 L-型细菌）；G⁻ 菌外膜通透性的降低可阻止某些抗菌药物进入和外膜主动外排（泵出）抗菌药物，成为细菌重要的耐药机制。

（5）细胞壁上还带有多种抗原决定簇，决定菌体的抗原性。

6. 细菌细胞壁缺陷型　细胞壁肽聚糖的结构在理化或生物因素作用下被破坏或合成被抑制，可形成细胞壁缺陷的细菌，这种细胞壁受损的细菌在高渗环境下仍可存活，称为细菌细胞壁缺陷型。1935 年，Klieneberger 首先在英国 Lister 研究所发现，被命名为细菌 L 型（bacterial L form）。

G⁺ 菌形成的 L 型的细胞壁几乎完全缺失，原生质仅被一层细胞膜包住，称为原生质体（protoplast）；G⁻ 菌形成的 L 型，因细胞壁中肽聚糖含量少，且有外膜保护，故对低渗环境仍有一定的抵抗力，称为原生质球（spheroplast）。细菌 L 型在体内或体外、人工诱导或自然情况下均可形成，诱发因素很多，如溶菌酶（lysozyme）和溶葡萄球菌素（lysostaphin）、青霉素、胆汁、抗体、补体等都可导致细胞壁缺陷。

细菌 L 型的形态因细胞壁缺失而呈高度多形性，有杆状、球形和丝状等（图 1-7），细菌着色不均，无论细菌原来为 G⁺ 或 G⁻，形成 L 型后，大多革兰染色呈阴性。细菌的 L 型大小不一，球形颗粒中最小的仅 0.05 μm，大的在 1.5～5 μm 之间。

细菌 L 型不易培养，在低渗环境中很容易胀裂死亡，但在高渗、低琼脂、含血清的培养基中能缓慢生长，即必须补充 30～50 g/L NaCl、100～200 g/L 蔗糖或 70 g/L 聚乙烯吡咯烷酮（PVP）等稳定剂，以提高培养基的渗透压，同时还需加 10%～20% 人血清或马血清。2～7 天后形成中间厚四周薄的"荷包蛋"样细小菌落，有的细菌的 L 型则形成颗粒状或丝状菌落（图 1-8）。细菌 L 型在液体培养基中生长后呈较疏松的絮状颗粒，沉于管底，培养液则澄清。去除诱发因素后，如果细菌 L 型含有残存的肽聚糖作为自身再合成的引物，则可回复为原菌。

细菌 L 型的形成，常在使用作用于细胞壁的抗菌药物（β-内酰胺类抗生素等）的治疗过程

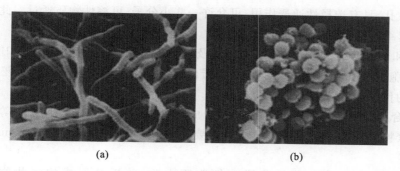

(a)　　　　　　　　(b)

图 1-7　葡萄球菌 L 型

（扫描电镜图，×10 000）

(a)临床标本分离出的丝状 L 型菌落；(b)丝状 L 型菌落回复后

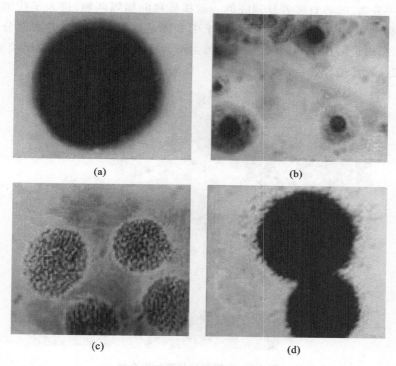

(a)　　　　　　　　(b)

(c)　　　　　　　　(d)

图 1-8　细菌 L 型菌落类型（×40）

(a)原细菌型菌落；(b)"荷包蛋"样 L 型菌落；(c)颗粒型 L 型菌落；(d)丝状型 L 型菌落

中发生。某些细菌 L 型仍有一定的致病力，在临床上可引起尿路感染、骨髓炎、心内膜炎等慢性感染，而常规细菌学检查结果常呈阴性。因此，临床上遇有症状明显而标本常规细菌培养阴性者，应考虑细菌 L 型感染的可能性，宜做 L 型的专门分离培养，并更换敏感的抗菌药物。

由于抗生素的滥用，导致细菌 L 型感染日益增多，因此了解细菌 L 型的生物学特性、诱导机制和致病性，对诊断和防治细菌 L 型感染具有重要意义。

（二）细胞膜

细胞膜（cell membrane）又称为胞质膜（cytoplasmic membrane），是一层位于细胞壁内侧，紧包着细胞质的半渗透性生物膜。厚约 7.5 nm，占细胞干重的 10%～30%，柔韧致密，富有弹性，细菌细胞膜的结构与真核细胞细胞膜的结构基本相同，由磷脂和蛋白质组成，但不含胆固醇。细菌细胞膜主要功能有：

1. 物质转运　细菌的细胞膜形成疏水性屏障，允许水和某些小分子物质被动扩散，细胞膜上有许多微孔,具有选择性通透作用,可允许一些小分子、可溶性物质通过。此外,细菌通过细胞膜可排出细胞内的代谢产物。

2. 呼吸和分泌 细胞膜上含有细胞色素及氧化还原酶,参与细胞的呼吸和能量代谢。此外,由多种细胞膜蛋白、外膜蛋白和一些辅助蛋白组成了细菌合成蛋白质的分泌系统(Ⅰ～Ⅷ型),与细菌的代谢和致病性关系密切。

3. 生物合成 细胞膜含有多种酶类,可合成肽聚糖、磷壁酸、磷脂、脂多糖等。其中,转肽酶既参与肽聚糖的合成,也是青霉素作用的主要靶位,称为青霉素结合蛋白(penicillin-binding protein,PBP)。

4. 参与细菌分裂 细菌细胞膜向细胞质内陷,并折叠形成的囊状物称为中介体(mesosome)。中介体多见于 G⁺菌(图 1-9),一个菌细胞内可有一个或数个,常位于菌体侧面或靠近中部。在电子显微镜下发现中介体一端连在细胞膜上,另一端与核质相连。当细菌分裂时中介体亦一分为二,各自带着复制好的一套核质移向横隔两侧,进入子代细胞,从而起着类似真核细胞有丝分裂时纺锤丝的作用。由于中介体是细胞膜的延伸卷曲部分,它扩大了细胞膜的表面积,相应地增加了呼吸酶的含量,可为细菌提供大量能量。其功能类似真核细胞的线粒体,故有拟线粒体之称。

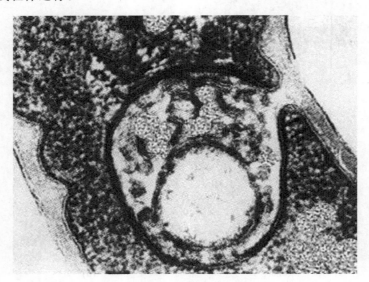

图 1-9 白喉棒状杆菌的中介体

(透射电镜图,×130 000)

（三）细胞质

细胞质(cytoplasm)又称为原生质(protoplasm),是细胞膜包裹的溶胶状物质,其基本成分有水、蛋白质、脂类、核酸及少量糖和无机盐,细胞质内含有多种酶系统,是细菌新陈代谢的主要场所。细胞质内含有多种重要结构。

1. 质粒(plasmid) 质粒是染色体外的遗传物质,是闭合、环状、双链 DNA。可携带某些遗传信息,控制细菌某些特定的遗传性状。质粒能独立自我复制,随细菌分裂转移到子代,又可以自然丢失或通过接合、转导等方式转移。质粒不是细菌生长所必不可少的,失去质粒的细菌仍能正常存活。医学上重要的质粒有 F 质粒(致育性质粒)、R 质粒(耐药性质粒)及 Vi 质粒(毒力质粒)等,分别控制细菌的致育性、耐药性及毒力。

2. 核糖体(ribosome) 细菌核糖体沉降系数为 70S,由 50S 和 30S 两个亚基组成,核糖体是细菌合成蛋白质的场所,游离于细胞质中,每个细菌体内可达数万个。核糖体常与正在转录的 mRNA 相连成"串珠"状的多聚核糖体（polysome），在生长活跃的细菌体内，几乎所有的核糖体都以多聚核糖体的形式存在，使转录和转译偶联在一起。而真核生物核糖体不同于细菌，真核生物核糖体沉降系数为 80S，由 60S 和 40S 两个亚基组成。链霉素和红霉素能分别与细菌核糖体的 30S 亚基、50S 亚基结合，从而干扰细菌蛋白质合成，杀死细菌，但对人类细胞的核糖体则无作用。

3. 胞质颗粒 细菌细胞质中含有多种颗粒，多数为细菌储藏的营养物质，包括多糖、脂类、磷酸盐等。胞质颗粒又称为内含物（inclusion），这些颗粒不是细菌的恒定结构，常随菌种、菌龄及环境不同而增减。胞质颗粒中的主要成分之一是 RNA 和多偏磷酸盐（polymetaphosphate）的颗粒，其嗜碱性强，用美蓝染色时着色较深，呈紫色，称为异染颗粒（metachromatic granule），异染颗粒可作为鉴别细菌的依据。

（四）核质

细菌属于原核细胞，没有典型的细胞核。细菌的遗传物质被称为核质（nuclear material）或拟核（nucleoid），无核膜、核仁和有丝分裂器，核质是由单一、密闭、环状的 DNA 分子反复卷曲、回旋、盘绕而成的松散网状结构，集中于细胞质的某一区域，多在菌体中央，控制着细菌的各种遗传性状。如果细菌核质 DNA 发生突变、缺失、损伤，细菌就会发生变异，甚至死亡。因其功能与真核细胞的染色体相似，故习惯上也称其为细菌的染色体（chromosome）。

二、细菌的特殊结构

（一）荚膜

荚膜（capsule）是某些细菌在生长过程中合成并分泌至细胞壁外周的一层黏液性物质，包绕在细胞壁外，用理化方法去除后不影响细菌的生命活动。如果黏液性物质厚度 $\geqslant 0.2\ \mu m$，边界明显并且与细胞壁结合牢固者称为荚膜（capsule）或大荚膜（macrocapsule）（图 1-10）。如果厚度小于 $0.2\ \mu m$ 者称为微荚膜（microcapsule），如伤寒沙门菌的 Vi 抗原，大肠埃希菌的 K 抗原等。若黏液性物质疏松地附着于细菌表面，易被洗脱且边界不明显者称为黏液层（slime layer），荚膜是细菌致病的重要毒力因子。

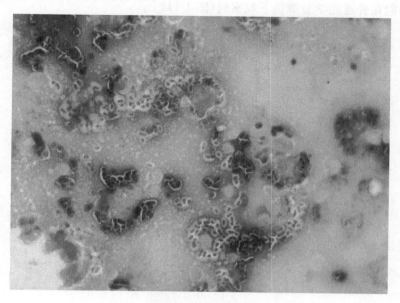

图 1-10 肺炎链球菌的荚膜

（负染色法 ×1000）

1. 荚膜的化学组成 荚膜的化学组成随菌种而异,多数细菌的荚膜成分为多糖,如肺炎链球菌、脑膜炎奈瑟球菌等,荚膜多糖是含水量达 95% 以上的高度水合分子;少数细菌的荚膜成分为多肽,如炭疽芽胞杆菌、鼠疫耶氏菌等;个别细菌的荚膜成分为透明质酸。

荚膜对一般碱性染料亲和力低,不易着色,普通染色只能看到菌体周围有未着色的透明圈。如用墨汁负染色后,可使荚膜显现更为清楚,用特殊染色法可将荚膜染成与菌体不同的颜色。

2. 荚膜的形成 荚膜的形成与遗传的控制和外界环境有密切关系。一般在动物体内或含有血清或大量糖的培养基中,细菌容易形成荚膜,在普通培养基上或连续传代则容易消失。有荚膜的细菌在固体培养基上形成黏液型(M 型)或光滑型(S 型)菌落,失去荚膜后其菌落变为粗糙型(R 型)菌落。

3. 荚膜的功能

(1)抗吞噬作用:荚膜有保护细菌抵抗宿主吞噬细胞吞噬及消化的作用,增强细菌的侵袭力,因而荚膜是病原菌重要的毒力因子。如肺炎链球菌,数个有荚膜菌株就可致死实验小鼠,而无荚膜菌株则需上亿个细菌才能使小鼠死亡。

(2)抗有害物质的损伤作用:荚膜位于细菌细胞的最外层,可保护菌体避免或减少受溶菌酶、补体、抗体和抗菌药物等有害物质的损伤。

(3)黏附作用:荚膜多糖不但可使细菌彼此之间粘连,也可黏附于宿主组织细胞或无生命物体表面,参与形成生物被膜(biofilm)。如变异链球菌依靠荚膜固定在牙齿表面,分解口腔中的蔗糖产生乳酸,破坏牙齿的珐琅质,引起龋齿。荚膜菌株如铜绿假单胞菌等在住院患者的各种导管内黏附定居形成生物被膜,是引起医院感染的重要因素。

(4)营养作用:荚膜中有多种酶可降解宿主组织中的大分子物质,有助于细菌吸收利用营养物质。

(二)鞭毛

鞭毛(flagellum)是从细菌表面伸出的细长并呈波浪状弯曲的丝状物,少者 1~2 根,多者可达数百根,是细菌的运动器官。鞭毛直径 12~30 nm,长 5~20 μm,其组成成分为蛋白质,经特殊染色法能在普通光学显微镜下观察到(图 1-11)。

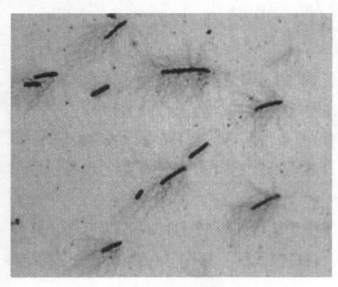

图 1-11　周鞭毛(鞭毛染色　×1000)

按鞭毛的数量和分布,可将鞭毛菌分为以下 4 类(图 1-12)。

①单毛菌(monotricha)：只有一根鞭毛，位于菌体一端，如霍乱弧菌。

②双毛菌(amphitricha)：菌体两端各有一根鞭毛，如空肠弯曲菌。

③丛毛菌(lophotricha)：菌体一端或两端有一丛鞭毛，如铜绿假单胞菌。

④周毛菌(peritricha)：菌体周围有许多鞭毛，如变形杆菌。

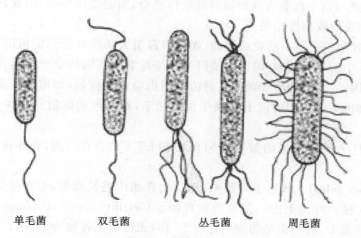

| 单毛菌 | 双毛菌 | 丛毛菌 | 周毛菌 |

图 1-12 细菌鞭毛的类型

1. 鞭毛的结构 鞭毛从细胞膜长出，游离于细菌细胞外，由基础小体、钩状体和丝状体三个部分组成(图 1-13)。鞭毛的成分为蛋白质，各菌种的鞭毛蛋白结构不同，具有高度的抗原性，称为鞭毛(H)抗原。

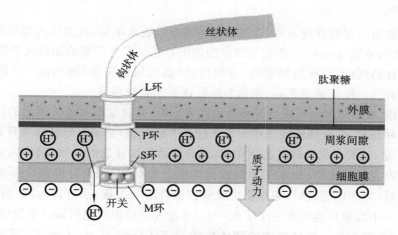

图 1-13 鞭毛根部结构示意图

2. 鞭毛的功能

(1)鞭毛是细菌的运动器官。有鞭毛的细菌能在液体环境中自由游动，细菌的运动有趋化性，常游向营养物质处，或游离有害物质。

(2)有些细菌的鞭毛与其致病性有关。如空肠弯曲菌、霍乱弧菌等通过鞭毛运动穿过小肠黏膜表面的黏液层，使菌体黏附于肠黏膜上皮细胞，进而产生毒性物质致病。

(3)分类鉴定细菌。根据细菌鞭毛的数量、排列、着生方式以及抗原性等，可对细菌进行分类鉴定。

(三)菌毛

菌毛(pilus)是许多 G⁻ 菌和少数 G⁺ 菌菌体表面上比鞭毛更细、更短且直硬的丝状物。菌毛在普通光学显微镜下观察不到,必须使用电子显微镜观察。菌毛化学成分为菌毛蛋白(pilin),菌毛蛋白具有抗原性,其编码基因位于细菌的染色体或质粒上,根据功能不同,菌毛分普通菌毛和性菌毛两种。

1. 普通菌毛(ordinary pilus) 分布于细菌表面,每菌可达数百根。长 0.2~2 μm,直径 3~8 nm,细菌借此与宿主细胞表面的特异性受体结合,引起细菌感染,因此,普通菌毛是细菌的黏附结构,与细菌的致病性相关。

有些细菌的普通菌毛是由质粒编码的,如肠产毒型大肠埃希菌的定植因子是一种特殊类型的菌毛,黏附于小肠黏膜细胞,编码定植因子和肠毒素的基因均位于可接合传递质粒上,是该菌重要的毒力因子;而另一些细菌的普通菌毛则由染色体控制,如霍乱弧菌、肠致病型大肠埃希菌(EPEC)和淋病奈瑟菌的菌毛都属于Ⅳ型菌毛,在所致的肠道或泌尿生殖系统感染中起到关键作用。

在 G⁺ 球菌中,A 群链球菌的菌毛与 M 蛋白和 LTA 结合在一起,介导该菌与宿主黏膜上皮细胞的黏附。

2. 性菌毛(sex pilus) 仅见于少数 G⁻ 菌。比普通菌毛长而粗,中空呈管状。数量少,一个细菌仅有 1~4 根。性菌毛由一种称为致育因子(fertility factor,F factor)的质粒编码,因此,性菌毛又称 F 菌毛,有性菌毛的细菌称为 F⁺ 菌,无性菌毛者称为 F⁻ 菌。当 F⁺ 菌与 F⁻ 菌相遇时,F⁺ 菌的性菌毛与 F⁻ 菌性菌毛相应的受体结合,F⁺ 菌体内的质粒或染色体 DNA 可通过中空的性菌毛进入 F⁻ 菌体内,这个过程称为接合(conjugation)。从而使后者获得 F⁺ 菌的某些遗传特性,如细菌的耐药性、毒力等。此外,性菌毛也是某些噬菌体吸附于细菌细胞的受体。

(四)芽胞

在不利于细菌生存的环境条件下,某些细菌细胞质脱水浓缩,在菌体内部形成一个圆形或卵圆形小体,称为芽胞(spore)。芽胞是细菌的休眠状态。产生芽胞的细菌大多数都是 G⁺ 菌,主要包括芽胞杆菌属(炭疽芽胞杆菌等)和梭菌属(破伤风梭菌等)的细菌。芽胞的折光性很强,壁厚,不易着色。经特殊染色后,在光学显微镜下才能观察到。

1. 芽胞的形成 芽胞的形成受多种环境因素影响,并且受细菌遗传因素的控制。芽胞的形成条件因菌种而异,如破伤风梭菌在无氧条件下形成芽胞;炭疽芽胞杆菌在营养缺乏尤其是 C、N、P 元素不足,或有害的代谢产物堆积时,就会激活形成芽胞的基因,菌体内就会开始形成芽胞。芽胞带有完整的核质、酶系统和合成菌体组分的结构,能保存细菌全部生命活动的物质。芽胞形成后,当环境适宜时,芽胞皮质肽聚糖被自溶酶溶解,水分进入,芽胞发芽,从而形成新的菌体。一个细菌只能形成一个芽胞,一个芽胞发芽后也只能形成一个繁殖体,与细菌芽胞相比,未形成芽胞而具有繁殖能力的菌体称为繁殖体(vegetative form)。芽胞不是细菌的繁殖方式。

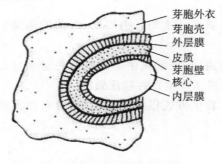

芽胞外衣
芽胞壳
外层膜
皮质
芽胞壁
核心
内层膜

图 1-14 细菌芽胞的结构

成熟的芽胞由多层膜结构组成,由内向外依次是核心、内层膜、芽胞壁、皮质、外层膜、芽胞壳和芽胞外衣(图 1-14)。芽胞形成后,细菌即失去繁殖的能力,个别芽胞可从菌体脱落形成游离芽胞,菌体成为空壳。

不同的细菌,其芽胞的大小、形状、位置等不同,对鉴别细菌有重要意义(图 1-15)。例如破伤风梭菌芽胞为正圆形,比菌体大,位于顶端,如鼓锤状;炭疽芽胞杆菌的芽胞为卵圆形,比菌体小,

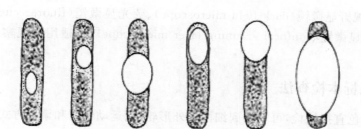

图 1-15　细菌芽胞的形态、大小和位置

位于菌体中央;肉毒梭菌芽胞亦比菌体大,位于次极端。芽胞折光性强,壁厚,不易着色,染色时需经媒染、加热等处理。

2. 芽胞的功能

(1) 抵抗力强:细菌的芽胞对热力、干燥、辐射、化学消毒剂等理化因素均有强大的抵抗力。一般细菌繁殖体在 80 ℃ 水中会迅速死亡,而芽胞可在 100 ℃ 沸水中存活数小时。被炭疽芽胞杆菌芽胞污染的草原,传染性可保持 20～30 年。芽胞独特的化学组成及结构是其具有较强的抵抗力的原因,芽胞具有多层致密的厚膜,理化因素不易透入;芽胞含水量少,因此蛋白质受热不易变性;芽胞的核心和皮质中含有吡啶二羧酸(dipicolinic acid,DPA),DPA 与钙结合生成的盐能提高芽胞中各种酶的热稳定性。芽胞发芽时,DPA 从芽胞内渗出,其耐热性也会随之丧失。

(2) 进行灭菌时,应以芽胞是否被杀死作为判断灭菌效果的指标。被芽胞污染的用具、敷料、手术器械等,用一般方法不易将其杀死,杀灭芽胞最可靠的方法是高压蒸汽灭菌法。

(3) 细菌芽胞并不直接引起疾病,当其发芽成为繁殖体后,迅速大量繁殖而致病。例如土壤中常有破伤风梭菌的芽胞,经创伤感染进入厌氧性伤口,在适宜条件下即可发芽成繁殖体而致病。

第三节　细菌形态与结构检查法

由于细菌个体微小,肉眼不能直接看到。必须借助显微镜放大后才能看到。

一、显微镜放大法

1. 普通光学显微镜　普通光学显微镜(light microscope)用波长 0.4～0.7 μm,平均约 0.5 μm 的可见光为光源。其分辨率为光波波长的一半,即 0.25 μm。0.25 μm 的微粒经油镜放大 1000 倍后成 0.25 mm,人的眼睛能够分辨。一般细菌都大于 0.25 μm,故可用普通光学显微镜对细菌进行观察。

2. 电子显微镜　电子显微镜(electron microscope)的放大倍数可达数十万倍,能分辨 1 nm 的微粒。它是利用电子流替代可见光,以电磁圈代替放大透镜。电子波长极短,约为 0.005 nm。电子显微镜不仅能看清细菌的外形,也能分辨细菌内部的超微结构。目前使用的电子显微镜有两类,一类是透射电子显微镜(transmission electron microscope,TEM),一类是扫描电子显微镜(scanning electron microscope,SEM)。电子显微镜显示的形象,可投射到荧光屏上,也可照相拍摄。SEM 的分辨率一般较 TEM 低,但可清楚地显露观察物体的三维立体图像。用电子显微镜观察时使用的标本制备方法有用磷钨酸或钼酸铵做负染色、投影法(shadowing)、超薄切片(ultrathin section)、冰冻蚀刻法(freeze etching)等。电子显微镜标本须在真空干燥的状态下检查,故不能观察活的微生物。另外,还有相差显微镜(phase contrast microscope)、暗视野显微镜(dark-field microscope)、荧光显微镜(fluorescence microscope)和激光扫描共聚焦显微镜(confocal scanning laser microscope)等,适用于观察不同情况下的细菌形态与结构。

冷冻电子
显微镜

二、不染色标本检查法

细菌不经染色直接镜检,可观察到细菌的外形轮廓、运动情况和繁殖方式等。常用悬滴法或压片法制片,主要用于观察病原菌的某些形态特点和运动性。如对霍乱患者米泔水样粪便或培养物用悬滴法制片并在普通光学显微镜下观察,可看到霍乱弧菌流星样的穿梭运动,有助于疾病的诊断。

三、染色法

细菌个体微小,半透明,经染色后才能较清楚地观察。最常用的染色剂是盐类,其中,碱性染色剂(basic stain)由有色的阳离子和无色的阴离子组成,酸性染色剂(acidic stain)则相反。细菌细胞富含核酸,可以与带正电荷的碱性染色剂结合;酸性染色剂不能使细菌着色,而使背景着色形成反差,所以称为负染(negative staining)。

在多种染色法中,最常用的分类鉴别染色法是革兰染色法(Gram stain)。此法由丹麦细菌学家革兰(Hans Christian Gram)于1884年创建。标本固定后,先用碱性染料结晶紫初染,再加碘液媒染,使之生成结晶紫-碘复合物,此时不同细菌均被染成深紫色。然后用95%乙醇脱色,有些细菌被脱色,有些不能被脱色。最后用稀释碳酸复红或沙黄复染。应用此法可将细菌分为两大类:不被乙醇脱色,最终仍保留紫色者为革兰阳性菌(G^+菌);被乙醇脱色后经复染,最终被染成红色者为革兰阴性菌(G^-菌)。革兰染色法在鉴别细菌、选择抗菌药物、研究细菌致病性等方面都具有重要意义。

此外,还有单染色法、抗酸染色法,以及荚膜、芽胞、鞭毛、细胞壁、核质等特殊染色法。

小结

(1)细菌有广义和狭义两种范畴。广义上泛指各类原核细胞型微生物,包括细菌、放线菌、支原体、衣原体、螺旋体和立克次体;狭义上专指其中具有典型代表性的细菌,是一类形体微小、结构简单、具有细胞壁和原始核质、无核仁和核膜,除核糖体外无其他细胞器的原核细胞型单细胞微生物。

(2)细菌一般以微米(μm)为测量单位,按其外形可分为球菌、杆菌和螺形菌三大类。

(3)细菌的结构分为基本结构和特殊结构,细胞壁、细胞膜、细胞质和核质是各种细菌都具有的,是细菌的基本结构;荚膜、鞭毛、菌毛、芽胞是某些细菌特有的,为其特殊结构。细菌的结构与细菌的生存、对外界环境的抵抗力、致病性、免疫性等有关。

(4)细菌染色法有多种,最常用的是革兰染色法,应用此法可将细菌分为革兰阳性菌(G^+菌)和革兰阴性菌(G^-菌)。革兰染色法在鉴别细菌、选择抗菌药物、研究细菌致病性等方面都具有重要意义。

思考题

思考题答案

1. 简述细菌的基本结构及其功能。
2. 简述细菌的特殊结构及其功能。
3. 简述革兰阳性菌和革兰阴性菌细胞壁结构的区别。

4. 简述革兰染色的方法与原理。

推荐文献阅读

1. 黄汉菊.医学微生物学.第 3 版.北京:高等教育出版社,2015
2. 李明远,徐志凯.医学微生物学.第 3 版.北京:人民卫生出版社,2015
3. 李凡,徐志凯.医学微生物学.第 8 版.北京:人民卫生出版社,2013

河南大学　刘英杰

第二章　细菌的生理

本章PPT

细菌整个生理活动的中心是新陈代谢,细菌生长、繁殖迅速,新陈代谢旺盛而且多样化。细菌的生理活动包括摄取和合成所需物质,进行新陈代谢和生长繁殖。研究细菌的生理活动的规律,对医学、环境卫生、工农业生产等都有重要意义。

第一节　细菌的理化性状

一、细菌的物理性状

1. 光学性质　细菌为半透明体,当光线照射至细菌,部分被吸收,部分被折射,因此细菌悬液呈混浊状态,菌数越多浊度越大,可用比浊法估计细菌的数量。利用细菌这种光学性质,可用相差显微镜观察其形态和结构。

2. 表面积　体积微小,表面积大,有利于物质交换,而致代谢旺盛,繁殖快。

3. 带电现象　细菌有带电现象,G^+菌等电点(pI)为2～3,G^-菌等电点为4～5,故细菌在中性或弱碱性环境中荷负电;尤以G^+菌所带电荷更多。细菌的带电现象与细菌的染色性、凝集反应以及一些消毒剂的抑菌和杀菌作用等都有密切关系。

4. 半透性　细菌的细胞壁和细胞膜都有半透性,有利于水及小分子营养物质的吸收和排出代谢产物。

5. 渗透压　细菌含有高浓度营养物质和无机盐,G^+菌渗透压为20～25 kPa,G^-菌为5～6 kPa。细菌所处一般环境为低渗,因为有细胞壁的保护不致崩裂。如果细菌处于比菌内渗透压更高的环境中,菌体内水分就会逸出,胞质浓缩,细菌就不能生长繁殖。

二、细菌的化学组成

细菌含有多种化学成分,包括水、无机盐类、蛋白质、糖类、脂质和核酸等。其中水分占细胞总重量的75%～90%,是细菌细胞重要的组成部分。此外,碳、氢、氮、氧和少数的无机离子,如钾、钠、铁等,用以构成菌体细胞的各种成分及维持酶的活性和跨膜化学梯度。细菌还含有原核细胞型微生物特有的化学物质,如肽聚糖、磷壁酸、胞壁酸、吡啶二羧酸、D型氨基酸和二氨基庚二酸等。

第二节　细菌的营养与生长繁殖

一、细菌的营养物质

细菌新陈代谢和生长繁殖所需的营养成分,一般包括水、碳源、氮源、无机盐和生长因子等。

NOTE

1. 水 细菌新陈代谢过程中所有的化学反应、营养的吸收、代谢产物的释放等均需有水才能进行。

2. 碳源 各种碳的无机物或有机物都能被细菌吸收和利用，作为合成菌体的成分，同时也作为获得能量的主要来源。致病性细菌主要从糖类中获得碳源。

3. 氮源 氮源是合成菌体成分的原料，细菌对氮源的需要量仅次于碳源。从分子态氮到含氮化合物都可被不同的细菌利用。病原性微生物主要从氨基酸、蛋白胨等有机氮化物中获得氮源。少数病原菌如克雷伯菌、固氮菌可利用无机氮如硝酸盐甚至氮气作为氮源。

4. 无机盐 细菌新陈代谢需要各种无机盐，其需要的常用元素有磷、硫、钾、钠、镁、钙、铁等；微量元素有钴、锌、锰、铜、钼等。无机盐的主要功能有：①构成菌体的成分；②参与能量的储存和转运；③调节菌体内外的渗透压；④维持酶的活性或作为酶的组成部分；⑤某些元素与细菌的生长繁殖及致病作用密切相关。如白喉棒状杆菌在铁离子浓度达到 0.6 mg/L 时完全不产毒，而在含铁离子浓度达到 0.14 mg/L 的培养基中所产生的毒素量最高。

5. 生长因子 很多细菌在生长过程中还需一些自身不能合成，必须由外界提供才能生长繁殖的营养物质称为生长因子（growth factor）。通常为有机化合物，包括维生素、氨基酸、嘌呤、嘧啶等。少数细菌还需特殊的生长因子，如流感嗜血杆菌需要 V、X 两种因子，V 因子是辅酶 I 或辅酶 II，两者均参与细菌的呼吸，X 因子是高铁血红素。

二、细菌的营养类型

因不同细菌的酶系统不同，所以其对营养物质的需要也不同。根据细菌对营养的需求不同，利用的能源和碳源的不同，可将其分为自养菌和异养菌两大营养类型。

1. 自养菌（autotroph） 此类细菌能够利用环境中的简单无机物为原料合成菌体成分。如可利用 CO_2、CO_3^{2-} 作为碳源，利用 N_2、NH_3、NO_2^-、NO_3^- 等作为氮源，这类细菌所需能量如果来自无机物的氧化称为化能自养菌（chemoautotroph），所需能量如果来自光合作用，则称为光能自养菌（photoautotroph）。

2. 异养菌（heterotroph） 此类细菌不能利用环境中的简单无机物为原料合成菌体成分。必须在含有多种有机物，如蛋白质、糖类等的环境中才能生长繁殖。异养菌包括腐生菌（saprophyte）和寄生菌（parasite）。腐生菌以动植物尸体、腐败食物等作为营养物；寄生菌寄生于活体内，从宿主的有机物获得营养。所有的病原菌均为异养菌，大部分属寄生菌。

三、影响细菌生长的环境因素

细菌的生长繁殖需要充足的营养物质和适宜的环境条件。

1. 营养物质 充足的营养物质可以为细菌的新陈代谢及生长繁殖提供必需的原料和充足的能量。

2. 酸碱度（pH 值） 每种细菌都有一个可生长的 pH 值范围以及最适生长 pH 值。绝大多数细菌生长繁殖的最适 pH 值为 7.0~7.6，个别细菌如霍乱弧菌在 pH 8.0~9.2 条件下生长良好，乳杆菌在 pH5.6 中生长最佳。

3. 温度 根据细菌对温度的要求不同，将细菌分为：嗜冷菌（psychrophile）、嗜温菌（mesophile）和嗜热菌（mesophile）。嗜冷菌生长的温度范围为 -5~30 ℃，最适生长温度为 10~20 ℃；嗜温菌生长的温度范围为 10~45 ℃，最适生长温度为 20~40 ℃；嗜热菌生长的温度范围 25~95 ℃，最适生长温度为 50~60 ℃。病原菌在长期进化过程中适应人体环境，均为嗜温菌。当细菌突然暴露于高出适宜生长温度的环境时，可暂时合成热休克蛋白（heat-shock proteins）。这种蛋白可稳定菌体内热敏感的蛋白质，并对热有抵抗性。

4. 气体 病原菌生长繁殖所需的气体主要是氧气和二氧化碳，一般细菌在代谢过程中产

生的 CO_2 可满足自身的需要,但有些细菌,如脑膜炎奈瑟菌、淋病奈瑟菌等在初次分离培养时需提供 $5\%\sim10\%$ 的 CO_2,可促进细菌迅速生长繁殖。根据细菌代谢时对分子氧的需求不同,可把细菌分为专性需氧菌、微需氧菌、兼性厌氧菌和专性厌氧菌四种类型。

(1)专性需氧菌(obligate aerobe):具有完善的呼吸酶系统,需要分子氧作为受氢体以完成有氧呼吸,仅能在有氧环境下生长,如结核分枝杆菌等。

(2)微需氧菌(microaerophile):在低氧压($5\%\sim6\%$)生长最好,氧浓度超过 10% 对其有抑制作用。如空肠弯曲菌、幽门螺杆菌。

(3)兼性厌氧菌(facultative anaerobe):兼有有氧呼吸和无氧发酵两种功能,不论在有氧或无氧环境中都能生长,但以有氧时生长较好。大多数病原菌属于此类。

(4)专性厌氧菌(obligate anaerobe):缺乏完善的呼吸酶系统,只能在无氧环境中进行发酵,利用氧以外的其他物质作为受氢体。有游离氧存在时,细菌因在有氧环境中进行物质代谢常产生超氧根离子(O_2^-)和过氧化氢(H_2O_2),两者都有强烈的杀菌作用,厌氧菌因缺乏过氧化氢酶、过氧化物酶和氧化还原电势高的呼吸酶这三种酶。因此,在有氧时受到有毒氧基团的作用被过氧化物杀死。破伤风梭菌、脆弱类杆菌属专性厌氧菌。

5. 渗透压 一般细菌在高渗透压环境下细胞脱水不能生长繁殖,少数细菌如嗜盐菌(halophilic bacterium)需要在高浓度(30 g/L)的 NaCl 环境中生长良好。

四、细菌的生长繁殖

(一)细菌个体的生长繁殖

细菌一般以二分裂(binary fission)方式进行无性繁殖。细菌分裂一代所需的时间称为代时(generation time),在适宜条件下,多数细菌繁殖速度很快,代时一般为 $20\sim30$ min,个别细菌繁殖速度较慢,如结核分枝杆菌的代时达 $18\sim20$ h。

细菌分裂时细胞体积先变大,接着,细菌染色体复制,革兰阳性菌的染色体与中介体相连,中介体一分为二,各向两端移动,分别将复制好的一条染色体拉向细菌细胞的一侧。接着染色体中部的细胞膜向内陷入,形成横隔。同时细胞壁亦向内生长,最后肽聚糖水解酶使细胞壁的肽聚糖的共价键断裂,一个细菌细胞分裂成为两个细菌细胞。而革兰阴性菌无中介体,染色体直接连接在细胞膜上。复制产生的新染色体则附着在邻近的一点上,在两点间形成的新细胞膜将各自的染色体分隔在两侧,最后细胞壁沿横隔内陷,整个细胞分裂成两个子代细胞。

(二)细菌群体的生长繁殖

细菌虽然生长速度很快,但由于细菌繁殖过程中营养物质的逐渐消耗,有害代谢产物的逐渐积累,细菌不可能始终保持高速度的无限繁殖。经过一段时间后,细菌繁殖速度渐减,死亡速度渐增,活菌增长率随之下降并趋于停滞。

将一定数量的细菌接种于适宜的液体培养基中培养,连续定时取样检查活菌数,以培养时间为横坐标,培养物中活菌数的对数为纵坐标,可绘制出一条反应细菌生长规律的曲线,称为细菌的生长曲线(growth curve)(图 2-1)。

根据生长曲线,细菌的群体生长繁殖可分为四期:

1. 迟缓期(lag phase) 细菌进入新环境后的短暂适应阶段。处于迟缓期的细菌,其代谢活跃,体积增大,胞质内储积了足够量的酶、辅酶和中间代谢产物,但并不分裂繁殖。迟缓期的长短随接种细菌种类、菌龄和数量而异,一般为 $1\sim4$ h。

2. 对数期(logarithmic phase) 又称指数期(exponential phase),细菌在该期生长迅速,活菌数以恒定的几何级数增长,其形态、染色性、生理活性等都较典型,对外界环境因素的作用敏感,因此,研究细菌的生物学性状(形态染色、生化反应、药物敏感试验等)应选用该期的细

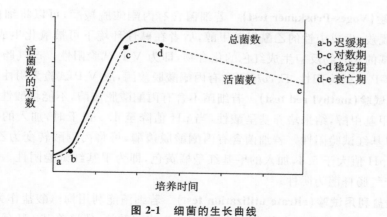

图 2-1 细菌的生长曲线

菌。一般细菌的对数期在培养后的 8～18 h。

3. 稳定期(stationary phase) 由于培养基中营养物质消耗,有害代谢产物积聚,此时细菌的繁殖数与死亡数几乎相等,故活菌数保持稳定。在这个时期中,细菌的形态和生理活动可出现改变。一些细菌的芽胞、外毒素和抗生素等代谢产物大多在稳定期产生。

4. 衰亡期(decline phase) 此期由于营养物质基本耗尽,环境继续恶化,细菌的繁殖速度越来越慢,死亡速度越来越快,活菌数急剧减少,死菌数超过活菌数。此期细菌形态显著改变,出现畸形或衰退形,细菌的生理活动也趋于停滞。因此,陈旧培养的细菌难以鉴定。

细菌生长曲线只有在体外人工培养的条件下才能观察到。在自然界或人类、动物体内繁殖时,受多种环境因素和机体免疫因素的多方面影响,不可能出现在培养基中的这种典型的生长曲线。

在研究工作和生产实践中,根据细菌生长规律,人为地改变培养条件,调整细菌的生长繁殖阶段,可以更有效地利用对人类有益的细菌。例如在培养过程中,不断地更新培养液和对需氧菌进行通气,使细菌长时间地处于生长旺盛的对数期,这种培养被称为连续培养。

第三节　细菌的代谢

细菌的新陈代谢包括分解代谢和合成代谢。细菌的代谢过程需要酶的催化,酶催化底物分解并转化为能量的过程称为分解代谢,分解产生的能量用于细胞成分的合成过程称为合成代谢。分解代谢和合成代谢过程中均可产生多种中间代谢产物。其中有些产物在医学上有重要意义。

一、医学上有重要意义的细菌代谢产物

(一)分解代谢产物

不同的细菌有不同的酶,对营养物质的分解能力不同,其代谢产物各异。通过生物化学试验检测细菌的代谢产物,从而鉴别细菌的方法称为细菌的生化反应。

1. 糖发酵试验(carbonhydrate-fermented test) 不同的细菌含有的分解糖的酶不同,因而分解糖的能力不同,分解的产物也不同。例如,E. coli 能分解葡萄糖和乳糖,伤寒沙门菌只能分解葡萄糖,不能分解乳糖;E. coli 含有甲酸解氢酶,能将分解糖产生的甲酸分解成二氧化碳和氢气,故分解葡萄糖和乳糖后产酸产气;伤寒沙门菌无甲酸解氢酶,故分解葡萄糖只产酸不产气。

2. V-P 试验（Voges-Proskauer test）　若细菌含有丙酮酸脱羧酶,可以将细菌分解葡萄糖产生的丙酮酸脱羧,生成中性的乙酰甲基甲醇,后者在碱性环境下可被氧化生成二乙酰,二乙酰再与含有胍基的化合物反应生成红色的化合物,即为 V-P 试验阳性。产气肠杆菌含有丙酮酸脱羧酶,故 V-P 试验为阳性,E. coli 不含有丙酮酸脱羧酶,故 V-P 试验为阴性。

3. 甲基红试验（methyl red test）　若细菌不含有丙酮酸脱羧酶,不能将酸性的丙酮酸转变为中性的乙酰甲基甲醇,结果培养基呈酸性,当 pH 值降至 4.5 以下时,加入的指示剂甲基红呈红色,即为甲基红试验阳性。若细菌含有丙酮酸脱羧酶,可将丙酮酸转变为乙酰甲基甲醇,结果培养基的 pH 值大于 5.4,加入的甲基红呈橘黄色,即为甲基红试验阴性。E. coli 甲基红试验为阳性,产气肠杆菌为阴性。

4. 枸橼酸盐利用试验（citrate utilization test）　若细菌能利用枸橼酸盐作为碳源,在含有枸橼酸盐为唯一碳源的培养基上能分解枸橼酸盐,生成碳酸盐,使培养基 pH 值升高,呈碱性,培养基中加入的指示剂变色(如使指示剂溴麝香草酚蓝由淡绿色变成深蓝色),即为枸橼酸盐利用试验阳性。产气肠杆菌能利用枸橼酸盐作为唯一的碳源,故呈阳性反应,E. coli 为阴性反应。

5. 吲哚试验（indole test）　若细菌含有色氨酸酶,能分解蛋白质中的色氨酸产生吲哚,吲哚与试剂(对二甲基氨基苯甲醛)作用后,形成玫瑰吲哚,呈红色反应,即为吲哚试验阳性。E. coli、变形杆菌、霍乱弧菌等含有色氨酸酶,其吲哚试验为阳性,产气肠杆菌不含有色氨酸酶,故吲哚试验为阴性。

6. 硫化氢试验（hydrogen sulphide production test）　若细菌能够分解含硫氨基酸,如胱氨酸、半胱氨酸等,生成的硫化氢可与培养基中加入的硫酸亚铁或醋酸铅反应,形成黑色的硫化铁或硫化铅,即为硫化氢试验阳性。变形杆菌、沙门菌等为阳性。

7. 尿素酶试验（urease test）　若细菌含有尿素酶,能分解培养基的尿素,产生的氨使培养基变为碱性,加入的指示剂酚红变为红色,即为尿素酶试验阳性。变形杆菌与幽门螺杆菌能产生尿素酶,故尿素酶试验为阳性。

细菌的生化反应主要用于 G⁻ 细菌的鉴别,其中吲哚试验(I)、甲基红试验(M)、V-P 试验(V)、枸橼酸盐利用试验(C)合称为 IMVC 试验,主要用于肠杆菌的鉴别。例如 E. coli 的 IMVC 试验结果为＋＋－－,产气肠杆菌为－－＋＋。

（二）合成代谢产物

在细菌的合成代谢产物中,有些产物与细菌的致病性有关,有些可用来鉴别细菌,有些可供治疗疾病。

1. 热原质（pyrogen）　是由细菌产生的注入人或动物体内能引起发热反应的物质。热原质大多由 G⁻ 菌产生,如伤寒沙门菌等,热原质即为其细胞壁的脂多糖。有些 G⁺ 菌也可产生热原质,如枯草芽胞杆菌等。热原质耐高温,高压蒸汽灭菌不被破坏,一般用吸附剂吸附或 250 ℃干烤才能去除或破坏热原质。因此,在注射用药品或试剂的制备及使用时,应防止细菌的污染。一旦制剂制成后,要除去热原质比较困难。

2. 毒素与侵袭性酶（toxins and invasive enzymes）　细菌能产生两类毒素,即外毒素(exotoxin)和内毒素(endotoxin)。外毒素是细菌新陈代谢过程中分泌到菌体外的毒性物质,由 G⁺ 菌产生,其化学成分为蛋白质;内毒素是细菌死后菌体裂解释放出来的毒性物质,多由 G⁻ 菌产生,化学成分为脂多糖。外毒素和内毒素都是细菌最主要的致病物质。有些细菌能产生侵袭性酶,如乙型溶血性链球菌产生透明质酸酶、链激酶、链道酶,这些酶可使组织损伤,造成结构疏松,有利于细菌及其毒素在体内扩散。

3. 色素（pigments）　细菌能产生两类色素,一类是水溶性色素,能弥散到培养基中,使菌落及培养基均着色,如铜绿假单胞菌产生的色素能使培养基或感染的脓汁呈蓝绿色。另一类是脂溶性色素,只染色菌落,培养基不着色,如金黄色葡萄球菌产生的金黄色色素只使菌落呈金黄色,培养基不变色。细菌在适宜的环境下才能产生色素,对细菌有鉴别意义。

4. 抗生素(antibiotics) 是由微生物产生的能抑制或杀死其他微生物或肿瘤细胞的物质。抗生素主要由放线菌和真菌产生,细菌产生的抗生素很少,只有多黏菌素和杆菌肽等。

5. 细菌素(bacteriocins) 是某些细菌菌株产生的具有抗菌作用的蛋白质。与抗生素比较,细菌素抗菌范围窄,仅对与产生菌株亲缘关系较近的细菌有作用,而且杀伤作用不强,因此,不能作为抗菌药物在临床上应用。细菌素是按产生菌命名的,如 *E. coli* 产生的细菌素称为大肠菌素(colicin)。细菌素往往是由质粒编码的,如大肠菌素的基因位于 Col 质粒上。由于细菌素的作用具有种和型特异性,故可用作流行病学调查和细菌的分型。

6. 维生素(vitamin) 某些细菌能产生维生素。如 *E. coli* 在人的肠道内合成的维生素 B 和维生素 K,能被人体吸收和利用。工业上也可利用细菌生产维生素。

二、细菌的生物氧化特点

细菌通过生物氧化作用获得能量,并以合成 ATP 的形式储存在高能磷酸键中。细菌的生物氧化方式与真核细胞不同,主要是脱氢(或电子),根据最终的受氢体不同,将细菌的生物氧化分为 3 种类型。

(一)需氧呼吸

需氧呼吸是以分子氧(O_2)作为最终受氢(或电子)体的生物氧化作用。1 分子葡萄糖经有氧呼吸后可产生 38 分子的 ATP。葡萄糖先经酵解生成丙酮酸,丙酮酸脱羧后形成乙酰辅酶 A 进入三羧酸循环氧化,脱出的氢和电子经电子传递链,最后使 O_2 还原为 H_2O,释放的能量使 ADP 磷酸化产生 ATP。需氧菌和兼性厌氧菌在有氧条件进行需氧呼吸。

(二)厌氧呼吸

厌氧呼吸是以 NO_3^-、NO_2^-、SO_4^{2-}、CO_2 等无机物作为最终受氢(或电子)体的生物氧化作用。1 分子葡萄糖经无氧呼吸后可产生 2 分子的 ATP。葡萄糖在无氧氧化过程中,脱出的氢和电子经细胞色素等传递,最后使上述受氢(或电子)体还原,释放的能量使 ADP 磷酸化产生 ATP。兼性厌氧菌在无氧条件下可进行厌氧呼吸。

(三)发酵

发酵是以 NAD 等有机物作为受氢(或电子)体的生物氧化作用。1 分子葡萄糖经无氧酵解后可产生 2 分子的 ATP。葡萄糖经发酵产生丙酮酸,脱出的氢和电子使 NAD 还原为 $NADH_2$,释放的能量使 ADP 磷酸化产生 ATP。发酵是厌氧菌生物氧化作用的唯一途径。

第四节 细菌的人工培养

一、细菌的培养基

培养基(culture medium)是用人工方法根据微生物生长繁殖所需要的营养物质配制而成的一种混合营养物基质。用于细菌的培养基的 pH 值一般为 7.2~7.6,少数的细菌按生长要求调整为偏酸或偏碱。许多细菌在代谢过程中分解糖类产酸,故常在培养基中加入缓冲剂,以保持稳定的 pH 值。培养基制成后必须经灭菌处理。

培养基按其营养组成和用途不同,分为以下几类:

（一）基础培养基（basic medium）

基础培养基含有多数细菌生长繁殖所需的基本营养成分,能满足多数细菌生长繁殖的需求。它是配制特殊培养基的基础,也可作为一般培养基用。常用的基础培养基有营养肉汤、营养琼脂、蛋白胨水等。

（二）营养培养基（riched medium）

营养培养基是在基础培养基中加入某些特殊营养物质配制而成的,如加入葡萄糖、血液、血清等。有些细菌营养要求较高,在基础培养基中生长不良,需加入上述特殊营养物质才能生长,如链球菌、脑膜炎奈瑟菌等。

（三）选择培养基（selective medium）

在培养基中加入某种化学物质,使之有利于某些细菌生长,而抑制其他细菌生长,从而将目的细菌从混杂的标本中分离出来,这种培养基称为选择培养基。例如培养肠道致病菌的 SS 琼脂,其中的胆盐能抑制革兰阳性菌,枸橼酸钠和煌绿能抑制大肠埃希菌,从而使致病的沙门菌和志贺菌得到分离。实际上有些选择培养基与增菌培养基之间的界限并不十分严格。

（四）鉴别培养基（differential medium）

用于培养和区分不同细菌种类的培养基称为鉴别培养基。利用各种细菌分解糖类和蛋白质的能力及其代谢产物不同,在培养基中加入特定的作用底物和指示剂,观察细菌在其中生长后对底物的作用,从而鉴别细菌。如常用的糖发酵管、三糖铁培养基、伊红-美蓝琼脂等。也有一些培养基将选择和鉴别功能结合在一起,在选择的同时,起一定的鉴别作用,如 SS 琼脂,其中所加的底物乳糖和指示剂中性红就起到鉴别作用。

（五）厌氧培养基（anaerobic medium）

专供厌氧菌的分离、培养和鉴别用的培养基,称为厌氧培养基。这种培养基营养成分丰富,含有特殊生长因子,氧化还原电势低,加入美蓝作为氧化还原指示剂。其中心、脑浸液和肝块、肉渣含有不饱和脂肪酸,能吸收培养基中的氧;硫乙醇酸盐和半胱氨酸是较强的还原剂;维生素 K_1、氯化血红素可以促进某些类杆菌的生长。常用的有疱肉培养基（cooked meat medium）、硫乙醇酸盐肉汤等,在液体培养基表面加入凡士林或液体石蜡以隔绝空气。

另外,根据对培养基成分了解的程度将培养基分为两大类:化学成分确定的培养基（又称为合成培养基）和化学成分不确定的培养基（又称天然培养基）。

根据培养基的物理状态的不同,培养基又分为液体、固体和半固体培养基三大类。在液体培养基中加入 15 g/L 的琼脂粉,即制成固体培养基;在液体培养基中加入 3～5 g/L 琼脂粉时,则为半固体培养基。琼脂无营养作用,在培养基中起凝固剂作用。液体培养基可用于大量繁殖细菌,但必须接种纯种细菌;固体培养基常用于细菌的分离和纯化;半固体培养基则用于观察细菌的动力和短期保存菌种。

二、细菌在培养基中的生长情况

（一）在液体培养基中的生长情况

大多数细菌在液体培养基生长繁殖后呈现均匀混浊状态;少数链状的细菌则呈沉淀生长;枯草芽胞杆菌、结核分枝杆菌等呈表面生长,常形成菌膜。

（二）在固体培养基中的生长情况

将标本或培养物画线接种在固体培养基的表面,因画线的分散作用,许多原混杂的细菌在固体培养基表面上散开,称为分离培养。一般经过 18～24 h 培养后,单个细菌分裂繁殖成一堆肉眼可见的细菌集团,称为菌落(colony)。挑取一个菌落,移种到另一培养基中,生长出来的细菌均为纯种,称为纯培养(pure culture)。各种细菌在固体培养基上形成的菌落,其大小、形状、颜色、气味、透明度、表面光滑或粗糙、湿润或干燥、边缘整齐与否,以及在血琼脂平板上的溶血情况等均有不同特点,有助于识别和鉴定细菌。此外,取一定量的液体标本或培养液接种在琼脂平板上,可计数菌落,推算标本中的活菌数。这种菌落计数法常用于检测自来水、饮料、污水和临床标本的活菌含量。

细菌的菌落一般分为三型:

1. 光滑型菌落(smooth colony,S 型菌落) 菌落表面光滑、湿润、边缘整齐,新分离的细菌大多呈光滑型菌落。

2. 粗糙型菌落(rough colony,R 型菌落) R 型细菌多由 S 型细菌变异失去菌体表面多糖或蛋白质形成。菌落表面粗糙、干燥、呈皱纹或颗粒状,边缘大多不整齐。R 型细菌抗原不完整,毒力和抗吞噬能力都比 S 型细菌弱,但也有少数细菌新分离的毒力株就是 R 型,如炭疽芽胞杆菌、结核分枝杆菌等。

3. 黏液型菌落(mucoid colony,M 型菌落) 多见于有厚荚膜或丰富黏液层的细菌,如肺炎克雷伯菌等。菌落黏稠、有光泽,似水珠样。

（三）在半固体培养基中的生长情况

半固体培养基黏度低,有鞭毛的细菌在其中仍可自由游动,沿穿刺线呈羽毛状或云雾状混浊生长。无鞭毛细菌只能沿穿刺线生长,可看见清晰的穿刺线。

三、人工培养细菌的用途

1. 在医学中的应用 细菌培养对疾病的诊断、预防、治疗和科学研究都具有重要的作用。

（1）感染性疾病的病原学诊断:明确感染性疾病的病原菌必须取患者有关标本进行细菌分离培养、鉴定和药物敏感试验,其结果可指导临床用药。

（2）细菌学的研究:有关细菌生理、遗传变异、致病性和耐药性等的研究都离不开细菌的培养和菌种的保存等。

（3）生物制品的制备:供防治用的疫苗、类毒素、抗毒素、免疫血清及供诊断用的菌液等均来自培养的细菌或其代谢产物。

2. 在工农业生产中的应用 细菌培养和发酵过程中多种代谢产物在工农业生产中有广泛用途,可制备抗生素、维生素、氨基酸、有机溶剂、酒、酱油、味精等产品。细菌培养物还可生产酶制剂,处理废水和垃圾,制造菌肥和农药等。

3. 在基因工程中的应用 将带有外源性基因的重组 DNA 导入受体菌,使其在菌体内能获得表达。细菌操作方便,容易培养,繁殖快,基因表达产物易于提取纯化,故可以大大地降低成本。如应用基因工程技术已成功地制备了胰岛素、干扰素、乙型肝炎疫苗等。

四、菌种的保存

菌种的保存(culture collection)是在人工环境下,使细菌的生长繁殖受限制,代谢处于休眠状态。保存菌种时,要尽量维持菌种的存活率,减少菌种的变异。常用的保存方法有:①斜面低温保存法:将长有菌苔的斜面培养基置 4 ℃ 保存,一般可保存 1～3 个月。②半固体室温保存法:在长有细菌的半固体培养基表面加一层灭菌石蜡,置室温保存,一般可保存 1 年。③液体冻存法:在长有细菌的液体培养基中加 15% 的甘油或 7% 的二甲基亚砜(DMSO)作为保护剂,置－70 ℃ 可长期保存。④真空冷冻干燥法(lyophilization):将菌液与保护剂血清或脱脂牛奶等混合,在−30～−70 ℃下迅速冷冻、干燥,真空熔化封口,置 4 ℃保存,一般可保存 5～10 年或更长。

第五节　细菌的分类

一、细菌的分类原则与层次

细菌分类学(bacterial taxonomy)是一个古老而传统的学科,又是一个现代化的、发展的学科。细菌的分类原则上分为传统分类和种系分类两种。前者以细菌的生物学性状为依据,由于对分类性状的选择和重视程度带有一定的主观性,故又称为人为分类;后者以细菌的发育进化关系为基础,故又称为自然分类。具体到细菌鉴定(identification)和分类(classification)的方法包括表型分类、分析分类和基因型分类。

1. 表型分类　以细菌的形态和生理特征为依据的分类方法,即选择一些较为稳定的生物学性状,如菌体形态与结构、染色性、培养特性、生化反应、抗原性等作为分类的标记,它奠定了传统分类的基础。20 世纪 60 年代开始借助计算机将拟分类的细菌按其性状的相似程度进行归类(一般种的水平相似度＞80％),以此划分种和属,称为数值分类。

2. 分析分类　应用电泳、色谱、质谱等方法,对菌体组分、代谢产物组成与图谱等特征进行分析,例如细胞壁脂肪酸分析、全细胞脂类和蛋白质的分析、多点酶电泳等,为揭示细菌表型差异提供了有力的手段。

3. 基因型分类　分析细菌的遗传物质,揭示了细菌进化的信息,是最精确的分类方法。包括 DNA 碱基组成(G＋C)、核酸分子杂交(DNA-DNA 同源性、DNA-rRNA 同源性)和 16S rRNA 同源性分析,比较细菌大分子(核酸、蛋白质)结构的同源程度等,其中 16S rRNA 更为重要,因其在进化过程中保守、稳定,很少发生变异,是种系分类的重要依据。

随着方法学的发展,细菌的分类不断完善而且更加科学。1987 年 Woese 在大量 16S rRNA 序列分析的基础上,描绘出生物系统发育树,由古细菌(archaebacteria)、真细菌(eubacteria)和真核细胞(eukaryotes)共同构成生物三原界。后来演变为古生菌、细菌和真核生物三个域。古生菌和细菌同为原核生物,核糖体均为 70S。古生菌在地球上出现最早,生存在极端环境(高温、高盐、低 pH 值),细胞壁无肽聚糖,蛋白质合成起始甲硫氨酸不需甲酰化,tRNA 基因中有内含子,含有多种 RNA 多聚酶,蛋白质合成对白喉毒素的抑制敏感,而对氯霉素的抑制不敏感,这些特性与真核生物相同,而与细菌不同。目前,尚未在古细菌中发现病原菌。

国际上最具权威性的细菌分类系统专著《伯杰氏系统细菌学手册》和《伯杰氏鉴定细菌学手册(第 9 版)》都已反映了细菌种系分类的研究进展,但在具体编排上仍保留了许多传统分类的安排。最新出版的《伯杰氏系统细菌学手册(2004 版)》又收集了 4000 余种模式菌株的 16SrRNA 序列,力求细菌分类学模式(taxonomic model)和种系发育模式(phylogenetic model)的一致性,将原核生物分为两个域,即古生菌域和细菌域,前者分为 2 个门,后者分为 24 个门,依次再分为纲、目、科、属、种。之后于 2001 至 2012 年分别出版了 5 卷,分别描述 archaea(原生菌门),proteobacteria(变形杆菌门),firmicutes(硬壁菌门),bacteroidetes(拟杆菌门),actinobacteria(放线菌门)等详细分类。

表 2-1 与医学有关的细菌分类表

类别	属
Ⅰ 革兰阴性有细胞壁的真细菌	
螺旋体	密螺旋体属
	疏螺旋体属
	钩端螺旋体属
需氧/微需氧、有动力、螺旋形/弧形革兰阴性菌	螺菌属
	弯曲菌属
	螺杆菌属
需氧/微需氧、革兰阴性杆菌与球菌	假单胞菌属
	军团菌属
	奈瑟菌属
	莫拉菌属
	产碱杆菌属
	布鲁菌属
	罗卡利马体属
	鲍特菌属
	弗朗西斯菌属
兼性厌氧革兰阴性杆菌	埃希菌属
	志贺菌属
	沙门菌属
	克雷伯菌属
	变形杆菌属
	普罗威登斯菌属
	耶尔森菌属
	弧菌属
	巴氏杆菌属
	嗜血杆菌属
厌氧革兰阴性直、弯或螺旋形杆菌	类杆菌属
	梭杆菌属
	普雷沃菌属
厌氧革兰阴性球菌	韦荣球菌属
立克次体与衣原体	立克次体属
	考克斯体属
	衣原体属
非光合滑行菌	二氧化碳嗜纤维菌属
Ⅱ 革兰阳性有细胞壁的古细菌	
革兰阳性球菌	肠球菌属

续表

类别	属
	葡萄球菌属
	链球菌属
	消化链球菌属
可形成芽胞的革兰阳性杆菌与球菌	芽胞杆菌属
	梭菌属
形态规则的无芽胞革兰阳性杆菌	李斯特菌属
	丹毒丝菌属
形态不规则的无芽胞革兰阳性杆菌	棒状杆菌属
	放线菌属
	动弯杆菌属
分枝杆菌	分枝杆菌属
放线菌	奴卡菌属
	链霉菌属
	红球菌属
Ⅲ 无细胞壁真细菌	支原体属
	脲原体属
Ⅳ 古细菌	（未发现病原菌）

细菌的分类层次与其他生物相同,但在细菌学中常用的是属和种。

种(species)是细菌分类的基本单位。关于种的定义,目前较为广泛接受的观点是彼此间有 70% 或 70% 以上 DNA 同源性,同时也具有 5 ℃或更低的△Tm 值的细菌群体构成一个菌种。特性相近、关系密切的若干菌种组成一个菌属(genus)。同一菌种的各个细菌,虽特性基本相同,但在某些方面仍有一定差异,差异较明显的称亚种(subspecies,subsp.)或变种(variety,var.),差异小的则为型(type)。例如按抗原结构不同而分血清型(serotype);对噬菌体和细菌素的敏感性不同而分噬菌体型(phage-type)和细菌素型(bacteriocin-type);生化反应和其他某些生物学性状不同而分为生物型(biotype)。按此原则,大肠埃希菌(种)则属于原核生物界、细菌域、变形菌门、γ-变形菌纲、肠杆菌目、肠杆菌科、埃希菌属中的一个种,全称为大肠埃希菌。

不同来源的同一菌种的细菌称为该菌的不同菌株(strain)。具有某种细菌典型特征的菌株称为该菌的标准菌株(standard strain)或模式菌株(type strain)。

二、细菌的命名法

细菌的命名采用拉丁双名法,每个菌名由两个拉丁字组成。前一字为属名,用名词,大写;后一字为种名,用形容词,小写。一般属名表示细菌的形态或有贡献者,种名表明细菌的性状特征、寄居部位或所致疾病等。中文的命名次序与拉丁文相反,是种名在前,属名在后。例如 *Staphylococcus aureus*,金黄色葡萄球菌;*Escherichia coli*,大肠埃希菌等。属名也可以不写全名,只用第一个字母代表,如 *S. aureus*,*E. coli* 等。

但是,对于某些型别复杂的细菌则采用更详细的命名原则,即在种以下加上亚种,甚至有时还要在亚种后加上血清型。例如,过去命名的种名伤寒沙门菌(*S. typhi*)应属于沙门菌属的肠道沙门菌(*S. enterica*)这个种。此种现在又分为 5 个亚种(subspecies),原来的伤寒沙门菌属于其中第一亚种肠道亚种(*Subspecies enterica*)的伤寒血清型(*serotype typhi*)。因此原来的伤寒沙门菌现在的正确名称是肠道沙门菌肠道亚种伤寒血清型(*S. enterica subspecies enterica serotype typhi*),简称伤寒血清型沙门菌(*S. typhi*)。

有些常见菌有其习惯通用的俗名,如 tubercle bacillus,结核分枝杆菌;typhoid bacillus,伤寒杆菌;meningococcus,脑膜炎球菌等。有时泛指某一属细菌,不特指其中某个菌种,则可在属名后加 *sp.*(单数)或 *spp.*(复数),如 *Salmonella sp.* 表示为沙门菌属中的细菌。

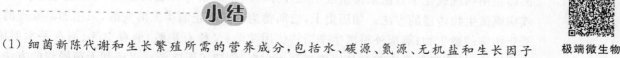

极端微生物

小结

(1)细菌新陈代谢和生长繁殖所需的营养成分,包括水、碳源、氮源、无机盐和生长因子等。其生长繁殖需要充足的营养、适宜的酸碱度、温度、气体和渗透压等条件。

(2)细菌一般以简单的二分裂方式进行无性繁殖,细菌分裂一代所需的时间称为代时。细菌的群体生长繁殖可分为迟缓期、对数期、稳定期、衰亡期这四期。

(3)细菌的生化反应可用于鉴别细菌,包括糖发酵试验、V-P 试验、甲基红试验、枸橼酸盐利用试验、吲哚试验、硫化氢试验、尿素酶试验等。IMViC 试验常用于鉴定肠杆菌。细菌的合成代谢产物有热原质、毒素及侵袭性酶、色素、抗生素、细菌素、维生素等。

(4)培养基是由人工方法配制而成的,专供微生物生长繁殖使用的混合营养物制品。

思考题

思考题答案

1. 简述细菌群体繁殖的分期及各期特点。
2. 简述细菌主要的合成代谢产物及其医学意义。
3. 细菌在培养基中的生长情况有哪些?
4. 人工培养细菌的用途有哪些?

推荐文献阅读

1. 黄汉菊. 医学微生物学. 第 3 版. 北京:高等教育出版社,2015
2. 李明远,徐志凯. 医学微生物学. 第 3 版. 北京:人民卫生出版社,2015
3. 李凡,徐志凯. 医学微生物学. 第 8 版. 北京:人民卫生出版社,2013

河南大学 刘英杰

第三章 消毒灭菌与生物安全

本章PPT

细菌为单细胞生物,极易受外界环境中各种因素的影响。环境适宜时,细菌可生长繁殖;若环境条件不适宜或剧烈变化时,细菌可发生代谢障碍,使生长受到抑制,甚至死亡。消毒灭菌即是用物理或化学方法来抑制或杀死外界环境中及机体体表的微生物,以防止微生物污染或病原微生物传播的方法。如历史上,巴斯德为有效防止酒类发酵变酸,采用加温处理的方法杀死污染的微生物;英国外科医生李斯特使用苯酚(又称石炭酸)消毒空气、消毒手术器械、洗手等措施,显著降低了医院交叉感染率和死亡率,创建了医院消毒灭菌和无菌操作的方法。消毒灭菌在医学生物科学、工农业生产和日常生活中有着广泛的应用。以下术语常用于表示物理或化学方法对微生物的杀菌程度。

1. 消毒(disinfection) 杀死物体上或环境中的病原微生物的方法,但并不一定能杀死非病原微生物或细菌的芽胞。消毒剂(disinfectant)是指消毒所使用的化学药品。一般消毒剂在常用的浓度下,只能杀灭细菌的繁殖体。

2. 灭菌(sterilization) 杀灭物体上所有微生物的方法,包括杀死细菌的芽胞在内的所有的病原微生物和非病原微生物。无菌(asepsis)是指不存在活菌的意思,多是灭菌后的结果。经过灭菌的物品称"无菌物品"。凡需要进入人体组织、血液、体腔的物品,如注射用具、手术器械、引流管等医用器材,都要求无菌。在实验室,许多物品、试剂和器材也需要无菌。

3. 防腐(antisepsis) 防止或抑制微生物生长繁殖的方法。细菌一般不死亡。防腐剂的选择要安全和有效。常用的有醇类、碘伏、氯己定等。

4. 清洁(cleaning) 是指通过除去物体上的污秽以减少微生物数量的过程。清洁是物品进行消毒或灭菌前必须经过的处理过程,有利于提高消毒、灭菌的效果。

5. 无菌操作(aseptic technique) 是指防止细菌进入人体或其他物品的操作技术。例如在微生物学实验中要注意防止污染和感染,进行外科手术时要防止细菌进入创口等都属于无菌操作。

第一节 消毒灭菌

消毒灭菌的方法一般可分为物理消毒灭菌法和化学消毒灭菌法两大类。

一、物理消毒灭菌法

物理消毒灭菌的因素有热力、辐射、滤过、干燥和低温等。

(一)热力灭菌法

高温常用于消毒和灭菌,因其对细菌具有明显的致死作用。湿热80 ℃经5～10 min可杀死所有细菌繁殖体和真菌,多数无芽胞细菌经55～60 ℃作用30～60 min后死亡。细菌芽胞对高温有很强的抵抗力,例如炭疽芽胞杆菌的芽胞,可耐受煮沸5～10 min,肉毒梭菌的芽胞则需煮沸3～5 h才死亡。

热力灭菌法分为干热灭菌法和湿热灭菌法两大类,在同一温度下,后者的效果大于前者。

其原因在于:①温热灭菌过程中蒸汽放出大量潜热,加速提高灭菌物品的温度。因而湿热灭菌比干热所要温度低,如在同一温度下,则湿热灭菌所需时间比干热短;②蛋白质凝固所需的温度与其含水量有关,含水量愈高,发生凝固所需的温度愈低。湿热灭菌的菌体蛋白质吸收水分,蛋白质更容易发生凝固;③湿热的穿透力比干热强,使灭菌物品内部温度迅速升高,故湿热比干热效果好。

1. 干热灭菌法 干热是通过加热使菌体脱水、干燥和大分子发生变性的原理达到杀菌的目的。一般细菌繁殖体在干燥状态下,80～100 ℃经 1 h 可被杀死;而芽胞则需要更高温度才死亡。常用的干热灭菌法有:

(1) 焚烧和烧灼:焚烧是直接点燃或在焚烧炉内焚烧,是一种彻底的消毒方法,可用于处理废弃的污染物品和传染病动物的尸体等,如无用的衣物、纸张、垃圾等,焚烧应在专用的焚烧炉内进行。烧灼是直接用火焰加热杀死微生物,适用于微生物实验室的接种环、接种针、试管口等耐热的器材的灭菌。

(2) 干烤:使用干烤箱,加热至 171 ℃ 1 h 或 160 ℃ 2 h,可杀死一切微生物,包括细菌芽胞。主要用于玻璃器皿、瓷器、玻璃注射器等高温下不变质、不损坏、不蒸发的物品的灭菌。

(3) 红外线:红外线(infrared)是一种 0.77～1000 μm 波长的电磁波,尤以 1～10 μm 波长的热效应最强,多用于医疗器械的灭菌。其热效应只能作用于物品的表面,因此不能使物体均匀加热。红外线的灭菌作用与干烤相似,利用红外线烤箱灭菌所需的温度和时间亦同于干烤。

2. 湿热灭菌法

(1) 煮沸法:煮沸 100 ℃,维持 5 min,能杀死一般细菌的繁殖体,杀灭细菌芽胞则需要煮沸 1～2 h。水中加入 2%碳酸氢钠,可提高水的沸点达 105 ℃,既可促进杀灭细菌芽胞,又可防止金属器皿生锈。煮沸法可用于饮用水和一般机械(刀剪、注射器等)的消毒。

(2) 巴氏消毒法(pasteurization):利用较低温度杀灭液体中的病原菌或一般杂菌,而仍然保持消毒物品的口感和风味不发生改变。此法由巴斯德创建,常用于牛乳、酒类的消毒,其消毒条件有两种,一种是加热至 61.1～62.8 ℃,维持 30 min;另一种是加热至 71.7 ℃,维持15～30 s。

(3) 流通蒸汽消毒法:一般采用流通蒸汽灭菌器,利用 100 ℃的水蒸气,维持 15～30 min。可杀死细菌的繁殖体,但不能杀灭全部细菌的芽胞,我国的蒸笼具有相同的原理。

(4) 间歇蒸汽灭菌法(fractional sterilization):是利用反复多次(一般 3 次以上)的流通蒸汽加热,杀灭所有微生物,包括细菌芽胞的方法。将需要灭菌的物品放入流通蒸汽灭菌器内,100 ℃蒸 15～30 min,取出灭菌的物品移入 37 ℃温箱中过夜,次日再蒸一次,如此重复三次以上,可达到灭菌的效果。适合于不耐高热的含牛奶、糖的培养基的灭菌。

(5) 高压蒸汽灭菌法(sterilization by pressured steam):高压蒸汽灭菌法灭菌条件为压力103.4 kPa,121.3 ℃,维持 15～20 min,其灭菌效果可靠,能杀灭所有微生物,是热力灭菌法中效果最可靠、使用最普遍的一种方法。高压蒸汽灭菌法使用高压蒸汽灭菌器(autoclave)进行灭菌,可杀灭包括细菌芽胞在内的所有微生物。常用于耐高温、耐湿物品如基础培养基、生理盐水、手术衣、敷料等的灭菌。但高压蒸汽灭菌法不能灭活朊粒。

(二) 辐射杀菌法

1. 日光与紫外线 日光对大多数微生物均有杀伤作用,其主要的杀菌因素为日光中紫外线(ultraviolet ray,UV)的杀菌作用,波长 240～300 nm 的紫外线具有杀菌作用,其中以 265～266 nm 杀菌作用最强。紫外线主要作用于细菌的 DNA,使一条 DNA 链上两个相邻的胸腺嘧啶以共价键形式相互结合,形成胸腺嘧啶二聚体,干扰 DNA 的复制与转录,导致细菌的死亡或变异。紫外线穿透能力弱,不能通过纸张、普通玻璃、尘埃、水蒸气等。所以,多用于手术室、传染病房、无菌实验室的空气或物品表面的消毒。杀菌波长的紫外线对人体皮肤、眼睛均有损伤作用,应注意防护。

2. 电离辐射 包括 β 射线和 γ 射线等。电离辐射可在常温下对不耐热的物品灭菌。其机理在于产生游离基,破坏 DNA,破坏细胞膜,引起酶系统紊乱等。可用于消毒不耐热的塑料制品和导管等,也能用于食品消毒而不破坏其营养成分。γ 射线穿透性强,但作用时间慢,安全措施要求高,多用 ^{60}Co 为放射源。β 射线穿透性差,但作用时间短,安全性好,可由电子加速器产生。

3. 微波 微波是指波长为 1～1000 mm 的电磁波,主要用于非金属器械、食品、检验室用品、食品用具、药杯等的消毒。微波杀菌是通过热效应和生物效应发挥作用。微波对细菌的热效应使细菌蛋白质变性而死亡,但微波的热效应必须在有一定含水量的条件下才能显示出来,微波对细菌的生物效应是微波影响细胞膜周围电子和离子浓度,从而改变细胞膜的通透性能,而导致细菌死亡。微波可穿透陶瓷、玻璃和薄塑料等物质,但不能穿透金属表面。

4. 红外线 红外线可由红外线灯泡产生,加热速度快,有较好的热效应。红外线是一种波长为 0.77～1000 μm 的电磁波,尤以 1～10 μm 波长的热效应最强。但热效应只能在照射到的表面产生,因此不能使一个物体均匀受热。红外线的杀菌作用与干烤相似,利用红外线烤箱灭菌的所需温度和时间亦同于干烤。多用于医疗器械的灭菌。人受红外线照射较长会感觉眼睛疲劳及头疼,长期照射会造成眼内损伤。因此,工作时应戴能防红外线伤害的防护镜。

(三) 滤过除菌法

滤过除菌法(filtration)是用物理阻留的方法将液体或空气中的细菌、真菌去除,以达到无菌目的。滤过除菌法主要用于一些不耐热的血清、毒素、抗生素、药液以及空气等的除菌。一般不能除去病毒、支原体和细菌 L 型。

液体除菌所用的器具是滤菌器(filter),滤菌器含有微细小孔,大于孔径的细菌、真菌等颗粒不能通过。滤菌器的种类很多,目前常用的有薄膜滤菌器,由硝基纤维素制成薄膜,其孔径大小分为多种规格,常用于除菌的为 0.22 μm。此外还有玻璃滤菌器、石棉滤菌器等。

(四) 干燥与低温抑菌法

干燥不利于细菌的生长与繁殖,如淋病奈瑟菌、脑膜炎奈瑟菌等细菌的繁殖体会在干燥环境中很快死亡。但有些细菌的抗干燥力较强,如溶血性链球菌在尘埃中存活 25 天,结核分枝杆菌在干痰中数月不死。细菌芽胞的抵抗力更强,如炭疽芽胞杆菌的芽胞耐干燥可达 20 余年。干燥法常用于保存食物,浓盐或糖渍食品可使细菌体内水分逸出,造成生理性干燥,使细菌的生命活动停止,从而防止食品变质。

低温可使细菌的新陈代谢减慢,故常用于保存细菌菌种。当温度回升至适宜范围时,细菌的生长繁殖又能恢复。为避免解冻时对细菌的损伤,可在低温状态下真空抽去水分,此方法称为冷冻真空干燥法(lyophilization)。该法是目前保存菌种的最好方法,一般可保存微生物数年至数十年。

二、化学消毒灭菌法

(一) 常用消毒剂的种类

化学消毒灭菌法是使用化学消毒剂杀灭细菌的方法,消毒剂的种类很多,实际工作中应根据不同的情况选择使用。常用的消毒剂有酚类、醇类、重金属类、氧化剂、表面活性剂等(表3-1)。化学消毒剂一般都对人体组织有害,因此,只能外用或用于环境的消毒。

表 3-1 常用消毒剂的种类、作用机制与用途

类别	作用机制	常用消毒剂	用途
酚类	蛋白质变性,损伤细胞膜,灭活酶类	3%～5%石炭酸 2%来苏	地面、器具表面的消毒 皮肤消毒
双氯苯双胍己烷（氯己定）	损伤细胞膜,通透性改变,蛋白质变性	0.01%～0.05%氯苯胍亭	术前洗手、阴道冲洗等
醇类	蛋白质变性与凝固,干扰代谢	70%～75%乙醇	皮肤、体温计消毒
重金属盐类	氧化作用,蛋白质变性与沉淀,灭活酶类	0.05%～0.1%升汞 2%红汞水溶液 0.1%硫柳汞	非金属器皿的消毒 皮肤、黏膜、小创伤的消毒 皮肤的消毒,手术部位的消毒
氧化剂	氧化作用,蛋白质沉淀	0.1%高锰酸钾 3%过氧化氢 0.2%～0.3%过氧乙酸 2.0%～2.5%碘酒 (0.2～0.5)×10⁻⁶氯气 10%～20%漂白粉 0.5%～1.5%漂粉精 0.2%～0.5%氯胺 4×10⁻⁶二氯异氰尿酸钠 3%二氯异氰尿酸钠	皮肤、尿道、蔬菜和水果的消毒 创口、皮肤黏膜的消毒 塑料、玻璃器材和人造纤维的消毒 皮肤的消毒 饮用水及游泳池的消毒 地面、厕所与排泄物的消毒 地面、墙壁、家具的消毒 饮用水的消毒 室内空气及表面的消毒,浸泡衣服(0.1%～1.2%) 水的消毒 空气及排泄物的消毒
表面活性剂	损伤细胞膜,灭活氧化酶等酶的活性,蛋白质沉淀	0.05%～0.1%苯扎溴铵 0.05%～0.1%杜灭芬	外科手术皮肤黏膜的消毒,浸泡手术器械 皮肤创伤冲洗,金属器械、塑料、橡胶类的消毒
烷化剂	菌体蛋白质及核酸烷基化	10%甲醛 50 mg/L 环氧乙烷 2%戊二醛	物品表面的消毒,空气的消毒 手术器械、敷料等的消毒 精密仪器、内窥镜等的消毒
染料	抑制细菌繁殖,干扰氧化过程	2%～4%龙胆紫	浅表创伤的消毒
酸碱类	破坏细胞膜和细胞壁,蛋白质凝固	5～10 mL/m³ 醋酸加等量水蒸煮 生石灰(按 1∶8～1∶4 比例加水配成糊状)	空气的消毒 地面、排泄物的消毒

  化学消毒剂根据其杀菌能力的强弱可分为三大类。含氯消毒剂、过氧化物消毒剂、醛类消毒剂和环氧乙烷可杀灭细菌芽胞在内的所有微生物,属于高效消毒剂(high-level disinfectants)。高效消毒剂适用于不能耐受热力灭菌,但要进入人体内部的物品,如内窥镜、

外科器材等的消毒。含碘消毒剂、醇类消毒剂能杀灭细菌繁殖体(包括结核分枝杆菌)、真菌和大多数病毒,但不能杀灭细菌芽胞,属于中效消毒剂(intermediate-level disinfectants)。适用于喉镜、纤维内窥镜、阴道窥器、麻醉器材等物品的消毒。季铵盐类消毒剂、氯己定和高锰酸钾可杀灭多数细菌繁殖体,但不能杀灭细菌芽胞、结核分枝杆菌及某些抵抗力较强的真菌和病毒。属于低效消毒剂(low-level disinfectants)。

(二)化学消毒剂的作用机制

不同的化学消毒剂其作用机制也不完全相同,可总体归纳为三个方面。

1. 改变细胞膜通透性 表面活性剂(surface-active agent)、酚类可导致细胞膜结构紊乱并干扰其正常功能。使小分子物质溢出胞外,影响细胞的能量代谢,甚至引起细胞破裂。

2. 使菌体蛋白质变性或凝固 酸、碱和醇类等有机溶剂可改变蛋白构型而干扰多肽链的折叠方式,造成蛋白质变性。如乙醇、大多数重金属盐、氧化剂、醛类、染料和酸碱等。

3. 干扰细菌的酶系统和代谢 如某些氧化剂和重金属盐类能与细菌的-SH 基结合并使之失去活性。

三、影响消毒灭菌效果的因素

(一)消毒剂的性质、浓度与作用时间

消毒剂的种类多,其理化性质不同,对微生物的作用强度也不相同。例如表面活性剂对革兰阳性菌的杀菌作用比对革兰阴性菌好,龙胆紫对葡萄球菌的杀菌作用较为突出,氧化剂中的过氧乙酸和含氯化合物对空气和环境中的病毒(如 SARS-CoV)作用效果好,表面活性剂一般只对细菌繁殖体具有较强的杀灭作用,对细菌的芽胞却没有效果。

绝大多数消毒剂在高浓度时杀菌作用强,当降至一定浓度时只有抑菌作用,如含氯消毒剂浓度增加一倍,其杀菌时间将减少 30%。但醇类例外,因为过高浓度的醇类会使菌体蛋白质迅速脱水凝固,影响了醇类继续向内部渗入,降低了杀菌效果。因此,70%~75% 乙醇或50%~80%异丙醇消毒效果最好。

在一定浓度范围内,消毒剂对细菌的作用时间越长,消毒效果也越好。

(二)微生物的种类与数量

微生物的种类不同,其对消毒剂的抵抗力也不同,乙型肝炎病毒比其他肝炎病毒和大多数细菌繁殖体对热和消毒剂的抗性强,灭活朊粒需要的能量是正常热力灭菌的 6 倍。微生物的数量越多,所需消毒的时间就越长。因此,消毒灭菌前对所需消毒灭菌物品的洗涤和清洁,对保证消毒灭菌成功非常重要。

(三)微生物的生理状态

细菌的生理状态不同,其对消毒剂的抵抗力也不同,细菌芽胞的抵抗力强于繁殖体,老龄菌对消毒剂的抵抗力强于幼龄菌。在营养缺陷下生长的微生物比在营养丰富的情况下生长的微生物具有更强的抵抗力。

(四)温度

升高温度可提高消毒效果。例如 2% 戊二醛在 20 ℃时杀灭每毫升含 10^4 个炭疽芽胞杆菌的芽胞时,需 15 min,而在 42 ℃时需 2 min,56 ℃时仅需 1 min 即可杀死炭疽芽胞杆菌。又如温度增高 10 ℃,含氯消毒剂的杀菌时间可以减少 50%~65%。

(五)酸碱度

酸碱度的变化可影响消毒剂的杀菌效果。例如,苯扎溴铵在碱性溶液中的杀菌作用较强,戊二醛本身呈酸性,其水溶液呈弱酸性,不具有杀死芽胞的作用,只有在加入碳酸氢钠后在碱性环境中才发挥杀菌作用。酚类和次氯酸盐则在酸性条件下杀灭微生物的作用较强。

（六）有机物

环境中有机物的存在，能够显著影响消毒剂的作用效果。病原菌常随同排泄物、分泌物一起存在，这些物质可阻碍消毒剂与病原菌的接触，因而减弱消毒效果。

四、消毒灭菌的运用

在实验微生物学和医学实践中，应针对不同微生物污染的对象，选用不同的消毒灭菌方法。

（一）医疗器械的消毒灭菌

需进入无菌组织的高危器械物品，最好应用高压蒸汽灭菌法灭菌。对于不能耐热的物品，可使用高效消毒剂，如环氧乙烷、戊二醛等。不进入无菌组织，但需接触无菌黏膜的中危器械物品，如胃镜、支气管镜、呼吸机、麻醉机、阴道窥器和口腔器械等，采用流通蒸汽、煮沸、过氧乙酸、醇类和戊二醛消毒，如果器械性能允许，最好用高压蒸汽灭菌或^{60}Co电离辐射消毒。只接触未损伤的皮肤，不进入无菌组织和不接触黏膜的低危器械物品，如治疗盘、治疗车、食品器皿、便盆等，一般用后清洗、消毒处理即可。快速周转的器材，如纤维内窥镜、牙钻、牙科手术器械等的消毒灭菌既要时间短，又不能损伤器材，难度较大。目前常用瞬时灭菌、微波灭菌、高效消毒剂快速处理、中效或低效消毒剂与低热（60 ℃）协同处理等方法。

（二）室内空气的消毒灭菌

1. 物理消毒法　常用紫外线照射法，紫外线（1.5 W/m³）照射，1 小时/次，每天 2～3 次。因穿透力弱，因此紫外线消毒有死角，不彻底，产生的臭氧不仅气味难闻，超过一定浓度后，可引起胸闷、憋气等毒副作用；滤过除菌法是将空气气流通过孔径小于 0.2 μm 的高效过滤装置以除去细菌和带菌尘埃。

2. 化学消毒法　包括使用化学消毒剂喷雾和熏蒸。可用福尔马林加热法：12.5～25 mL/m³ 熏蒸 12～24 h。0.5% 过氧乙酸水溶液喷雾，剂量为 30 mL/m³，喷后密闭 1 h，熏蒸按 0.75～1 g/m³ 计算，熏蒸 2 h；过氧化氢可用 3% 溶液喷雾，30 mL/m³，喷后密闭 1 h；二氧化氯在水中溶解饱和后，即可以气态向空中自然逸散，当空气中有效浓度达到 4 mg/m³，即可杀死 99.99% 的细菌、病毒和真菌；将艾叶（1 g/m³）点染烟熏可有效抑制金黄色葡萄球菌、溶血性链球菌、白喉棒状杆菌、肺炎链球菌等。

（三）手和皮肤的消毒

用肥皂和流水洗手是预防许多病原微生物感染的有效方法，当被病原微生物污染时，一般用 2% 来苏消毒，当怀疑有肝炎病毒污染时，用 0.2%～0.4% 过氧乙酸浸泡 1～2 min 后，流水冲洗。皮肤消毒常用 2.5% 碘酒、70% 乙醇、2% 红汞，也可用 0.5% 碘伏、75% 乙醇浸泡 1～3 min。

（四）黏膜的消毒

冲洗尿道、阴道、膀胱等可用 0.1%～0.5% 氯己定或 1 g/L 高锰酸钾。口腔黏膜消毒可用 3% 过氧化氢。

（五）患者污染物品的消毒

食具可煮沸 15～30 min 或用流通蒸汽消毒 30 min，也可用 0.5% 过氧乙酸浸泡 30 min。家具可用 0.2%～0.5% 过氧乙酸擦洗、喷洒。衣服、被褥用流通蒸汽消毒 30 min 或用含有 5% 有效氯的消毒液作用 30 min 或 15% 过氧乙酸 1 g/m³ 熏蒸 1 h。运输工具用 0.5% 过氧乙酸擦洗、喷洒表面或 2% 过氧乙酸 8 mL/m³ 熏蒸 1 h。

（六）患者排泄物与分泌物的消毒灭菌

患者的粪便、尿液、脓液和痰液等，一般多用含有效氯的消毒液（5％有效氯）作用 1 h，常用次氯酸钠、漂白粉等；也可用等量的 20％漂白粉、5％石炭酸或 2％来苏，搅拌均匀。

（七）饮用水的消毒

自来水用氯气，少量的饮用水可用漂白粉；物理消毒方法可采用煮沸法。

（八）环境的消毒

患者居住过的房间、地面、墙壁、门窗可用 0.2％～0.5％过氧乙酸 200 mL/m² 30～60 min 或 1 g/L 含氯消毒液 30～60 min 于房间无人时喷洒。厕所、阴沟可用生石灰，其有效成分是氢氧化钙。

第二节　生物安全

从个人安全到国家安全，从实验室研究到产业化生产，从技术研发到经济活动，都涉及生物安全问题。我国有关病原微生物实验室生物安全的法规包括对实验室的分级管理，对病原微生物的分类管理，实验室感染的控制、监督和法律责任等。

生物安全（biosafety）是指与生物有关的各种因素，如转基因产品、生物技术，以及天然生物因子，包括动物、植物和微生物等对社会、经济、人类健康及生态环境所产生的潜在风险或危害。其中病原微生物所导致的安全问题，如病原微生物实验室的安全隐患、生物武器、生物恐怖、重大传染病的暴发流行等，是人类社会所面临的最现实的生物安全问题。

病原微生物实验室生物安全的核心是防扩散和防感染。2014 年，位于佐治亚州亚特兰大市的疾病控制与预防中心（CDC）被曝出了两起安全事故，分别涉及炭疽芽胞杆菌及致死性的 H5N1 流感病毒。因此，应使用安全的方法在安全的实验室内从事与病原微生物菌（毒）种、样本有关的研究等活动，以保护实验室工作人员和公众的健康。生物安全方面的专家指出，如果没有足够强大的生物安全意识，即使那些顶尖的机构也有可能出现错误，从而使其工作人员乃至公众受到安全威胁。

一、病原微生物的分类

根据病原微生物的传染性、感染后对个体或者群体的危害程度，可将病原微生物分为四类：

（1）第一类病原微生物是指能够引起人类或者动物非常严重疾病的微生物，以及我国尚未发现或者已经宣布消灭的微生物。如埃博拉病毒、天花病毒、克里米亚—刚果出血热病毒、亨德拉病毒等 29 种病原体。

（2）第二类病原微生物是指能够引起人类或者动物严重疾病，比较容易直接或者间接在人与人、动物与人、动物与动物间传播的微生物。如高致病性禽流感病毒、SARS 冠状病毒、人类免疫缺陷病毒、汉坦病毒、乙型脑炎病毒、脊髓灰质炎病毒、狂犬病病毒、西尼罗病毒、炭疽芽胞杆菌、布鲁氏菌属、结核分枝杆菌、霍乱弧菌、鼠疫耶尔森菌等 70 种。

第一类、第二类病原微生物统称为高致病性病原微生物，实验室在相关实验活动结束后，应及时将病原微生物菌（毒）种和样本就地销毁或者送交保藏机构保管。容器或者包装材料上应当印有生物危险标识。采集、运输高致病性病原微生物样本应当防止病原微生物扩散和感染，并对样本的来源、采集过程和方法等做详细记录。

（3）第三类病原微生物是指能够引起人类或者动物疾病，但一般情况下对人、动物或者环境不构成严重危害,传播风险有限,实验室感染后很少引起严重疾病,并且具备有效治疗和预防措施的微生物。如各型肝炎病毒、腺病毒、肠道病毒、鼻病毒、登革病毒、轮状病毒、风疹病毒、疱疹病毒、流行性感冒病毒、破伤风梭菌、致病性大肠埃希菌、脑膜炎奈瑟菌、伤寒沙门菌、志贺菌属、表皮葡萄球菌、百日咳鲍特菌、伯氏疏螺旋体、胎儿弯曲菌、沙眼衣原体、白假丝酵母菌等275种。

(4)第四类病原微生物是指在通常情况下不会引起人类或者动物疾病的微生物。如小鼠白血病病毒等。

采集病原微生物样本应当具备:具有与采集病原微生物样本所需要的生物安全防护水平相适应的设备;具有掌握相关专业知识和操作技能的工作人员;具有有效地防止病原微生物扩散和感染的措施;具有保证病原微生物样本质量的技术方法和手段。

二、病原微生物实验室的分级

根据实验室对病原微生物的生物安全防护水平(biosafety level,BSL)及实验室生物安全国家标准,实验室分为一级、二级、三级、四级。

(1)一级实验室处理对象为对人体、动植物或环境危害较低,不具有对健康成人、动植物致病的致病因子。

(2)二级实验室处理对象为对人体、动植物或环境具有中等危害或具有潜在危险的致病因子,对健康成人、动植物和环境不会造成严重危害,具有有效的预防和治疗措施。

(3)三级实验室处理对象为对人体、动植物或环境具有高度危险性,主要通过气溶胶使人类感染上严重甚至是致命的疾病,或对动植物和环境具有高度危害的致病因子。通常有预防治疗措施。

(4)四级实验室处理对象为对人体、动植物或环境具有高度危险性,通过气溶胶途径传播或传播途径不明或未知的危险的致病因子。没有预防治疗措施。

只有三级、四级实验室才能从事高致病性病原微生物实验活动,对我国尚未发现或者已经宣布消灭的病原微生物,任何单位和个人未经批准不得从事相关实验活动。

实验室的设立单位应当依照本条例的规定制定科学、严格的管理制度,并定期对有关生物安全规定的落实情况进行检查,定期对实验室设施、设备、材料等进行检查、维护和更新,以确保其符合国家标准。

实验室的设立单位及其主管部门应当加强对实验室日常活动的管理。实验室从事实验活动应当严格遵守有关国家标准和实验室技术规范、操作规程。实验室负责人应当指定专人监督检查实验室技术规范和操作规程的落实情况。从事高致病性病原微生物相关实验活动的实验室的设立单位,应当建立健全安全保卫制度,采取安全保卫措施,严防高致病性病原微生物被盗、被抢、丢失、泄漏,保障实验室及其病原微生物的安全。从事高致病性病原微生物相关实验活动的实验室应当向当地公安机关备案,并接受公安机关有关实验室安全保卫工作的监督指导。

三、生物安全隐患的主要来源

1. 实验室感染 被病原体等致病因子污染的微生物实验室、实验设备和器材,接种含生物病原体等致病因子的实验动物以及操作不当均有可能造成实验室感染。

2. 临床及实验室标本 因临床诊疗疾病而采集的或因实验室研究需要而使用的含有病原体等致病因子的标本。

3. 外来生物入侵 随着国际贸易、旅游、人文交流活动的日益增多,有可能将我国没有的某些传染病病原体带入国内。

4. 转基因生物的可能威胁 转基因生物是利用基因重组技术将一种生物单个或一组基因转移到另一种生物内,而形成的 DNA 重组生物。一些科学家认为,转基因生物有可能对人类健康和环境产生不利的影响。

5. 生物恐怖事件 恐怖分子利用生物战剂作为恐怖袭击武器,导致人群死亡或疫病流行的犯罪活动。

四、微生物实验室生物安全防护

微生物实验室生物安全防护是指实验室工作人员在处理病原微生物、含有病原微生物及其毒素的实验材料时,为确保实验室工作人员不受实验对象侵染,确保周围环境不受其污染,通过在实验室的设计与建造、使用个体防护装置、严格遵守标准化的工作及操作程序和规程等方面所采取的综合防护措施。

1. 生物安全防护的基本原则

(1)实验室生物安全防护包括安全设备、个体防护装置、实验室的特殊设计和建设及严格的管理制度和标准化的操作程序及规程。

(2)实验室从立项、建设、使用及维护的全过程中有关生物安全防护综合措施的内容,应编入实验室安全手册,同时,设有专职生物安全负责人。

(3)生物安全防护实验室应根据所处理不同微生物的防护要求,分为 BSL-1～BSL-4 四级生物安全防护级别。

2. 个体防护 BSL-3 和 BSL-4 实验室工作人员应配备和使用个体防护装备用品,如正压防护服、护眼面罩、安全护目镜、特定口罩和手套、个体呼吸器等。

3. 安全工作行为准则 工作人员处理微生物标本时必须遵守安全工作行为准则,以防止自身感染、微生物泄露和环境污染。

(1)对实验室工作人员进行生物安全培训后才能上岗。

(2)应有处理不同危害等级微生物的相应实验室条件。

(3)制定实验室管理和安全操作规定,建立实时质量控制系统和报警系统。

(4)工作人员进行微生物实验操作时应遵守安全操作规定。

(5)实验室尽可能减少刀、剪等利器的使用,已经使用的锐利废弃物应有专用容器。

(6)对具有潜在危险的未知微生物标本,一律按照预计最高危害等级对待。

五、实验室感染的控制、监督和法律责任

实验室感染控制工作包括定期检查实验室的生物安全防护、病原微生物菌(毒)种和样本保存与使用、安全操作、实验室排放的废水和废气以及其他废物处置等实施情况。

实验室发生高致病性病原微生物泄漏时,实验室工作人员应当立即采取下列预防、控制措施:①封闭被病原微生物污染的实验室或者可能造成病原微生物扩散的场所;②开展流行病学调查;③对患者进行隔离治疗,对相关人员进行医学检查;④对密切接触者进行医学观察;⑤进行现场消毒;⑥对染病或者疑似染病的动物采取隔离、扑杀等措施。

P4 实验室

小结

(1)灭菌是指杀灭物体上所有微生物的方法,包括杀灭细菌芽胞、病毒和霉菌在内的全部病原微生物和非病原微生物;经过灭菌的物品称"无菌物品"。

(2)消毒是指杀死物体上或环境中的病原微生物、并不一定能杀死细菌芽胞或非病原微生物的方法;消毒所使用的化学药品称为消毒剂。

NOTE

（3）消毒与灭菌的方法一般可分为物理消毒灭菌法和化学消毒灭菌法两大类。

（4）根据实验室对病原微生物的生物安全防护水平及实验室生物安全国家标准，实验室分为一级、二级、三级、四级；三级、四级实验室可从事高致病性病原微生物实验活动。

思考题答案

思考题

1. 在同一温度下，湿热灭菌法和干热灭菌法，哪种灭菌效果好？为什么？
2. 高压蒸汽灭菌法的灭菌条件是什么？
3. 化学消毒灭菌法的原理是什么？

推荐文献阅读

1. 黄汉菊. 医学微生物学. 第 3 版. 北京：高等教育出版社，2015
2. 李明远，徐志凯. 医学微生物学. 第 3 版. 北京：人民卫生出版社，2015
3. 李凡，徐志凯. 医学微生物学. 第 8 版. 北京：人民卫生出版社，2013

河南大学　刘英杰

本章 PPT

第四章 噬 菌 体

噬菌体(bacteriophage,or phage)是侵袭细菌或真菌等微生物的病毒。1915年和1917年分别由英国细菌学家 Twort 和法国细菌学家 D'Herelle 从葡萄球菌和痢疾志贺菌的培养物中发现。后来发现放线菌、衣原体和螺旋体以及真菌也有相应的噬菌体。噬菌体除具有体积小、无细胞结构、严格的寄生性外,尚具有分布广泛、在敏感细菌体内增殖后能使细菌裂解的特性。但也有的噬菌体感染敏感细菌后不增殖,其核酸与细菌的染色体 DNA 发生整合,使宿主菌的性状发生改变。由于噬菌体可作为 DNA 的载体,把某一基因带到宿主菌内与细菌 DNA 整合,引起细菌变异,因而噬菌体已成为分子生物学的重要研究工具。噬菌体以其感染的宿主菌命名,如大肠埃希菌噬菌体、铜绿假单胞菌噬菌体等。

第一节 生物学性状

一、形态与结构

噬菌体体积微小,需用电子显微镜观察。其形态多为蝌蚪形,也有呈球形和杆状者。蝌蚪形噬菌体的结构分头部和尾部两部分。头部呈六边形立体对称,其衣壳由一层蛋白质组成。核心仅由一种类型核酸即 NDA 或 RNA 组成,为双链或单链。有些噬菌体核酸的碱基与正常碱基不同,如 $E.coli$ T 偶数噬菌体为 5-羟甲基胞嘧啶代替胞嘧啶,细菌无此碱基。所以,在研究噬菌体与细菌相互作用时可将其作为噬菌体的标记。噬菌体的尾部呈管状,成分为蛋白质,由空心的尾髓和外面包裹的尾鞘组成,尾髓具有收缩功能,可将核酸注入宿主菌。尾部末端尚有尾板、尾刺和尾丝。尾部与头部之间尚有尾领(图 4-1)。核酸是噬菌体的遗传物质,衣壳对核心有保护作用并决定着噬菌体的外形和表面特征;尾部在感染细菌时起吸附作用。

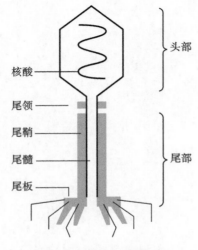

图 4-1 噬菌体结构模式图

核酸

尾领

尾鞘
尾髓
尾板

头部

尾部

二、培养特性

培养噬菌体必须用敏感活细菌。其增殖有严格寄生性和高度特异性。如一种噬菌体只能在相对应的某种细菌内增殖。其寄生还有型的特异性,有的噬菌体仅能感染细菌的某一型。

三、抗原性

噬菌体具有抗原性,能刺激机体产生抗体。该抗体能抑制相应噬菌体,使其失去感染敏感细菌的能力。

四、抵抗力

噬菌体对理化因素的抵抗力比细菌强。加热70 ℃30 min 仍不失活。在低温条件下能长期存活。

大多数噬菌体能抵抗乙醚、氯仿和乙醇。消毒剂需作用较长时间才能使噬菌体失去活性。噬菌体对 UV 和 X 射线敏感,受 UV 照射 10～15 min 即失去活性。

第二节　噬菌体与细菌的相互关系

噬菌体感染细菌有两种结果:一是噬菌体增殖,细菌被裂解,建立溶菌周期,这种能使细菌裂解的噬菌体称为毒性噬菌体(virulent phage);二是噬菌体核酸与细菌染色体整合,成为前噬菌体,细菌变成溶原性细菌,建立溶原周期,这类噬菌体称为温和噬菌体(temperate phage)。噬菌体的生活周期如图 4-2 所示。

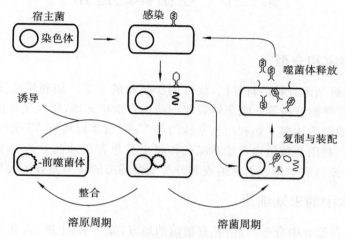

图 4-2　噬菌体的生活周期

一、溶菌周期

毒性噬菌体与动物病毒在宿主细胞内增殖过程相似,包括吸附、穿入、生物合成、释放这 4 个阶段。

噬菌体首先借助于尾部的尾刺和尾丝特异性地吸附到细菌细胞壁的脂多糖或脂蛋白受体上,然后分泌酶类,溶解细胞壁,使细胞壁出现小孔,尾鞘再收缩,将头部的核酸通过尾髓注入细菌细胞内,蛋白质外壳留在细菌细胞壁外。

噬菌体核酸进入细菌后,通过早期转录产生早期蛋白质,并复制子代核酸;再进行晚期转录,产生噬菌体的结构蛋白(头部外壳和尾部)以及释放溶解细菌的酶类。蛋白质与核酸分别合成后,按一定程序装配,形成完整的子代噬菌体。

子代噬菌体在细菌体内增殖到一定程度时,由于噬菌体合成的酶类溶解作用,细菌被裂解,噬菌体全部释放出来,再感染其他敏感细菌。

噬菌体裂解细菌,使菌液由混浊变透明;在菌落中出现无细菌生长区,即噬菌斑(phage plaque,or plaque)。噬菌斑的大小、形状和透明度等对噬菌体的鉴定有意义,同时噬菌斑的数目可用于噬菌体的定量分析。

二、溶原状态

有些噬菌体感染细菌后不增殖,不裂解细菌,其核酸整合到细菌染色体 DNA 上,成为细菌染色体的一部分,并能与其一起复制,当细菌分裂时又能传至子代细菌。细菌的这种状态称为溶原状态(lysogeny)。整合在细菌染色体上的噬菌体核酸又称为前噬菌体(prophage)。染色体上带有前噬菌体的细菌称为溶原性细菌(lysogenic bacteria)。

溶原性细菌的特性:①能正常进行分裂,将前噬菌体传到子代细菌;②前噬菌体编码的阻遏蛋白能抑制后进入细胞内的毒性噬菌体的生物合成,故可使细菌免遭毒性噬菌体裂解;③有些细菌在转变为溶原性细菌后,可伴有性状的改变,如白喉棒状杆菌产生白喉外毒素、化脓性链球菌产生猩红热毒素都是变成溶原性细菌的结果,因为这些毒素的基因来自前噬菌体;④终止溶原状态,前噬菌体可以自发地或在某些理化和生物因素的诱导下脱离宿主菌染色体而进入溶菌周期,产生成熟的子代噬菌体,导致细菌裂解。

第三节　噬菌体的应用

一、细菌的鉴定和分型

由于噬菌体裂解细菌有种的特异性,故可用于细菌的鉴定。如利用已知的噬菌体鉴定未知的霍乱弧菌、枯草芽胞杆菌等。噬菌体裂解细菌又有型特异性,所以又可用噬菌体对某一种细菌分型,即该菌的噬菌体型。如利用伤寒沙门菌 Vi 噬菌体已将有 Vi 抗原的伤寒沙门菌分为 96 个噬菌体型。利用金黄色葡萄球菌噬菌体将金黄色葡萄球菌分为 4 个群若干个型。细菌的噬菌体分型在流行病学调查上对追查和分析细菌感染的传染源有很大帮助。

二、检测标本中的未知细菌

(1)噬菌体在自然界中分布广泛,凡有细菌的地方,如污水、土壤、人和动物的排泄物等都可能有噬菌体。所以,从标本中检出某种噬菌体常提示该标本中曾有相应的细菌存在。

(2)应用噬菌体必须在活的敏感细菌内才能增殖这一特性,如将检测标本与一定数量已知噬菌体共同培养,如噬菌体明显增加时,虽然细菌培养阴性,也提示该标本中有相应的细菌存在。

三、基因工程的工具

噬菌体在基因工程上可作为外源基因的载体。

1. *E.coli* K12λ 噬菌体　是一种温和噬菌体,含有双链 DNA,在与外源基因重组后再转入到 *E.coli* 中,能在细菌细胞内扩增外源基因或表达外源基因产物。可与较大的 DNA 片段(20 kb)重组,故可用来建立真核细胞染色体的基因文库。

2. *E.coli* 噬菌体 M13　是一种丝状的噬菌体,含单链环状 DNA,进入宿主菌后,先合成双链复制中间型(replicative intermediate,RI),然后进行复制。每个细胞内拷贝数可达 200 个。子代噬菌体释放并不使细菌裂解。此 RI 如与外源 DNA 重组转入受体菌,外源 DNA 则在受体菌内扩增并以单链形式分泌到菌体外,可作 DNA 序列分析的模板。

四、用于治疗细菌感染

由于噬菌体对细菌的感染与裂解具有特异性,不像使用抗生素那样容易造成菌群失调,细菌对噬菌体产生耐受的可能性亦很少,因此可成为新的抗菌物质。尤其对铜绿假单胞菌、金黄色葡萄球菌等易产生耐药性的细菌应用价值更大些。

噬菌体疗法

------·········•   小结

（1）噬菌体是感染细菌、真菌、放线菌等微生物的病毒，只能在活的宿主细胞内增殖，有严格的宿主特异性。

（2）噬菌体可分为两种类型：毒性噬菌体和温和噬菌体。毒性噬菌体只有溶菌周期，而温和噬菌体有溶原周期和溶菌周期。

（3）噬菌体可作为外源基因的载体，另外，在细菌的鉴定与分型、细菌感染的治疗等方面有实际应用价值。

思考题答案

------·········•   思考题

1. 简述噬菌体的生物学特性。
2. 简述噬菌体与细菌的相互关系。
3. 噬菌体有哪些应用？

推荐文献阅读

1. 李凡,张凤民,黄敏.医学微生物学.第6版.北京:高等教育出版社,2011
2. 李凡,韩梅.医学微生物学.北京:高等教育出版社,2014
3. 李凡,徐志凯.医学微生物学.第8版.北京:人民卫生出版社,2013

吉林大学　黄红兰

第五章　细菌的遗传与变异

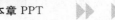

　　细菌同其他生物一样,具有遗传性和变异性。细菌的形态、结构、新陈代谢、毒力和对药物的敏感性等性状,都是由细菌的遗传物质所决定的。这些性状在子代与亲代中表现相同称为遗传(heredity),而子代与亲代之间出现差异则称为变异(variation)。遗传使细菌的种属性状相对稳定,而变异则可使细菌产生变种和新种。

　　细菌是原核细胞型微生物,其基因组与真核细胞相比,相对比较简单,一旦基因发生变异,往往较快地在表型上得到反映。细菌的新陈代谢与生长繁殖迅速,因此可在短期内观察到生物特性的变异。细菌基因组结构与功能的深入研究,将加深对细菌遗传变异的认识,推动细菌致病机制、耐药机制、诊断、疫苗研发及防治新策略的研究。因此了解细菌的遗传与变异具有重要的意义。

第一节　细菌的变异现象

　　细菌的变异分为遗传型变异和非遗传型变异。遗传型变异又称基因型变异,为遗传物质结构改变引起的变异。非遗传型变异又称表型变异,遗传物质结构未改变,是由于外界环境条件的作用引起的变异(表 5-1)。

表 5-1　基因型变异与表型变异的区别

项　　目	基因型变异	表型变异
基因结构	变化	未变
可逆性	不或很少	可逆
稳定性	稳定	不稳定
环境影响	不受影响	受影响
涉及菌数	个别	全体
举例	卡介苗	细菌 L 型

一、形态结构变异

　　细菌的形态、大小以及许多结构都可以发生变异。如鼠疫耶尔森菌生长在陈旧培养基时,其形态可从典型的两端浓染的短小杆状变为球形、哑铃状、梨状等多形态性;细菌失去细胞壁变成细菌 L 型;有鞭毛的伤寒沙门菌变异后可失去鞭毛,失去鞭毛的变异称为 H-O 变异(H-O variation,H 来自德文 hauch,原意薄膜状,代表细菌的鞭毛;O 为 ohne hauch 的字头,意为无薄膜,代表失去鞭毛的细菌菌体);变异的肺炎链球菌可以丢失其荚膜,同时毒力也降低。

二、生理特性变异

(一)菌落变异

　　细菌菌落由光滑型(smooth,S 型)变为粗糙型(rough,R 型),称为 S-R 变异(S-R

variation)。S 型菌落表面光滑、湿润、边缘整齐；R 型菌落表面粗糙、干皱、边缘不整齐。肠道杆菌经多次传代培养后，由于丢失 LPS 的特异性寡糖重复单位，发生 S-R 变异。S-R 变异时，细菌的多种性状发生改变，如毒力减弱或消失、抗原性减弱以及生化反应不典型等。

（二）抗原性变异

细菌形态和菌落变异多数情况下伴有抗原性变异，肠道杆菌的鞭毛抗原、菌体抗原常发生变异。沙门菌属 H 抗原可发生由 Ⅰ 相变 Ⅱ 相或由 Ⅱ 相变为 Ⅰ 相的相变异。革兰阴性菌如丢失细胞壁上的 LPS，则细菌将失去特异性 O 抗原。

（三）耐药性变异

细菌对某种抗菌药物可由敏感变成耐受，成为耐药菌株。自青霉素广泛使用以来，金黄色葡萄球菌耐青霉素的菌株逐年上升，已从 1946 年的 14% 上升至目前的 80% 以上。有的细菌表现为同时耐受多种抗菌药物即多重耐药性（multiple resistance）。甚至还有的细菌变异后产生对药物的依赖性，如痢疾志贺菌链霉素依赖性菌株，离开链霉素则不能生长。同时这种依赖株的毒力也减弱。此种变异已被用来研制痢疾口服活疫苗。

（四）酶活性变异

有些细菌变异后其酶活性发生改变，不能合成某种营养成分，在缺乏该种营养成分的培养基上不能生长，称为营养缺陷型（auxotroph）；或失去发酵某种糖的能力，则在以该种糖类为唯一碳源的培养基上细菌不能生长。

（五）毒力变异

细菌的毒力变异包括毒力增强和毒力减弱。白喉棒状杆菌感染 β-棒状杆菌噬菌体后变成溶原性细菌，则能产生白喉外毒素，由无毒株变成有毒株。Calmette 和 Guerin 把有毒力的牛型结核分枝杆菌在含胆汁、马铃薯和甘油的培养基上培养，历时 13 年传 230 代，得到毒力减弱而抗原性稳定的菌株，即卡介苗（Bacillus of Calmette-Guerin，BCG），用于结核病的预防。

第二节 细菌的遗传物质

一、细菌染色体

细菌是原核细胞型微生物，虽没有完整的核结构，但却有核区（或拟核），电镜下观察，核区有盘旋的 DNA 链，附着在横隔中介体或细胞膜上。细菌核区 DNA 的功能与真核细胞染色体的功能相同，因此称其为细菌染色体。细菌的染色体具有多种形式，呈环状或线性等，大多数细菌的染色体为一条环状双螺旋双链 DNA(dsDNA)，大小在 580～5220 kb 之间，无组蛋白包绕。细菌染色体上的基因与真核细胞不同，无内含子（intron），转录后形成的 mRNA 不再剪切、拼接，直接翻译成蛋白质。细菌染色体 DNA 的复制，在 *E. coli* 已被证明是双向复制，即从复制起点开始，按顺时针和逆时针两个方向进行，复制到 180° 时汇合。全过程约需 20 min。

二、质粒

质粒是细菌染色体外的遗传物质，是存在于细胞质中的环状闭合或线性 dsDNA，具有自我复制的能力。质粒携带的信息可赋予宿主菌某些特定生物学性状，如致育性、耐药性、致病性等。

（一）质粒的基本特征

（1）具有自我复制的能力。质粒有复制的能力，复制后的质粒在细菌分裂时随染色体一起分配到子代细菌中。

（2）质粒基因编码某些表型。如 R 质粒（resistance plasmid）使细菌对抗菌药物产生耐药性；F 质粒（fertility plasmid）编码性菌毛，使 E.coli 具有致育性；Col 质粒（colicinogenic plasmid）编码大肠菌素，杀死同品系或近缘细菌；某些金黄色葡萄球菌携带的质粒编码剥脱性毒素引起烫伤样皮肤综合征；引起腹泻的 E.coli 肠毒素，也是由质粒基因所编码。这些与细菌致病性有关的质粒又称为毒力质粒（virulence plasmid）或 Vi 质粒。某些假单胞菌属携带的质粒能编码降解有害物质的酶类，在环境保护中得到应用。

（3）质粒的转移性：质粒可通过接合、转化和转导等方式在细菌间转移。质粒的转移是细菌遗传物质传递的一个重要方式。有些质粒本身即具有转移装置，如耐药性质粒（R 质粒），而有些质粒本身无转移装置，需要通过媒介（如噬菌体）转移，获得质粒的细菌可随之而获得一些生物学特性。

（4）质粒的丢失或消除：质粒并非是细菌生长繁殖不可缺少的遗传物质，若细菌质粒自行丢失或经高温、紫外线及吖啶类染料等处理而使质粒消除时，虽然其编码的性状也随着消失，但细菌仍可生存。

（5）质粒的相容性：几种不同的质粒可同时共存于同一细菌细胞内，此现象称相容性（compatibility）。但有些质粒则不能共存于同一细菌细胞内，称为不相容性（incompatibility）。可根据质粒的不相容性对质粒分群。

（二）质粒的种类

（1）根据质粒可否通过细菌的接合作用进行传递，分为接合性质粒（conjugative plasmid）和非接合性质粒（non-conjugative plasmid）。接合性质粒带有与接合传递有关的基因，分子量较大，为 40～100 kb，如 F 质粒、R 质粒等；非接合性质粒不能通过接合方式进行传递，分子量小，一般低于 15 kb。

（2）根据质粒在宿主菌内的拷贝数，可分为严紧型质粒和松弛型质粒。质粒拷贝数是指每个细菌内所含有相同质粒的数量。严紧型质粒的复制与染色体同步，拷贝数低，仅为数个，一般分子量较大。松弛型质粒的复制与染色体的复制无相关性，往往分子量小，拷贝数高，每个细胞可含有 20～60 或更多个拷贝。

（3）根据质粒的相容性，可分为相容性质粒与不相容性质粒。结构相似并密切相关的质粒不能稳定地共存于一个宿主菌的现象称为不相容性，反之则为相容性。质粒不相容性与相同或相似的宿主范围、复制部位、复制调控机制等因素有关。

（4）根据质粒基因编码的生物学性状分类：

① 致育质粒（fertility plasmid）：又称为 F 质粒，编码性菌毛，介导细菌之间质粒的接合，传递遗传物质。F 质粒可游离于染色体之外，也可整合嵌入宿主菌染色体。带有 F 质粒的细菌为雄性菌 F⁺，有性菌毛；无 F 质粒者为雌性菌 F⁻，无性菌毛。

② 耐药质粒：分为接合性耐药质粒和非接合性耐药质粒。前者通过细菌之间接合传递，又称 R 质粒（resistance plasmid）；后者不能通过接合传递，可通过噬菌体转导等方式在细菌间传递。

③ 毒力质粒（virulence plasmid）：编码与细菌致病性相关的毒力因子，如肠产毒素，大肠埃希菌中的 ST 质粒编码耐热性肠毒素。

④ 细菌素质粒：编码各类细菌素，如 Col 质粒（colicinogenic plasmid）编码大肠埃希菌的大肠菌素。

⑤ 代谢质粒：编码与代谢相关的酶类，如沙门菌发酵乳糖的能力通常由质粒决定。

三、其他遗传物质

（一）转座因子

转座因子是细菌 DNA 内一段核苷酸序列，能在质粒之间或质粒与染色体之间自行转移位置，是细菌菌体内可移动的遗传物质。

1. 插入序列（insertion sequence，IS） 是最简单的转座因子，大小为 750～2 000bp，不带有使细菌表现任何性状的基因，只编码转移位置时所需的转座酶。它可独立存在，也可以作为转座子的一部分。在细菌染色体和质粒中含有多种 IS，每种 IS 还可有多个拷贝，是造成基因重组的条件之一。F 质粒与大肠埃希菌染色体有相同的插入序列，如 IS2、IS3 等，由于相同序列的存在，F 质粒可通过同源重组插入到细菌的染色体上，使细菌成为高频重组菌（high frequency recombinant，Hfr）。

2. 转座子（transposon，Tn） 转座子除携带与转位有关的基因外，还携带耐药基因等（表5-2）。大小为 2 500～20 000bp。Tn 转移位置插入某一基因时，一方面可引起插入基因失活产生基因突变，另一方面在插入部位又出现一个耐药基因，使细菌产生耐药性。

表 5-2 常见的转座子及其携带的基因

转座子	携带基因
Tn1、Tn2、Tn3	耐氨苄西林基因
Tn5、Tn6	耐卡那霉素基因
Tn10	耐四环素基因
Tn551、Tn971	耐红环素基因
Tn681	大肠埃希菌（肠毒素基因）

（二）前噬菌体

前噬菌体有时可成为溶原菌的一种基因，编码某种产物。例如，白喉外毒素、红疹毒素以及某些型肉毒毒素的产生都是受前噬菌体控制的。

第三节 细菌的基因突变

突变（mutation）是由于遗传物质的结构突然改变而引起的变异。在细菌的生长繁殖过程中，突变是经常发生的。突变包括基因突变（gene mutation）和染色体畸变（chromosome aberration）。基因突变是染色体上某一点核苷酸序列的改变所致，也叫点突变，只涉及一对或少数几对碱基的改变；染色体畸变则涉及较大范围的 DNA 结构变化，包括缺失、易位、重复和倒位。细菌突变可以是自发的，亦可通过理化因子诱导突变。由于基因突变较常见，故此处主要介绍基因突变。

一、基因突变的规律

1. 随机性 基因突变是随机的、自发的、不定向的，细菌染色体上数千个基因中任何一个基因都可以发生突变，从而导致其相应性状的改变，即性状的改变是随机的，不受外界因素的影响。1952 年由 Joshua Lederberg 等设计的影印试验（replica plating）（图 5-1）证实了突变的

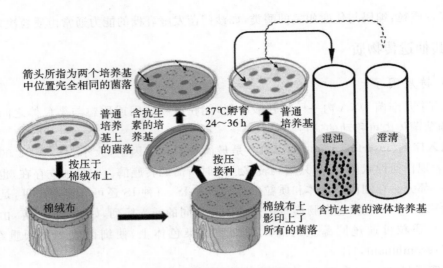

箭头所指为两个培养基
中位置完全相同的菌落

普通 含抗生
培养 素的培
基上 养基
的菌落 上的菌落

37℃孵育
24~36 h

普通
培养基

混浊 澄清

按压于
棉绒布上

按压
接种

棉绒布
上影印上了
所有的菌落

含抗生素的液体培养基

棉绒布

图 5-1　影印试验示意图

自发性和随机性。①先把敏感细菌点种在不含抗生素的普通平板培养基上,待长出均匀菌落后,再将此平板在一块灭过菌的棉绒布上轻轻印过;②另取一块含有抗生素的平板培养基和一块普通平板培养基,分别在上述棉绒布上印过,使前一平板培养基上菌落完全复印到这两块平板培养基上。此两块平板培养基置 37 ℃恒温箱培养 24~36 h,观察含抗生素平板培养基上出现的耐药菌落;③在不含抗生素的普通平板上找出相对应的菌落,接种到含该种抗生素的液体培养基中。经过培养的液体培养基变混浊,说明该菌落原为耐药性的;④另取在不含抗生素平板上生长而在含抗生素平板上不长的任一菌落作为对照,该菌落细菌在含抗生素的液体培养基中不生长。该试验证明耐药性突变株在接触药物之前即已出现,抗菌药物的作用只是选择耐药菌株、淘汰敏感菌株。

2. 稳定性　发生基因突变,突变株所具有的表型能稳定地遗传。敏感菌株经过基因突变成为耐药菌株后,在不含抗生素的培养基上,细菌的耐药性也可以保持许多世代。这是基因突变产生的耐药性与 R 质粒介导的耐药性的显著不同之处。

3. 可逆性　发生突变的菌株叫作突变型(mutant),原来未发生突变的菌株称为野生型(wild type)。细菌由野生型变为突变型是正向突变。有时,突变型经过又一次突变又可恢复野生型的表型。这一过程叫作回复突变。耐药菌株回复突变后重新成为对该种药物敏感的细菌。性状的恢复并不意味着恢复到原来的基因型,因为可能通过抑制基因的突变导致表型的恢复。

二、基因突变的机制

根据细菌基因突变发生的机制,可分为自发突变和诱发突变。

1. 自发突变(spontaneous mutation)　自发突变是指由 DNA 分子本身不经过处理而自然发生的变化导致的突变。细菌在代谢中产生的一些具有致突变作用的物质,如过氧化氢,对自发突变的细菌来讲是自发因素;但是对于 DNA 分子结构来说,它仍然是一种诱变作用。事实上,DNA 分子的瞬时可逆性构型变化可能是一种真正的自发突变。胸腺嘧啶和鸟嘌呤都有酮式和烯醇式两种构型,而胞嘧啶与腺嘌呤都有氨基式和亚氨基式两种构型。通常前者平衡倾向酮式,后者平衡倾向于氨基式。当胸腺嘧啶或鸟嘌呤以罕见的烯醇式出现,胞嘧啶或腺嘌呤以亚氨基式出现,在相对应的位置上核苷酸的配对就会出现错配,导致 AT→GC 或 GC→AT 的置换。

2. 诱发突变(induced mutation)　人工应用各种诱变剂(mutagen)引起的基因突变。它

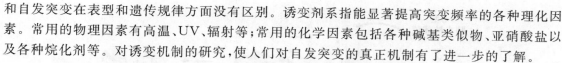

和自发突变在表型和遗传规律方面没有区别。诱变剂系指能显著提高突变频率的各种理化因素。常用的物理因素有高温、UV、辐射等;常用的化学因素包括各种碱基类似物、亚硝酸盐以及各种烷化剂等。对诱变机制的研究,使人们对自发突变的真正机制有了进一步的了解。

（1）碱基置换（substitution）:包括两种类型,即转换与颠换。转换（transition）是由嘌呤置换嘌呤或嘧啶置换嘧啶;颠换（transversion）乃是嘌呤置换嘧啶或嘧啶置换嘌呤。5-溴尿嘧啶（5-BU）是一种胸腺嘧啶（T）类似物,可代替胸腺嘧啶掺入 DNA 分子中。掺入的 5-BU 可以呈酮式结构,也可以是烯醇式结构。通常以酮式多见。当它以酮式构型存在时,仍然像胸腺嘧啶一样和腺嘌呤（A）配对。但是,当它以少见的烯醇式结构出现时,便不再与腺嘌呤相配,而只能与鸟嘌呤（G）配对。这样,在一次复制后,在与胸腺嘧啶相对的位置上便出现了鸟嘌呤。由于鸟嘌呤只能与胞嘧啶（C）配对,于是,再经一次复制时,胞嘧啶将取代 5-BU 与鸟嘌呤正常配对。这样,在 5-BU 诱导下,DNA 碱基中便出现了 AT→GC 的转换。而在新的 DNA 分子中并不存在 5-BU。

（2）移码突变（frame-shift mutation）:是由于 DNA 碱基排列中一对或少数几对核苷酸的增加或缺失所致。遗传信息是以 3 个核苷酸对顺序为一组密码子（codon）的形式表达的,一对或几对核苷酸的增加或缺失必将造成后面的密码子意义发生错误,这种变化导致的突变称为移码突变。

第四节　细菌的基因转移与重组

两个性状不同的细菌之间可发生基因转移（gene transfer）与重组（gene recombination）。在基因转移中提供 DNA 的细菌称为供体菌,接受 DNA 的细菌为受体菌。细菌的基因转移与重组方式有转化、接合、转导、溶原性转换和原生质体融合等几种方式。

一、转化

转化（transformation）受体菌直接摄取供体菌的游离 DNA 片段并整合到自己基因组中,从而获得新的遗传性状的过程称为转化。转化现象最早发现于肺炎链球菌（图 5-2）,1928 年格里菲斯（Griffith）以肺炎链球菌进行试验,将有荚膜因而毒力强、菌落呈光滑型的 S 型肺炎链球菌注射至小鼠体内,小鼠死亡,从小鼠血液中分离出 S 型肺炎链球菌（A 组）;将无荚膜、毒力减弱、菌落呈粗糙型的 R 型肺炎链球菌（B 组）或经加热杀死的 S 型肺炎链球菌（C 组）分别注射至小鼠体内,小鼠不死。但若将经加热杀死的 S 型肺炎链球菌（有荚膜）和活的 R 型肺炎链球菌（无荚膜）混合注射至小鼠体内,结果小鼠死于败血症,并从小鼠血液中分离到活的 S 型肺炎链球菌（D 组）。引起 R 型肺炎链球菌转化的物质是 S 型肺炎链球菌的 DNA。

二、接合

接合（conjugation）是指供体菌与受体菌通过性菌毛接触,将遗传物质从供体菌转入受体菌,使受体菌获得新的遗传性状的过程。具有 F 质粒或 R 质粒的细菌,能以接合的方式转移遗传物质。

（一）F 质粒的接合

有 F 质粒的细菌为雄性菌（F⁺）,其表面有 F 质粒编码的性菌毛,接合时作供体菌;无 F 质粒的为雌性菌（F⁻）,无性菌毛,接合时作受体菌。当 F⁺ 和 F⁻ 接合时,两个菌体通过性菌毛出现暂时沟通,F 质粒一条链断裂,进入 F⁻ 菌内。此时 F⁺ 与 F⁻ 各有一条 F 质粒 DNA 链。再

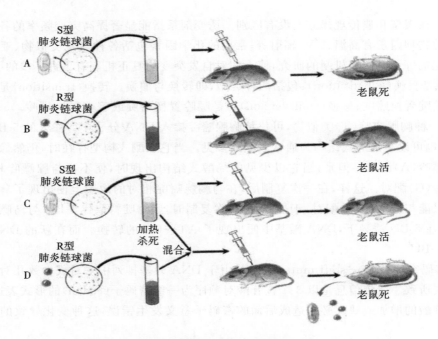

图 5-2　格里菲斯转化试验示意图

经复制,结果两个菌体内均形成一双链 F 质粒,F⁻变成 F⁺,也长出性菌毛(图 5-3)。

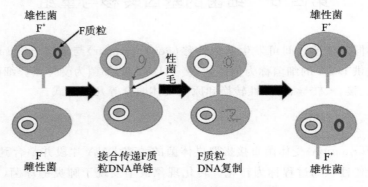

图 5-3　F⁺菌与F⁻菌接合示意图

F 质粒可游离在细胞质中,亦可整合到细菌的染色体上,引起宿主菌染色体高频转移至 F⁻菌,称为高频重组菌株(high frequency recombinantionstrain,Hfrstrain)。

Hfr 与 F⁻接合时,Hfr 染色体 DNA 一条链在 F 质粒整合处断裂,由环形变成线形进入 F⁻内,并与 F⁻染色体 DNA 重组(图 5-4)。最先转移的是 Hfr 的染色体 DNA,F 质粒位于最后。在转移过程中,由于受各种因素的影响,Hfr 染色体 DNA 容易断裂。所以,越是后端的基因越难转移,位于最后的 F 质粒几乎不能转移。因此 Hfr 与 F⁻接合后 F⁻不能变成 F⁺。

(二)R 质粒的接合

R 质粒分接合性质粒和非接合性 R 质粒两种。接合性 R 质粒结构包括两部分:①耐药性传递因子(resistance transfer factor,RTF),能编码性菌毛,使 R 质粒以接合方式转移;②耐药性决定子(resistance determinant),赋予宿主菌耐药性。一个耐药性决定子可携带多个耐药基因。所以,一种细菌可同时对多种抗菌药物产生耐药性。非接合性 R 质粒只含有耐药性决定子,能以转化或转导方式转移。

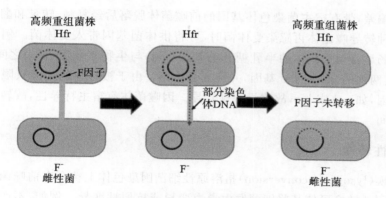

图 5-4　Hfr 与 F⁻ 菌接合示意图

三、转导

转导（transduction）是以噬菌体为媒介，将供体菌的 DNA 片段转入受体菌，使受体菌获得供体菌的部分遗传性状。转导分为普遍性转导和局限性转导两种类型。

1. 普遍性转导（general transduction）　毒性噬菌体和温和噬菌体均可介导。在噬菌体复制过程中，细菌的 DNA 片段有可能被噬菌体错误地包装，成为一个转导性噬菌体。这种错误的包装是随机的，可将细菌的任何基因包装入噬菌体，故称为普遍性转导（图 5-5）。鼠伤寒沙门菌的 P22 噬菌体、大肠埃希菌 P1 噬菌体，枯草杆菌的 PBS1、PBS2，以及 SP10 噬菌体都是普遍性转导噬菌体。

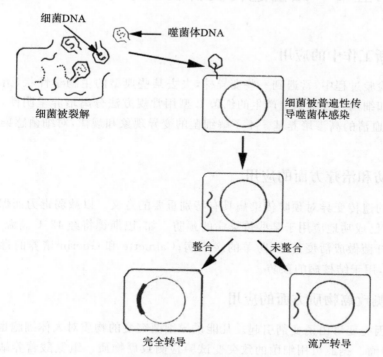

图 5-5　普遍性转导示意图

普遍性转导产生两种结果：一种是供体菌 DNA 片段与受体菌染色体整合，随染色体复制而传代，称为完全转导（complete transduction）；另一种是供体菌 DNA 游离在细胞质中，不能自身复制，也不能传代，称为流产转导（abortive transduction）。

2. 局限性转导（restricted transduction）　由温和噬菌体介导。前噬菌体从宿主菌染色体上脱离时发生偏差,带有宿主菌染色体基因的前噬菌体脱落后经复制、转录和翻译后组装成转导噬菌体。这种转导噬菌体再感染受体菌时,可将供体菌基因带入受体菌。例如 λ 温和噬菌体能整合在大肠埃希菌染色体的半乳糖苷酶基因(gal)与生物素基因(bio)之间,在脱离时发生偏差,带走其两侧的 gal 或 bio 基因,并转入受体菌。由于被转导的基因只限于前噬菌体两侧的供体菌基因,如 gal 或 bio,故称局限性转导。因噬菌体有宿主特异性,故转导现象仅发生在同种细菌之间。

四、溶原性转换

溶原性转换(lysogenic conversion)指溶原性细菌因染色体上整合有前噬菌体而获得新的遗传性状。溶原性转换可使某些细菌发生毒力变异或抗原性变异。例如,不产生毒素的白喉棒状杆菌被 β-棒状杆菌噬菌体感染成为溶原性细菌时,可产生白喉外毒素。另外,A 群链球菌也因溶原性转换而获得产生致热外毒素的能力。

五、原生质体融合

原生质体融合(protoplast fusion)是指细菌形成原生质体后,在聚乙二醇(PEG)作用下使两个细菌细胞发生融合。融合的细菌可在高渗培养基上生长。融合体具有两套亲代的染色体,因此可以表现两者的特性。原生质体融合技术常用于生物工程的研究和应用。

第五节　细菌遗传变异在医学中的实际意义

一、在诊断工作中的应用

在细菌的检验过程中,常遇到一些变异株,失去某些典型的生物学性状,给临床细菌学诊断带来困难。如细菌失去细胞壁产生的细菌 L 型用常规方法分离培养呈阴性,为了诊断细菌L 型,必须用含血清的高渗培养基。不了解细菌的变异现象和规律,对细菌感染性疾病很难做出正确诊断。

二、在预防和治疗方面的应用

研究细菌的遗传变异对预防传染病具有特别重要的意义。以减弱毒力而保持抗原性的细菌制成活菌苗,已成功地应用于某些传染病的预防。如:巴斯德将经 42 ℃高温下培养、毒力减弱的炭疽芽胞杆菌做成活疫苗,预防羊的炭疽病;Calmette 和 Guerin 培养的毒力减弱而抗原性稳定的 BCG,用于结核病的预防。

三、在检测致癌物质方面的应用

细菌的基因突变可由诱变剂引起。凡能诱导细菌突变的物质对人体细胞也可能有诱发突变作用,引起肿瘤。据此可用细菌的致突变试验检测致癌物质。组氨酸营养缺陷型(his⁻)鼠伤寒沙门菌,在缺乏组氨酸的培养基上不能生长,若存在可疑诱变剂则能诱导其发生回复突变成为 his⁺ 鼠伤寒沙门菌,则在基础培养基中能生长。计数不含组氨酸的固体培养基上的菌落数,如果含待检物质的平板培养基上菌落数为对照组 2 倍以上时结果为阳性,说明该待检物质(如染发剂或食品添加剂)有致突变作用。

四、在基因工程中的应用

基因工程是 20 世纪 70 年代以来在分子遗传学基础上发展起来的一门生物工程技术。其基本过程包括：将某种生物的 DNA 进行剪切，然后与载体 DNA（如质粒或噬菌体）重组，转入受体菌，由受体菌表达所需的基因产物，生产用一般方法很难大量获得的产品，如基因工程生产胰岛素、干扰素和生长激素等生物制剂。还可用工程菌生产抗原性稳定而无毒性的疫苗，如乙型肝炎表面抗原疫苗（HBsAg），为传染病的预防开辟新途径。

细菌基因组学

小结

（1）细菌遗传变异的物质基础主要有染色体、质粒、转座因子等。细菌染色体是指细菌核区的一股环状双螺旋 DNA，无组蛋白包绕，无内含子，转录后形成的 mRNA 不再剪切、拼接，直接翻译成蛋白质。质粒是细菌染色体外的遗传物质，是存在于细胞质中的环状闭合或线性 dsDNA，具有自我复制的能力。质粒携带的信息可赋予宿主菌某些特定生物学性状，如致育性、耐药性、致病性等。转座因子是细菌 DNA 内一段核苷酸序列，能在质粒之间或质粒与染色体之间自行转移位置，是细菌菌体内可移动的遗传物质。

（2）细菌的基因转移与重组方式主要是转化、接合、转导、溶原性转换等。转化是受体菌直接摄取供体菌的游离 DNA 片段，并与自身的基因重组，使受体菌获得新的遗传性状的过程；接合是供体菌与受体菌通过性菌毛接触，将遗传物质从供体菌转入受体菌，使受体菌获得新的遗传性状的过程；转导是以噬菌体为媒介，将供体菌的 DNA 片段转入受体菌，使受体菌获得供体菌的部分遗传性状。转导分为普遍性转导和局限性转导两种类型；溶原性转换指溶原性细菌因染色体上整合有前噬菌体而获得新的遗传性状。溶原性转换可使某些细菌发生毒力变异或抗原性变异。

思考题答案

思考题

1. 细菌遗传变异的物质基础包括哪些？
2. 细菌变异的方式有哪些？
3. 细菌遗传变异在医学上有哪些应用？

推荐文献阅读

1. 黄汉菊.医学微生物学.第 3 版.北京:高等教育出版社,2015
2. 陈东科,孙长贵.实用临床微生物学检验与图谱.第 1 版.北京:人民卫生出版社,2011
3. 李凡,徐志凯.医学微生物学.第 8 版.北京:人民卫生出版社,2013

遵义医学院珠海校区　金明哲

第六章　细菌的耐药性

　　细菌耐药性(drug resistance)是指细菌对于抗菌药物作用的耐受性,又称抗药性。随着抗菌药物的广泛应用,细菌耐药性日趋严重和普遍,而且细菌的多重耐药性增加、致病力增强。阐明细菌耐药机制,寻找对耐药菌具有高效、低毒、药理性能好的抗菌药物已成为当代医学研究的重点内容。

第一节　抗菌药物的种类及其作用机制

　　抗菌药物(antimicrobial agents)是指具有杀菌或抑菌活性的药物,包括各种抗生素和化学合成药物(磺胺类、咪唑类、硝基咪唑类、喹诺酮类等)。抗生素(antibiotics)是由细菌、放线菌、真菌等微生物经培养而产生的某些代谢产物,一定浓度下对病原体有抑制和杀灭作用,可分为天然和人工半合成两类。

一、抗菌药物的种类

(一) 按来源分类

　　1. 放线菌来源　放线菌中的链霉菌属产生的抗生素种类最多,可产生链霉素、庆大霉素、四环素、红霉素、放线菌素 D、制霉菌素等。

　　2. 真菌来源　真菌中的曲霉菌属、青霉菌属、镰刀菌属和头孢菌属能产生一些较重要的抗生素。如青霉素、灰黄霉素、头孢菌素等。

　　3. 细菌来源　产生抗生素的细菌主要是芽胞杆菌属的多黏芽胞杆菌和枯草芽胞杆菌,能产生多黏菌素和枯草菌素。

　　4. 动物来源　动物多种组织能产生抗菌肽,鱼精中提取的鱼素具有较好的抗菌作用,是近年来的一个研究热点。

　　5. 植物来源　植物产生的抗生素,如地衣和藻类产生的地衣酸和绿藻素,番茄中的番茄素,中药材中的常山碱等。

(二) 按化学结构分类

　　1. β-内酰胺类　分子结构中含有一个四元的 β-内酰胺环,如青霉素族、头孢菌素等。

　　2. 氨基糖苷类　分子中含有氨基环醇和氨基糖苷结构,如链霉素、卡那霉素、福提霉素、巴龙霉素等。

　　3. 大环内酯类　分子中含有一个大环内酯,如红霉素、螺旋霉素、阿奇霉素等。

　　4. 四环素类　分子中含有氢化骈四苯为母核的一类抗生素,如四环素、土霉素等。

　　5. 蒽环类　如柔红霉素、阿霉素等。

　　6. 多肽类　由多个氨基酸及其衍生物形成的线状、环状或线-环状的多肽化合物,如环孢菌素 A、多黏菌素 B、万古霉素、博莱霉素等。

二、抗菌药物的杀菌机制

抗菌药物必须对病原菌具有较强的选择性毒性作用，而对患者不造成损害。抗菌药物可以通过抑制细菌细胞壁的合成，影响细胞膜的功能，抑制细菌细胞蛋白质的合成及影响核酸合成等多种机制发挥作用。根据对病原菌的作用靶位，将抗菌药物的作用机制分为四类，如表 6-1 所示。了解抗菌药物的机制不但是研究细菌耐药性的基础，也是临床合理选用抗菌药物的前提。

表 6-1　抗菌药物的主要作用部位

细胞壁	细胞膜渗透性	蛋白质合成	核酸合成
β-内酰胺类	多黏菌素类	氯霉素	磺胺类
万古霉素	两性霉素 B	四环素类	甲氧苄啶
杆菌肽	制霉菌素	红霉素	利福平
环丝氨酸	酮康唑	林可霉素	喹诺酮类

（一）抑制细胞壁的合成

（1）磷霉素与环丝氨酸可以阻断胞壁粘肽的胞质内粘肽前体的形成。磷霉素抑制有关酶系阻碍 N-乙酰胞壁酸的形成；环丝氨酸通过抑制 D-丙氨酸的消旋酶和合成酶，阻碍了 N-乙酰胞壁酸五肽的形成。

（2）万古霉素和杆菌肽可以破坏胞质膜阶段的粘肽合成。万古霉素和杆菌肽都能阻断细菌胞质膜上载体的脱磷酸反应，从而阻断粘肽合成。

（3）青霉素与头孢菌素类抗生素则能阻碍粘肽在胞质外的交叉联结过程。青霉素等的作用靶位是胞质膜上的青霉素结合蛋白，抑制其转肽酶的转肽作用，从而阻碍了细胞壁的合成。

能阻碍细胞壁合成的抗生素可导致细菌细胞壁缺损。由于菌体内的高渗透压，环境中水分不断渗入，致使细菌膨胀、变形，在自溶酶作用下，细菌破裂溶解而死亡。哺乳动物的细胞没有细胞壁，不受这类药物的影响。

（二）影响细胞膜通透性

（1）多肽类抗生素：如多黏菌素，能降低细菌细胞膜表面张力，因而改变了细胞膜的通透性，甚至破坏膜的结构，使氨基酸、单糖、核苷酸、无机盐离子等外漏，影响细胞正常代谢，致使细菌死亡。

（2）多烯类抗生素：如制霉菌素，与固醇具有亲和力，因此能与微生物的细胞膜（含固醇物质）结合后，形成膜-多烯化合物，引起细胞膜的通透性改变，导致胞内代谢物的泄漏。这类抗生素只对真菌细胞膜起作用，而对细菌不起作用，因细菌细胞膜不含固醇类物质。

（3）缬氨霉素、短杆菌肽等：能增加线粒体膜对 H^+、K^+ 或 Na^+ 的通透性，为维持线粒体内正常的 K^+ 浓度就必须使泵入 K^+ 的速度与流出速度平衡，这样使得线粒体消耗能量用于泵入 K^+，而不是用来形成 ATP，因此抑制了氧化磷酸化作用，从而起杀菌作用。

（三）抑制蛋白质合成

有些抗菌药物可以与细菌核糖体或 tRNA、mRNA 等相互所用，抑制蛋白质的合成，这意味着细胞存活所必需的结构蛋白和酶不能被合成，从而达到杀菌的效果。

（1）抑制氨酰-tRNA 的形成。如吲哚霉素的抑菌作用是在氨基酸活化反应中，同色氨酸竞争与色氨酸激活酶结合，从而抑制氨酰-tRNA 的形成。

（2）抑制蛋白质合成的起始。如链霉素、庆大霉素等氨基糖苷类抗生素能抑制 70S 合成起始复合体的形成,以及引起 N-甲酰-甲硫氨酰-tRNA 从 70S 合成起始复合体上的解离,因此阻碍蛋白质合成的起始。

（3）抑制肽链的延长。如四环素类和氨基糖苷类抗生素可以作用于 30S 亚基,而氯霉素、林可霉素和大环内酯类抗生素则可作用于 50S 亚基,阻断蛋白质的合成。由于哺乳动物的核糖体为 80S,由 40S 和 60S 亚基组成,故上述药物对宿主细胞的蛋白质合成无明显毒副作用。

（4）抑制蛋白质合成的终止。如嘌呤霉素与 50S 亚基 A 部位结合,抑制氨酰-tRNA 的进入,从而引起肽链合成的过早终止。

（四）影响核酸合成

（1）喹诺酮类抗菌药物是有效的核酸合成抑制剂,其抑制 DNA 螺旋酶,阻碍 DNA 生物合成,从而导致细菌死亡。

（2）磺胺类药物是对氨基苯甲酸(PABA)的类似物,可与细菌竞争二氢叶酸合成酶,阻碍叶酸的合成;磺胺增效剂甲氧苄啶抑制细菌的二氢叶酸还原酶,阻止四氢叶酸的合成,两者合用,依次抑制二氢叶酸合成酶和还原酶,起到双重阻断作用,杀菌作用增强。

第二节　细菌的耐药机制

细菌耐药性是细菌对抗菌药物不敏感的现象,通常某菌株能被某种抗菌药物抑制或杀灭,则该菌株对该抗菌药物敏感;反之,则为耐药。耐药性的程度用某药物对细菌的最小抑菌浓度(MIC)表示。临床上当某抗菌药物对某菌株的 MIC 小于该抗菌药物的治疗浓度,则为敏感;抗菌药物对某菌株的 MIC 大于该抗菌药物的治疗浓度,则为耐药。具有耐药性的细菌称为耐药菌株,耐药菌株对特定抗菌药物的作用不敏感,使药物不能达到预期的临床杀菌或抑菌效果。

产生耐药性有内因和外因两种因素:内因指遗传因素;外因包括滥用抗生素、饲料中滥加抗生素和消毒剂的不合理应用等。

一、细菌耐药的遗传机制

（一）固有耐药性

固有耐药性(intrinsic resistance)又称天然耐药性,是由细菌染色体基因决定、代代相传,具有种属的特异性,如链球菌对氨基糖苷类抗生素天然耐药;肠道革兰阴性杆菌对青霉素天然耐药;铜绿假单胞菌对多种抗生素均不敏感。

（二）获得耐药性

获得耐药性(acquired resistance)指细菌 DNA 的改变导致其获得了耐药性表型,耐药性细菌的基因主要来源于基因突变或获得新基因,作用方式为接合、转化或转导。决定细菌耐药性的基因可以是在细菌染色体上,也可能在 R 质粒、转座子(Tn)或整合子上。影响细菌获得耐药性发生的三个因素有:药物使用的剂量、细菌耐药的自发突变率和耐药基因的转移状况。

1. 染色体突变(chromosomal mutation)　细菌群体会经常发生自发的随机突变,只是频率很低,其中有些突变可赋予细菌耐药性。

2. 可传递的耐药性(transferable antibiotic resistance)　耐药基因能在质粒、转座子和整合子等可移动的遗传元件介导下进行转移并传播。

（1）R 质粒的转移:质粒介导的耐药性传播为最常见的方式。质粒能编码多种酶,对多数抗生素进行生化修饰而使之钝化。一种质粒可携带数种耐药性基因群,通过细菌间接合、转化作用而将耐药质粒转移到细菌群中,由多重耐药菌株所致的感染给临床治疗带来极大的困难。

(2) 转座子介导的耐药性:转座子(transposon,Tn)由一种耐药基因和两端的插入序列构成,转座子可以在染色体之间、染色体与质粒之间或质粒之间转移。通常,Tn 在插入部位将该基因灭活,同时将其所携带的耐药基因带给受体菌。

(3) 整合子与多重耐药:整合子(integron)是移动性 DNA 序列,可捕获外源基因并使之转变为功能性基因的表达单位。整合子在细菌耐药性的传播和扩散中起到了至关重要的作用。在同一类整合子上可携带不同的耐药基因盒即多重耐药基因(multiple cassette resistance genes),同一个耐药基因又可出现在不同的整合子上。细菌的耐药基因可以在不同的整合子中转移,在医院细菌中播散多重耐药,介导多重耐药的形成。

二、细菌耐药的生化机制

(一)产生钝化酶

钝化酶(modified enzyme)指由耐药菌株产生、具有破坏或灭活抗菌药物活性的一类酶,它通过水解或修饰作用破坏抗生素的结构使其失去活性,重要的钝化酶有以下几种:

1. β-内酰胺酶 使细菌对 β-内酰胺类抗生素耐药,该酶可使 β-内酰胺环裂解而使该抗生素丧失抗菌作用。

2. 氨基糖苷类钝化酶 常见的氨基糖苷类钝化酶有乙酰化酶、腺苷化酶和磷酸化酶,均经质粒介导合成,可以将乙酰基、腺苷酰基和磷酰基连接到氨基糖苷类的氨基或羟基上,使氨基糖苷类的结构改变而失去抗菌活性。

3. 其他酶类 细菌可产生氯霉素乙酰转移酶灭活氯霉素;产生酯酶灭活大环内酯类抗生素;金黄色葡萄球菌产生核苷转移酶灭活林可霉素。

(二)抗菌药物作用靶位的改变

抗菌药物都有其作用靶位,如链霉素结合部位是 30S 亚基上的 S12 蛋白,红霉素靶位是 50S 亚基的 L4 或 L12 蛋白,喹诺酮类药物靶位是 DNA 旋转酶。

细菌能改变抗生素作用靶位的蛋白结构和数量,导致其与抗生素结合的有效部位发生改变,影响药物的结合,使细菌对抗生素不再敏感。这种改变使抗生素失去作用靶位和/或亲和力降低,但细菌的生理功能正常。如青霉素结合蛋白的改变导致对 β-内酰胺类抗生素耐药。

(三)抗菌药物的渗透障碍

细菌的 R 质粒可诱导产生新的蛋白,阻塞了细胞壁上的水孔,使药物无法进入。铜绿假单胞菌对 β-内酰胺类药的固有耐药性是由于细菌外膜限制抗生素分子的进入。氯霉素耐药性的机制中也包括细菌细胞膜通透性的改变。

(四)主动外排机制

已发现数十种细菌的外膜上有特殊的药物主动外排系统,药物的主动外排使菌体内的药物浓度不足,难以发挥抗菌作用而导致耐药。主动外排机制与细菌的多重耐药性有关。

(五)细菌生物被膜的形成

细菌生物被膜(bacterial biofilm,BF)可保护细菌逃逸抗菌药物的杀伤作用。细菌生物被膜形成后耐药性明显增强,其耐药机制是:①抗生素难以清除 BF 中众多微菌落膜状物;②BF 具有多糖分子屏障和电荷屏障,阻止或延缓药物的渗透;③BF 内细菌多处于低代谢水平状态,对抗菌药物不敏感;④BF 内部存在一些较高浓度水解酶,使进入的抗生素失活。

第三节 细菌耐药性的防治

1. 合理使用抗菌药物 根据适应证,在药物敏感试验(简称药敏试验)基础上,科学合理地使用抗菌药物,用药疗程应尽量缩短,一种抗菌药物可以控制的感染则不应采用多种药物联合。严格掌握抗菌药物的局部应用、预防应用和联合用药对象,避免滥用。制定抗生素用药常规,作为临床选用抗菌药物的参照。

2. 加强药政管理 建立"细菌耐药监测网"和"抗菌药物使用监测网",及时发现细菌耐药,评估抗菌药物合理使用情况。实行抗菌药物轮休制度,避免同一种抗菌药物长期滥用。

3. 严格执行消毒隔离制度 对耐药菌感染的患者应予隔离,防止耐药菌的交叉感染。医务人员应定期检查带菌情况,以免医院内感染的传播。

4. 研发新的抗菌药物 可以通过对现有抗菌药物进行化学结构的改造,开发新的抗菌药物。另外,寻找有效的酶抑制剂、质粒消除剂或阻止耐药性转移的药物,也是控制耐药性的有效措施。

超级细菌

小结

(1)抗菌药物是指具有杀菌或抑菌活性的药物,包括各种抗生素和化学合成药物。其杀菌机制主要是抑制细菌细胞壁的合成、影响细胞膜通透性、干扰蛋白质和核酸的合成等。

(2)细菌耐药性是指细菌对抗菌药物不敏感的现象,根据产生原因不同分为固有耐药性和获得耐药性。细菌的耐药机制包括:细菌产生钝化酶,破坏抗生素的结构,使其失去活性;改变抗生素作用靶位的蛋白结构和数量,使细菌对抗生素不再敏感;细菌细胞膜渗透性改变,使抗生素不能进入菌体内部;细菌主动外排药物,将抗生素排出菌体;细菌生物被膜的形成,降低抗生素作用。

(3)获得耐药性是指细菌DNA的改变导致其获得了耐药性表型,耐药性细菌的基因主要来源于基因突变或获得新基因。作用方式为接合、转化或转导。决定细菌耐药性的基因可以是在细菌染色体上,也可能在R质粒、转座子(Tn)或整合子上。

(4)预防耐药性产生必须要做到合理使用抗菌药物、加强药政管理、严格执行消毒隔离制度、研发新的抗菌药物。

思考题答案

思考题

1. 阐述抗菌药物的作用机制与细菌的耐药生化机制。
2. 细菌的耐药性如何传递的?
3. 如何正确地联合应用抗菌药物?

推荐文献阅读

1. 黄汉菊.医学微生物学.第3版.北京:高等教育出版社,2015
2. 杨宝峰.药理学.第8版.北京:人民卫生出版社,2013
3. 李凡,徐志凯.医学微生物学.第8版.北京:人民卫生出版社,2013

遵义医学院珠海校区 金明哲

第七章 细菌的感染与免疫

本章 PPT

▶▶▶ ▶

感染(infection)是指病原微生物突破宿主的免疫防御机制后,侵入宿主机体进行生长繁殖,产生毒性物质等,引起机体一系列病理生理改变的过程。感染不等同于疾病,大多数的感染是亚临床型,不产生任何明显的症状和体征。那些能引起宿主疾病的细菌被称为病原菌(pathogen)或致病菌(pathogenic bacterium),不能导致宿主感染的称为非病原菌(nonpathogen)或非致病菌(nonpathogenic bacterium)。非病原菌并不意味着一定不引起疾病,有些细菌在正常情况下不致病,但在某些特殊条件下,如寄生部位发生改变或宿主免疫功能下降等情况,它也可以致病,这些细菌称为条件致病菌(conditioned pathogen),又称机会致病菌(opportunistic pathogen)。

第一节 正常菌群与条件致病菌

一、正常菌群

正常菌群(normal flora)是指在正常人体体表及与外界相通的腔道(口腔、鼻咽腔、肠道、泌尿生殖道)中存在的大量的细菌和其他微生物群,正常情况下,这些微生物对人体无害,而且有益,又称为正常微生物群(normal microbiota)。

人体由约 60 万亿个细胞组成,而人体内正常菌群包含的微生物数量高达 100 万亿,它们在人体内通常有固定的寄居部位,如表 7-1 所示。

表 7-1 人体内正常菌群的分布

部位	常居细菌
皮肤	葡萄球菌、铜绿假单胞菌、白假丝酵母、丙酸杆菌、类白喉棒状杆菌
眼结膜	白色葡萄球菌、干燥棒状杆菌
口腔	表皮葡萄球菌、甲型/丙型链球菌、类白喉棒状杆菌、肺炎链球菌、奈瑟菌、乳杆菌、梭杆菌、螺旋体、放线菌、白假丝酵母
鼻咽腔	葡萄球菌、甲型/丙型链球菌、肺炎链球菌、奈瑟菌、类杆菌
外耳道	葡萄球菌、类白喉棒状杆菌、铜绿假单胞菌、非致病性分枝杆菌
肠道	厌氧性细菌、双歧杆菌、大肠埃希菌、产气杆菌、变形杆菌、铜绿假单胞菌、葡萄球菌、真菌、乳杆菌
尿道	白色葡萄球菌、类白喉棒状杆菌、非致病性分枝杆菌
阴道	大肠埃希菌、乳杆菌、白假丝酵母、类白喉棒状杆菌、非致病性分枝杆菌

二、正常菌群的作用

正常菌群与人类长期相互共存以后,形成了伴随终生的共生关系,它们不仅与人体保持平衡状态,而且菌群之间也相互制约,以维持相对的平衡。在这种状态下,数量庞大、种类稳定的正常菌群就能发挥对人体有益的生理作用。

1. 生物拮抗 正常菌群在人体的特定部位定居后,对其他的菌群有生物拮抗作用,产生这种生物屏障的往往是一些厌氧性细菌。正常菌群通过紧密地与黏膜上皮细胞结合而占领位置,在这些部位的正常菌群的数量很大,在营养竞争中处于优势,并通过自身代谢来改变环境的 pH 值或释放抗生素,来抑制外来菌的生长。致病菌侵犯宿主,首先需要突破皮肤和黏膜的生物屏障。

2. 营养作用 正常菌群可以影响人体的物质代谢与转化,如蛋白质、碳水化合物、脂肪及维生素的合成,胆汁和胆固醇的代谢,以及激素转化都有正常菌群的参与。例如肠道中的大肠埃希菌能合成维生素 K 等,可被人体吸收利用。若患者长期使用抗生素治疗,则大肠埃希菌也可能被杀死,患者有可能缺乏维生素 K,应及时予以补充。

3. 免疫作用 正常菌群可以促进宿主免疫器官的发育,其抗原刺激还可使宿主产生免疫应答反应,产生的免疫物质对具有交叉抗原组分的致病菌有一定程度的抑制或杀灭作用。例如,无菌鸡的小肠和回盲部淋巴结较普通鸡小 80%,小肠集合淋巴结也仅为普通鸡的 40%。若将无菌鸡暴露在普通环境中饲养,使其建立正常菌群,则两周后免疫系统的发育和功能提高至与普通鸡相近。

4. 抗衰老作用 肠道正常菌群中的双歧杆菌、乳杆菌及肠球菌等具有此作用,其机制可能与其产生超氧化物歧化酶(SOD)有关。另外,双歧杆菌产生的酸性产物可保持肠道酸性环境,维持肠蠕动,促进肠道内容物的排出,也可起到抗衰老的作用。健康婴儿肠道中,双歧杆菌约占肠道菌群的 98%;成年后,这类菌数量大减,代之以其他菌群;进入老年后,产生 H_2S 和吲哚的芽胞杆菌增多,产生的有害物质经肠道吸收后可加速机体的衰老。

5. 抑瘤效应 正常菌群可将机体内的某些致癌物质转化成非致癌性物质,并激活巨噬细胞等参与免疫调节,有一定的抑瘤作用。

三、菌群失调

正常菌群中的微生物与微生物之间、微生物与宿主之间以及微生物和宿主作为一个整体与外界环境之间,存在着一种相互依存、相互制约的动态平衡关系,称为微生态平衡。这种平衡关系比较脆弱,容易受多种因素影响,例如,使用免疫抑制剂或滥用抗生素等。由于某种原因,正常菌群中各种微生物的种类、数量以及比例发生较大幅度的变化,超出了正常范围的状态,称为菌群失调(dysbacteriosis),由于菌群失调而导致的病症称为菌群失调症或菌群交替症(microbial selection and substitution)。菌群失调时,多引起二重感染或重叠感染(superinfection),即在原发感染的治疗中,发生了另一种新致病菌的感染。菌群失调多发生于滥用抗生素后,大多数敏感菌和正常菌群被抑制或杀灭,而耐药菌获得生存优势而大量繁殖致病。

四、条件致病菌

条件致病菌(conditioned pathogen)又称为机会致病菌(opportunistic pathogen),是指在某种特定条件下,正常菌群的微生态平衡被打破,原来不致病的正常菌群中的细菌可引起疾病,该类细菌称为条件致病菌,如部分大肠埃希菌。特定的条件主要有下列几种:

1. 寄居部位的改变 某些细菌由于某种原因离开了正常寄居的部位,到达其他位置,因为脱离了原有的制约因素而无节制地繁殖导致疾病。例如大肠埃希菌借膀胱镜检查时从原寄居的肠道进入泌尿道或手术时通过切口进入腹腔、血液等,引起这些部位的感染。

2. 免疫功能低下 临床上应用大剂量皮质激素、抗肿瘤药物或进行放射治疗等,可造成患者机体免疫功能降低,促使一些正常菌群在原寄居部位引发感染,甚至穿透黏膜屏障,进入组织或血液导致扩散,导致患者出现各种疾病,严重的可因败血症死亡。

3. 菌群失调 由于长期大量使用抗生素,大多数正常菌群被杀灭或抑制,原处于劣势的少数菌群趁机大量繁殖,从而引起疾病。例如白假丝酵母引起的鹅口疮、肺炎、脑膜炎等。

第二节 细菌的致病性

细菌的致病性(pathogenicity)是指细菌在宿主体内定居、增殖并引起疾病的特性。致病性是细菌的特征之一,不同的细菌对宿主可引起不同的病理过程,如鼠疫耶尔森菌可引起鼠疫,结核分枝杆菌可引起结核。病原菌的致病作用与其毒力、侵入途径和数量密切相关。

一、细菌的毒力

毒力(virulence)是指病原菌致病能力的强弱程度,常用半数致死量(median lethal dose,LD50)或半数感染量(median infective dose,ID50)来表示,即在一定条件下能引起50%实验动物死亡或感染的最小细菌数或毒素量。各种细菌的毒力不同,并可因宿主种类及环境条件不同而发生变化。同一种细菌也有强毒、弱毒与无毒菌株之分。侵袭力和毒素是构成毒力的基础,是病原菌致病的关键。

(一)侵袭力

侵袭力(invasiveness)是指病原菌突破宿主防线,在体内定居、繁殖、扩散的能力。构成细菌侵袭力的物质主要有荚膜/微荚膜、黏附素、侵袭性物质和细菌生物被膜等。

1. 荚膜/微荚膜 抵抗吞噬细胞的吞噬和体液杀菌物质的作用,使致病菌能在宿主体内大量繁殖和扩散。例如将无荚膜的肺炎链球菌注射至小鼠腹腔,细菌易被小鼠吞噬细胞吞噬、杀灭;但接种有荚膜的菌株,则细菌会大量繁殖,小鼠常于注射后24 h内死亡。此外,A群链球菌的M蛋白、伤寒沙门菌的Vi抗原以及大肠埃希菌的K抗原等位于细胞壁外层的结构,通称为微荚膜,其功能与荚膜相同。

2. 黏附素 病原菌通过具有黏附能力的结构,如革兰阴性菌的菌毛,黏附于宿主的呼吸道、消化道及泌尿生殖道黏膜上皮细胞的过程称为黏附(adhesion),具有黏附作用的特殊结构及有关物质称为黏附素(adhesin)。黏附素赋予病原菌吸附和侵入的能力,确保进入机体的病原菌不被呼吸道的纤毛运动、肠道的蠕动、黏液分泌、尿液冲洗等活动所清除,保证其在局部定居、繁殖,产生毒性物质或继续侵入细胞、组织,直至形成感染。细菌的黏附素可分为菌毛和非菌毛黏附物质。

(1)菌毛:主要存在于革兰阴性菌,细菌通过菌毛与宿主表面相应受体相互作用使细菌吸附于细胞表面而定居,故菌毛又称为定居因子(colonization factor)。不同的细菌有不同的菌毛,例如大肠埃希菌的I型菌毛、P菌毛、S菌毛,淋病奈瑟菌菌毛,铜绿假单胞菌菌毛等。菌毛的黏附作用具有选择性,这与宿主细胞表面的特殊受体有关,如大肠埃希菌的I型菌毛可与肠黏膜上皮细胞的D-甘露糖受体结合;淋病奈瑟菌的菌毛可与尿道黏膜上皮细胞的GD1神经节苷脂受体结合。细菌的染色体或质粒中的基因决定了其有无菌毛或菌毛的类型。

(2)非菌毛黏附物质:主要见于革兰阳性菌,如金黄色葡萄球菌的脂磷壁酸(LTA)、A群链球菌的LTA-M蛋白复合物等,它们也可与宿主细胞膜上相应的受体结合,使细菌黏附于细胞表面。苍白密螺旋体的P1~3蛋白、肺炎支原体的P1蛋白也都属于非菌毛黏附物质。

黏附是黏附素与相应的靶细胞受体结合,受体一般是靶细胞表面的糖脂或糖蛋白。一种黏附素可有多种受体,一种受体可以被多种黏附素识别(表7-2)。黏附作用与病原菌致病性密切相关,抗特异性菌毛抗体对病原菌感染有预防作用,如肠产毒型大肠埃希菌的菌毛疫苗已用于兽医界,用以预防动物腹泻。

表 7-2 常见的细菌黏附素及其受体

类型	种类	细菌	受体
菌毛	Ⅰ型菌毛	大肠埃希菌	D-甘露糖
	定植因子(CFA/Ⅰ、CFA/Ⅱ)	大肠埃希菌	GM-神经节苷脂
	P菌毛	大肠埃希菌	P血型糖脂
	菌毛	淋病奈瑟菌	GD1神经节苷脂
	菌毛	铜绿假单胞菌	GM1神经节苷脂
非菌毛黏附物质	脂磷壁酸(LTA)	金黄色葡萄球菌	纤连蛋白
	LTA-M	A群链球菌	纤连蛋白
	丝状血凝素(FHA)	百日咳鲍特菌	N-乙酰氨基葡萄糖、白细胞整合素、肝素
	表面血凝素	衣原体	N-乙酰氨基葡萄糖
	P1、P2、P3	苍白密螺旋体	纤连蛋白

3. 侵袭性物质 病原菌在代谢过程中可释放具有侵袭性的胞外酶,这些物质一般不损伤机体组织细胞,但能协助病原菌在机体内的定植、繁殖及扩散。例如致病性葡萄球菌产生的血浆凝固酶可加速血浆凝固成纤维蛋白屏障,以保护病原菌免受宿主的吞噬细胞和抗体的作用;A群链球菌产生的透明质酸酶可以降解机体结缔组织中的透明质酸,从而使该组织疏松、通透性增加,有利于病原菌迅速扩散,引起全身感染。

4. 细菌生物被膜(bacterial biofilm) 是细菌附着在有生命或无生命的材料表面后,由细菌及其所分泌的胞外多聚物(主要是胞外多糖)共同组成的呈膜状的细菌群体(community)。细菌生物被膜是细菌在生长过程中,为了适应周围环境而形成的一种保护性生存方式。与单个或混悬的游走细胞相比,由生物被膜菌所分泌的胞外多聚物形成的屏障,不仅利于细菌附着在某些支持物表面,而且阻挡了抗生素的渗入和机体免疫系统的杀伤作用。此外,生物被膜内的细菌彼此之间还容易发生信号传递、耐药基因和毒力基因的捕获及转移。

(二)毒素

毒素(toxin)是指细菌合成的对机体组织有损害的毒性物质的统称。按其来源、性质和作用等不同,可分为外毒素和内毒素两种。

1. 外毒素 细菌在生长过程中分泌到菌体外或细菌死亡后分泌到菌体外的毒性蛋白质称为外毒素(exotoxin)。能产生外毒素的细菌大多数是革兰阳性菌,如破伤风梭菌、肉毒梭菌、白喉棒状杆菌、产气荚膜梭菌、A群链球菌、金黄色葡萄球菌等;少数是革兰阴性菌,如痢疾志贺菌、鼠疫耶尔森菌、霍乱弧菌、肠产毒素型大肠埃希菌等。外毒素具有以下几个特点:

(1)外毒素的毒性很强,且作用具有选择性。最强的肉毒毒素 1 mg 纯品能杀死 2 亿只小鼠,其毒性比氰化钾还要强 1 万倍。不同病原菌产生的外毒素,对机体的组织器官具有选择性,引起特殊的病理变化和临床表现。例如肉毒毒素能阻止胆碱能神经末梢释放乙酰胆碱,使眼肌和咽肌等麻痹,引起眼睑下垂、复视、斜视、吞咽困难等,严重者可因呼吸肌麻痹而死亡;又如白喉毒素对外周神经末梢和心肌细胞有高度亲和性,通过抑制靶细胞蛋白质的合成而导致外周神经麻痹和心肌炎。根据外毒素对宿主细胞的亲和性及作用方式不同,可将其分成神经毒素、细胞毒素和肠毒素三大类(表 7-3)。

表 7-3 外毒素的种类及其毒性作用

类型	毒素名称	细菌	临床表现	所致疾病	编码基因
神经毒素	破伤风痉挛毒素	破伤风梭菌	强直性痉挛	破伤风	质粒
	肉毒毒素	肉毒梭菌	弛缓性麻痹	肉毒毒素中毒	前噬菌体
细胞毒素	白喉毒素	白喉杆菌	心肌损伤	白喉	前噬菌体
	表皮剥脱毒素	金黄色葡萄球菌	表皮脱离	烫伤样皮肤综合征	质粒
	致热外毒素	A 群链球菌	猩红热皮疹	猩红热	前噬菌体
肠毒素	霍乱肠毒素	霍乱弧菌	米泔水样便	霍乱	染色体
	ETEC 肠毒素	肠产毒型大肠埃希菌	水样便	腹泻	质粒
	肠毒素	产气荚膜梭菌	腹泻和呕吐	食物中毒	染色体
	肠毒素	金黄色葡萄球菌	呕吐	食物中毒	前噬菌体

(2) 外毒素具有较强的免疫原性,但对理化因素不稳定,易被灭活。因外毒素化学成分是蛋白质,故不耐热,例如破伤风痉挛毒素在 60 ℃经 20 min 即可被破坏。但葡萄球菌肠毒素例外,能耐 100 ℃30 min。外毒素对化学因素较敏感,可经甲醛(0.3~0.4%)处理,脱毒成为类毒素(toxoid),失去了毒性,但是保留了免疫原性,注射进机体可刺激产生抗毒素(antitoxin)。类毒素和抗毒素在防治一些传染病中具有非常重要的实际意义,前者主要用于人工主动免疫预防相关传染病,后者用于人工被动免疫,常用于治疗和紧急预防。

(3) 部分外毒素具有超抗原特性。有一些细菌外毒素,如葡萄球菌肠毒素 A~E、毒性休克综合征毒素-1、链球菌致热外毒素 A~C 等,具有超抗原(superantigen)作用。极其微量就能激发大量 T 细胞活化增殖,释放 IL-2 和 TNF 等细胞因子。

(4) 绝大多数外毒素的分子结构为 A-B 结构模式。A 亚单位是毒素的毒性部分,决定其毒性效应。B 亚单位无致病作用,能介导外毒素分子与宿主靶细胞表面的特殊受体结合,引导 A 亚单位进入靶细胞。

(5) 不同的外毒素,作用在机体细胞的部位也不同。根据毒素作用部位的不同,可将外毒素分为细胞内酶活性毒素、膜表面作用毒素和膜损伤毒素。例如大肠埃希菌耐热肠毒素 ST-1 就属于细胞内酶活性毒素,它能活化肠黏膜柱状上皮细胞内的鸟苷环化酶,使 cGMP 水平增加,导致腹泻;产气荚膜梭菌的 α 毒素是磷脂酶 C,属于膜损伤毒素,它能消化靶细胞膜的磷脂组分而引起细胞溶解。

2. 内毒素 革兰阴性细菌细胞壁中的脂多糖(lipopolysaccharide,LPS)组分,在细菌死亡裂解后或用人工方法破坏菌体后才会被释放出来。各种细菌内毒素的成分基本相同,都是由脂质 A、非特异的核心多糖和最外层的特异多糖(O 抗原)3 部分组成。内毒素在化学成分、稳定性、毒性作用及免疫原性等方面与外毒素有很大的区别(表 7-4)。

表 7-4 外毒素与内毒素的主要区别

区别点	外毒素(exotoxin)	内毒素(endotoxin)
存在部位	多数由活菌分泌,少数为细菌死亡后裂解释放	阴性菌细胞壁组分,菌裂解后释出
化学成分	蛋白质	脂多糖

续表

区别点	外毒素（exotoxin）	内毒素（endotoxin）
稳定性	60 ℃ 30 min 被破坏	160 ℃ 2～4 h 被破坏
毒性作用	强，对组织细胞有选择性毒害，引起特殊临床表现	较弱，各菌的内毒素效应相似，引起发热、白细胞增多、微循环障碍、休克等
免疫原性	强，刺激宿主产生抗毒素	弱
甲醛液处理	脱毒成类毒素	不形成类毒素

（1）内毒素的主要特征：

① 产生于革兰阴性菌细胞壁。螺旋体、衣原体、支原体、立克次体亦有类似的 LPS，具有内毒素活性。

② 化学性质是 LPS。

③ 对理化因素稳定，加热 160 ℃ 2～4 h 或用强酸、强碱、强氧化剂煮沸 30 min 才被灭活，这一性质具有重要的临床实践意义，如内毒素污染了注射液和药品，会引起临床不良后果。

④ 毒性作用相对较弱，且对组织无选择性。各种革兰阴性菌产生的内毒素的致病作用基本相似，其原因是其主要毒性组分脂质 A 高度保守，不同革兰阴性菌的脂质 A 结构虽有差异，但基本相似。因此，不同革兰阴性菌感染时，由内毒素引起的毒性作用大致类同。

⑤ 不能用甲醛液脱毒成为类毒素。

（2）内毒素引起的主要病理生理反应：

① 发热反应：人体对细菌内毒素极为敏感，极微量（1～5 ng/kg）内毒素就能引起体温上升。内毒素引起发热反应的原因是内毒素作用于体内的巨噬细胞、中性粒细胞等，使之产生 IL-1、IL-6 和 TNF-α 等细胞因子，这些细胞因子作为内源性致热原（endogenous pyrogen），直接作用于下丘脑体温调节中枢，促使体温升高。

② 白细胞反应：细菌内毒素进入宿主体内以后，血液中占白细胞总数 60%～70% 的中性粒细胞数量迅速减少，这是因为细胞发生移动并黏附于组织毛细血管壁。不过 1～2 h 后，由内毒素诱生的中性粒细胞释放因子刺激骨髓，释放其中的中性粒细胞进入血液，使其数量显著增加（伤寒血清型沙门菌例外，其内毒素使白细胞总数始终是减少状态，机制尚不清楚）。

③ 内毒素血症与内毒素休克：当病灶或血液中革兰阴性病原菌大量死亡，释放出的大量内毒素进入血液时，可发生内毒素血症（endotoxemia）。大量内毒素作用于巨噬细胞、中性粒细胞、内皮细胞、血小板、补体系统和凝血系统等，并诱生 TNF-α、IL-1、IL-6、IL-8、组胺、5-羟色胺、前列腺素、激肽等生物活性物质，使小血管功能紊乱而造成微循环障碍，组织器官毛细血管灌注不足、缺氧、酸中毒等。高浓度的内毒素也可激活补体替代途径，引发高热、低血压，以及活化凝血系统，最后导致弥散性血管内凝血（disseminated intravascular coagulation，DIC）。严重时可导致以微循环衰竭和低血压为特征的内毒素休克甚至死亡。

二、细菌侵入的途径

病原菌能否引起感染的另一重要因素是细菌的侵入途径。病原菌的毒力再强，若侵入途径不适宜，就不能引起感染。多数病原菌只有经过特定的门户侵入，并在特定部位定居繁殖，才能造成感染。如痢疾杆菌必须经口侵入，定居于结肠内，才能引起疾病。而破伤风梭菌，只有经窄而深的伤口侵入，形成厌氧微环境，才能在局部组织生长繁殖，产生外毒素，引发疾病，若随食物吃下则不能引起感染。但也有一些病原菌可以通过多种途径入侵，例如结核分枝杆菌可以经呼吸道、消化道、皮肤创伤等途径引起感染。

三、细菌侵入的数量

感染的发生与否，除病原菌必须具备一定的毒力和适宜的入侵途径外，还需有足够的数量。有些病原菌毒力极强，极少量的侵入即可引起机体发病，如鼠疫耶尔森菌，有数个细菌侵入就可发生感染。而对大多数病原菌而言，需要一定的数量，才能引起感染，少量侵入，易被机体防御系统所清除。

第三节　宿主的抗感染免疫

抗感染免疫（anti-infectious immunity）是机体抵抗病原微生物及其有害产物，维持生理稳定的功能。抗感染能力的强弱，除与遗传因素、年龄、机体的营养状态等有关外，还取决于机体的免疫功能。机体的抗感染免疫包括固有免疫和适应性免疫两大类。

一、固有免疫

（一）屏障结构

1. 皮肤黏膜屏障　健康完整的皮肤和黏膜是阻止病原菌侵入的强有力屏障，是机体的第一道防线。包括三个方面：首先是皮肤黏膜的机械阻挡作用和附属物（如纤毛）的清除作用；其次是皮肤黏膜分泌物（如汗腺分泌的乳酸、胃黏膜分泌的胃酸等）的杀菌作用；最后是正常菌群对入侵微生物的拮抗作用。

2. 血脑屏障　一般由软脑膜、脉络丛的毛细血管壁及其壁外的星状胶质细胞所构成的胶质膜组成，能阻止病原微生物及其他有害物质从血液进入脑组织或脑脊液，对中枢神经系统有保护作用。血脑屏障随个体发育而逐渐成熟，婴幼儿容易发生脑脊髓膜炎和脑炎，就是血脑屏障发育不完善的缘故。

3. 胎盘屏障　由母体子宫内膜的基蜕膜和胎儿绒毛膜、部分羊膜组成。能防止母体内的病原微生物入侵胎儿，从而保护胎儿的正常发育。

（二）吞噬细胞

当病原微生物穿过体表屏障向机体内部入侵、扩散时，就会遇到机体的第二道防线，即单核吞噬细胞系统（mononuclear phagocyte system）。单核吞噬细胞系统会阻止它们在机体内扩散，对入侵的微生物和大分子物质有吞噬、消化和消除的作用。人体吞噬细胞分为两类：一类是小吞噬细胞，主要是中性粒细胞，还有嗜酸性粒细胞；另一类是大吞噬细胞即单核吞噬细胞，包括末梢血液中的单核细胞和淋巴结、脾、肝、肺以及浆膜腔内的巨噬细胞以及神经系统内的小胶质细胞等。

1. 吞噬过程　当病原菌通过皮肤或黏膜侵入组织后，中性粒细胞先从毛细血管游出并集聚到病原菌侵入部位。杀菌过程的主要步骤：①趋化与黏附。吞噬细胞在发挥其功能时，首先黏附于血管内皮细胞，并穿过细胞间隙到达血管外，由趋化因子的作用使其做定向运动，到达病原菌所在部位。②调理与吞入。体液中的某些蛋白质覆盖于细菌表面有利于细胞的吞噬，此称为调理作用，具有调理作用的物质包括抗体 IgG1、IgG2 和补体 C3。经调理作用后病原菌易被吞噬细胞吞噬进入吞噬体，随后，与溶酶体融合形成吞噬溶酶体，溶酶体内的多种酶类起杀灭和消化细菌的作用。③杀菌和消化。吞噬细胞的杀菌因素分为氧化性杀菌和非氧化性杀菌两类（图 7-1）。

2. 吞噬作用的后果　病原菌被吞噬后经杀灭、消化而排出者为完全吞噬。由于机体的免

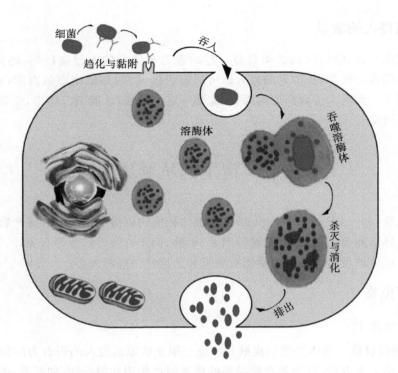

图 7-1　吞噬过程示意图

疫力和病原菌种类及毒力不同,有些细菌虽被吞噬却不被杀死,甚至在吞噬细胞内生长繁殖并随吞噬细胞游走,扩散到全身,称为不完全吞噬。吞噬细胞在吞噬过程中,也能破坏邻近的正常组织细胞,造成组织损伤和炎症反应。吞噬细胞吞噬消化处理病原菌后,可将抗原加工处理,提呈给 T 细胞,发挥特异性细胞免疫功能。

（三）非特异性杀菌物质

正常人体的组织和体液中有多种非特异性抗菌物质,如补体、溶菌酶和防御素等。在体内这些物质的直接作用一般不大,常是配合其他杀菌因素发挥作用。

非特异性免疫是特异性免疫的基础,特异性免疫所产生的免疫物质又能增强非特异性免疫的作用。例如,巨噬细胞吞噬、加工、处理抗原物质,并把抗原传递给淋巴细胞,使其产生抗体或淋巴因子,加强杀伤靶细胞的能力。反过来,抗体和淋巴因子的产生也加强了巨噬细胞的趋化、活化和吞噬作用。因此,增强机体的非特异性免疫对提高机体的整个免疫功能意义重大。

二、适应性免疫

适应性免疫是个体出生后,在与病原体及其产物等抗原分子接触后产生的免疫防御功能。其特点是针对性强,只对引发免疫的相同抗原有作用,对其他种类抗原无效,故又称为特异性免疫。适应性免疫具有记忆性,并可因再次接受相同抗原刺激而使免疫效应明显增强。适应性免疫与固有免疫的区别见表 7-5。

适应性免疫包括体液免疫和细胞免疫两大类。

表 7-5　固有免疫与适应性免疫的主要区别

区别点	固有免疫	适应性免疫
作用范围	广	某一特定的病原菌

续表

区别点	固有免疫	适应性免疫
产生机制	先天具备	后天接触抗原后产生
遗传性	代代相传	不能遗传给后代
遇到相同病原菌时	杀伤作用不会增减	免疫作用可增强

（一）体液免疫

机体受到抗原刺激后，针对细菌致病因素所产生的抗体，对机体具有较好的保护作用。如细菌外毒素刺激机体产生的抗毒素能消除该毒素的毒性，因而对白喉、破伤风等以外毒素为主要致病因素的感染有良好的保护作用。体液免疫的作用表现在以下几方面：

1. 抑制细菌的黏附 病原菌对黏膜上皮细胞的吸附是感染的先决条件。这种吸附作用可被正常菌群阻挡，也可由某些局部因素如糖蛋白或酸碱度等抑制，尤其是分布在黏膜表面的SIgA对阻止病原菌的吸附具有更明显的作用。

2. 调理吞噬作用 中性粒细胞是杀灭和清除胞外菌的主要力量，抗体和补体具有免疫调理作用，能显著增强吞噬细胞的吞噬效应，对化脓性细菌的清除尤为重要。

3. 溶菌作用 细菌与特异性抗体（IgG 或 IgM）结合后，能通过经典途径激活补体，最终导致细菌的裂解死亡。

4. 中和毒素作用 由细菌外毒素或由类毒素刺激机体产生的抗毒素，主要为 IgG 类，可与相应毒素结合，能阻止外毒素与易感细胞上的特异性受体结合，中和外毒素的毒性作用。抗毒素与外毒素结合形成的免疫复合物随血液循环最终被吞噬细胞吞噬。

（二）细胞免疫

参与细胞免疫的因素包括 T 细胞依赖的巨噬细胞活化的杀菌作用和 CD8$^+$T 细胞的杀伤作用。在感染早期，初次进入机体的细菌很快被 Mφ 吞噬杀灭，但对某些胞内寄生菌如结核分枝杆菌则表现为不完全吞噬，即细菌没有被全部杀灭，反而可在巨噬细胞内增殖，甚至被巨噬细胞携带传播到其他部位。抗原提呈细胞（如 Mφ 和树突状细胞）将细菌抗原酶解后与 MHCⅡ类分子结合，递呈给 CD4$^+$T 细胞，同时巨噬细胞产生的 IL-12 刺激结合抗原的 CD4$^+$T 细胞进一步分化为 TH1 亚类 T 细胞，并表达 CD40L 和产生 IFN-γ。巨噬细胞表面的 CD40 分子与 CD40L 结合，在 IFN-γ 的刺激下活化巨噬细胞，使其发挥对胞内菌的杀灭作用。同时，活化的 CD4$^+$T 细胞释放多种细胞因子，导致以巨噬细胞浸润为主的炎症反应，即迟发型超敏反应。此外，某些靶细胞可作为抗原提呈细胞，将抗原与Ⅰ类 MHC 分子结合，递呈给 CD8$^+$T 细胞。活化的 CD8$^+$T 细胞通过两种机制杀伤靶细胞，一种是通过产生穿孔素和粒酶作用靶细胞，导致靶细胞死亡。另一种是活化的 CD8$^+$T 细胞表达 FasL，与靶细胞上的 Fas 特异结合，导致靶细胞凋亡。

第四节 感染的发生与发展

感染（infection）是机体在和入侵的病原微生物相互作用中所表现的病理生理过程。病原微生物进入机体能否引起感染，取决于病原体和机体两方面的因素，即病原体本身毒力的强弱、入侵的数量、进入机体的途径和机体所处的状态。一般情况下，细菌毒力愈强，引起感染所需的细菌数愈少。机体免疫力愈低，愈易发生感染。但是对于易感的机体来讲，单有一定毒力和足够数量的病原体，若没有适当侵入途径，仍不能构成感染。如破伤风梭菌的芽胞经口吞入并不发病,须进入深部创口,具备厌氧条件时,才可能发生破伤风。多数细菌通常均有其特定的侵入部位,但也有的细菌可多途径感染。一般来说,具有多途径感染的细菌更容易造成感染。

一、感染的来源

引起机体感染的病原菌来源有两大类,即外源性感染和内源性感染。

(一)外源性感染

外源性感染(exogenous infection)是指来源于宿主体外的病原菌引起的感染。

1. 传染源 体内有病原菌生长、繁殖并且能排出病原菌的人和动物称为传染源(sources of infection),包括患者、带菌者和受感染的动物。

(1)患者:包括急性或慢性患者,系细菌显性感染机体,有明显临床症状体征者。患者从疾病潜伏期直到病后恢复期内,病原菌能通过各种方式在人与人之间水平传播,因此对患者及早做出诊断并采取隔离措施,是控制和消灭传染病的根本措施之一。

(2)带菌者:细菌隐性感染者、潜伏期带菌者以及病后慢性带菌者,持续或间断性向体外排菌,称为带菌状态(carrier state),处于带菌状态的个体,称为带菌者(bacteria carrier)。因不表现临床症状并在一定时间内持续排菌,不易被发觉,故危害性更大,是重要的传染源。

(3)受感染的动物:人畜共患病的病原菌,如鼠疫耶尔森菌、炭疽芽胞杆菌、布鲁菌、牛型结核分枝杆菌以及引起食物中毒的伤寒沙门菌等,均可由动物传染给人。动物是否作为传染源,主要取决于人与受感染动物接触的机会和密切程度、受感染动物的种类和数量以及环境中是否有适宜该病传播的条件等;此外,与人们的卫生知识水平和生活习惯等因素也有很大关系。

2. 传播途径 不同的感染源可经过不同的传播途径在人与人之间、人与环境之间或动物与人之间引起传播。常见传播途径有:

(1)呼吸道传播:病原菌如果存在于呼吸道黏膜表面的黏液或纤毛上皮细胞的碎片中,当患者呼气、说话、咳嗽、打喷嚏时,可从鼻咽部喷出大量含有病原菌的黏液飞沫,可在空气中悬浮(通常不超过几分钟),此时病原菌可以经呼吸道传染给周围的近距离接触者。流行性脑脊髓膜炎、肺结核、白喉、百日咳等均可经此方式传播。

(2)消化道传播:有些病原菌通过患者的排泄物(如呕吐物、粪便等)排出体外,污染了手、水、食品和餐具等,可以经过消化道再传染给他人,以粪-口为主要传播途径。常见的有细菌性痢疾、伤寒、副伤寒、霍乱等。

(3)性传播:淋病奈瑟菌、梅毒螺旋体、支原体、衣原体等可以通过性接触传播,引起的疾病称为性传播疾病(sexually transmitted diseases,STD)。STD 种类多,传播快,严重危害人类健康和生命。

(4)皮肤黏膜损伤传播:皮肤、黏膜的破损或创伤均可能引发感染,如致病性葡萄球菌、链球菌等引起的化脓性感染。破伤风梭菌芽胞可以附着于铁钉、木棍表面,一旦被扎伤,其芽胞就有机会进入深部伤口,有了适宜的厌氧微环境时就会发芽、繁殖,产生外毒素而引起破伤风。

(5)节肢动物传播:吸血节肢动物叮咬处于菌血症时期的宿主,使病原体随宿主的血液进入节肢动物体内或体表,当吸血节肢动物短时间内再去叮咬另一个易感者时,就会传播疾病,例如人类鼠疫由鼠蚤传播,恙虫病由恙螨幼虫传播等。

(6)多途径传播:有些病原菌如结核分枝杆菌、炭疽芽胞杆菌等,可以通过上述多种途径(呼吸道、消化道、创伤等)传播。

(二)内源性感染

内源性感染(endogenous infection)是指来自患者自身体内或体表的病原菌引起的感染。

这类病原菌大多是体内的正常菌群,少数为既往感染而潜伏下来的致病菌。人体有四大储菌库,即皮肤、鼻咽口腔、泌尿生殖道和肠道,其中以肠道最为重要,这些细菌寄生在体内不引起疾病,当机体抵抗力下降或受外界因素影响时,成为条件致病菌造成机体感染。

二、感染的类型

感染的发生、发展和结局是机体和病原菌在一定条件下相互作用的复杂过程。根据两者力量的对比,感染类型可以出现隐性感染、显性感染和带菌状态等不同临床表现。

(一)隐性感染

当机体有较强的免疫力,或入侵的病原菌数量不多,毒力较弱时,感染后对人体损害较轻,不出现明显的临床症状,称隐性感染(inapparent infection)。通过隐性感染,机体仍可获得特异性免疫力,在防止同种病原菌感染上有重要意义。如流行性脑脊髓膜炎等大多由隐性感染而获得免疫力。结核、白喉、伤寒等常有隐性感染。

(二)显性感染

当机体免疫力较弱,或入侵的病原菌毒力较强,数量较多时,则病原菌可在机体内生长繁殖,产生毒性物质,经过一定时间相互作用(潜伏期),如果病原菌暂时取得了优势地位,而机体又不能维护其内部环境的相对稳定性时,机体组织细胞就会受到一定程度的损害,表现出明显的临床症状,称为显性感染(apparent infection)。

按病情缓急,显性感染分为急性感染和慢性感染。发作急,病程短,一般是数日至数周后可痊愈,病原菌从宿主体内消失,这样的感染称为急性感染(acute infection)。大多数病原菌都能造成急性感染。病程缓慢,常持续数月至数年的感染称为慢性感染(chronic infection)。胞内菌往往引起慢性感染,例如结核、麻风和梅毒。

按感染的部位分为局部感染和全身感染。局部感染(local infection)是指病原菌侵入机体后,没有蔓延扩散,局限在一定部位生长繁殖,产生毒性产物,侵害机体的感染过程。例如葡萄球菌感染所致的疖、痈等。全身感染(systemic infection)是指机体与病原菌相互作用中,由于机体的免疫功能低下,不能将病原菌限于局部,以致病原菌及其毒素向周围扩散,经淋巴液或血液,引起全身性症状的一种感染类型。临床上常见的有下列几种情况:

1. 菌血症 病原菌由局部侵入血液,但未在血液中生长繁殖,只是短暂的一过性经过血液循环到达体内适宜部位后再进行繁殖而导致的疾病称为菌血症(bacteremia)。菌血症患者出现的临床症状较轻,例如伤寒早期就有菌血症期。

2. 毒血症 病原菌只在机体局部生长繁殖,不进入血液,但其产生的外毒素进入血液,到达易感的组织和细胞,引起特殊的中毒症状,称为毒血症(toxemia),其实质是外毒素血症。例如白喉、破伤风等。

3. 内毒素血症 革兰阴性菌侵入血液,并在其中大量繁殖、死亡崩解后释放出大量内毒素;或细菌在局部繁殖、死亡,释放的内毒素入血,称为内毒素血症(endotoxemia)。

4. 败血症 病原菌侵入血液后,在其中大量繁殖并产生毒性产物,引起全身性中毒症状,例如高热、皮肤和黏膜淤斑、肝脾肿大等,称为败血症(septicemia)。鼠疫耶尔森菌、炭疽芽胞杆菌等可引起败血症。

5. 脓毒血症 化脓性细菌侵入血液后,在其中大量繁殖,并通过血液扩散至其他组织或器官,产生新的化脓性病灶,称为脓毒血症(pyemia)。例如金黄色葡萄球菌所致的脓毒血症,常导致多发性肝脓肿、皮下脓肿和肾脓肿等。

(三)带菌状态

经过显性或隐性感染后,病原菌在体内继续存在,并不断排出体外,形成带菌状态(carrier

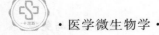

state)，处于带菌状态的人称为带菌者（carrier）。带菌者不断排出病原菌，成为重要传染源。带有致病菌而无临床症状者称健康带菌者（healthy carrier）；病愈之后，体内带有病原菌的人，称恢复期带菌者。及时查出带菌者，有效地加以隔离治疗，这在防止传染病的流行上是重要的手段之一。

第五节 医院感染

医院感染（hospital infection）是指住院患者或医务人员在医院内获得的感染，包括在住院期间发生的感染和在医院内获得而出院后发生的感染，但不包括入院前已开始或入院时已处于潜伏期的感染。

近年来，随着医疗活动的复杂化，医院感染率和死亡率居高不下，影响了医疗质量，加重了患者和国家的经济负担。医院感染已成为当今医院面临的一个突出的公共卫生问题。从医学微生物学的角度出发，提出对医院感染的监测、预防和控制措施，有着重要的临床意义。

一、医院感染的分类

医院感染按其病原体来源分类，可分为内源性医院感染和外源性医院感染两大类。

（一）内源性医院感染

在医院内由于各种原因，患者遭受其自身体内的细菌侵袭而发生的感染，称为内源性医院感染（endogenous nosocomial infection），也称为自身医院感染（autogenous nosocomial infection）。病原菌来自患者自身的体内或体表，大多数是人体的正常菌群，在正常情况下对人体无感染力，并不致病，但在特殊条件下，如寄居部位发生改变、患者免疫力下降、菌群失调和发生二重感染时，病原菌与人体之间的平衡被打破，它们就成为条件致病菌，而造成各种内源性医院感染。

（二）外源性医院感染

各种原因引起的患者在医院内遭受非自身体内的病原菌侵袭而发生的感染，称为外源性医院感染（exogenous nosocomial infection）。病原菌来自患者身体以外的个体、环境等，包括从个体到个体的直接传播和通过物品、环境而引起的间接感染。

二、医院感染的危险因素

（一）免疫功能低下

老人随着年龄增长、器官老化、功能衰退，免疫功能也随之降低，而且常伴有慢性疾病。婴幼儿因免疫器官发育欠成熟，功能未健全，从母体获得的被动免疫物质（IgG）逐渐减少。因此，这两类人群较易发生医院感染。此外，患有一些基础性疾病，如免疫缺陷性疾病、代谢性疾病（如糖尿病）、内分泌功能失调、恶性肿瘤等，免疫功能常常出现紊乱或低下，这些患者也容易在住院期间发生医院感染。

（二）侵入性检查与治疗

1. 侵入性检查 支气管镜、膀胱镜、胃镜等侵入性检查是引起患者医院感染的危险因素。一方面，器械破坏了黏膜屏障，将这些部位正常菌群带入相应检查部位；另一方面因器械消毒灭菌不彻底，可将微生物带入检查部位而造成感染。

2. 侵入性治疗 气管切口或气管插管、留置导尿管、大静脉插管、伤口引流管、心导管及人工心脏瓣膜等均属侵入性治疗用品,不仅破坏皮肤黏膜屏障引起感染,而且更重要的是,这些侵入性治疗所用的生物材料很容易引起细菌等的黏附。细菌黏附后通过分泌胞外多糖,细菌相互粘连形成细菌生物被膜,导致细菌对抗生素的敏感性显著下降,并能逃逸机体免疫系统的杀伤作用,故常导致医院感染,且常呈现慢性或反复发作特点。

(三)其他因素

抗生素使用不当甚至滥用,进行外科手术及各种引流,以及住院时间过长,长期使用呼吸机等都是医院感染的危险因素。

细菌生物被膜

三、医院感染的控制

易感人群、环境以及病原微生物是发生医院感染的主要因素。控制医院感染危险因素是预防和控制医院感染最有效的措施。我国在预防控制医院感染方面制定和颁布了一系列法规,主要包括消毒灭菌、合理使用抗生素、医院重点部门管理的要求,以及使用一次性医用器具和消毒药械、污水及污物处理等的管理措施。

(一)隔离预防

隔离预防是防止病原微生物从患者或带菌者传给其他人群的一种保护性措施。医院感染的隔离预防应以切断感染的传播途径作为制定措施的依据,同时考虑病原微生物和宿主因素的特点。

(二)消毒灭菌

在医院的常规诊疗过程中,必须严格执行无菌操作技术,加强消毒,对污物和污水的处理要进行监管,其中尤其要注意:

(1)进入人体组织或无菌器官的医疗用品必须灭菌;接触皮肤黏膜的器械和用品必须消毒。提倡使用一次性注射器、输液器和血管内导管。

(2)污染医疗器材和物品,均应先消毒后清洗,再消毒或灭菌。

(3)消毒灭菌后,应进行效果监测。

(4)注意手部皮肤清洁和消毒。接触传染是导致医院感染的最重要因素。不能因为医务人员的诊疗行为导致患者的医院感染。

(三)合理使用抗菌药物

抗菌药物是医院内应用最广泛的一类药物。抗菌药物使用不当是造成医院感染的重要原因,合理使用抗菌药物是降低医院感染率的有效手段。

医院感染的预防及控制除采取上述措施外,还应对医院重点部门,如急诊室、重症监护室、治疗室、婴儿室、手术室、检验科、供应室等密切监测和预报。此外,一次性医用器具、医院污物等应按照有关部门的规定和要求来规范化管理或毁坏处理,以期切断医院感染的传播途径,有效预防及控制医院感染。

小结

(1)正常菌群是指在正常人体体表及与外界相通的腔道(口腔、鼻咽腔、肠道、泌尿生殖道)中存在的,对人体无害而且有益的细菌和其他微生物群。正常菌群的生理学意义包括生物拮抗、营养作用、促免疫作用、抗衰老作用和抑瘤效应等。正常菌群中各种微生物的种类、数量以及比例发生较大幅度的变化,超出了正常范围的状态,称为菌群失调。

(2)细菌的致病性与细菌的毒力、侵入途径和侵入数量有关。细菌的毒力包括侵袭力和毒素,构成细菌侵袭力的物质主要有荚膜/微荚膜、黏附素、侵袭性物质和细菌生物被膜。

（3）外毒素是细菌在生长过程中分泌到菌体外或细菌死亡后分泌到菌体外的毒性蛋白质。大多数由革兰阳性菌产生。根据外毒素对宿主细胞的亲和性及作用方式不同,可将其分成神经毒素、细胞毒素和肠毒素。内毒素是革兰阴性细菌细胞壁中的脂多糖（LPS）组分,在细菌死亡裂解后或用人工方法破坏菌体后才会被释放出来。各种细菌内毒素的成分基本相同,都是由脂质 A、非特异的核心多糖和最外层的特异多糖（O 抗原）3 部分组成。

（4）细菌感染的类型有菌血症、毒血症、内毒素血症、败血症和脓毒血症。

（5）医院感染是指住院患者或医务人员在医院内获得的感染。免疫功能低下、侵入性检查与治疗、抗生素使用不当等是医院感染的危险因素。

思考题答案

思考题

1. 正常菌群在哪些条件下会变成条件致病菌?
2. 与细菌致病性有关的因素有哪些?
3. 如何预防和控制医院感染?

推荐文献阅读

1. 黄汉菊.医学微生物学.第 3 版.北京:高等教育出版社,2015
2. 陈东科,孙长贵.实用临床微生物学检验与图谱.第 1 版.北京:人民卫生出版社,2011
3. 李凡,徐志凯.医学微生物学.第 8 版.北京:人民卫生出版社,2013

遵义医学院珠海校区　　金明哲

第八章　细菌感染的诊断与防治原则

本章 PPT

细菌能引起多种感染性疾病,对细菌进行准确的检测和鉴定可以为疾病的诊断、治疗及流行病调查提供依据。细菌感染的实验室诊断包括以检测细菌及其抗原、产物或核酸为目的的细菌学诊断(bacteriological diagnosis)及以检测患者血清中特异性抗体为目的的血清学诊断(serological diagnosis)。

第一节　细菌感染的诊断

一、标本的采集和送检

标本的质量直接关系到细菌检出的成败。为提高检出率,避免诊断错误,应遵守以下几项原则:①严格进行无菌操作,避免标本被杂菌污染;②根据不同疾病以及疾病的不同时期采集不同标本;③尽可能在疾病早期以及抗菌药物使用前采集标本;④尽快送检,大多数细菌标本可以冷藏送检。但对某些细菌,如脑膜炎奈瑟菌和淋病奈瑟菌送检中要注意保温保湿;⑤血清学检测应采集急性期和恢复期双份血清,只有当恢复期抗体效价比急性期升高 4 倍以上(含 4 倍)时,才有诊断价值。血清标本应−20 ℃保存;⑥标本应做好标记,详细填写化验单,以保证各环节准确无误。

二、细菌学诊断

(一)形态学检查

1. 不染色标本检查　对于有动力的细菌,如疑似霍乱弧菌或螺旋体的标本,采用悬滴法或压滴法,用暗视野显微镜或相差显微镜观察活菌的运动情况。

2. 染色标本检查　对一些在形态和染色性上具有特征的细菌,可取标本涂片、染色镜检。细菌的染色方法有多种,最常用有革兰染色法,此外还有抗酸染色法以及荚膜、鞭毛等特殊结构的染色法等等。镜下见到典型的菌体形态、排列、染色性即可做出初步诊断。如脑脊液标本涂片,镜下发现肾形成双排列的革兰阴性球菌,对于脑膜炎奈瑟菌具有诊断意义。结核患者痰液直接或浓集后涂片经抗酸染色镜检,发现了分枝状的抗酸杆菌,亦有诊断价值。

但很多细菌形态、排列、染色性并无特征,形态学检查不能区分和鉴定,如肠道致病菌多数为革兰阴性杆菌,粪便标本直接涂片镜检不能区分,必须进行分离培养才能鉴定。

(二)分离培养和鉴定

根据不同疾病采集不同标本如血、尿、粪便、咽拭子以及脑脊液(cerebral spinal fluid, CSF)等,进行细菌的分离和鉴定是确诊细菌感染最可靠的方法。鉴定的主要内容有:

1. 培养特征　通过分离培养获得单个菌落后进行细菌的纯培养。根据细菌所需要的营养、生长条件、菌落特征来做初步鉴别。如化脓性链球菌在血液琼脂平板上生长出小而透明的菌落,菌落周围有完全溶血环。肠道细菌可根据在选择培养基上生长出来的菌落颜色、大小等性状识别。

2. 形态特征　通过分离培养,对在固体或液体培养基上长出的菌落或纯培养物,经涂片染色后镜检。根据细菌的形态、排列、大小、染色性以及特殊结构等做初步鉴定。

3. 生化反应　不同细菌对糖和蛋白质的分解产物不一样,因此细菌的生化反应可作为鉴别细菌的依据之一。例如肠道杆菌形态、大小、排列及菌落特征基本相同,所以生化反应在肠道致病菌的鉴定程序中是不可缺少的。各种肠道致病菌对不同种类的糖发酵能力不同,利用含不同糖的培养基进行生化反应,其结果可作为进一步鉴别的依据。

4. 血清学鉴定　利用已知的特异性抗体检查未知细菌抗原,以确定细菌的种、型。如用志贺菌属、沙门菌属等的特异性多价、单价诊断血清,与分离的待检菌做玻片凝集试验,鉴定菌种和确定菌型。

5. 动物试验　一般不作为临床常规检测技术,但对测定某些细菌的毒力或致病性有意义。动物试验须选择敏感动物,除能测定细菌的毒力外,尚可分离细菌。

6. 药物敏感试验　不同细菌对抗生素的敏感性不同,即使同一种细菌的不同菌株对抗生素的敏感性也存在差异,药物敏感试验是在体外测定抗生素对细菌生长的抑制能力,对指导临床用药、控制感染有重要的意义。

（三）细菌抗原的检测

用已知的特异性抗体检测标本中未知的细菌抗原成分。常用的检测方法有:玻片凝集、协同凝集、对流免疫电泳技术、酶免疫技术、免疫荧光技术等。具有特异、敏感、简便、快速的特点。即使在发病早期使用了抗生素,也不影响细菌抗原的检出率。

（四）细菌核酸的检测

不同种的细菌具有不同的基因组序列,因此可通过检测细菌的特异基因序列进行基因诊断。常用于尚不能或较难在体外分离培养的细菌的检测。常用的方法为:

1. 聚合酶链反应(polymerase chain reaction,PCR)　PCR技术具有快速、敏感、特异、简便等优势,常用于结核分枝杆菌、幽门螺杆菌等较难分离培养的细菌检测。

2. 核酸杂交技术　应用化学发光物质、辣根过氧化物酶、生物素或放射性核素等已知的单链核酸序列作为探针,与待检标本杂交,通过对标记信号的检测,鉴定血清、尿液或组织标本中有无相应细菌基因。包括原位杂交、斑点杂交、Southern印迹杂交、Northern印迹杂交。现已将核酸杂交技术应用于诊断结核分枝杆菌、军团菌、幽门螺杆菌、致病性大肠埃希菌等致病菌。

3. 16S rRNA基因序列分析(16S rRNA gene sequence analysis)　原核生物rRNA包括5S rRNA、16S rRNA和23S rRNA 3种类型,其中16S rRNA基因具有多拷贝、多信息、长度适中的特点。16S rRNA基因由可变区和保守区组成,可变区具有属或种的特异性,可据此设计引物、探针,对细菌进行系统分类和检测。在临床上可用于检测分离培养困难或周期过长的细菌(如结核分枝杆菌)或用常规试验方法难以区别的致病菌。

4. 高新分子生物学技术　生物芯片技术、DNA指纹图谱等高新分子生物学技术也应用于细菌感染的流行病学调查、鉴定传染源等有关方面的研究。

三、血清学诊断

细菌感染后,细菌的各种抗原可刺激机体的免疫系统,产生特异性抗体。用已知抗原检测患者血清中或其他体液中未知抗体及其量的变化,可作为该感染性疾病的辅助诊断。由于抗体存在于血清或其他体液中,通常称为血清学反应或血清学诊断。此方法亦可用于调查人群对该病原体的免疫水平及检测预防接种效果。

血清学诊断一般适用于抗原性较强,以及病程较长的传染病诊断。机体血清中出现的某种抗体,可因某种细菌感染所致,也可由细菌的隐性感染或近期接受预防接种产生,因此单份血清往往不能区分现症感染或既往感染,只有抗体效价明显高于正常人水平或随病程进展改变才有诊断价值。在血清学诊断中,通常采集急性期和恢复期双份血清,如果恢复期血清抗体效价比急性期升高4倍以上(含4倍)时,则可确认为现症感染。

血清抗体效价受多种因素影响。如早期应用抗菌药物及年老、体弱、免疫功能低下等情况。此时感染后抗体效价可无明显升高,故抗体效价低时不要轻易否定。

第二节　细菌感染的防治原则

细菌感染的预防是给机体注射或服用病原微生物抗原(包括类毒素)或特异性抗体以达到预防和治疗感染性疾病的目的。这种方法称为人工免疫(artificial immunization)。人工免疫又分为人工主动免疫(artificial active immunization)和人工被动免疫(artificial passive immunization)。

一、人工主动免疫

人工主动免疫是指将疫苗、类毒素等抗原性物质接种于机体,激发免疫系统,使机体主动产生特异性免疫力,从而预防感染的措施。疫苗接种目前已经成为人类预防传染性疾病最重要和最有效的手段,由于疫苗的广泛使用,使危害人类健康的急性传染病,如天花、脊髓灰质炎、麻疹、白喉等疾病的流行得到了有效的控制,世界卫生组织1980年5月正式宣布全球天花已绝迹。

（一）疫苗

疫苗是指由各种病原微生物制备的抗原性生物制剂,可分为传统疫苗和新型疫苗两类。传统疫苗包括灭活疫苗、减毒活疫苗和用天然微生物某些成分制备的亚单位疫苗。新型疫苗主要指应用现代生物工程技术研制的疫苗,如基因工程亚单位疫苗、重组疫苗、基因工程载体疫苗、核酸疫苗等。

1. 死疫苗(killed vaccine) 亦称灭活疫苗(inactivated vaccine),是用物理、化学方法将一种完整的病原微生物杀灭后制备的疫苗。其制备工艺简单、抗原稳定性好,易于保存。但需多次接种、剂量较大、接种后局部和全身反应较明显。常用的有百日咳疫苗、伤寒疫苗、霍乱疫苗、流脑疫苗、斑疹伤寒疫苗、钩端螺旋体疫苗等。

2. 活疫苗(living vaccine) 亦称减毒活疫苗(attenuated vaccine),是通过毒力变异而获得的减毒或无毒株,或从自然界直接选择出来的弱毒或无毒株经培养后制成的疫苗,如卡介苗(BCG)、鼠疫和炭疽的疫苗等。活疫苗能在体内生长繁殖,但因是减毒或无毒的微生物,故只引起轻症或隐性感染。只需接种1次,用量小,副作用轻,免疫效果良好,免疫力持久。活疫苗需放置冰箱中,保存期较短。

活疫苗和死疫苗各有优缺点,一般认为活疫苗优于死疫苗(表8-1)。

表8-1　活疫苗与死疫苗的比较

区 别 点	活 疫 苗	死 疫 苗
制品特点	减毒或无毒的疫苗	死菌,仍保持免疫原性
接种次数	1次	2～3次

续表

区 别 点	活 疫 苗	死 疫 苗
接种量	量小	量大
接种反应	可在体内增殖,类似轻型感染或隐性感染	在体内不增殖,可出现发热、全身或局部肿痛等反应
免疫效果	较好,维持时间长(1～5年)	较差,维持时间短(0.5～1年)
毒力回复	有可能	不可能
安全性	对免疫缺陷者有危险	安全性好
疫苗稳定性	相对不稳定	相对稳定
保存	不宜保存,4℃存活2周,真空冷冻干燥可长期保存	易保存,4℃可保存1年以上

3. 基因工程亚单位疫苗(subunit vaccine) 去除细菌中与激发保护性免疫无关的成分,保留有效免疫成分,用化学方法提取或用基因工程手段制备的疫苗。如脑膜炎奈瑟菌和流感嗜血杆菌荚膜多糖疫苗。

4. 重组疫苗 利用DNA重组技术,将编码病原体保护性抗原表位的目的基因导入原核或真核表达系统中表达、纯化后制成的疫苗。如基因工程生产的乙型肝炎疫苗只含有乙型肝炎病毒的表面抗原(HBsAg)。

5. 核酸疫苗 将编码病原体某种保护性抗原的基因重组到真核表达载体上,经肌内注射或黏膜免疫等方法导入宿主体内,刺激机体产生有效的免疫反应,尤其能诱导产生具有细胞毒杀伤功能的T细胞,可有效地预防病毒、细胞内寄生的细菌和寄生虫所引起的传染病,为一些长期以来无法预防或者预防效果不理想的传染病如艾滋病、流感、疟疾和结核病等的预防带来曙光。

(二) 类毒素(toxoid)

外毒素经0.3%～0.4%甲醛处理后,失去毒性仍保持抗原性的生物制品。加入吸附剂(佐剂)氢氧化铝或磷酸铝制成精制类毒素。吸附剂可延缓类毒素在体内的吸收时间,刺激机体产生足量的抗毒素。将类毒素与死疫苗制成的联合疫苗,临床应用取得了很好效果。如DPT(白喉类毒素、百日咳菌苗、破伤风类毒素的混合制剂)可同时预防白喉、百日咳和破伤风3种疾病。

二、人工被动免疫

输入含有特异性抗体的免疫血清或制备的免疫细胞使机体立即获得免疫力的过程叫人工被动免疫,可用于某些急性传染病的紧急预防和治疗,但维持时间较短。常用制剂主要有:

(一) 抗毒素(antitoxin)

将类毒素或外毒素给马进行多次免疫后,从血清提取IgG并精制成抗毒素。抗毒素主要用于外毒素所致疾病的治疗和紧急预防。临床常用的有破伤风、白喉、肉毒抗毒素以及气性坏疽多价抗毒素等。

(二) 丙种球蛋白(gamma globulin)

胎盘丙种球蛋白是从健康产妇的胎盘血液中提取而成,主要含有丙种球蛋白。血清丙种球蛋白是从正常人血浆中提取的丙种球蛋白制剂。因为大多数成人患过多种疾病或隐性感染及接种过疫苗,血清中含有抗多种微生物的特异性抗体。主要用于对某些疾病的紧急预防及

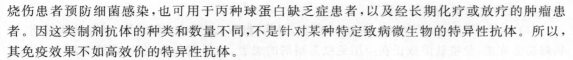

烧伤患者预防细菌感染,也可用于丙种球蛋白缺乏症患者,以及经长期化疗或放疗的肿瘤患者。因这类制剂抗体的种类和数量不同,不是针对某种特定致病微生物的特异性抗体。所以,其免疫效果不如高效价的特异性抗体。

人工主动免疫和人工被动免疫的比较见表 8-2。

表 8-2 人工主动免疫和人工被动免疫的比较

区 别 点	人工主动免疫	人工被动免疫
免疫物质	抗原	抗体或细胞因子
接种次数	1～3 次	1 次
免疫力出现时间	慢(注射后 2～4 周)	快(注射后立即出现)
免疫力维持时间	长(数月至数年)	短(2～3 周)
用途	多用于预防	多用于治疗或紧急预防

三、生物制品的使用及注意事项

(一)预防接种的对象

根据发病的年龄、职业、流行地区等确立接种对象。如白喉、百日咳等,接种对象主要是儿童。伤寒、副伤寒在不同年龄均可发生,故成人、儿童均可接种伤寒联合菌苗。某些传染病与职业有密切关系,如破伤风类毒素的主要接种对象是军人、建筑工人等;炭疽和布鲁菌苗的主要接种对象是牧民、兽医和毛皮加工人员。

(二)接种途径

不同的生物制剂接种途径不同。接种途径可直接影响免疫效果。死疫苗和类毒素接种量大,常用皮下注射;活疫苗接种量小,常采用皮肤划痕、皮内注射、口服及喷雾等;丙种球蛋白、动物血清和抗毒素则采用肌内注射或静脉滴注。

(三)接种剂量、次数及间隔时间

接种剂量过大或不足都能够影响免疫效果。所以每种制品必须按规定量接种。死疫苗接种量大,常分 2～3 次注射,每次接种间隔时间根据免疫力形成的快慢而定。类毒素吸收较慢,间隔 3～4 周。一般需要 1～2 年后再接种 1 次。

(四)接种反应及预防接种禁忌证

使用生物制品时少数人可发生程度不同的局部或全身反应。其中多数为抗原引起的生理性反应。也有极少数出现比较严重的异常反应。

1. 一般反应　接种抗原制剂后,引起注射局部红肿、疼痛、附近淋巴结肿大;24 h 内还可引起发热、头痛、乏力、恶心、周身不适等全身反应。这些反应多数由于疫苗中的蛋白质抗原、微生物本身的毒性或防腐剂和佐剂的刺激作用所致。一般不需治疗,1～2 天可恢复正常。

2. 异常反应　利用生物制剂治疗或预防疾病时,在极个别人身上可发生较严重的异常反应。例如,过敏体质的人未经过敏试验接种异种血清时,或疫苗中含有异种蛋白时,均可引起超敏反应或超敏反应性疾病。临床常见的有过敏性休克、初次血清病及 Arthus 现象等。接种麻疹疫苗偶尔可引起变态反应性脑炎。此外,细胞免疫缺陷和细胞体液免疫联合缺陷者,接种后可引起严重的异常反应,如接种卡介苗可引起粟粒性结核等。

在使用抗血清时,为防止过敏性休克,要先做皮肤试验。并应备有抢救过敏性休克的药物(如肾上腺素等)。

3. 应用生物制品的禁忌证

（1）高热、严重心血管疾病、高血压、肝炎、肾病、糖尿病、活动性肺结核、活动性风湿病、甲状腺功能亢进、免疫缺陷或正在应用免疫抑制剂的患者,均不宜预防接种,以避免原有疾病恶化或发生变态反应;

（2）孕妇不宜接种,以防流产或早产;

（3）妇女月经期要暂缓接种;

（4）湿疹和严重皮肤病患者不宜用划痕法接种。

四、治疗原则

使用抗菌药物进行细菌感染的治疗。正确使用抗菌药物是提高疗效、降低不良反应发生以及减少细菌耐药性发生的关键。抗菌药物应用的基本原则是:①诊断为细菌感染者,方能使用抗菌药物;②尽早查明细菌,根据药物敏感试验结果选用抗菌药物;③抗菌药物治疗方案应综合患者病情、细菌种类及抗菌药物特点制订。有关抗菌药物的分类及其作用机制等,请参考第六章相关内容。

自动微生物鉴定
和药敏分析系统

小结

（1）采集标本:根据临床诊断,尽早采集适宜标本,若检测特异性抗体,采集患者急性期和恢复期的双份血清。

（2）实验室检测:对标本中细菌进行分离培养,根据形态特征、菌落特征、生化反应,血清学鉴定等确定细菌种属、型别。检测双份血清的特异性抗体有助于疾病的诊断。

（3）防治原则:接种疫苗或类毒素可以特异性预防细菌感染性疾病的发生。必要时使用抗毒素和丙种球蛋白进行紧急预防或治疗。

思考题答案

思考题

1. 采集临床标本进行细菌的检测需要注意什么?

2. 简述细菌的检查程序。

3. 目前用于预防细菌感染的疫苗类型有哪些?

推荐文献阅读

1. 李凡,张凤民,黄敏.医学微生物学.第 6 版.北京:高等教育出版社,2011

2. 李凡,韩梅.医学微生物学.北京:高等教育出版社,2014

3. 李凡,徐志凯.医学微生物学.第 8 版.北京:人民卫生出版社,2013

吉林大学　黄红兰

第九章 球 菌

球菌(coccus)是细菌中的一个大类,其种类繁多,其中对人体有致病性的球菌包括葡萄球菌属、链球菌属、肠球菌属和奈瑟菌属四个属的一些细菌。根据革兰染色性的不同,将球菌分为革兰阳性球菌(包括葡萄球菌、A 群链球菌、肺炎链球菌和肠球菌等)和革兰阴性球菌(包括脑膜炎奈瑟菌和淋病奈瑟菌等)。这些球菌主要引起化脓性感染,故又称为化脓性球菌(pyogenic coccus)。

第一节 葡萄球菌属

葡萄球菌属(*Staphylococcus*)因其排列呈无规则葡萄串状而得名(图 9-1)。该菌属细菌广泛分布于自然界(如空气、土壤)以及人和动物体表、与外界相通的腔道中。本菌属细菌种类较多,大部分是不致病的腐物寄生菌及人体正常菌群成员,如腐生葡萄球菌(*S. saprophyticus*)和表皮葡萄球菌(*S. epidermidis*)。对人有致病性的主要是金黄色葡萄球菌(*S. aureus*)(表 9-1)。

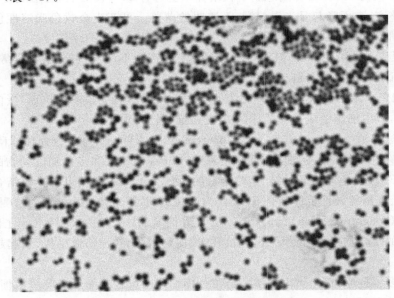

图 9-1 葡萄球菌(革兰染色×1 000)

表 9-1 三种葡萄球菌的主要性状比较

性状	金黄色葡萄球菌	表皮葡萄球菌	腐生葡萄球菌
色素	金黄色	白色	白色或柠檬色
血浆凝固酶	+	-	-
分解葡萄糖	+	+	-

续表

性状	金黄色葡萄球菌	表皮葡萄球菌	腐生葡萄球菌
甘露醇发酵	+	−	−
溶血素	+	−	−
耐热核酸酶	+	−	−
SPA	+	−	−
磷壁酸类型	核糖醇型	甘油型	两者兼有
噬菌体分型	多数能	不能	不能
致病性	强	弱	无
新生霉素	敏感	敏感	耐药

一、金黄色葡萄球菌

（一）生物学性状

1. 形态与染色 菌体呈球形,直径约 1 μm。无鞭毛,无芽胞,体外培养一般不形成荚膜。在某些作用于细胞壁的化学物质(如青霉素、溶菌酶等)的作用下,可变成 L 型或被裂解死亡。革兰染色阳性。当菌体衰老、死亡或被中性粒细胞吞噬后,常转为革兰阴性。

2. 培养特性 需氧或兼性厌氧。营养要求不高,在普通培养基中生长良好,最适温度为 37 ℃,最适 pH 值为 7.4。在普通琼脂平板培养基上孵育 24～48 h 后,可形成直径 2 mm 左右的圆形、边缘整齐、表面隆起且光滑湿润、不透明的菌落。可产生金黄色脂溶性色素并使菌落着色。在血琼脂平板上生长时,菌落周围可形成完全透明溶血环(β 溶血)。

3. 生化反应 金黄色葡萄球菌可发酵多种糖类,产酸不产气,可分解甘露醇,产酸。触酶(过氧化氢酶)试验阳性,可与链球菌相区分。

4. 抗原构造 结构复杂,种类多,已发现 30 多种抗原,有荚膜多糖抗原、蛋白质抗原和细胞壁成分抗原,其中细胞壁成分葡萄球菌 A 蛋白抗原较为重要。

（1）葡萄球菌 A 蛋白(staphylococcal protein A,SPA)抗原:金黄色葡萄球菌 90% 以上菌株细胞壁表面存在 SPA,但不同菌株间含量悬殊。SPA 能与人和多种哺乳动物的 IgG1、IgG2 和 IgG4 分子 Fc 段发生非特异性结合,结合后的 IgG 分子 Fab 段仍可特异性结合抗原。利用此原理,临床上常用特异性抗体结合 SPA 作为诊断试剂,用于微生物抗原的检测,此诊断方法称为协同凝集(coagglutination)试验,该方法具有简易、快速、敏感的特点。在体内,SPA 与 IgG 结合形成的复合物还具有激活补体、抗吞噬、促细胞分裂、损伤血小板、引起超敏反应等多种生物活性。

（2）荚膜多糖抗原:宿主体内大多数金黄色葡萄球菌可在表面形成荚膜多糖抗原,荚膜有利于细菌黏附到细胞或者生物合成材料表面。

（3）多糖抗原:为群特异性抗原,是存在于细胞壁中的核糖醇磷壁酸。用琼脂糖扩散试验检测患者血清中的磷壁酸抗体,有助于金黄色葡萄球菌感染性疾病的诊断和预后判断。

5. 分类 金黄色葡萄球菌的分型方法比较多,有噬菌体分型、血清学分型、遗传学分型等。金黄色葡萄球菌多数用噬菌体分型,分为 5 个群、26 个噬菌体型。金黄色葡萄球菌的噬菌体分型在流行病学调查中,对追踪传染源及研究菌体分型与疾病类型间的关系有重要意义。

6. 抵抗力 金黄色葡萄球菌对外界理化因素的抵抗力较强,在无芽胞细菌中抵抗力最强。耐干燥,在干燥的脓汁或痰液中可存活 2～3 个月;耐热,60 ℃ 1 h 或 80 ℃ 30 min 才被杀死;耐盐,在含 10%～15% NaCl 培养基中仍能生长繁殖。对碱性染料敏感,如 1:100 000 的甲紫(龙胆紫)溶液可抑制其生长。对青霉素、庆大霉素、红霉素、金霉素等高度敏感。但该菌易产生耐药性,近年来该菌的耐药菌株逐年增多,对青霉素 G 的耐药菌株已高达 90% 以上,尤其是耐甲氧西林金黄色葡萄球菌(methicillin-resistant *S. aureus*,MRSA)已成为医院内感染的最常见的病原菌。

(二)致病性

1. 致病物质 金黄色葡萄球菌产生多种外毒素及胞外酶作为其致病物质,细菌的一些表面结构,如黏附素、荚膜、SPA 等也是细菌的重要毒力因子。

(1)凝固酶(coagulase):该酶能使含有抗凝剂的人或兔血浆凝固,故名凝固酶。凝固酶有两种:①游离凝固酶(free coagulase):是分泌至菌体外的蛋白质,可被血浆中的协同因子(cofactor)激活成凝血酶样物质,从而使液态的纤维蛋白原变成固态的纤维蛋白致血浆凝固。②结合凝固酶(bound coagulase):是结合在菌体表面的酶,不释放。它是菌体表面的纤维蛋白原受体,可使纤维蛋白原凝固在菌体表面,覆盖菌体表面,从而阻碍吞噬细胞对菌体的吞噬或胞内消化作用,还能保护病原菌免受血清中各种杀菌物质的破坏。金黄色葡萄球菌大量繁殖引起其周围大量纤维蛋白沉积和凝固,使感染病灶易于局限化和形成血栓。故凝固酶与金黄色葡萄球菌的致病性关系密切。多数致病菌株都能产生凝固酶,可以作为鉴定致病性金黄色葡萄球菌的重要指标之一。近年来发现凝固酶阴性葡萄球菌也能引起机体的某些感染,临床上应引起重视。

(2)葡萄球菌溶血素(staphylolysin):根据其抗原性和生物活性不同,分为 α、β、γ、δ、ε 五种,对人类致病的主要是 α 溶血素。α 溶血素是一种膜损伤毒素,除了对多种哺乳动物红细胞有溶解作用外,还对白细胞、血小板、成纤维细胞、肝细胞、血管平滑肌细胞、皮肤细胞等多种细胞都有损伤作用。其膜损伤机制可能是毒素分子插入细胞膜的疏水区,从而破坏膜的完整性导致细胞的溶解。α 溶血素为抗原性良好的外毒素,可用甲醛脱毒制成类毒素,用于制备预防金黄色葡萄球菌感染的人工主动免疫制剂。

(3)杀白细胞素(leukocidin):大多数金黄色葡萄球菌产生能够杀伤白细胞的毒素,称为杀白细胞素。杀白细胞素只攻击中性粒白细胞和巨噬细胞。该毒素与细胞膜受体结合后使细胞膜发生构型变化,从而使其膜通透性增高致细胞质内的钾离子丢失,最终导致细胞的死亡。死亡的白细胞可形成脓栓。

(4)肠毒素(enterotoxin):临床分离的金黄色葡萄球菌中约 50% 的菌株可产生肠毒素,已鉴定出 9 个血清型。肠毒素为可溶性蛋白质,但能够抵抗胃肠道蛋白酶的水解作用。肠毒素热稳定性很强,100 ℃ 30 min 仍保持部分活性。肠毒素作用于肠道神经受体,刺激呕吐中枢引起以呕吐为主要症状的急性胃肠炎,即食物中毒。葡萄球菌肠毒素是一种超抗原(super antigen,SAg)。

(5)表皮剥脱毒素(exfoliative toxin):又称表皮溶解毒素(epidermolytic toxin),是由质粒编码产生的一种蛋白质,可以裂解表皮的棘状颗粒层细胞,使表皮与真皮层脱离,引起烫伤样皮肤综合征(staphylococcal scalded skin syndrome,SSSS),又称剥脱性皮炎。常见于新生儿、婴幼儿和免疫功能低下的成年人。

(6)毒性休克综合征毒素-1(toxic shock syndrome toxin-1,TSST-1):是外毒素,可引起机体发热、休克、脱屑性皮疹及多个器官系统的功能紊乱,即毒性休克综合征(TSS)。

(7)耐热核酸酶(heat stable nuclease):由致病性金黄色葡萄球菌产生,耐热性较强,能降解 DNA 和 RNA。耐热核酸酶已作为临床上测定金黄色葡萄球菌有无致病性的重要指标之一。

此外,金黄色葡萄球菌还能产生纤维蛋白溶酶、透明质酸酶、脂酶,与细菌抗吞噬、播散等作用有关。

2. 所致疾病 金黄色葡萄球菌引起的疾病分为侵袭性和毒素性两大类型。

(1)侵袭性疾病:即化脓性感染,发生在皮肤组织、深部组织器官,甚至波及全身,表现为以脓肿形成为主的各种化脓性炎症。①皮肤软组织感染:如毛囊炎、疖、痈、伤口化脓及脓肿等。常见临床表现为脓汁黄且黏稠,病灶多为局限性,与周围组织的界限清楚。②内脏器官的感染:金黄色葡萄球菌从局部病灶入血,随血液播散引起肺炎、脓胸、心包炎、心内膜炎、中耳炎、骨髓炎等。③全身感染:若皮肤原发化脓病灶受到外力挤压或过早地切开未成熟的脓肿,以及机体抵抗力低下时细菌随血液、淋巴液播散,引起败血症、脓毒血症等。

(2)毒素性疾病:由金黄色葡萄球菌相关外毒素引起的中毒性疾病。①食物中毒:为夏季常见胃肠道疾病。食入金黄色葡萄球菌肠毒素污染的食物后,经 1～6 h 的潜伏期,患者出现恶心、呕吐、腹泻等急性胃肠炎症状,呕吐症状突出,不伴有发热。自限性:一般 1～2 天内可自行恢复,少数严重患者可发生虚脱或休克。②烫伤样皮肤综合征:多见于婴幼儿和免疫力低下的成年人。患者皮肤一开始出现弥漫性红斑,1～2 天内表皮起皱,继而出现内含清亮液体的大水疱,皮肤有触痛,轻微触碰可破溃,最后表皮脱落。③毒性休克综合征(TSS):表现为突发的高热、呕吐、腹泻、弥漫性皮疹,毛细血管的通透性增加,继而出现低血压,严重的患者还出现心、肾功能衰竭和多个组织器官功能紊乱。

(三)免疫性

人体对金黄色葡萄球菌具有一定的天然免疫力。只有当皮肤黏膜屏障受损或患有慢性消耗性疾病以及受其他病原体感染导致免疫力低下时,才会引起金黄色葡萄球菌感染。感染被控制恢复后,虽可获得一定的免疫力,但作用不强,不能避免再次感染。

(四)微生物学检查法

根据不同的疾病采集不同的标本。如化脓性感染取病灶中的脓汁,败血症取患者血液,食物中毒取可疑食物、呕吐物或粪便。

1. 标本直接涂片镜检 取标本涂片,革兰染色后镜下观察。根据细菌的形态、排列和染色特性可进行初步诊断。

2. 分离培养和鉴定 将脓汁标本分区画线接种至血琼脂平板,37 ℃孵育 18 h 左右,挑选可疑菌落进行涂片染色镜检。血液标本需先经肉汤培养基增菌培养后,再接种到血琼脂平板。

鉴定致病性金黄色葡萄球菌的依据:产生金黄色色素;有溶血性;凝固酶试验阳性;耐热核酸酶试验阳性;能分解甘露醇。

3. 药敏试验 金黄色葡萄球菌极易产生耐药性变异,约 90％的菌株可产生 β 内酰胺酶,成为 β 内酰胺类抗生素(如青霉素等)的耐药菌株。通常对临床分离的菌株,必须做药敏试验从而选择出敏感的药物。

4. 食物中毒的检测 取患者的呕吐物、粪便或剩余食物做细菌的分离培养和鉴定。葡萄球菌肠毒素的鉴定多采用 ELISA 法。ELISA 法可检测出微量肠毒素,敏感且快速。也可用 DNA 基因探针杂交技术检测是否为产肠毒素的菌株。

(五)防治原则

避免金黄色葡萄球菌感染性疾病的发生,应做到:①注意个人卫生,皮肤黏膜伤口及时进行消毒处理,防止感染;②加强饮食服务行业的卫生监督,从事饮食服务行业的人群皮肤不得有化脓性感染的病灶;③为防止耐药菌株的产生和扩散,根据药敏试验结果选用敏感的药物进行治疗;④反复发作的顽固性疖疮患者,宜采用自身菌苗疗法,有一定的疗效。

二、凝固酶阴性葡萄球菌

凝固酶阴性葡萄球菌(coagulase negative staphylococcus,CNS)是寄生在人和动物体内的正常菌群,常寄生在人和动物体表和与外界相通的腔道中。过去认为凝固酶阴性葡萄球菌对人不致病,但近年来很多证据证实CNS已经成为医源性感染的常见病原菌,且发病率逐年上升。凝固酶阴性葡萄球菌的耐药菌株日益增多,给临床诊断和治疗带来了困难。

(一)生物学性状

CNS为革兰阳性球菌,形态和排列与金黄色葡萄球菌相似,不产生凝固酶和α溶血素等毒性物质。常见的CNS主要是表皮葡萄球菌和腐生葡萄球菌,其主要生物学性状见表9-1。除表皮葡萄球菌和腐生葡萄球菌外,CNS还包括溶血葡萄球菌、头葡萄球菌、人葡萄球菌等30多种。

(二)致病性

CNS是人体正常菌群,皮肤黏膜检出率约90%。当CNS进入非正常寄居部位或机体免疫功能低下时可引起多种感染。CNS致病物质主要是细菌胞壁外黏液物质和溶血素(β溶血素、δ溶血素)。前者化学成分为多糖,是一层黏液性物质,有黏附、抗吞噬、抵抗宿主的免疫防御等重要作用。后者与该菌的溶血性有关;腐生葡萄球菌能选择性地吸附在尿路上皮细胞,引起泌尿系统感染。

CNS主要引起以下几种感染,在下列感染中仅次于大肠埃希菌,位居第2位。

1. 泌尿系统感染 为年轻女性急性膀胱炎的主要病原菌,仅次于大肠埃希菌。常见的是表皮葡萄球菌、溶血葡萄球菌和人葡萄球菌。

2. 细菌性心内膜炎 因心瓣膜修复术而感染,主要由表皮葡萄球菌引起。

3. 败血症 主要由溶血葡萄球菌和人葡萄球菌所引起。凝固酶阴性葡萄球菌所引起的败血症并不少见,仅次于大肠埃希菌和金黄色葡萄球菌。

4. 术后感染 植入性医疗器械特别适合CNS的黏附和生长,如心脏起搏器安装、置换人工心瓣膜、人工关节置换术、长期腹膜透析、导管插管等,甚至静脉滴注及脑脊液分流术等也可造成CNS的感染。目前耐甲氧西林的表皮葡萄球菌感染已成为外科手术后的严重问题。

(三)微生物检查法及防治原则

CNS感染需与金黄色葡萄球菌感染相区别,主要依据凝固酶试验、甘露醇的分解及所产生的色素来鉴定。CNS凝固酶试验阴性,不分解甘露醇,不能产生金黄色色素。CNS感染多为医院感染,所以医务人员、术前术后空气和环境的消毒需使用CNS敏感的消毒剂,以控制医院感染。因CNS易产生耐药性,故治疗时应依据药敏试验选择敏感的抗生素。

第二节 链球菌属

链球菌属(*Streptococcus*)细菌是化脓性球菌中的另一大类常见球菌,革兰阳性,排列成双或呈链状,故名链球菌。该菌广泛分布于自然界、人和动物粪便及健康人的鼻咽部,大多为正常菌群,不致病。少数链球菌为致病性链球菌,可引起人类的各种化脓性炎症、产褥热、肺炎、猩红热及链球菌超敏反应性疾病。链球菌属中对人类致病的主要是A群链球菌和肺炎链球菌。

链球菌常用以下四种方法分类:

1. 根据溶血现象分类 根据链球菌在血琼脂平板上的溶血情况的不同分为3类。

（1）甲型溶血性链球菌（α-hemolytic streptococcus）：菌落周围出现 1～2 mm 宽的草绿色溶血环，称甲型溶血或 α 溶血，是不完全溶血，因而被称为草绿色链球菌（viridans streptococci）。这类链球菌多为条件致病菌。

（2）乙型溶血性链球菌（β-hemolytic streptococcus）：菌落周围出现 2～4 mm 宽、无色透明、界限分明、溶血完全彻底的溶血环，称乙型溶血或 β 溶血。这类链球菌亦被称为溶血性链球菌（streptococcus hemolyticus），其致病力强，常引起人类和动物的多种疾病。

（3）丙型链球菌（γ-streptococcus）：不产生溶血素，无溶血环。因而亦称不溶血性链球菌（streptococcus anhemolyticus），一般不致病。

2. 根据抗原结构分类　根据链球菌细胞壁中 C 多糖抗原的不同，可分成 A～H、K～V 20 群。对人致病的链球菌 90% 左右属于 A 群。根据链球菌 M 抗原的不同，将 A 群分成约 100 个型；B 群分 4 个型；C 群分 13 个型。对人类致病的 A 群链球菌多表现为乙型溶血。

3. 根据生化反应分类　对一些肺炎链球菌、α 溶血性链球菌等不具有群特异性的链球菌，需进一步用生化反应、药敏试验和对氧的需要进行分类。

4. 根据对氧的需要分类　分为需氧、兼性厌氧和厌氧性链球菌三类，前两类对人有致病性，厌氧性链球菌主要为口腔、消化道、泌尿生殖道中的正常菌群，只有在特定条件下致病。

一、A 群链球菌

A 群链球菌（group A streptococcus）是链球菌中对人致病作用最强的细菌，是常见的化脓性球菌，在化脓性感染性疾病中仅次于金黄色葡萄球菌。

（一）生物学性状

1. 形态与染色　球形或椭圆形，直径 0.6～1.0 μm，呈链状排列（图 9-2）。链的长短往往与菌种及生长的环境有关。在液体培养基中常呈长链状，在固体培养基上则呈短链状。无芽胞和鞭毛。该菌在培养早期（2～4 h）可形成透明质酸的荚膜，但细菌自身可产生透明质酸酶，故随着培养时间的延长，荚膜会消失。

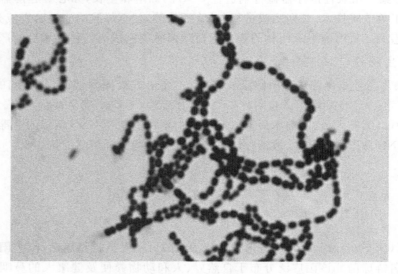

图 9-2　链球菌（革兰染色　×1 000）

2. 培养特性　营养要求较高，在含血液、血清、葡萄糖的培养基上才能生长良好。多数菌株兼性厌氧，少数为专性厌氧。在血清肉汤中易形成长链，呈絮状沉淀于管底。在血琼脂平板上形成圆形、透明或半透明、灰白色、边缘整齐、表面光滑的细小菌落。一般致病菌菌落周围会形成宽大透明的溶血环（β 溶血现象）。

3. 生化反应 能分解葡萄糖,产酸不产气。可用菊糖发酵试验和胆汁溶菌试验来鉴别甲型溶血性链球菌和肺炎链球菌,前者均阴性。可用触酶试验来鉴别链球菌与葡萄球菌,链球菌不产生触酶。

4. 抗原结构 链球菌的抗原结构复杂,主要有以下三种:

(1) 多糖抗原:或称 C 抗原,是细胞壁的多糖组分,为群特异性抗原,是分群的依据。

(2) 表面抗原:或称蛋白质抗原,是链球菌细胞壁外的蛋白质,具有型特异性,A 群链球菌有 M、T、R 和 S 四种,其中与致病性有关的是 M 蛋白抗原。根据 M 抗原的不同,A 群链球菌可分成约 100 种血清型。

(3) 核蛋白抗原:或称 NP 抗原,各种链球菌均相同,无特异性,并与葡萄球菌有交叉。

5. 抵抗力 抵抗力不强,加热 60 ℃ 30 min 即被杀死,对常用消毒剂敏感。但其可在干燥的尘埃中生存数月。乙型溶血性链球菌极少产生耐药性,对青霉素、四环素、红霉素、磺胺药和杆菌肽都很敏感。

（二）致病性

1. 致病物质 A 群链球菌的侵袭力较强,可产生多种外毒素和侵袭性酶。

(1) 细胞壁成分:

① 黏附素:构成黏附素的细胞壁成分有脂磷壁酸(lipoteichoic acid,LTA)和 F 蛋白(protein F),它们与宿主细胞膜有高度亲和力,可定植于机体皮肤和呼吸道黏膜等表面构成侵袭力。人类多种细胞膜表面有 LTA 受体,LTA 与 M 蛋白共同构成了 A 群链球菌的菌毛结构,LTA 与细胞表面 LTA 受体结合,完成侵袭皮肤黏膜的第一步。F 蛋白是纤维粘连蛋白(fibronectin,FN)的受体,使得 A 群链球菌黏附到上皮细胞表面完成定植和繁殖。

② M 蛋白(M protein):M 蛋白是 A 群链球菌的主要致病物质之一,有抗吞噬细胞的吞噬和消化作用。可刺激机体产生特异性抗体。由于 M 蛋白与心肌、肾小球基底膜成分有共同的抗原,故可发生交叉反应引起风湿热和急性肾小球肾炎等超敏反应性疾病。

③ 肽聚糖:具有致热、致 Shwartzman 反应、溶解血小板、提高血管通透性等作用。

(2) 外毒素:

① 致热外毒素(pyrogenic exotoxin):又称猩红热毒素或红疹毒素,是引起人类猩红热的主要毒性物质,由 A 群链球菌中的携带溶原性噬菌体的菌株所产生。为蛋白质,有 A、B、C 3 个血清型,抗原性强,并具有超抗原作用。该毒素对机体具有致热和细胞毒作用,引起发热和皮疹。

② 链球菌溶血素(streptolysin):溶解红细胞,对白细胞和血小板也有毒性作用。根据其对 O_2 的稳定性可分为链球菌溶素 O(streptolysin O,SLO)和链球菌溶素 S(streptolysin S,SLS)两种。SLO 为含有-SH 基的蛋白质,对 O_2 敏感,遇 O_2 时,SH 基被氧化为-S-S-基,失去溶血活性。可用亚硫酸钠或半胱氨酸等还原剂逆转其溶血活性。SLO 对哺乳动物中性粒细胞、巨噬细胞、血小板、神经细胞、心肌细胞等都具有毒性作用,SLO 抗原性强,可刺激机体产生 SLO 抗体(antistreptolysin O,ASO)。85%～90%感染 A 群链球菌的患者,在感染后 2～3 周至病愈后数月到 1 年内可检出 ASO。风湿热患者血清中 SLO 抗体效价显著增高,大多在 1∶250 以上,而活动性风湿热患者抗体效价一般超过 1∶400。可作为 A 群链球菌新近感染、风湿热及其活动性的辅助诊断指标。A 群链球菌溶素 S 是小分子的糖肽,无免疫原性,对 O_2 稳定。SLS 产生需要血清,故在血琼脂平板上 A 群链球菌菌落周围的 β 溶血环是由 SLS 所致的。SLS 对白细胞和多种组织细胞有破坏作用。

(3) 侵袭性酶(invasive enzyme)类:

① 透明质酸酶(hyaluronidase):分解细胞间质的透明质酸,有利于病原菌在组织中的

扩散。

② 链激酶(streptokinase,SK):亦称链球菌溶纤维蛋白酶(streptococcal fibrinolysin),与葡萄球菌的葡激酶类似,能使血浆中纤维蛋白酶原转化为纤维蛋白酶,溶解血凝块或阻止血浆凝固,有利于病原菌在组织中扩散。临床上常用于冠状动脉及静脉血栓的治疗。

③ 链道酶(streptodornase,SD):亦称链球菌 DNA 酶(streptococcal deoxyribonuclease),主要由 A、C、G 群链球菌产生。可降解脓液中黏稠的 DNA,使脓液变稀薄,有利于病原菌的扩散。

2. 所致疾病 人类链球菌感染性疾病 90％由 A 群链球菌所引起。主要经空气飞沫、皮肤黏膜和伤口感染传播,感染源为患者和带菌者。所致疾病大致分为三种类型:

(1)化脓性感染:

①局部皮肤和皮下组织感染:丹毒、淋巴管炎、淋巴结炎、蜂窝组织炎、痈、脓疱疮等。

②其他系统感染:化脓性扁桃体炎、咽炎、咽峡炎、鼻窦炎、产褥感染、中耳炎等。

(2)毒素性疾病:猩红热、链球菌毒素休克综合征。猩红热是链球菌感染引起的小儿急性传染病,多发于 10 岁以下儿童。经呼吸道飞沫传播,主要特征为发热、咽炎、全身弥漫性红色皮疹,疹退后脱屑明显。严重患者可造成心肾损害。

(3)超敏反应性疾病:

① 风湿热:常继发于 A 群链球菌感染的咽炎,临床表现以关节炎、心肌炎为主。发病机制为 A 群链球菌 M 蛋白与心肌组织、心瓣膜及关节组织存在共同抗原,引起交叉反应;此外 M 蛋白与相应抗体形成的免疫复合物也可沉积在心瓣膜或关节滑膜上,造成免疫病理损伤。

② 急性肾小球肾炎:多见于儿童、青少年。常继发于 A 群链球菌引起的上呼吸道及皮肤感染性疾病。临床表现为蛋白尿、水肿和高血压。发病机制为 A 群链球菌 M 蛋白与肾小球基底膜存在共同抗原,引发交叉反应;此外 M 蛋白与相应抗体形成的免疫复合物可沉积在肾小球基底膜上造成免疫病理损伤。

(三) 免疫性

感染 A 群链球菌后,机体可获得对同型链球菌的特异性免疫力。但由于其型别多,且各型之间无交叉免疫力,故可发生反复感染。

(四) 微生物学检查法

1. 标本 根据不同疾病采集相应的标本。例如取化脓性伤口的脓汁,取咽喉、鼻腔等病灶的棉拭子,败血症患者取血液,抗体检测需取患者血清。

2. 直接涂片镜检 脓汁可直接涂片,革兰染色,镜检。如发现有典型的链状排列的革兰阳性球菌时,可做出初步诊断。但脓汁标本中的链球菌常单个或成双出现时,需进一步鉴定。

3. 分离培养与鉴定 将脓汁或棉拭子标本直接接种在血琼脂平板上,37 ℃孵育 24 h,菌落周围若出现 β 溶血环,应用触酶试验与葡萄球菌鉴别;菌落周围若有 α 溶血环,要同肺炎链球菌相区别,常用菊糖发酵试验和胆汁溶菌试验。血液标本需先增菌后,再接种血琼脂平板。

4. 血清学试验 抗链球菌溶血素 O 试验(antistreptolysin O test,ASO test),简称抗 O 试验,常用于风湿热的辅助诊断。风湿热患者血清中抗 O 抗体比正常人显著增高,大多在 250 U,活动性风湿热患者一般超过 400 U。

(五) 防治原则

A 群链球菌感染主要通过呼吸道飞沫传播,应对患者和带菌者进行彻底治疗,以减少传播机会。急性咽喉炎和扁桃体炎患者,尤其是儿童,须及时彻底治疗,以防止发生急性肾小球肾炎、风湿热以及亚急性细菌性心内膜炎。治疗首选青霉素 G。

二、肺炎链球菌

肺炎链球菌(S. Pneumoniae),俗称肺炎球菌(pneumococcus)。广泛存在于自然界,常寄居于健康人口腔和鼻咽部,人群鼻咽腔带菌率为5%~10%。仅少数有致病力,可引起细菌性大叶性肺炎、支气管炎、脑膜炎等疾病。

(一)生物学性状

1. 形态与染色 革兰阳性球菌,菌体呈矛头状,多成双排列,宽端相对,尖端向外,由于普通染色荚膜不易着色,故表现为菌体周围透明环(图9-3)。在痰液、脓汁、病变肺组织等临床标本中可呈单个或短链状,无鞭毛和芽胞。在机体内或含血清的培养基中能形成荚膜,荚膜需特殊染色才可见。

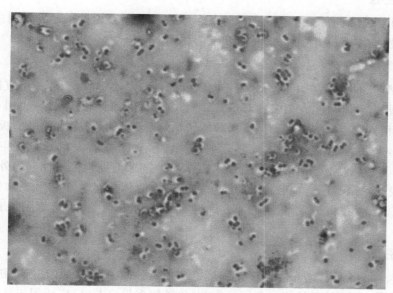

图9-3 肺炎链球菌(革兰染色 ×1 000)

2. 培养特性 营养要求高,在含有血液或血清的培养基中才能生长。需氧或兼性厌氧。在血琼脂平板上可形成圆形、隆起、表面光滑湿润的细小菌落,菌落周围形成草绿色α溶血环。肺炎链球菌可产生自溶酶,自溶酶能破坏细菌细胞壁,溶解菌体,故平板培养的细菌随着时间的延长菌体自溶,菌落中央下陷呈"肚脐状"。由于自溶酶的作用,孵育细菌的血清肉汤随着时间的延长由起初的混浊逐渐变澄清。胆汁或胆盐可激活自溶酶的活性。

3. 生化反应 肺炎链球菌分解葡萄糖、乳糖、麦芽糖、蔗糖,产酸不产气。多数可发酵菊糖,胆汁溶菌试验阳性。

4. 抗原结构与分型

(1)荚膜多糖抗原:存在于肺炎链球菌荚膜中。根据该抗原的不同将肺炎链球菌分为90多个血清型。

(2)菌体抗原:①C多糖:肺炎链球菌各型菌株所共有的具有种特异性的多糖,存在于菌体细胞壁中。C多糖可被宿主血清中的C反应蛋白(C reactive protein,CRP)所沉淀。CRP在正常人血清中含量极微,在炎症活动期含量增多。②M蛋白:具有型特异性,产生的抗体无保护作用。

5. 抵抗力 较弱,56 ℃ 15~30 min即被杀死。对一般消毒剂敏感,在3%石炭酸或0.1%升汞溶液中1~2 min即被杀灭,对肥皂也很敏感。有荚膜菌株抗干燥能力较强。肺炎链球菌对青霉素、红霉素、林可霉素等抗生素敏感。

（二）致病性

1. 致病物质 主要是荚膜，具有抗吞噬作用。肺炎链球菌溶血素 O、脂磷壁酸、神经氨酸酶等亦发挥作用，与细菌的黏附、定居、扩散及组织损伤等有关。

2. 所致疾病 一般不致病，当机体免疫力低下时致病，主要引起大叶性肺炎，其次为支气管炎。在机体发生感染、营养不良和抵抗力下降时，病原菌由上呼吸道侵入，经支气管、气管到达肺部引起人类大叶性肺炎。成年人肺炎多数由 1、2、3 型肺炎链球菌引起，其中 3 型肺炎链球菌毒力较强，病死率较高。儿童感染以第 14 型最常见。肺炎后可继发胸膜炎、脓胸、中耳炎、脑膜炎和败血症等。

（三）免疫性

病后可获得牢固的型特异性免疫力，同型病原菌再次感染少见。免疫机制主要是产生荚膜多糖型特异性抗体，该抗体可促进吞噬和杀菌作用。

（四）微生物学检查法

根据感染部位不同，采集不同的标本，如痰液、脓汁、血液或脑脊液等。可直接涂片染色镜检，若发现典型的革兰阳性、有荚膜的双球菌，结合临床症状可做初步诊断，再用血琼脂平板分离培养。血液和脑脊液标本需先经血清肉汤增菌后再分离培养。在血琼脂平板上，肺炎链球菌呈甲型溶血，与甲型溶血性链球菌菌落特点相似，常用菊糖发酵试验、胆汁溶菌试验、Optochin 试验鉴别，肺炎链球菌均为阳性，甲型溶血性链球菌则均为阴性。另外，可做动物试验，小鼠对肺炎链球菌敏感。腹腔接种将少量具有毒力的肺炎链球菌，濒死时取其心血或腹腔液涂片、染色、镜检，并做分离培养与鉴定。也可用小鼠腹腔液做荚膜肿胀试验（quelling reaction）。

（五）防治原则

儿童、老人和慢性病患者可接种多价肺炎链球菌荚膜多糖疫苗来预防肺炎链球菌性肺炎、败血症、脑膜炎等，免疫效果较好。美国已有 23 价荚膜多糖疫苗，已广泛用于易感人群。治疗应结合药敏试验选用敏感药物。青霉素 G 为常规首选药物，耐药者可选用万古霉素。

三、其他医学相关链球菌

（一）甲型溶血性链球菌

甲型溶血性链球菌因在血琼脂平板上出现草绿色溶血环故称为草绿色链球菌（viridans streptococci），多成双或呈短链状排列，血琼脂平板上菌落周围出现 α 溶血现象。该菌常寄居于上呼吸道、口腔、消化道及女性生殖道。对人类致病的有变异链球菌（S. Mutans）、米勒链球菌（S. Milleri）、唾液链球菌（S. Salivarius）、缓症链球菌（S. Mitis）和血链球菌（S. Sanguis）等五个型。甲型溶血性链球菌胆汁溶菌试验、菊糖发酵试验、Optochin 试验均阴性。

1. 亚急性细菌性心内膜炎 甲型溶血性链球菌是亚急性细菌性心内膜炎最常见的致病菌。在拔牙或摘除扁桃体手术时，正常寄居在口腔的细菌可侵入血液引起菌血症。一般血液中少量细菌很快被肝、脾、淋巴结和骨髓中的吞噬细胞所清除。但心瓣膜有病损处或人工瓣膜处，细菌就可滞留繁殖，引起亚急性细菌性心内膜炎。

2. 龋齿 变异链球菌与龋齿的发生关系密切，该菌为厌氧菌，能分解蔗糖产生黏性大的不溶性葡聚糖或果聚糖，借此将口腔中大量的菌群黏附于牙齿表面形成牙菌斑。牙菌斑中的细菌尤其是乳杆菌能发酵多种糖类产生大量的酸，在酸性环境下导致牙釉质及牙质脱钙，造成龋齿。

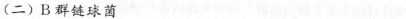
（二）B 群链球菌

B 群链球菌（group B streptococcus，GBS）又称无乳链球菌（*S. Agalactiae*），能引起牛乳房炎，对畜牧业的影响较大而受到关注。现发现该菌也能感染人类，尤其是新生儿。GBS 可寄居于阴道和直肠，人群带菌率达 30％左右。健康人的鼻咽部也可分离到该菌。新生儿经产道出生时感染，或被呼吸道带菌的医务人员所传染。新生儿感染常引起暴发性败血症和化脓性脑膜炎，病死率极高。

（三）D 群链球菌

D 群链球菌（group D streptococcus）主要有粪链球菌、牛链球菌和马链球菌。营养要求低，在普通琼脂平板上生长良好，在血琼脂平板上呈 α 溶血或不溶血。在生化反应、血清学特点、致病性方面与其他链球菌存在不同，在遗传学上也与其他链球菌相关性较低。D 群链球菌正常寄居在皮肤、上呼吸道、消化道和泌尿生殖道，感染者多为老年人、中青年女性、肿瘤患者等免疫力低下人群。D 群链球菌对青霉素的敏感性较低，耐万古霉素等抗生素的菌株在不断增加。

第三节 肠 球 菌 属

肠球菌属（*E. enterococcus*）属于肠球菌科，有 29 个种和亚种。肠球菌是人类和动物肠道的正常菌群，也可存在于外界环境中。近年发现它是医院感染的常见病原菌。肠球菌先后被归入人链球菌和 D 群链球菌，后根据其生理生化方面的特点建立了肠球菌科肠球菌属。对人类有致病性的主要为粪肠球菌（*E. Faecalis*）、屎肠球菌（*E. Faecium*）。临床分离菌中粪肠球菌占 85％～95％、屎肠球菌占 5％～10％。

一、生物学性状

肠球菌形态呈圆形或椭圆形，呈链状排列，革兰阳性，无鞭毛，无芽胞，为需氧或兼性厌氧菌，触酶试验阴性。营养要求高，需在含有血清的培养基上生长。在血琼脂平板上可形成直径 0.5～1 mm、圆形、灰白色、不透明、表面光滑的菌落。典型菌落不溶血，但也可出现 α 溶血或 β 溶血。与链球菌显著不同的是：①能在 pH 9.6、65 g/L NaCl 和 400 g/L 胆盐中生长；②对许多抗菌药物表现为固有耐药。

二、致病性

肠球菌的毒力不强，不产生毒素或侵袭性酶，主要通过在机体内的定植繁殖，突破机体的防御机制，导致组织病理改变而引起感染，如尿路感染、腹腔感染、盆腔感染、败血症、细菌性心内膜炎等，很少引起蜂窝织炎及呼吸道感染。

（一）致病物质

1. 碳水化合物黏附素（carbohydrate adhesions） 具有黏附作用，通过其黏附作用黏附至肠道、尿路上皮细胞等。菌体生长环境影响这些黏附素的表达。

2. 聚合物（aggregation substance）因子 肠球菌产生的一种表面蛋白，能聚集供体菌与受体菌，以利于菌体间的质粒转移，在体外可增强该菌对肾小管上皮细胞的黏附。

3. 细胞溶素（cytolysin） 由肠球菌质粒编码产生，可加重感染。

4. 多形核白细胞趋化因子 由粪肠球菌产生，可介导与肠球菌感染有关的炎症反应。

此外，耐药肠球菌常可在护士及其他医务工作者身上寄生和繁殖，造成医院内患者之间的传播,引起医院感染,也可以由于患者肠道菌群失调而引起内源性感染。

(二)肠球菌的耐药性

肠球菌的医院感染及耐药性已引起各界关注。肠球菌是医院感染的重要病原菌,随着抗菌药物的广泛使用,肠球菌耐药现象越来越严重,特别是携带万古霉素耐药基因质粒的肠球菌,往往引起难治性感染。肠球菌细胞壁厚且坚固,对许多抗生素表现为固有耐药,屎肠球菌比粪肠球菌更明显。

1. 对青霉素的耐药性 肠球菌通过其青霉素结合蛋白与青霉素结合,当与青霉素的亲和力减低时可导致对青霉素的耐药,其中屎肠球菌多见。青霉素对肠球菌只起抑菌作用,不能使其自溶,故对其无杀菌作用。偶尔细菌可通过产生大量青霉素酶而引起对青霉素的耐药。

2. 对万古霉素的耐药性 肠球菌含有 VanA、VanB、VanC、VanD、VanE 5 种抗万古霉素的基因,其中具有高度抗药性的 VanA 基因位于转座子上,可在菌种间转移。其他的抗药基因位于染色体上。

3. 对氨基糖苷类抗生素的耐药性 质粒介导的氨基糖苷类钝化酶导致该菌的高度耐药,由细菌细胞壁渗透障碍可引起中度耐药。高度耐药可使青霉素类与氨基糖苷类的协同作用消失。因此肠球菌对氨基糖苷类的耐药程度的测定,对临床治疗有重要意义。

(三)所致疾病

肠球菌是医院感染的重要病原菌,易感人群为年老、体弱、表皮黏膜破损以及因使用抗生素而使菌群失调者。

1. 尿路感染 粪肠球菌感染最常见,多数为医院感染。医院内尿路感染仅次于大肠杆菌。发生原因多与留置导尿管和尿路结构异常有关。一般表现为膀胱炎和肾盂肾炎,少数患者可出现肾周围脓肿。

2. 腹腔、盆腔感染 肠球菌感染位居第 2 位。

3. 败血症 仅次于凝固酶阴性葡萄球菌和金黄色葡萄球菌的感染,居第 3 位。其中 87% 为粪肠球菌,其次为屎肠球菌和坚韧肠球菌。多数通过中心静脉导管感染、腹腔感染、盆腔化脓性感染、泌尿生殖道感染、胆道感染和烧伤创面感染等引起。患者多为老年人、中青年女性、体弱或肿瘤患者。

4. 细菌性心内膜炎 5%～20% 是由肠球菌引起。

肠球菌还可引起外科伤口、皮肤软组织、烧伤创面及骨关节等的感染。该菌很少引起原发性蜂窝组织炎和呼吸道感染。

三、防治原则

只要患者防御机制正常,大部分肠球菌感染经治疗可以痊愈。尿路感染可单独应用青霉素、氨苄西林或万古霉素。大部分肠球菌对呋喃妥因敏感,可用于尿路感染。心内膜炎、脑膜炎等的治疗需选择有杀菌作用的抗生素,如青霉素或氨苄西林与氨基糖苷类药物联合用药。依据药敏试验和临床效果合理用药以治疗耐万古霉素的肠球菌感染。应实施严格的隔离及合理、谨慎使用万古霉素以控制耐万古霉素肠球菌感染的传播。

第四节 奈瑟菌属

奈瑟菌属(*Neisseria*)是一群形态呈球形或近似球形,有荚膜和菌毛,无鞭毛和芽胞的革兰阴性双球菌。该属有 23 个种和亚种,其中对人致病的只有脑膜炎奈瑟菌(*N. Meningitidis*)

和淋病奈瑟菌($N. Gonorrhoeae$),其余均为寄生在鼻、咽喉和口腔黏膜的正常菌群。

一、脑膜炎奈瑟菌

脑膜炎奈瑟菌俗称脑膜炎球菌(meningococcus),是流行性脑脊髓膜炎(简称流脑)的病原菌。

(一)生物学性状

1. 形态与染色 呈肾形或豆形,直径 0.6~0.8 μm,凹面相对成双排列(图9-4)。革兰染色阴性。在患者脑脊液标本中,多位于中性粒细胞胞质内,形态典型。新分离到的菌株大多有荚膜和菌毛。

2. 培养特性 营养要求较高,需用含血清、血液等的培养基培养才能生长良好。常用巧克力(色)培养基。专性需氧,初次分离培养需提供 5%~10% CO_2 条件。最适 pH 值为 7.4~7.6。最适生长温度为 37 ℃。在上述条件下孵育 24 h 后可形成直径 1~1.5 mm、无色、透明、光滑、圆形似露滴状的菌落。在血琼脂平板上无溶血现象。在血清肉汤中呈混浊生长。该菌可产生自溶酶,人工培养物超过 48 h 常死亡,故需及时转移接种。60 ℃ 30 min 或甲醛液处理均可破坏自溶酶活性。

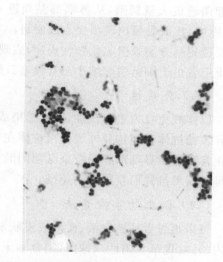

图 9-4 脑膜炎奈瑟菌(革兰染色 ×1 000)

3. 生化反应 多数脑膜炎奈瑟菌可分解葡萄糖和麦芽糖,产酸不产气。

4. 抗原结构及分类 脑膜炎奈瑟菌的主要表层抗原有三种。

(1)荚膜多糖抗原:群特异性,根据该抗原目前已将脑膜炎奈瑟菌分成 A、B、C、D、H、I、K、X、Y、Z、29E、W135 和 L 这 13 个血清群。其中对人类致病的多为 A、B、C 群,以 C 群致病力最强。我国以 A 群为主,占 95% 以上,近些年陆续发现 B 群和 C 群的感染。

(2)外膜蛋白抗原:型特异性,根据该抗原的不同,将脑膜炎奈瑟菌的各血清群又分成若干个血清型,但 A 群所有菌株的外膜蛋白均相同。

(3)脂寡糖抗原(lipooligosaccharide,LOS):由外膜糖脂组成,是脑膜炎奈瑟菌的主要致病物质。具有型特异性,可根据 LOS 进行免疫学分型。

5. 抵抗力 对理化因素的抵抗力均很弱。对冷、热、干燥及消毒剂均敏感。室温放置 3 h 或 55 ℃ 5 min 内死亡。

(二)致病性

1. 致病物质

(1)荚膜:新分离菌株有荚膜,荚膜具有抗吞噬作用,构成了细菌的侵袭力。

(2)菌毛:可发挥黏附作用,黏附至人类鼻咽部黏膜上皮细胞的表面。

(3)IgA1 蛋白酶:IgA1 蛋白酶可破坏黏膜分泌型免疫球蛋白 SIgA1,帮助细菌进一步侵入黏膜上皮细胞。

(4)脂寡糖抗原:是该菌主要致病物质。病原菌侵入机体繁殖后,因自溶或死亡而释放出脂寡糖抗原,该抗原作用于小血管和毛细血管,引起机体发热、白细胞升高、小血管和毛细血管内皮细胞的损伤,出现坏死、出血,导致皮肤淤斑和微循环障碍等。严重时可造成 DIC 及中毒性休克。

2. 所致疾病 流行性脑脊髓膜炎,简称流脑。传染源是患者和带菌者。人类是脑膜炎奈瑟菌唯一易感宿主。正常人群鼻咽部带菌率为 5%～10%。在流行期间人群带菌率达 70% 以上,是重要的传染源。成年人的抵抗力强,发病率低。易感人群为 6 个月～2 岁的婴幼儿,因其血脑屏障发育不健全,免疫力弱,故发病率较高。

病原菌主要经呼吸道飞沫传播,也可通过接触患者呼吸道分泌物污染的物品而引起感染。病原菌侵入鼻咽部,先在局部繁殖。潜伏期 2～4 天,机体抵抗力强则病原菌只停留在呼吸道引起呼吸道局部的炎症,一般无症状或症状轻微,表现为带菌状态或隐性感染。机体抵抗力弱则细菌趁机大量繁殖,从鼻咽部黏膜进入血液引起菌血症或败血症,患者突发寒战、高热、恶心、呕吐,皮肤黏膜出现出血点或淤斑。对于少数患者,细菌突破血脑屏障到达中枢神经系统,主要侵犯脑脊髓膜引起化脓性炎症,表现为剧烈头疼、喷射性呕吐、颈项强直等脑膜刺激症状。严重患者由于细菌引起细小血管栓塞致微循环障碍出现 DIC 和中毒性休克。

(三)免疫性

以体液免疫为主。显性、隐性感染或疫苗接种后血清中均产生群特异多糖抗体,血清中群特异多糖抗体和型特异外膜蛋白抗体在补体的作用下杀伤脑膜炎奈瑟菌。人类也可从不致病的正常寄居于鼻咽部脑膜炎奈瑟菌间的交叉抗原获得一定的免疫力。6 个月以内的婴幼儿可从母体获得抗体而获得被动免疫。

(四)微生物学检查法

可采集患者的脑脊液、血液或皮肤淤斑内容物,直接涂片染色后镜下观察,如在中性粒细胞内、外发现革兰阴性双球菌,结合临床表现即可做出初步诊断。脑膜炎奈瑟菌抵抗力极弱,故标本采集后应注意保湿、保暖并立即送检。血液或脑脊液标本需先接种至血清肉汤培养基中增菌后,再用生化反应和玻片凝集试验进一步鉴定。脑膜炎奈瑟菌因产生自溶酶而很容易出现自溶,可用敏感特异的 ELISA、对流免疫电泳、SPA 协同凝集试验等方法快速诊断标本中的可溶性抗原。

(五)防治原则

流脑流行期间应及时隔离和治疗患者,控制传染源、切断传播途径,同时提高人群免疫力。我国对流脑的预防已纳入计划免疫,目前常用 A、C 二价或 A、C、Y 和 W135 四价混合多糖疫苗,保护率约 90%。治疗首选青霉素 G 和磺胺类药物,对青霉素过敏者可选用红霉素。

二、淋病奈瑟菌

淋病奈瑟菌俗称淋球菌(gonococcus),是人类淋病的病原体,可引起人类泌尿生殖道黏膜急性或慢性化脓性炎症。淋病是我国目前发病率最高的性传播疾病。

(一)生物学性状

1. 形态与染色 该菌形似咖啡豆,直径 0.6～0.8 μm,常成双排列,平端相对,革兰阴性双球菌。急性期患者脓汁标本中淋病奈瑟菌常位于中性粒细胞内,但慢性淋病患者标本中则常位于细胞外。有荚膜和菌毛,无芽胞,无鞭毛。该菌在碱性美蓝染色时呈深蓝色。

2. 培养特性与生化反应 专性需氧,营养要求高,需用巧克力(色)血琼脂平板培养,初次分离培养时需提供 5%CO_2 环境,最适温度为 35～36 ℃。在最适宜条件下孵育 48 h 后,形成灰白色、圆形、凸起、直径 0.5～1.0 mm 的光滑型菌落。根据菌落色泽、大小等分为 T1～T5 五种类型,新分离株属于 T1、T2 型,菌落小且有菌毛。该菌只分解葡萄糖,不分解其他糖类,产酸不产气。氧化酶试验和过氧化氢酶试验均为阳性。

3. 抗原结构与分类 淋病奈瑟菌表面抗原有三类。

(1)菌毛蛋白抗原:存在于有毒菌株,与淋病奈瑟菌的黏附性有关,有利于细菌黏附在细胞表面,可抵抗中性粒细胞的吞噬杀菌作用。不同菌株的菌毛抗原性不同。

（2）脂寡糖抗原(LOS)：由脂质 A 和核心寡糖组成,类似 LPS,有内毒素活性,但易发生变异。

（3）外膜蛋白抗原：包括 PⅠ、PⅡ和 PⅢ 三种。PⅠ是主要的外膜蛋白,占菌体外膜总重量的 60%以上,是分型的主要依据,可分为 18 个血清型。PⅡ可使细菌彼此黏附成微菌落,有利于细菌吸附在易感细胞表面。

4. 抵抗力　弱,与脑膜炎奈瑟菌相似。对热、冷、干燥和消毒剂极敏感。

（二）致病性

1. 致病物质

（1）菌毛：淋病奈瑟菌通过菌毛黏附到尿道黏膜柱状上皮细胞表面,在局部紧密黏附形成小菌落,不易被尿液冲掉。T1、T2 型的淋病奈瑟菌因有菌毛而对人类有毒力,T3～T5 型无菌毛则无毒力。

（2）外膜蛋白：PⅠ可通过直接插入中性粒细胞膜,严重破坏其膜结构的完整性,从而导致膜损伤。PⅡ分子参与黏附作用。PⅢ则可阻止抗体的杀菌活性。

（3）脂寡糖：淋病奈瑟菌的胞壁脂寡糖有内毒素作用,可与补体、IgM 等共同作用引起局部的炎症反应。该抗原易发生变异。

（4）IgA1 蛋白酶：IgA1 蛋白酶能破坏黏膜表面的特异性 IgA1,有利于细菌黏附至黏膜表面。

2. 所致疾病　淋病是性传播疾病(STD),人类是淋病奈瑟菌的唯一宿主。人类淋病主要通过性接触,病原菌侵入尿道和生殖道而引起感染,潜伏期一般为 2～5 天。当母体患有淋病奈瑟菌性阴道炎或子宫颈炎时,新生儿经产道出生时易感染患上淋病奈瑟菌性结膜炎,俗称脓漏眼。成年人在感染初期,一般引起男性前尿道炎、女性尿道炎与子宫颈炎,患者症状表现为尿频、尿痛、尿道和宫颈流脓性分泌物等。如未经治疗则进一步扩散到生殖系统,引起慢性感染,导致不育、不孕。

（三）免疫性

人类对淋病奈瑟菌普遍易感,对其感染无天然抵抗力。虽多数患者可以自愈,并出现特异性 IgM、IgG 和 SIgA 抗体,但免疫力不持久,不能防止再感染和慢性转变。

（四）微生物学检查法

1. 直接镜检　取患者泌尿生殖道或宫颈口脓性分泌物直接涂片,革兰染色后镜检。若在中性粒细胞内发现革兰阴性双球菌,有诊断价值,慢性患者则细胞外多见。

2. 分离培养与鉴定　因该菌抵抗力弱,故标本采集后应注意保暖、保湿,立即送检或转移接种。将标本接种于巧克力(色)血琼脂平板,35～36 ℃,在 5%CO$_2$条件下孵育 36～48 h,取可疑菌落涂片、染色、镜检,出现革兰阴性双球菌,即可诊断。为抑制杂菌生长,可在培养基中加入多黏菌素 B 和万古霉素等抗生素提高淋病奈瑟菌的检出率。同时进一步用氧化酶试验和糖发酵试验等生化反应鉴定。

3. 快速诊断　可采用直接免疫荧光试验、核酸杂交技术或核酸扩增技术快速检测淋病奈瑟菌。

（五）防治原则

在我国,淋病是一种发病率最高的性传播疾病。淋病主要通过性接触传染,也可通过间接接触污染的毛巾、衣裤、被褥等引起感染。开展性病防治知识宣传教育、杜绝卖淫嫖娼以及杜绝不正当的两性关系是预防淋病的重要环节。由于耐药菌株不断增加,治疗应依据药敏试验结果合理用药。同时对与淋病患者有性接触者进行积极治疗。治疗可选用青霉素 G、新青霉素及博来霉素等。目前尚无特异性疫苗。

"超级细菌"——
耐甲氧西林金
黄色葡萄球菌
（MRSA）

小结

（1）葡萄球菌根据生化反应及色素的不同,分为金黄色葡萄球菌、表皮葡萄球菌和腐生葡萄球菌三种。其中金黄色葡萄球菌的致病性最强,在化脓性感染性疾病中占首位。表皮葡萄球菌为条件致病菌,腐生葡萄球菌一般不致病。葡萄球菌主要引起化脓性感染和毒素性疾病。凝固酶阴性葡萄球菌是目前医院感染常见的致病菌之一,主要由表皮葡萄球菌引起。

（2）链球菌是另一大类化脓性球菌,仅次于金黄色葡萄球菌。其中 A 群链球菌的致病性最强。根据链球菌在血琼脂平板上溶血现象的不同,分为甲型溶血性链球菌(草绿色溶血环,α溶血)、乙型溶血性链球菌(完全溶血,β溶血)和丙型链球菌(不溶血)三种链球菌。链球菌除了引起化脓性感染和毒素性疾病以外,还会引起超敏反应性疾病(如风湿热和急性肾小球肾炎)。

（3）肺炎链球菌常寄居在正常人体口腔及鼻咽腔,一般不致病,当机体免疫力低下时可引起大叶性肺炎。甲型溶血性链球菌可引起龋齿和亚急性细菌性心内膜炎。

（4）脑膜炎奈瑟菌和淋病奈瑟菌是在形态、排列、染色性方面极相似的两种奈瑟菌,都为革兰阴性、形态呈肾形或豆形的双球菌。前者引起流行性脑脊髓膜炎,后者引起淋病。二者抵抗力均很弱,故临床标本采集后应立即送检。此外,淋病奈瑟菌可感染新生儿引起淋菌性结膜炎,此病可用 1‰硝酸银滴眼液预防。

思考题答案

思考题

1. 金黄色葡萄球菌的致病物质及所致疾病有哪些?
2. 鉴定致病性葡萄球菌的依据有哪些?
3. A 群链球菌的致病物质及所致疾病有哪些?
4. 葡萄球菌和链球菌引起的化脓病灶特点有何不同? 为什么?
5. 试述脑膜炎奈瑟菌和淋病奈瑟菌的致病性。

推荐文献阅读

1. 严杰.医学微生物学.第 3 版.北京:高等教育出版社,2016
2. 张凤民,肖纯凌.医学微生物学.第 3 版.北京:北京大学医学出版社,2013
3. 严杰.医学微生物学.第 2 版.北京:高等教育出版社,2012
4. 李凡,刘晶星.医学微生物学.第 7 版.北京:人民卫生出版社,2008

内蒙古医科大学 陶格斯

第十章　肠杆菌科

本章 PPT

肠杆菌科(Enterobacteriaceae)细菌是一大群寄居在人类和动物肠道中生物学性状近似的革兰阴性杆菌,广泛分布于土壤、水和腐物中。其中大多数是肠道的正常菌群,当宿主免疫力降低或寄生部位发生改变时成为条件致病菌,引起疾病,如大肠埃希菌、变形杆菌等;少数为病原菌,如伤寒沙门菌、志贺菌、致病性大肠埃希菌等,能引起肠道感染;还有一部分是由正常菌群转变而来的致病菌,如引起胃肠炎的某些血清型大肠埃希菌。

肠杆菌科细菌种类繁多。根据生化反应、抗原结构、基因组 DNA 序列分析等将其分成 44个属,170 多个种。与医学有关的有埃希菌属、志贺菌属、沙门菌属、克雷伯菌属、变形杆菌属、摩根菌属、枸橼酸菌属、肠杆菌属、沙雷菌属和耶尔森菌属等。

肠杆菌科细菌具有下列共同生物学特性:

1. 形态与结构　为中等大小(0.3~1.0) μm×(1.0~6.0) μm 的革兰阴性杆菌,无芽胞,多数有菌毛和周鞭毛,少数有荚膜。

2. 培养　兼性厌氧或需氧。营养要求不高,在普通琼脂平板上生长良好,形成湿润、光滑、灰白色的中等大小菌落。在血琼脂平板上,有些菌可产生溶血环。在液体培养基中,混浊生长。

3. 生化反应　生化反应活泼,不同种细菌分解糖类或蛋白质的能力不一样,形成不同代谢产物,以此可区分各菌属和菌种。乳糖发酵试验在初步鉴别肠杆菌科中致病菌和非致病菌上有重要价值,一般非致病菌能分解乳糖,而致病菌多数不能分解乳糖。

4. 抗原构造　主要有菌体(O)抗原、鞭毛(H)抗原和荚膜(K)抗原,个别有菌毛抗原。

(1) O 抗原:存在于细胞壁脂多糖(LPS)最外层,具有属特异性。O 抗原耐热,100 ℃不被破坏。从患者体内新分离的菌株的菌落大多呈光滑(S)型,在人工培养基上多次传代后,细菌若失去 O 特异性多糖,此时菌落变成粗糙(R)型,称为 S-R 型变异。O 抗原主要引起 IgM 型抗体。

(2) H 抗原:成分为鞭毛蛋白。不耐热,60 ℃30 min 即被破坏。细菌失去鞭毛后,运动随之消失,同时 O 抗原外露,是为 H-O 变异。H 抗原主要诱生 IgG 型抗体。

(3) K 抗原:具有型特异性,位于 O 抗原外周,能阻止 O 抗原凝集现象,但 60 ℃30 min 可以破坏荚膜。重要的有伤寒沙门菌的 Vi 抗原,大肠埃希菌的 K 抗原等。

5. 抵抗力　因无芽胞,对理化因素抵抗力不强。60 ℃30 min 即死亡。对一般化学消毒剂敏感,常用氯消毒饮用水。胆盐、煌绿等染料对非致病性肠杆菌科细菌有抑制作用,故可用于制备选择培养基分离病原菌。

6. 变异　易出现变异菌株。除自发突变外,因相互处于同一密切接触的肠道微环境,可以通过转导、接合、转化等转移遗传物质,使受体菌获得新的性状而导致变异。其中最常见的是耐药性变异,此外尚有毒素产生、生化反应、抗原性等特性的改变。

第一节　埃希菌属

埃希菌属(*Escherichia*)有 6 个种,常见的有大肠埃希菌(*E. coli*),简称大肠杆菌,是人类和动物肠道中的正常菌群,能利用肠道内食物残渣合成维生素 B 和维生素 K,供宿主吸收;其分解代谢产物和大肠菌素能抑制致病菌生长;其生命活动能刺激肠道淋巴结的发育,促进 SIgA 的分泌。但当宿主抵抗力下降或细菌移位至肠道外的部位时,则可成为条件致病菌,引起肠道外感染。有些型别的大肠埃希菌是致病菌,能引起肠道感染。在卫生学上,大肠埃希菌常被作为粪便污染的检测指标。

一、生物学性状

(一)形态与染色

大小为(0.4~0.7) μm×(1.0~3.0) μm,革兰阴性杆菌。无芽胞,有菌毛,多数有周鞭毛(图 10-1)。

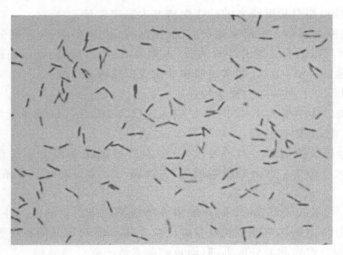

图 10-1　大肠埃希菌

(二)培养特性与生化反应

营养要求不高,在普通培养基上形成中等大小的光滑型菌落。生化反应活泼,能发酵葡萄糖等多种糖类,产酸产气。大肠埃希菌绝大多数菌株在肠道选择性 SS 培养基上能发酵乳糖,因此形成红色的大菌落,在克氏双糖管中,斜面和底层都产酸产气,动力试验阳性,硫化氢试验阴性,可同沙门菌、志贺菌等相区别。IMVC 试验结果为＋＋－－。

(三)抗原构造

主要有 O、H 和 K 三种抗原,是血清学分型的基础。O 抗原有 170 多种,H 抗原有 60 多种,K 抗原有 100 多种。大肠埃希菌血清型的表示方式是按 O：K：H 排列,例如:O111：K58：H2。

(四)抵抗力

大肠埃希菌的抵抗力不强,在土壤及水中可生存数月。胆盐、煌绿染料等对其有明显的抑制作用。对氯霉素、庆大霉素敏感,但易产生耐药性。

二、致病性与免疫性

(一)致病物质

1. 黏附素(adhesin)　大肠埃希菌的黏附素能使细菌紧密黏附在尿道和肠道的细胞上,避免因尿液冲刷和肠道蠕动作用而被排除。大肠埃希菌黏附素的特点是特异性高。它们包括定植因子抗原Ⅰ、Ⅱ、Ⅲ（colonization factor antigen，CFA/Ⅰ，CFA/Ⅱ，CFA/Ⅲ）；集聚黏附菌毛Ⅰ和Ⅲ（aggregative adherence fimbriae，AAF/Ⅰ，AAF/Ⅲ）；束形成菌毛（bundle forming pili）；紧密黏附素（intimin）等。

2. 外毒素 大肠埃希菌能产生多种类型的外毒素。主要包括：耐热肠毒素 a 和 b（heat stable enterotoxin，STa，STb）；不耐热肠毒素Ⅰ和Ⅱ（heat labile enterotoxin，LT-Ⅰ，LT-Ⅱ）；志贺毒素Ⅰ和Ⅱ（Shiga toxins，Stx-Ⅰ，Stx-Ⅱ）；溶血素 A（HlyA）等。

（二）所致疾病

1. 肠道外感染 多数大肠埃希菌在肠道内不致病，但如移位至肠道外的组织或器官则引起肠外感染，以泌尿系统感染最为常见，例如尿道炎、膀胱炎、肾盂肾炎。亦可引起腹膜炎、阑尾炎、手术创口感染等。在婴儿、老年人或免疫功能低下者，可引起败血症，亦可引起新生儿脑膜炎。

2. 肠道感染 引起肠道感染的大肠埃希菌主要有以下 5 种：

（1）肠产毒型大肠埃希菌（enterotoxigenic E. coli，ETEC）：能产生 ST、LT 或 ST＋LT，多数菌株还有定居因子。它是婴幼儿和旅游者腹泻的常见病原菌，临床上可表现为轻度腹泻或严重的霍乱样腹泻。LT 的作用与霍乱毒素（cholera toxin，CT）相似，并与其有交叉抗原性。LT 激活肠黏膜上皮细胞的腺苷环化酶，ST 激活鸟苷环化酶，使细胞内的 cAMP 或 cGMP 升高，肠液大量分泌引起腹泻。ETEC 编码 LT 和 ST 的质粒上还载有编码 CFA 的基因。CFA-Ⅰ和 CFA-Ⅱ两种类型菌毛能与小肠上皮细胞黏附，协助细菌定植。

（2）肠致病型大肠埃希菌（enteropathogenic E. coli，EPEC）：不产生肠毒素，也无侵袭力。主要寄居于十二指肠、空肠和回肠上段，大量繁殖致使黏膜上皮细胞结构和功能受损，主要引起婴幼儿腹泻，严重者可死亡，成人少见。

（3）肠侵袭型大肠埃希菌（enteroinvasive E. coli，EIEC）：不产生肠毒素，但有侵袭力，能侵入结肠黏膜上皮细胞并大量生长繁殖，产生内毒素，破坏黏膜上皮细胞形成炎症和溃疡，大便为黏液血性。主要侵犯较大儿童和成人，主要引起类似菌痢的腹泻。

（4）肠出血型大肠埃希菌（enterohemorrhagic E. coli，EHEC）：近年来曾在世界各地有散发或地方性小流行，血清型为 O157∶H7。可产生志贺样毒素，引起出血性结肠炎。5 岁以下儿童易感染，约 10％患儿可并发急性肾衰竭、血小板减少、溶血性贫血的溶血性尿毒综合征（HUS），死亡率达 10％左右。

（5）肠集聚型大肠埃希菌（enteroaggregative E. coli，EAggEC）：感染导致微绒毛变短，单核细胞浸润和出血，还能刺激黏液分泌，引起婴儿和旅游者持续性腹泻，脱水，偶有血便。

三、微生物学检查法

（一）临床标本的检查

1. 标本 根据疾病取不同的标本，如中段尿、血液、脓汁、脑积液、胆汁和粪便等。

2. 分离培养与鉴定 血液标本应先进行增菌培养，然后接种鉴别培养基。粪便标本可直接接种鉴别培养基，37 ℃培养 18～24 h，挑取可疑菌落，涂片染色镜检，并进行生化反应和血清学试验。尿路感染还应做细菌总数测定，含菌量≥10^5/mL 时，才有诊断价值。

（二）卫生细菌学检查

大肠埃希菌随粪便排出，易污染环境、水源和食品，因此，卫生细菌学以"大肠菌群数"作为饮用水、食品等被粪便污染的指标之一。

大肠菌群是指在 37 ℃24 h 内发酵乳糖产酸产气的肠道杆菌，包括埃希菌属、枸橼酸杆菌属、克雷伯菌属及肠杆菌属等。我国卫生标准规定，在 100 mL 饮用水中不得检出大肠菌群。

四、防治原则

改善公共卫生条件,加强饮食卫生检查,避免食用不清洁的食物或饮用污染的水。

大肠埃希菌的很多菌株都已获得耐一种或几种抗生素的质粒,耐药性非常普遍。因此临床上应在药敏试验的指导下进行抗生素治疗。

第二节 志贺菌属

志贺菌属(*Shigella*)细菌是人类细菌性痢疾的病原菌,细菌性痢疾主要流行于发展中国家。

一、生物学性状

(一)形态与染色

大小为(0.5~0.7)μm×(2.0~3.0)μm 的革兰阴性短小杆菌。无芽胞,无鞭毛,无荚膜,有菌毛。

(二)培养特性与生化反应

营养要求不高,在普通琼脂平板上形成中等大小、半透明、光滑型菌落,但宋内志贺菌菌落较大,不透明呈粗糙型。分解葡萄糖产酸不产气。除宋内志贺菌迟缓分解乳糖外,其余志贺菌均不分解乳糖,故在肠道鉴别培养基上生长的菌落无色透明。在克氏双糖管中,斜面不变色,底层产酸不产气,动力试验阴性,硫化氢试验阴性,易与大肠埃希菌和沙门菌区别。

(三)抗原结构与分类

志贺菌属细菌有 O 和 K 两种抗原。O 抗原是分类的依据,分群特异抗原和型特异抗原 2 种,借此将志贺菌属分为 A、B、C、D 4 个群和 40 余种血清型。我国以 B 群志贺菌最常见,约占 70%,其次为 D 群和 A 群(表 10-1)。

表 10-1 志贺菌属的抗原分类

种类	血清型分型		生化分型	
	群型	亚型	甘露醇	鸟氨酸脱羧酶
痢疾志贺菌	A 1~10	8a、8b、8c	—	—
福氏志贺菌	B 1~6 X、Y 变种	1a、1b、2a、2b、3a、3b、 3c、4a、4b	+	—
鲍氏志贺菌	C 1~18	—	+	—
宋内志贺菌	D 1	—	+	+

(四)抵抗力

志贺菌较其他肠杆菌科细菌的抵抗力弱。对酸和一般消毒剂敏感,在粪便内由于其他肠道杆菌产酸,可在数小时之内死亡,故采集患者粪便时应迅速送检。但在污染物品及瓜果、蔬菜上,志贺菌可存活 10~20 天。在适宜的温度下,可在水及食品中繁殖,引起暴发流行。对多种抗生素易形成耐药性。

二、致病性与免疫性

（一）致病物质

1. 侵袭力　侵袭力是志贺菌的主要致病因素。细菌经口进入肠道后，借菌毛及相关结构的协同黏附在回肠末端和结肠的黏膜上皮细胞表面，继而穿入，在上皮细胞内增殖。可扩散到临近细胞和向深部扩散到黏膜固有层。在黏膜固有层繁殖形成感染灶，造成上皮细胞坏死，毛细血管血栓形成，坏死的上皮斑块脱落，形成溃疡。坏死的黏膜、死亡的白细胞、纤维蛋白和渗出的血液构成黏液脓血便。志贺菌一般不侵入血液及其他组织。

2. 毒素

（1）内毒素：各群志贺菌属都能形成强烈的内毒素。内毒素能破坏肠黏膜上皮，造成黏膜下层炎症，并有毛细血管血栓形成，以致坏死、脱落，形成溃疡，出现黏液脓血便。内毒素作用于肠壁，使通透性增高，促进毒素吸收，引起一系列毒血症的症状，如发热、意识障碍，甚至中毒性休克。还可作用于肠壁自主神经，使肠蠕动失调并痉挛，尤以直肠括约肌受累明显，因而发生腹痛、腹泻、里急后重等症状。

（2）外毒素：多由痢疾志贺菌产生，又称志贺外毒素（shigella dysenteriae exotoxin），由A、B两种多肽链组成。A肽链为毒性部分，能抑制蛋白质的合成。B肽链是毒素与靶细胞表面受体结合的部位。志贺外毒素具有细胞毒素、肠毒素和神经毒素3种生物学活性。作为肠毒素，能引起腹泻；作为一种细胞毒素，它可以阻止小肠上皮细胞对糖和氨基酸的吸收；而作为神经毒素，在痢疾志贺菌引起的重症感染者可作用于中枢神经系统，造成昏迷或脑膜炎。

（二）所致疾病

志贺菌仅感染人，引起细菌性痢疾。传染源是患者和带菌者，主要通过粪-口途径传播，我国常见的流行型别主要为福氏志贺菌和宋内志贺菌。志贺菌感染有急性、慢性两种类型。

1. 急性菌痢　经过1~3天的潜伏期后，突然发病。常有发热、腹痛、里急后重、黏液脓血便等典型症状。中毒性痢疾常见于小儿。肠道症状不典型，以全身中毒症状为主。由于内毒素迅速吸收入血，出现高热，并造成机体微循环障碍，导致DIC、多器官功能衰竭等，死亡率高。

2. 慢性菌痢　若急性菌痢治疗不彻底或机体抵抗力低可转为慢性，病程多在2个月以上。

（三）免疫性

志贺菌属的感染主要限于肠道，细菌很少入血，所以其抗感染免疫主要依赖肠道局部免疫，包括肠道黏膜细胞吞噬（饮）功能的加强及SIgA形成等。病后免疫期短，也不稳固，这可能与菌型多以及型别间缺乏交叉免疫有关。

三、微生物学检查法

（一）标本

取粪便的脓血或黏液部分，标本不能混有尿液。如不能及时送检，应将标本保存于30%甘油缓冲盐水或增菌培养液中。中毒性菌痢可取肛门拭子检查。

（二）分离培养与鉴定

接种肠道杆菌选择性培养基，37 ℃孵育18~24 h，挑取无色半透明的可疑菌落，做生化反应和血清学试验，确定菌群和菌型。

（三）快速诊断法

1. 免疫荧光菌球法　将标本接种于含有荧光素标记的志贺菌免疫血清液体培养基中，37

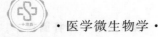

℃培养4～8 h。如标本中有相应型别的痢疾杆菌,繁殖后与荧光素抗体凝集成小菌球,在荧光显微镜下易于检出。

2. 协同凝集试验 用含有 SPA 的葡萄球菌标记志贺菌属抗体,测定患者粪便中志贺菌的可溶性抗原。

四、防治原则

预防菌痢,除应对患者进行及时诊断、隔离和彻底治疗外,还应切断传染途径,包括加强粪便管理、水源管理及食品卫生监督等。

试用的口服菌苗有链霉素依赖株(streptomycin dependent strain,Sd)口服重组活菌苗。Sd 株只对同型菌的再感染有保护作用,故使用此菌苗时应考虑到当地常见流行菌型。由多个型别(或种型)的免疫原组成的重组活菌苗,具有广谱保护作用。

志贺菌易出现多重耐药菌株,给防治工作带来较大困难。

| 第三节 沙门菌属 |

沙门菌属(*Salmonella*)是一群寄生在人类和动物肠道中,生化反应和抗原构造相似的革兰阴性杆菌。根据 DNA 同源性,沙门菌属分两个种,即肠道沙门菌(*S. enterica*)和邦戈沙门菌(*S. bongori*)。肠道沙门菌包括 6 个亚种,能感染人类的沙门菌血清型,主要在第一亚种,即肠道沙门菌肠道亚种(*S. enterica* subsp)。目前沙门菌属细菌的血清型达 2500 多种。其中,少数血清型如伤寒血清型沙门菌、甲型副伤寒血清型沙门菌、肖氏血清型沙门菌和希氏血清型沙门菌、鼠伤寒血清型沙门菌、肠炎血清型沙门菌、猪霍乱血清型沙门菌是人的病原菌,可引起伤寒、副伤寒、食物中毒、败血症等。

长期以来,沙门菌血清型的命名方式由属和种构成,以前称为伤寒沙门菌(*Salmonella typhi*)。正确的命名是肠道沙门菌肠道亚种伤寒血清型(*Salmonella enteric* subsp. enteric serotype Typhi),并可缩写为伤寒血清型沙门菌(*Salmonella* Typhi,属名用斜体字,血清型用罗马字形)。

一、生物学性状

(一) 形态与染色

革兰阴性杆菌,大小为(0.6～1.0) μm×(2.0～4.0) μm,有菌毛,除鸡血清型沙门菌及雏血清型沙门菌外均有周鞭毛,一般无荚膜,均无芽胞。

(二) 培养特性与生化反应

营养要求不高,在普通琼脂平板上形成中等大小、圆形、半透明的菌落,在肠道选择性 SS 培养基上不能发酵乳糖,因此形成无色的半透明的小菌落。不发酵蔗糖,发酵葡萄糖、麦芽糖和甘露醇,产酸产气(伤寒沙门菌除外)。沙门菌在克氏双糖管中,斜面不变色,底层产酸产气,动力试验阳性,硫化氢试验绝大多数阳性,同大肠埃希菌、志贺菌等相区别,在此基础上利用尿素酶试验可同变形杆菌相区别。生化反应对沙门菌属各菌的鉴定有重要意义(表10-2)。

表 10-2 主要沙门菌的生化特性

菌名	葡萄糖	乳糖	H$_2$S	枸橼酸盐	动力
甲型副伤寒血清型沙门菌	⊕	−	−/+	+	+

菌名	葡萄糖	乳糖	H₂S	枸橼酸盐	动力
肖氏血清型沙门菌	⊕	－	＋＋＋	＋/－	＋
鼠伤寒血清型沙门菌	⊕	－	＋＋＋	＋	＋
希氏血清型沙门菌	⊕	－	＋	＋	＋
猪霍乱血清型沙门菌	⊕	－	＋/－	＋	＋
伤寒血清型沙门菌	＋	－	－/＋	－	＋
肠炎血清型沙门菌	⊕	－	＋＋＋	－	＋

注:＋,阳性或产酸;⊕,产酸产气;－,阴性。

（三）抗原结构

沙门菌属细菌的抗原主要有 O 和 H 两种,部分菌株有类似大肠埃希菌 K 抗原的表面抗原,因它与毒力(virulence)有关,故称 Vi 抗原。

1. O 抗原　沙门菌 O 抗原为细菌细胞壁脂多糖中特异性多糖部分,以阿拉伯数字顺序排列。每个沙门菌血清型含一种或多种 O 抗原。凡含有相同抗原组分的归为一个组,引起人类疾病的沙门菌大多数在 A～E 组。

2. H 抗原　沙门菌 H 抗原分第 Ⅰ 相和第 Ⅱ 相两种。第 Ⅰ 相特异性高,以 a,b,c……表示。第 Ⅱ 相特异性低,可为多种沙门菌共有,以 1,2,3……表示。一个菌株同时有第 Ⅰ 相和第 Ⅱ 相 H 抗原的称双相菌。每一组沙门菌根据 H 抗原不同,可进一步分为不同菌型。

3. Vi 抗原　为新分离的伤寒血清型沙门菌、希氏血清型沙门菌(原称丙型副伤寒沙门菌)的表面抗原,Vi 抗原不稳定,经 60 ℃加热、石炭酸处理或传代培养后可消失。Vi 抗原存在于菌体表面,可阻止 O 抗原与其相应抗体的凝集反应。

（四）抵抗力

对热抵抗力不强,60 ℃1 h 或 65 ℃经 15～20 min 可被杀死。在水中能存活 2～3 周,粪便中可存活 1～2 个月,可在冰冻土壤中过冬。

二、致病性与免疫性

（一）致病物质

沙门菌有较强的内毒素,并有一定的侵袭力,少数菌型还可以产生肠毒素。

1. 侵袭力　当细菌被摄入并通过胃后,先黏附至小肠末端位于派伊尔淋巴结的 M 细胞并被其输送至固有层中的巨噬细胞供吞噬和清除。因沙门菌具有一种耐酸应答基因(acid tolerance responsegene,ATR),可使细菌在吞噬体的酸性环境下得到保护。另外,氧化酶、超氧化物歧化酶和其他因子亦可保护细菌不被胞内杀菌因素杀伤。因此,细菌被巨噬细胞吞噬后不被消灭,而是在巨噬细胞中繁殖,由巨噬细胞携带至机体的深层部位。这可能也与该菌的特异 O 抗原或 Vi 抗原有关。此外,菌毛的黏附作用也与致病有关。

2. 内毒素　由沙门菌死亡时释放。可引起发热,使白细胞减少,刺激肠黏膜炎症反应等。大剂量可导致中毒症状和休克。

3. 肠毒素　有些血清型沙门菌,如鼠伤寒血清型沙门菌可产生肠毒素,性质类似肠产毒性大肠埃希菌的肠毒素。

（二）所致疾病

多数沙门菌是人畜共患病的病原体,动物宿主范围很广,家畜、家禽和鼠类等均可带菌。

人类因食用患病或带菌动物的肉、乳、蛋或被病鼠尿污染的食物等而致病。

人类沙门菌感染有 4 个类型：

1. 肠热症 包括伤寒血清型沙门菌引起的伤寒和甲型副伤寒血清型沙门菌、肖氏血清型沙门菌（原称乙型副伤寒沙门菌）、希氏血清型沙门菌引起的副伤寒。伤寒和副伤寒的致病机制和临床症状基本相似，只是副伤寒的病情较轻，病程较短。细菌随污染的食物和饮用水进入人体，是否发病取决于侵入的菌量与人体的免疫状况。若侵入的菌量多（$10^6 \sim 10^{11}$）或胃酸不足时，未被胃酸杀死的细菌进入小肠，穿过黏膜上皮细胞或细胞间隙，侵入肠壁淋巴组织，在吞噬细胞中繁殖。部分细菌通过淋巴管到肠系膜淋巴结大量增殖，患者无临床症状。细菌经淋巴液到达肠系膜淋巴结大量繁殖后，经胸导管入血，引起第一次菌血症。患者出现发热、乏力、全身酸痛等前驱症状（相当于病程第 1 周）。细菌随血液进入肝、脾、肾、骨髓、胆囊等器官，继续繁殖后，再次入血造成第二次菌血症，并释放大量内毒素，引起患者持续高热（39 ℃以上），胸腹部皮肤有玫瑰疹，相对缓脉，肝脾肿大，全身中毒症状明显，血液中白细胞明显减少（相当于病程 1～2 周）。胆囊中细菌可随胆汁进入肠道，一部分随粪便排出，另一部分再次侵入肠壁淋巴组织，引起局部超敏反应，导致肠壁溃疡和坏死，严重者发生肠出血、肠穿孔等并发症。肾脏中的细菌随尿排出，尿检出率高（相当于病程的 2～3 周）。若无并发症，自第 3～4 周后病情开始好转。

2. 胃肠炎（食物中毒） 是最常见的沙门菌感染，约占 70%。摄入被鼠伤寒血清型沙门菌、肠炎血清型沙门菌、猪霍乱血清型沙门菌等污染的食物后 6～24 h，出现发热、恶心、呕吐、腹痛、水样便等症状，偶有黏液或脓性腹泻。一般多在 2～3 天自愈，不易形成带菌者。

3. 败血症 多见于儿童和免疫力低下的成人。病原菌以猪霍乱血清型沙门菌、希氏血清型沙门菌、鼠伤寒血清型沙门菌、肠炎血清型沙门菌等常见。经口感染后，病原菌早期即进入血液循环引起。症状严重，有高热、寒战、厌食和贫血等。因细菌的血液播散，可发生脑膜炎、骨髓炎、胆囊炎、心内膜炎等。

4. 无症状带菌者 1%～5%伤寒或副伤寒患者，在症状消失后 1 年仍可在其粪便中检出有相应的沙门菌，转变为无症状（健康）带菌者。这些细菌留在胆囊中，有时也可在尿道中，使无症状带菌者成为人类伤寒和副伤寒病原菌的储存场所和重要传染源。

（三）免疫性

肠热症后可获得牢固的免疫力。由于沙门菌主要在细胞内生长繁殖，因此特异性细胞免疫是主要防御机制。在致病过程中，沙门菌有存在于血液和细胞外阶段，故特异性抗体也有辅助杀菌作用。胃肠炎的恢复与肠道局部产生的 SIgA 有关。

三、微生物学检查法

（一）标本

肠热症根据不同的病程采集不同标本。第 1 周取外周血，第 2 周以后取粪便或尿，第 1～3 周取骨髓。败血症取血液。胃肠炎取粪便、呕吐物或可疑食物。

（二）分离培养与鉴定

血液和骨髓需增菌后再接种于肠道选择性培养基；粪便和尿沉淀可直接接种于肠道选择性培养基，37 ℃培养 24 h 后挑取可疑菌落涂片染色镜检，同时接种双糖铁培养基，疑为沙门菌时，做生化反应及血清学试验鉴定。

（三）血清学诊断

因目前抗生素使用普遍，肠热症的症状常不典型，临床标本阳性分离率低，故血清学试验仍有辅助诊断意义。用于肠热症的血清学试验有肥达试验(Widal test)、间接血凝法、酶免疫技术(EIA)等,其中肥达试验较普及。

肥达试验是用已知伤寒血清型沙门菌 O、H 抗原和甲型副伤寒血清型沙门菌、肖氏血清型沙门菌和希氏血清型沙门菌 H 抗原与患者血清做定量凝集试验,测定有无相应抗体及其效价的试验。肥达试验结果的解释必须结合临床表现、病程、病史以及地区流行病学情况。判定结果时必须考虑下述情况。

1. 正常值 正常人因隐性感染或预防接种,血清中可含有一定量抗体,其效价随各地区情况而不同。一般说来,伤寒沙门菌 O 凝集价≥1:80,H 凝集价≥1:160;甲型副伤寒血清型沙门菌、肖氏血清型沙门菌和希氏血清型沙门菌 H 凝集价≥1:80 时才有诊断价值。

2. 动态观察 有时单次效价测定不能定论,可在病程中逐周复查。若效价逐次递增或恢复期效价比初次效价升高 4 倍以上(含 4 倍)者即有诊断意义。

3. O 抗体与 H 抗体的诊断意义 患肠热症后,O、H 抗体在体内的消长情况不同。IgM型 O 抗体出现较早,持续时间仅半年左右,消失后不易受非特异性抗原刺激而重新出现。IgG型 H 抗体出现较晚,维持时间可长达数年,消失后易受非特异性抗原刺激而短暂地重新出现。因此,若 H、O 凝集效价均超过正常值,则患肠热症的可能性大;H 与 O 效价均低,则患肠热症的可能性甚小;若 H 效价高而 O 不高,可能系预防接种或非特异性回忆反应;如 O 效价高而 H 不高,可能是感染早期或其他沙门菌感染引起的交叉反应。

4. 其他 少数病例在整个病程中,肥达试验始终在正常范围内。可能是感染早期使用大量抗生素或患者免疫功能低下所致。

(四)带菌者检查

最可靠的检查方法是从粪便、胆汁等标本中分离出病原菌。一般先用血清学方法检测可疑者 Vi 抗体,若效价≥1:10 时,再取粪便等标本分离培养,以确定是否为伤寒带菌者。

四、防治原则

加强水源和食品的卫生监督管理,防止被沙门菌感染的人和动物的粪便污染。发现和治疗带菌者,带菌期间不能从事食品行业的工作。

目前国际上公认的新一代疫苗是伤寒 Vi 荚膜多糖疫苗,在法国、墨西哥已获准生产,我国也已正式批准使用。与灭活疫苗相比,该疫苗安全,易制备保存,不良反应较少,注射一针即可获得保护力,免疫持久,有效期至少 3 年。

肠热症的治疗早期使用氯霉素、阿莫西林等,但 1989 年起,世界很多地方出现了对上述药物的多重耐药菌株,目前主要使用环丙沙星。

第四节 克雷伯菌属与变形杆菌属

一、克雷伯菌属

克雷伯菌属(*Klebsiella*)共有 7 个种,其中与人类关系密切的有肺炎克雷伯菌(*K. pneumoniae*),其又分为 3 个亚种:肺炎亚种(*Subsp. pneumoniae*)、鼻炎亚种(*Subsp. azaenae*)和鼻硬结亚种(*Subsp. rhinoscleromatis*)。

肺炎克雷伯菌肺炎亚种俗称肺炎杆菌,革兰阴性,大小为 0.5 μm×3.0 μm。常成双排列,无鞭毛,形成肥厚荚膜,有菌毛。营养要求不高,在普通培养基上生长的菌落大,呈黏液状,相互融合,以接种环挑之易拉成丝,此特征有助于鉴别。存在于正常人肠道、呼吸道以及水和谷物上,当机体免疫力下降、使用免疫抑制剂或长期应用抗生素导致菌群失调时,能引起多种感染。常见有肺炎、支气管炎、泌尿道和创伤感染,有时引起严重的败血症、脑膜炎、腹膜炎等,是重要的条件致病菌,成为医院内感染的重要细菌。治疗宜选用敏感药物,如头孢噻肟钠及环丙沙星类抗生素。

肺炎克雷伯菌鼻炎亚种能引起慢性萎缩性鼻炎(臭鼻症)。

肺炎克雷伯菌鼻硬结亚种主要引起鼻咽部的慢性肉芽肿病变,使组织发生坏死和形成硬结。

二、变形杆菌属

变形杆菌属(*Proteus*)在自然界分布广泛,存在于土壤、水以及人和动物的肠道中。变形杆菌属有 4 个菌种。其中奇异变形杆菌(*P. mirabilis*)和普通变形杆菌(*P. vulgaris*)与医学关系最为密切。革兰阴性,大小为 $(0.4 \sim 0.6)$ μm $\times (1 \sim 3)$ μm,呈卵圆形或长丝状等多形性。无荚膜,有周鞭毛,运动活泼,有菌毛。营养要求不高,在固体培养基上呈扩散生长,于琼脂表面形成一层波纹状薄膜,称为迁徙性生长现象(swarming growth)。若在培养基中加入 0.1% 石炭酸或 0.4% 硼酸可以抑制其扩散生长,形成单个菌落。具有尿素酶(urease),能迅速分解尿素,是本菌属的一个重要特征。不发酵乳糖,在 SS 平板上的菌落形态和在双糖管中的生化反应模式与沙门菌属十分相似,可用尿素酶试验加以区别。

本属细菌 X19、XK、X2 的 O 抗原与某些立克次体有部分交叉抗原,可替代立克次体抗原与患者血清做凝集反应,此反应称为外斐反应(Weil-Felix reaction),又称外斐试验,用于某些立克次体病的辅助诊断。

本属细菌为人体正常菌群,一般不致病。但在一定条件下可成为条件致病菌,引起食物中毒、尿路感染、肺炎、脑膜炎、创伤及烧伤感染等感染性疾病,其中以泌尿系统感染最常见。

伤寒玛丽

---------------------------- 小结 ----------------------------

(1) 肠道杆菌是一大类寄生于肠道中的革兰阴性中等大小的杆菌。肠道杆菌多有鞭毛及菌毛;生化反应活泼,致病性肠道杆菌多不分解乳糖;抗原构造复杂,故常用血清学试验鉴定。

(2) 大肠埃希菌是人体中的正常菌群,其主要致病物质为侵袭性物质及肠毒素,引发的疾病可分为以化脓性疾病为主的肠外感染和以腹泻为主要症状的肠内感染。

(3) 痢疾杆菌可引起细菌性痢疾及中毒性痢疾。预防应注意饮食卫生。

(4) 沙门菌属感染主要引起肠热症,也可引起败血症及食物中毒。肥达试验可辅助诊断肠热症。

(5) 克雷伯菌属是人体中的正常菌群。当机体免疫力降低或长期大量使用抗生素导致菌群失调时引起感染。目前是除大肠埃希菌外的医源性感染最重要的条件致病菌。

(6) 变形杆菌为条件致病菌,呈明显的多形性,有周鞭毛,运动活泼。可引起泌尿道感染等疾病。某些菌株可替代立克次体做外斐试验,用于某些立克次体病的辅助诊断。

思考题答案

---------------------------- 思考题 ----------------------------

1. 简述肠道杆菌的共同特性。

2. 志贺菌属的致病物质和所致疾病是什么?

3. 沙门菌属中重要致病菌及所致疾病有哪些?

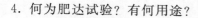

4. 何为肥达试验？有何用途？

推荐文献阅读

1. 李凡,张凤民,黄敏.医学微生物学.第 6 版.北京:高等教育出版社,2011
2. 黄敏.医学微生物学与寄生虫学.第 3 版.北京:人民卫生出版社,2012
3. 李凡,徐志凯.医学微生物学.第 8 版.北京:人民卫生出版社,2013
4. 曹元应,曹德明.病原生物与免疫学.北京:人民卫生出版社,2017

河西学院 曹雪鹏

第十一章 弧菌属

弧菌属(*Vibrio*)细菌是一大群菌体短小,弯曲成弧形的革兰阴性菌,广泛分布于自然界,以水中最多。本菌属目前有 56 个种,其中至少有 12 个种与人类感染有关,尤以霍乱弧菌、副溶血性弧菌最为重要。

第一节 霍乱弧菌

霍乱弧菌(*V. cholera*)引起的霍乱是一种急性烈性肠道传染病。一旦出现流行,在人群中扩散极为迅速。有两种主要血清型与霍乱流行相关,即 O1 血清型和 O139 血清型。O1 血清型霍乱弧菌还有两种生物型,即古典生物型(classical biotype)和 EI Tor 生物型(EI Tor biotype)。自 1817 年以来,全球共发生了七次世界性霍乱大流行,前 6 次均由霍乱弧菌古典生物型引起,1961 年开始的第 7 次大流行由霍乱弧菌 EI Tor 生物型引起。1992 年一个新的流行株 O139 群在印度和孟加拉国的一些城市出现,并很快传遍亚洲,这是首次由非 O1 群霍乱弧菌引起的流行。

一、生物学性状

(一)形态与染色

霍乱弧菌为革兰阴性,大小为(1.5~3) μm×(0.5~0.8) μm。从患者体内新分离出的细菌形态典型,呈弧形或逗点状。经人工培养后,失去弧形而呈杆状,不易与肠道杆菌区别。无芽胞,有菌毛,有些菌株有荚膜,在菌体一端有单鞭毛。取患者粪便直接涂片镜检,弧菌呈现相互衔接,平行排列如"鱼群"状。取患者米泔水样粪便或培养物做悬滴观察,细菌呈穿梭样或流星状运动。(图 11-1)

(二)培养特性与生化反应

营养要求不高,耐碱不耐酸,最适 pH 值为 8.8~9.0,而其他细菌在此 pH 值中不易生长,故分离本菌及增菌培养常用碱性蛋白胨水。在碱性琼脂平板上经 37 ℃培养 12~18 h 可形成圆形、扁平、透明、无色的光滑型菌落。

该菌能发酵多种糖类如甘露醇、葡萄糖、蔗糖,产酸不产气,能还原硝酸盐为亚硝酸盐,吲哚试验阳性,霍乱红试验阳性。霍乱弧菌过氧化氢酶和氧化酶试验都为阳性。

(三)抗原构造与分型

霍乱弧菌有 H 抗原和 O 抗原。H 抗原的特异性较低,为弧菌属所共有,不耐热,100 ℃经 2 h 即被破坏,H 抗原无保护作用。O 抗原特异性高,能耐受 100 ℃ 2 h。根据 O 抗原的特异性差别,可将霍乱弧菌分为 155 个血清群,其中 O1 群和 O139 群引起霍乱,其余血清群广泛分布于地面水中,可引起散发性胃肠炎。根据 O 抗原成分的不同,O1 群霍乱弧菌又可分成 3 个血清型,见表 11-1。根据表型差异,每一个血清型还可分为两个生物型(即古典生物型和 EI Tor 生物型)。

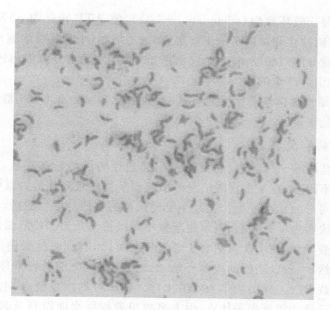

图 11-1　霍乱弧菌

表 11-1　霍乱弧菌 O1 群血清型

型别	别名	O 抗原成分
原型	稻叶型（Inaba）	A、C
异型	小川型（Ogaoa）	A、B
中间型	彦岛型（Hikojama）	A、B、C

O139 群与 O1 群不发生交叉凝集反应。O139 群的 O 抗原编码基因可能来自霍乱弧菌 O22 血清群，两者的 O 抗原有交叉反应，而且经 DNA 杂交技术亦证实其 O 抗原编码区有密切的同源性。

（四）抵抗力

霍乱弧菌对热及消毒剂抵抗力弱，在 55 ℃湿热中 15 min 或 100 ℃沸水中 1～2 min 即死亡，对酸的抵抗力更弱，在正常胃酸中仅能存活 4 min，该菌在河水、井水及海水中可存活 1～3 周，有时还可越冬。霍乱弧菌对氯敏感，用漂白粉处理排泄物可达到消毒目的。EI Tor 生物型比古典生物型的抵抗力强。

二、致病性与免疫性

（一）致病物质

1. 黏附因子　霍乱弧菌借助于鞭毛的运动可以穿过小肠黏膜表面的黏液层，然后再借助于普通菌毛定居因子（colonization factors）黏附于肠上皮细胞刷状缘的微绒毛上，并在上皮细胞表面大量繁殖。霍乱弧菌最重要的一个定居因子称为毒素协同调节菌毛（toxin coregulated pilus，TCP）。该菌毛的表达与霍乱毒素（cholera toxin，CT）的表达相关。O139 群霍乱弧菌还有多糖荚膜和特殊 LPS 决定簇，可抵抗血清中杀菌物质且能黏附在小肠黏膜上。

2. 霍乱毒素（cholera toxin，CT）　霍乱毒素具有强烈的致泻作用，由 1 个 A 亚单位和 5 个 B 亚单位组成。A 亚单位（MW28 000 dal）为 CT 的毒性部分，具有特殊的酶活性。B 亚单位（MW11 500 dal）是毒素的结合部分，能与小肠黏膜上皮细胞上的受体（神经节苷脂 GM1）结合，结合后 A 亚单位可进入细胞内，并在蛋白酶的作用下裂解成 A1 和 A2 两个多肽。A1 多肽可激活细胞内的腺苷酸环化酶(adenylate cyclase),使 ATP 转化为 cAMP。cAMP 浓度的升高,导致细胞蛋白磷酸化和氯离子分泌增加,而绒毛细胞(小肠吸收细胞)减少氯化钠偶联吸收。由于大量电解质分泌到肠腔,导致肠腔渗透压增加,大量水分由细胞进入肠腔,远远超过了肠道的吸收能力,引起严重的腹泻与呕吐。

O1 和 O139 群霍乱弧菌均产生霍乱毒素,绝大多数非 O1、非 O139 群菌株都不产生毒素协同调节菌毛和霍乱毒素。

（二）所致疾病和免疫性

人类是霍乱弧菌的唯一易感者,霍乱弧菌引起烈性肠道传染病霍乱,在我国为甲类传染病。由于霍乱弧菌不耐酸,在正常胃酸情况下引起霍乱需要较高剂量的致病菌,一般认为摄入 $10^8 \sim 10^{10}$ 个细菌才可导致霍乱发生。霍乱主要经污染的水源与食物传播,人-人直接接触传播较少见。霍乱的潜伏期为 1 天左右,但可短至数小时或长至几天。霍乱弧菌对酸敏感,而大量饮水无疑会造成胃酸稀释,使霍乱弧菌易于通过胃酸屏障,有利霍乱弧菌的侵入和生长繁殖。霍乱的发病多较突然,一般以剧烈的腹泻开始,继之为呕吐,个别患者可伴随腹绞痛。每日大便次数可达数次至数十次。腹泻物多为米泔水样。临床可见严重脱水、电解质紊乱和代谢性酸中毒。患者可死于肾功能衰竭和休克,但大多数患者如脱水能得到及时补充,可在 3～7 天内恢复。

病愈后有些患者可短期带菌,一般不超过 2 周。少数 EI Tor 生物型病例带菌可长达数月或数年之久,病原菌主要存在于胆囊中。病后可获得牢固免疫力,再感染较少见。患者发病数日后即在血液中出现特异性抗体,1～2 周抗体效价达到高峰,可持续 3 个月左右。此外,小肠黏膜表面还存在 SIgA。

三、微生物学检查法

霍乱是烈性传染病,平时应对霍乱弧菌进行常规监测,在得到疫情报告后应立即进行快速诊断。诊断的要点除了根据临床患者资料以外,必须对临床收集的标本实施微生物学和血清学检查。

（一）直接镜检

取粪便标本做悬滴法检查,可见细菌呈穿梭样运动,染色后呈革兰阴性弧形菌。

（二）分离培养

粪便或呕吐物标本接种至碱性蛋白胨水,37 ℃培养 6～8 h 后直接镜检,并转种于弧菌的选择性培养基 TCBS 上做分离培养,霍乱弧菌因分解培养基中的蔗糖使菌落呈黄色,取可疑菌落做生化反应及生物型别鉴定试验。

四、防治原则

由于霍乱发病急、传播迅速,应重视流行病学的监测和疫情检查。一旦发现患者,应及时进行隔离治疗,对患者及带菌者的粪便及呕吐物要进行消毒处理,特别是要防止污染水源与食品。

接种疫苗是预防与控制霍乱流行的重要措施之一。灭活疫苗虽然已在许多国家使用多年,但由于该类疫苗不能刺激肠道局部免疫,因而保护力很差,但现今还没有理想的口服灭活疫苗或减毒活疫苗得到广泛的推广使用,因此仍应加强对霍乱疫苗的研究工作。

霍乱的治疗原则是及时补充液体和电解质,预防大量失水导致的低血容量性休克和酸中毒是治疗霍乱的关键。亦应及时口服四环素、多西环素、呋喃唑酮、氯霉素等抗生素来缩短排菌期、减少肠毒素的产生、减少腹泻量。抗菌药物的选择要考虑当地的耐药菌株情况。

第二节 副溶血性弧菌

副溶血性弧菌(*V. parahemolyticus*)是一种嗜盐性弧菌,存在于近海岸的海水、海底沉积物和海产品(如鱼类、贝类)中。人因食用了受污染的食物,引起食物中毒,是我国沿海地区引起食物中毒最常见的病原菌。

革兰阴性,呈弧形、杆状、丝状等多种形态,无芽胞、无荚膜,有单鞭毛,运动活泼,在含有 3.5%NaCl,pH7.5~8.5 的培养基中生长良好,无盐则不能生长。能发酵葡萄糖、甘露醇,产酸不产气。抵抗力弱,56 ℃ 5 min、1%醋酸或 50%食醋 1 min 均可杀死,在淡水中生存不超过 2 天,但在海水中可生存 47 天。

人因食入未煮熟的海产品或污染本菌的盐渍食物而感染,潜伏期平均 6~10 h。主要症状有腹痛、腹泻、呕吐、脱水和发热,粪便多为水样或糊状,少数为黏液血便。多发生于夏秋季节,恢复较快。

病后免疫力不强,可重复感染。治疗可用庆大霉素、复方新诺明、氟哌酸等药物。

霍乱弧菌疫苗

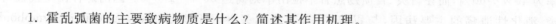 小结

(1)霍乱弧菌为短小弧形革兰阴性菌,有单鞭毛,运动极其活泼,耐碱不耐酸。根据 O 抗原不同,霍乱弧菌分为 155 个血清群,其中 O1 群和 O139 群可引起霍乱。

(2)霍乱弧菌经粪-口途径传播,通过对肠黏膜的黏附作用和霍乱肠毒素的产生,引起以严重腹泻、呕吐为主要症状的烈性肠道传染病霍乱。

(3)副溶血性弧菌具有嗜盐性,经海产品及盐腌制品传播,引起食物中毒。

思考题答案

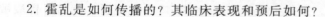 思考题

1. 霍乱弧菌的主要致病物质是什么?简述其作用机理。

2. 霍乱是如何传播的?其临床表现和预后如何?

3. 如何预防副溶血性弧菌所致的食物中毒?

推荐文献阅读

1. 李凡,张凤民,黄敏.医学微生物学.第 6 版.北京:高等教育出版社,2011

2. 黄敏.医学微生物学与寄生虫学.第 3 版.北京:人民卫生出版社,2012

3. 李凡,徐志凯.医学微生物学.第 8 版.北京:人民卫生出版社,2013

4. 曹元应,曹德明.病原生物与免疫学.北京:人民卫生出版社,2017

河西学院 曹雪鹏

本章 PPT

第十二章　螺杆菌属与弯曲菌属

第一节　螺杆菌属

螺杆菌属（*Helicobacter*）为革兰阴性螺形杆菌，有 20 余种，代表种是幽门螺杆菌（*H. pylori*），是慢性胃炎的主要病原体，与消化性溃疡和胃癌的发生关系密切。澳大利亚学者 Barry Marshall 和 Robin Warren 因发现幽门螺杆菌与人类消化性溃疡等病的关系，获2005 年诺贝尔生理学或医学奖。

一、生物学性状

幽门螺杆菌为革兰阴性菌，大小为 $(2\sim4)\ \mu m\times(0.5\sim1.0)\ \mu m$，呈弧形或 S 形或海鸥状，在胃黏膜黏液层中呈鱼群状排列，传代培养后可变成杆状或圆球形。一端或两端有多根鞭毛，运动活泼。微需氧，最适生长温度为 37 ℃，营养要求高，需在含血或血清的培养基上生长，生长缓慢，培养 3～4 天才可见针尖状菌落。生化反应不活泼，不发酵糖类，过氧化氢酶和氧化酶阳性，尤其是尿素酶试验阳性有重要的鉴定意义。

二、致病性与免疫性

幽门螺杆菌存在于部分人的胃黏膜，30 岁以下人群检出率低于 20％，60 岁以上人群检出率为 40％～60％，而在胃炎、胃溃疡患者中检出率则高达 80％～100％。幽门螺杆菌是慢性胃炎、消化性溃疡的主要病因，与胃腺癌、胃黏膜相关淋巴组织（mucosa-associated lymphoid tissue，MALT）淋巴瘤的发生密切相关。人是主要传染源，经粪-口途径传播。该菌对胃酸敏感，但仍能在胃部寄生并致病，胃酸分泌功能低下的人是该菌的易感者，另一方面该菌通过尿素酶分解尿素产生氨，可以中和胃酸。

其致病物质和致病机制尚不清楚。致病因素可能有：

1. 侵袭因子　包括鞭毛、菌毛、尿素酶等。鞭毛帮助菌体突破胃黏膜的黏液层，菌毛将菌体定植于胃黏膜细胞表面。尿素酶可分解胃黏膜组织渗出的尿素产生氨，从而中和胃酸。中和胃酸可能阻断酸性胃液对胃窦 G 细胞胃泌素释放的反馈抑制，增强胃泌素释放，刺激胃酸、胃蛋白酶分泌，损伤胃黏膜导致溃疡，生成的氨进一步生成胺，可加剧溃疡。

2. 毒素　包括幽门螺杆菌可产生空泡毒素 A（vaculating cytotoxin antigen，VacA）和细胞毒素相关蛋白 A（cytotoxin associated protein antigen，CagA）。VacA 可导致胃黏膜上皮细胞发生空泡样病变，而尿素酶产生的氨可加重这种空泡样变，是幽门螺杆菌引起溃疡的另一个重要机制。

CagA 可通过 Ras/Raf 途径激活 MEK/ERK 信号途径，导致胃上皮细胞异常增殖，进而发生细胞恶性转化，也是幽门螺杆菌诱发胃癌的重要机制之一。

幽门螺杆菌感染后，可刺激机体产生 IgM、IgG 和 IgA 型抗体，但是否对机体有保护作用尚不清楚。

三、微生物学检查法

1.直接镜检 活检组织直接涂片染色镜检找到典型形态的螺杆菌即可诊断。

2.分离培养 将活检组织接种于选择培养基,37℃微需氧培养3~4天,挑取菌落染色,做氧化酶、尿素酶试验进行鉴定。

3.尿素酶试验 取活检组织,加入含酚红指示剂的尿素培养基,培养后酚红指示剂由黄变红,提示胃活检组织中含有幽门螺杆菌。

4.快速诊断 用ELISA法检测血清中抗幽门螺杆菌抗体和尿素酶抗体。也可用基因探针或PCR技术检测幽门螺杆菌的DNA。

四、防治原则

目前尚无有效的预防措施,以尿素酶和热休克蛋白作为抗原开发幽门螺杆菌的疫苗正在研制中。治疗可用抗菌疗法,多采用以胶体次枸橼酸铋或抑酸剂为基础,再加两种抗生素的三联疗法。

幽门螺杆菌
的预防

第二节 弯曲菌属

弯曲菌属(*Campylobacter*)是一类弯曲状的革兰阴性菌,广泛分布于动物界,对人致病的弯曲菌有空肠弯曲菌(*C. jejuni*)、大肠弯曲菌(*C. coli*)和胎儿弯曲菌(*C. fetus*)等13个种,引起动物和人的腹泻、胃肠炎等疾病。其中以空肠弯曲菌最为常见。

一、生物学性状

空肠弯曲菌(*C. jejuni*)为革兰阴性,呈弧形、螺旋形、S形或海鸥状,一端或两端有鞭毛,无芽胞和荚膜。

微需氧,在5% O_2、10% CO_2和85% N_2环境中生长最佳,最适生长温度为42 ℃,营养要求高。生化反应不活泼,不发酵糖类,氧化酶阳性。

抵抗力不强,对冷、热均敏感,56 ℃ 5 min可被杀死。培养物放置冰箱中很快死亡,而置于室温可存活长达2~24周。

二、致病性与免疫性

空肠弯曲菌是多种动物如牛、羊、狗及禽类肠道的正常寄生菌,通过排泄物污染食物和水源。人群普遍易感,是散发性细菌性肠炎最常见的病原菌。5岁以下儿童的发病率最高,夏秋季多见。

由于空肠弯曲菌对胃酸敏感,经口食入至少 10^4 个细菌才有可能致病。致病作用与其侵袭力和毒素有关。细菌在小肠内增殖,侵袭上皮细胞,偶尔也会发生细菌入血造成全身感染。临床主要表现为头痛、发热、痉挛性腹痛、腹泻、血便或果酱样便,病程持续5~8天,表现为自限性。

感染空肠弯曲菌后可产生特异性抗体,增强吞噬细胞的吞噬作用和促进清除细菌。

三、微生物学检查法

粪便标本涂片、染色、镜检,查找革兰阴性弧形或海鸥状弯曲菌。分离培养常用含多种抗生素的选择培养基。PCR法可直接检出粪便中的弯曲菌特异性DNA。

NOTE

四、防治原则

注意饮用水和食物卫生,加强畜禽粪便管理,目前尚无疫苗预防。治疗可用红霉素、氨基糖苷类等抗生素。

小结

(1)幽门螺杆菌为革兰阴性菌,呈弧形或海鸥状,有鞭毛。微需氧,营养要求高,生长缓慢,尿素酶丰富。幽门螺杆菌是慢性胃炎的重要病原体,与消化性溃疡和胃癌发生密切相关。

(2)空肠弯曲菌为革兰阴性菌,呈弧形、螺旋形、S形或海鸥状,有鞭毛,无芽胞和荚膜。营养要求高,生化反应不活泼。空肠弯曲菌是多种动物肠道的正常寄生菌,通过排泄物污染食物和水源,是散发性细菌性肠炎最常见的病原菌。

思考题答案

思考题

幽门螺杆菌的生物学特性如何? 与何疾病有关?

推荐文献阅读

1. 李凡,张凤民,黄敏.医学微生物学.第6版.北京:高等教育出版社,2011
2. 黄敏.医学微生物学与寄生虫学.第3版.北京:人民卫生出版社,2012
3. 李凡,徐志凯.医学微生物学.第8版.北京:人民卫生出版社,2013
4. 曹元应,曹德明.病原生物与免疫学.北京:人民卫生出版社,2017

河西学院 曹雪鹏

第十三章 厌氧性细菌

本章 PPT

厌氧性细菌(anaerobic bacterium),简称厌氧菌,是指一类必须在厌氧条件下才能生长繁殖的细菌的统称。厌氧性细菌根据能否形成芽胞,可分为有芽胞的厌氧梭菌和无芽胞厌氧菌两类。有芽胞的厌氧梭菌主要引起外源性感染;无芽胞厌氧菌多数存在于人体和动物体内,同机体的需氧菌和兼性厌氧菌共同构成机体的正常菌群,主要引起内源性感染。

第一节 厌氧芽胞梭菌属

厌氧芽胞梭菌属(*Clostridium*)的细菌是一类革兰阳性杆菌,能形成芽胞,多数芽胞的直径比菌体粗,使菌体一端膨大呈梭状,因此又称为梭状芽胞杆菌,该菌属的多数细菌为严格厌氧菌。厌氧芽胞梭菌多数为腐生菌,少数为致病菌,在适宜的生长条件下芽胞发芽形成繁殖体,产生强烈的外毒素,从而引起人和动物的疾病。能引起人类疾病的厌氧芽胞梭菌主要有破伤风梭菌、产气荚膜梭菌和肉毒梭菌等。该菌属大多数细菌有鞭毛,除产气荚膜梭菌外无荚膜,对热、干燥和消毒剂均有较强的抵抗力。

一、破伤风梭菌

破伤风梭菌(*C. tetani*)是引起破伤风的病原菌,大量存在于土壤中,经伤口入侵机体后,在伤口处生长繁殖并产生破伤风痉挛毒素,引起人体骨骼肌阵发性痉挛。破伤风的临床表现为牙关紧闭、颈项强直、角弓反张等症状。据估计,世界上每年约有100万破伤风病例发生,死亡率约为40%,其中一半的死亡病例是新生儿。新生儿破伤风又称"脐风"或"七日风",发病的主要原因是接生时使用未经严格消毒的剪刀剪断脐带,或婴儿出生后不注意脐部的清洁消毒,致使破伤风梭菌自脐部侵入机体。

(一)生物学性状

1. 形态与染色 破伤风梭菌菌体细长,有周鞭毛,无荚膜,芽胞呈正圆形,位于菌体顶端,直径比菌体粗,菌体呈"鼓槌状"(图13-1),革兰染色阳性。

2. 培养特性及生化反应 严格厌氧,血琼脂平板上,37 ℃培养48 h后形成边缘不整齐锯齿状菌落,呈薄膜状爬行生长,并伴有β溶血现象(图13-2)。多数生化反应阴性,一般不发酵糖,也不分解蛋白质。

3. 抵抗力 该菌繁殖体的抵抗力与一般细菌相似,但芽胞抵抗力很强,100 ℃1 h可被完全破坏,在干燥的土壤和尘埃中可存活数十年。

(二)致病性和免疫性

1. 致病条件 破伤风梭菌一般由伤口侵入机体引起破伤风,但在一般浅表性伤口病原菌不能生长繁殖。破伤风梭菌感染的重要条件是伤口需形成厌氧微环境:①伤口窄而深(如刺伤),有泥土或异物污染;②大面积创伤、烧伤,坏死组织多,局部组织缺血;③同时有需氧菌或兼性厌氧菌混合感染的伤口,均有利于破伤风梭菌生长。

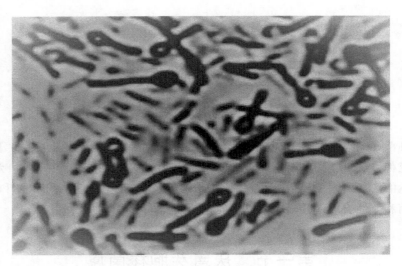

图 13-1　破伤风梭菌的芽胞特征

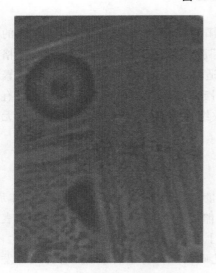

图 13-2　破伤风梭菌在血琼脂平板上
形成透明的溶血环

2. 致病物质　破伤风梭菌仅在局部繁殖,其致病作用完全依赖于该菌所产生的毒素。破伤风梭菌能产生两种外毒素,即破伤风溶血毒素(tetanolysin)和破伤风痉挛毒素(tetanospasmin)。破伤风溶血毒素对氧敏感,在功能和抗原性上同链球菌溶血素 O 相似,可溶解红细胞、粒细胞、巨噬细胞及血小板等,但其对破伤风的致病作用尚不明确。破伤风痉挛毒素是引起破伤风的主要致病物质。破伤风痉挛毒素是一种神经毒素,对脑干神经细胞和脊髓前角细胞有高度亲和力,毒性极强,对人的致死量小于 1 μg,其化学性质是蛋白质,不耐热,60 ℃ 30 min 可被破坏,可被肠道中的蛋白酶溶解。

破伤风痉挛毒素是一条分子量约为 150 kDa 的多肽,从菌体释放后,被蛋白酶裂解成一条分子量约为 50 kDa 的轻链和一条 100 kDa 的重链,两条链间由二硫键连接。轻链是毒素的毒性中心,重链是同细胞受体结合的部位。重链的羧基端识别神经肌肉接头处运动神经元外胞质膜上的受体并结合,促进毒素进入细胞内由细胞膜构成的小泡中。小泡从外周神经末梢沿神经轴突逆行向上,到达运动神经元,通过跨突触运动,小泡从运动神经元进入传入神经末梢,从而进入中枢神经系统。再通过重链氨基端的介导,产生膜的转位作用,使轻链进入胞质溶胶。轻链是一种锌内肽酶,可裂解储存有抑制性神经介质(γ-氨基丁酸、甘氨酸)小泡上膜蛋白的特异性肽键,使小泡膜蛋白发生改变,从而阻止抑制性神经介质的释放,使肌肉活动的兴奋与抑制失调。

3. 致病机制　在正常生理情况下,当机体屈肌的运动神经元受到刺激而兴奋时,同时还有冲动传递给抑制性神经元,使其释放出γ-氨基丁酸、甘氨酸等抑制性介质,以抑制伸肌的运动神经元,因此当屈肌收缩时而伸肌自然松弛,使机体的屈伸运动十分协调。破伤风痉挛毒素阻止抑制性神经介质的释放,干扰了抑制性神经元的协调作用,迫使肌肉活动的兴奋与抑制失调,导致屈肌和伸肌同时发生强烈收缩,使骨骼肌发生强烈痉挛。

4. 所致疾病　破伤风梭菌所致的疾病为破伤风,其潜伏期一般可从几天到几周,主要与原发感染部位距离中枢神经系统的远近有关。破伤风典型的临床症状有:苦笑面容、吞咽困难、牙关紧闭、四肢抽搐、颈项强直、角弓反张等。它的早期症状表现为流口水、出汗和激动,因自主神经系统功能紊乱可导致心律不齐、血压变化和因大量出汗引起机体脱水。

5. 免疫性 破伤风免疫属于抗毒素免疫,主要依靠抗毒素中和外毒素的作用。破伤风痉挛毒素毒性很强,极少量毒素即可导致机体发病,但少量的毒素不足以引起机体的免疫反应,且毒素与组织结合后,也不能有效刺激机体免疫系统产生抗毒素,因此一般病后机体不会获得牢固免疫力。机体获得有效抗毒素的途径是进行人工主动免疫。

（三）微生物学检查法

破伤风在临床上根据典型的症状和病史即可做出诊断。由于从伤口取材,直接涂片镜检和病原菌的分离培养的阳性率很低,因此临床上一般不进行分离培养。

（四）防治原则

破伤风一旦发病,治疗效果不理想,应以预防为主。

1. 非特异性预防 正确处理伤口,清创扩创,防止厌氧微环境的形成。

2. 特异性预防 目前我国采用的是百白破三联疫苗制剂,对3～6个月的儿童进行免疫,使机体同时获得对这三种疾病的免疫力。免疫程序为婴儿出生后第3、4、5个月连续免疫3次,2岁和7岁时再各加强一次,以建立基础免疫。今后如有可能引发破伤风的外伤时,再立即接种一针破伤风类毒素。对伤口严重污染的患者和受伤前未建立基础免疫者,应同时肌内注射剂量为1500～3000 U的破伤风抗毒素(tetanus antitoxin,TAT)做紧急预防。

3. 特异性治疗 发现破伤风患者应早期、足量注射TAT,一旦毒素与细胞受体结合后,抗毒素就不能中和其毒性作用,每次可肌内注射、静脉注射和伤口局部注射10万～20万U的TAT。注射前须做皮肤试验,测试机体有无超敏反应。抗菌治疗可采用四环素、红霉素。破伤风确诊的患者可采取适当的镇静剂和解痉挛药物治疗,以减轻患者的痛苦,防止患者窒息死亡。

二、产气荚膜梭菌

产气荚膜梭菌(*C. perfringens*)是一类广泛存在于自然界以及人和动物肠道中的厌氧芽胞梭菌,能引起人和动物多种疾病,也是引起气性坏疽的主要病原菌。该菌能产生多种毒素和侵袭性酶。

（一）生物学性状

1. 形态与染色 产气荚膜梭菌是革兰阳性粗大杆菌,两端平切,芽胞呈椭圆形,小于菌体,位于菌体次极端。无鞭毛,在被感染的人和动物体内有明显的荚膜(图13-3)。

2. 培养特性与生化反应 厌氧,但并不十分严格。在20～50 ℃均可生长繁殖,在40 ℃培养时代时最短为8 min。在蛋黄琼脂平板培养基上培养,形成的菌落周围会出现乳白色混浊圈,是由该菌产生的α毒素(卵磷脂酶)分解蛋黄中的卵磷脂所致,这一现象称为Nagler反应。若在培养基中加入α毒素的抗血清,则不会发生该现象,这是因为产气荚膜梭菌产生的α毒素被培养基中的特异性抗毒素中和。在血琼脂平板上培养,多数菌株能产生双层溶血环,内环是由θ毒素引起的完全透明溶血环,外环是由α毒素引起的不完全溶血环(图13-4)。该菌代谢十分活跃,能分解多种糖类,产酸产气,能液化明胶,产生H_2S。在牛奶培养基中能分解乳糖产酸,使其中的酪蛋白凝固,同时产生大量的气体(H_2和CO_2),将凝固的酪蛋白冲成蜂窝状,并能将封闭的凡士林层向上推挤,甚至可以冲开试管塞,气势汹涌,称为"汹涌发酵(stormy fermentation)"现象。

3. 分型 根据产气荚膜梭菌产生外毒素的种类不同,可将其分为A、B、C、D、E五个血清型。对人类致病的主要是A型,能引起气性坏疽和食物中毒;C型主要引起坏死性肠炎。

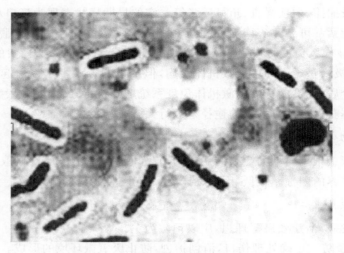

图 13-3　产气荚膜梭菌(荚膜染色)

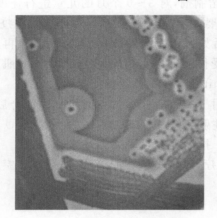

图 13-4　产气荚膜梭菌在血琼脂
平板上形成双层溶血环

（二）致病性和免疫性

1. 致病物质　产气荚膜梭菌能产生十几种外毒素（表 13-1）。

α 毒素的毒性最强，各型菌株都能产生。α 毒素具有卵磷脂酶和神经鞘磷脂酶活性，能分解细胞膜上的卵磷脂，破坏红细胞膜，引起溶血；破坏血管内皮细胞，引起血管通透性增加，造成水肿；促进血小板凝聚，导致形成血栓和局部组织缺血、坏死；作用于心肌，使血压下降，心率减慢，导致微循环衰竭和休克。很多 A 型菌株和少数 C、D 型菌株还能产生肠毒素，为不耐热的蛋白质，其作用类似于霍乱弧菌产生的肠毒素。

表 13-1　产气荚膜梭菌产生的主要和次要毒素及其分型

| 毒素 | 生物学作用 | 毒素分型 | | | | |
		A	B	C	D	E
主要毒素						
α(alpha)	卵磷脂酶,增加血管通透性,溶血和坏死作用	+	+	+	+	+
β(beta)	坏死作用	−	+	+	−	−
ε(epsilon)	增加胃肠壁通透性	−	+	−	+	−
ι(iota)	坏死作用,增加血管的通透性	−	−	−	−	+
次要毒素						
δ(delta)	溶血素	−	±	+	−	−
θ(theta)	溶血素,细胞毒素	±	+	+	+	+
κ(kappa)	胶原酶、明胶酶,坏死作用	+	+	+	+	+
λ(lambda)	蛋白酶	−	+	−	+	+
μ(mu)	透明质酸酶	±	+	±	±	±

续表

毒素	生物学作用	毒素分型				
		A	B	C	D	E
ν(nu)	DNA酶	±	+	+	±	±
神经氨酸酶	改变神经节苷脂受体	+	+	+	+	+
其他						
肠毒素	肠毒素、细胞毒素	+	?	+	+	?

注:+,多数菌株;±,某些菌株;-,不产生;?,未研究。

2. 所致疾病

(1)气性坏疽:60%～80%由A型引起,它的致病条件与破伤风梭菌相同,多见于战伤,但也见于平时大面积创伤的工伤、车祸等。气性坏疽潜伏期短,一般仅为8～48 h,发展迅速,病情险恶,死亡率高。产气荚膜梭菌通过产生多种毒素和侵袭性酶,造成组织分解、肌肉坏死,本菌能发酵肌肉和组织中的糖类,产生大量气体,造成气肿;同时血管通透性增加,水分渗出,导致局部水肿,进而挤压软组织和血管,影响血液供应,造成局部组织缺血坏死。严重病例表现为病灶局部呈黑紫色,水气夹杂,触摸有捻发感,并有恶臭。产气荚膜梭菌产生的毒素和组织坏死的毒性产物被机体吸收入血,引起毒血症,死亡率高达40%～100%。

(2)食物中毒:某些A型产气荚膜梭菌能产生肠毒素,引起食物中毒,因食入被此菌污染的食物而引起。潜伏期一般为8～24 h,临床表现为腹痛、腹胀、水样腹泻、无恶心呕吐等急性胃肠炎症状。一般1～2天自愈,如不进行细菌学检查常难确诊。

(3)坏死性肠炎:主要由C型产气荚膜梭菌引起,致病物质可能与β毒素有关。潜伏期短,发病急,有剧烈腹痛和腹泻,粪便带血,死亡率高达40%。

3. 免疫性 人体一般缺乏抵抗梭状芽胞杆菌所致创伤感染的防御能力,多次创伤感染产气荚膜梭菌,都不能使机体产生有效的免疫力。

(三)微生物学检查法

产气荚膜梭菌引起的气性坏疽发病迅速,后果严重,应尽快做出诊断,及早治疗。

1. 直接涂片镜检 极有价值的快速诊断法。从深部创口取材涂片,革兰染色镜检,可见两端平切的革兰阳性粗大杆菌,并有荚膜;白细胞数量少且形态不典型,并伴有其他杂菌等特点。早期诊断能避免患者最终截肢或死亡。

2. 分离培养及动物实验 取坏死的组织制成悬液,接种血琼脂平板或庖肉培养基,厌氧培养并观察生长情况。取培养物镜检及生化反应鉴定,必要时取细菌培养液0.5～1 mL静脉注射小鼠,10 min后处死小鼠,置于37 ℃培养5～8 h。如动物躯体肿胀,取肝或腹腔渗出物涂片镜检和分离培养。如疑似产气荚膜梭菌引起的食物中毒,在发病后一日内,取剩余食物或粪便做细菌学检查,如检出大于10^5 cfu/g(食品)或10^6 cfu/g(粪便)可确诊。

(四)防治原则

目前气性坏疽缺乏有效的预防措施,预防的主要方法是及时处理伤口,局部用过氧化氢冲洗,防止厌氧环境的形成。对局部感染应尽早进行扩创手术,切除感染和坏死的组织,必要时截肢以防止病变的扩散。早期除了用气性坏疽多价抗毒素外,同时用大剂量青霉素以杀死产气荚膜梭菌和其他细菌。应用高压氧舱法,可使血液和组织中的氧含量提高15倍,能部分抑制厌氧性细菌的生长,具有一定的疗效。

三、肉毒梭菌

肉毒梭菌(*C.botulinum*)主要存在于土壤中,本菌污染食品后,在厌氧条件下,产生极强的肉毒毒素,人食用后可引起肉毒中毒和婴儿肉毒病。

（一）生物学性状

肉毒梭菌是革兰阳性粗短杆菌,有周鞭毛,无荚膜,芽胞呈椭圆形,位于菌体次极端,宽于菌体,使菌体呈汤匙状或网球拍状,芽胞的抵抗能力强(图 13-5)。肉毒梭菌严格厌氧,在普通琼脂平板或血琼脂平板上可以生长,在蛋黄培养基上菌落周围出现浑浊圈。根据其遗传特性可将肉毒梭菌分为 4 组,根据神经毒素的抗原性不同分为 A、B、C、D、E、F、G7 型,大多数菌株只能产生一种毒素。我国报道的致病类型以 A 型为主。肉毒毒素不耐热,煮沸 1 min 即被破坏,但对酸的抵抗力强,因此可被胃肠道吸收。

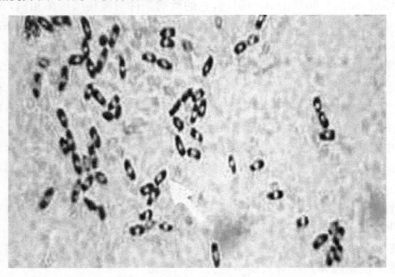

图 13-5　肉毒梭菌的芽胞特征

（二）致病性

1. 致病物质　肉毒梭菌的致病物质是肉毒毒素(botulinum toxin),肉毒毒素是目前已知毒性最强的毒素,毒性比氰化钾强 1 万倍。纯化的肉毒毒素 1 mg 可以杀死 2 亿只小鼠,对人的致死量约为 0.1 μg。肉毒毒素的结构、功能和致病机制与破伤风毒素类似。肉毒毒素的主要特点:①肉毒毒素作用于外周胆碱能神经,抑制神经肌肉接头处神经介质乙酰胆碱的释放,导致迟缓性麻痹;②毒素经过内化作用进入细胞内由细胞膜形成的小泡中,并保留在神经肌肉接头处;③C 型和 D 型毒素由噬菌体编码,其余型毒素由染色体决定;④肉毒毒素前体分子与一些非毒性蛋白结合,形成大小不等的复合物。复合物进入小肠,在碱性条件下解离后,被吸收进入血液循环。

2. 所致疾病

（1）食物中毒:食品在加工制作过程中被肉毒梭菌污染、制成后未彻底灭菌,芽胞在厌氧环境下发芽产生毒素,食品食用前未加热烹饪,食入后引起食物中毒。该病为单纯性毒素中毒,而非细菌感染。引起中毒的食物主要有罐头、香肠、腊肉等肉制品和发酵豆制品等。

肉毒毒素中毒的临床表现与其他食物中毒不同,胃肠道症状很少,主要是运动神经末梢麻痹。潜伏期短至几小时,一般先有不典型的乏力和头疼等症状,然后从眼肌麻痹开始,出现复视、斜视、眼睑下垂等;再是咽肌吞咽、咀嚼困难、口齿不清等咽部肌肉麻痹症状;进而膈肌麻痪,呼吸困难,窒息导致死亡。很少见肢体麻痹,不发热,神志清醒。如及时给予支持疗法和预防呼吸系统感染,病死率可从 70% 降至 10%。

（2）婴儿肉毒病:1 岁以下,尤其是 6 个月以内的婴儿,因肠道的特殊环境及缺乏能拮抗肉毒梭菌的正常菌群,当食入被肉毒梭菌芽胞污染的食品(如蜂蜜)后,芽胞发芽繁殖产生毒素被机体吸收而致病。症状与肉毒食物中毒类似,婴儿便秘、吸乳和啼哭无力、吞咽困难、眼睑下垂。严重者因呼吸肌麻痹可导致婴儿猝死,婴儿肉毒病病死率为 1%～2%。

（三）微生物学检查法

食物中毒和婴儿肉毒病患者可取粪便和剩余的食物分离病原菌,同时检测毒素的活性。可疑食物或呕吐物等标本可先在沸水中加热 10 min,杀死标本中的细菌繁殖体,再进行厌氧培养分离本菌。毒素检查可将培养物过滤液或可疑食物悬液上清液分成两份,其中一份与抗毒素血清混合,然后分别注入小鼠腹腔,如果抗毒素处理的小鼠得到保护则表明有毒素存在。

（四）防治原则

肉毒中毒的预防主要是加强食品卫生管理和监督,提高个人防范意识,低温保存食物,防止肉毒梭菌芽胞发芽产生毒素,食品加热 80 ℃ 20 min 可以破坏毒素。对患者尽早根据症状做出诊断,迅速注射 A、B、E 三型多价抗毒素,同时加强护理和对症治疗以降低患者的死亡率。

四、艰难梭菌

艰难梭菌(C.difficile)为人类肠道中正常菌群,当患者长期使用抗生素治疗时,可引起肠道内的菌群失调,可引起假膜性结肠炎等疾病。

艰难梭菌是革兰阳性粗大杆菌,有鞭毛,卵圆形芽胞位于菌体次极端,专性厌氧,因分离培养困难而得名。用环丝氨酸-甘露醇等特殊培养物才可从粪便中分离得到本菌。部分艰难梭菌能产生 A、B 两种毒素,A 为肠毒素,能趋化中性粒细胞浸润回肠肠壁,释放细胞因子,导致液体大量分泌和出血性坏死;B 为细胞毒素,能使肌动蛋白解聚,损害细胞骨架,致使局部肠壁细胞坏死,损坏肠壁细胞。

艰难梭菌为肠道的正常菌群,因长期使用抗生素导致菌群失调而引起内源性感染。少数患者出现血水样腹泻,排出假膜,伴有发热、白细胞增多等全身中毒症状,严重者可导致死亡。治疗须及时停用相关抗生素,改用本菌敏感的万古霉素或甲硝唑,并给予支持疗法,增强患者的抵抗力,有利于疾病的好转。

第二节 无芽胞厌氧菌

厌氧菌种类繁多,分布广泛,包括革兰阳性和革兰阴性的球菌和杆菌,是寄生于人和动物体内的正常菌群,无芽胞厌氧菌占有绝对优势,是其他非厌氧菌的 10～1000 倍,对维持人体微生态平衡和内环境稳定起重要作用。在正常情况下它们对机体无害,但在某些特定条件下,这些厌氧菌可作为条件致病菌导致内源性感染,甚至危及生命。

一、生物学性状

无芽胞厌氧菌有 30 多个属,其中与人类疾病相关的主要有 10 个属(表 13-2)。

表 13-2　与人类疾病相关的主要无芽胞厌氧菌

革兰阴性		革兰阳性	
杆菌	球菌	杆菌	球菌
类杆菌属 (Bacteriodes)	韦荣菌属 (Veillonella)	丙酸杆菌属 (Propionibacterium)	消化链球菌属 (Peptostreptococus)
普雷沃菌属 (Prevotella)		双歧杆菌属 (Bifidobacterium)	
紫单胞菌属 (Porphyromonas)		真杆菌属 (Eubacterium)	
梭杆菌属 (Fusobacterium)		放线菌属 (Actinomyces)	

（一）革兰阴性厌氧杆菌

临床上常见的革兰阴性厌氧杆菌中，以类杆菌属中的脆弱类杆菌（B. fragilis）最为重要。该菌形态呈多形性，有荚膜，约占临床厌氧菌分离株的 25%，占类杆菌分离株的 50% 左右。梭杆菌属多为口腔和直肠中的正常菌群，其菌体延伸呈梭形，其余菌属的形态都非常小。除类杆菌属在培养基上生长迅速外，其余生长都比较缓慢，需 3 天以上。

（二）革兰阴性厌氧球菌

临床上常见的革兰阴性厌氧球菌中，以韦荣菌属最为重要。它是寄生在咽喉部的主要厌氧菌，但在临床厌氧菌分离标本中，分离率小于 1%，且为混合感染菌之一。

（三）革兰阳性厌氧杆菌

1. 丙酸杆菌属　为短杆菌，常呈链状或成簇排列，无鞭毛，能发酵糖类产生丙酸。能用普通培养基培养，培养需 2~5 天，与人类有关的有 3 个菌种，其中痤疮丙酸杆菌（P. acnes）最为多见。

2. 双歧杆菌属　呈多种形态，有分枝，无动力，严格厌氧，耐酸。双歧杆菌在婴儿和成人肠道菌群中占很大比例。该菌在肠道中起重要的微生态调节作用，控制 pH 值对抗外源性感染。只有齿双歧杆菌（B. dentium）与龋齿和牙周炎有关，但致病机制仍不清楚。

3. 真杆菌属　菌体细长，严格厌氧，生化反应活泼，生长缓慢，常需培养 7 天左右。真杆菌是人体肠道中重要的正常菌群。部分菌种与感染有关，但都出现在混合感染中，最常见的是迟钝真杆菌（E. lentum）。

（四）革兰阳性厌氧球菌

其中最重要的是消化链球菌属，主要寄生于女性阴道中。本菌生长缓慢，需培养 5~7 天。在临床厌氧菌分离株中，占 20~35%，仅次于脆弱类杆菌，但多数是混合感染。

二、致病性

1. 致病条件　无芽胞厌氧菌是条件致病菌，在下列条件下可引起机体感染：①寄居部位发生改变；②机体的免疫力下降；③长期使用抗生素治疗导致菌群失调；④局部形成厌氧环境。

2. 致病因素　无芽胞厌氧菌的致病因素主要表现在以下方面：①改变其对氧的耐受性，如类杆菌属许多菌种能产生超氧化物歧化酶，有利于该菌适应新的致病生态环境；②通过菌毛、荚膜等表面结构吸附和侵入上皮细胞和各种组织；③产生多种毒素、胞外酶和可溶性代谢产物，如脆弱类杆菌某些菌株产生的肠毒素、胶原酶、蛋白酶、溶血素和透明质酸酶等；④与混合感染的需氧菌和兼性厌氧菌的协同作用,表现为氧气的利用和降低抗菌药物的敏感性等。

3. 感染特征 ①内源性感染,感染部位可遍及全身;②无特定病型,多数为化脓性感染,形成局部脓肿或组织坏死,也可形成败血症;③使用氨基糖苷类抗生素(链霉素、卡那霉素和庆大霉素)长期治疗无效;④分泌物直接涂片可见细菌,但普通培养法细菌不生长;⑤分泌物或脓汁黏稠。

4. 所致疾病

(1)呼吸道感染:无芽胞厌氧菌可感染人体上下呼吸道的任何部位,可引起扁桃体周围蜂窝组织炎、吸入性肺炎、肺脓肿和脓胸等。呼吸道感染中分离检测出的最多的厌氧菌是产黑色素类杆菌、消化链球菌和脆弱类杆菌等。

(2)败血症:厌氧菌败血症主要由脆弱类杆菌引起,其次为革兰阳性厌氧球菌(消化链球菌)。原发病灶可能是腹腔和女性生殖道,厌氧菌败血症占全部败血症的 $10\%\sim20\%$ 。

(3)口腔感染:大多来源于牙周感染,主要由口腔中的消化链球菌、产黑色素类杆菌和核梭杆菌(*F. nucleatum*)等引起。在一定条件下单独或混合感染引起牙周炎、坏死性溃疡性牙龈炎、坏疽性口腔炎。在这些细菌引起的口腔感染中,牙周病占 30% 左右。

(4)中枢神经系统感染:最常见的是脑脓肿,主要继发于中耳炎、乳突炎、鼻窦炎等邻近感染,也可直接扩散和转移形成。

(5)腹腔感染:由于手术、胃肠道感染、肠穿孔、创伤等引起,腹腔感染主要与消化道厌氧菌有关,在腹腔感染中,脆弱类杆菌占 60% 以上。

(6)女性生殖道和盆腔感染:在引起盆腔炎、盆腔脓肿、输卵管卵巢脓肿、子宫内膜炎等女性生殖道一系列严重感染中,无芽胞厌氧菌是主要的病原菌。常见的厌氧菌是消化链球菌属和普雷沃菌属。

(7)其他:无芽胞厌氧菌可以引起心内膜炎、皮肤和软组织感染等。

三、微生物学检查法

1. 标本采集 无芽胞厌氧菌多数是人体正常菌群,采集标本时应注意避免正常菌群的污染。最可靠的材料是手术切取或活检得到的组织标本,或从感染病灶的深部取的渗出液或脓汁。标本采集后立即放入厌氧标本瓶中,迅速送检。

2. 直接涂片镜检 脓汁或穿刺液标本直接涂片染色后观察细菌的形态特征、染色性和菌量多少,供初步判断结果时参考。

3. 分离培养和鉴定 厌氧培养是证实厌氧菌感染的关键步骤。标本应立即接种到牛心脑浸液血琼脂平板上,在厌氧条件下接种,置于 37 ℃厌氧培养 2~3 天,如无细菌,继续培养 1 周。挑取生长菌落接种两个血琼脂平板,分别放置在有氧和无氧环境中培养,在两种环境中都能生长的是兼性厌氧菌,只能在厌氧环境中生长的才是专性厌氧菌。获得纯培养后,再用生化反应进行鉴定。

四、防治原则

外科清创去除坏死组织和异物,维持局部良好的血液循环,防止形成厌氧环境。多数无芽胞厌氧菌在临床上对甲硝唑、亚胺培南和氯霉素等敏感,而对氨基糖苷类抗生素不敏感。临床上出现了大量的耐药菌株,特别是脆弱类杆菌能产生 β 内酰胺酶,可破坏青霉素和头孢菌素,在治疗时应进行药敏试验,以指导临床用药。

小结

（1）厌氧性细菌根据能否形成芽胞，可分为有芽胞的厌氧梭菌和无芽胞厌氧菌。有芽胞的厌氧梭菌主要引起外源性感染，无芽胞厌氧菌主要引起内源性感染。

（2）破伤风梭菌菌体细长，有周鞭毛，无荚膜，芽胞呈正圆形，位于菌体顶端，直径比菌体粗，菌体呈"鼓槌状"，革兰染色阳性，专性厌氧菌。破伤风梭菌感染的重要条件是伤口需形成厌氧微环境。破伤风痉挛毒素是引起破伤风的主要致病物质，破伤风痉挛毒素是一种神经毒素，对脑干神经细胞和脊髓前角细胞有高度亲和力，引起人体骨骼肌阵发性痉挛。破伤风的临床表现为牙关紧闭、颈项强直、角弓反张等症状。破伤风应以预防为主，正确处理伤口，清创扩创，防止厌氧微环境的形成；注射百白破三联疫苗进行人工主动免疫；发现患者应早期、足量注射 TAT，抗菌治疗可采用四环素、红霉素。

（3）产气荚膜梭菌是两端平切的革兰阳性粗大杆菌，芽胞呈椭圆形，小于菌体，位于菌体次极端。无鞭毛，在被感染的人和动物体内有明显的荚膜。产气荚膜梭菌在蛋黄琼脂平板培养基上引起 Nagler 反应；在血琼脂平板上多数菌株能产生双层溶血环；在牛奶培养基中培养可出现"汹涌发酵"现象。其致病物质主要是 α 毒素，可引起气性坏疽、食物中毒和坏死性肠炎等疾病。对局部感染应尽早进行扩创手术，切除感染和坏死的组织，用大剂量青霉素杀死产气荚膜梭菌和其他细菌，还可使用高压氧舱法和多价抗毒素进行治疗。

（4）肉毒梭菌是革兰阳性粗短杆菌，严格厌氧，无荚膜，有周鞭毛，芽胞呈椭圆形，位于菌体次极端，宽于菌体，使菌体呈汤匙状或网球拍状。肉毒梭菌的致病物质是肉毒毒素，肉毒毒素作用于外周胆碱能神经，抑制神经肌肉接头处神经介质乙酰胆碱的释放，导致迟缓性麻痹，可引起食物中毒和婴儿肉毒病。预防主要是加强食品卫生管理和监督，提高个人防范意识，低温保存食物，高温破坏毒素。治疗应尽早注射多价抗毒素。

（5）无芽胞厌氧菌广泛存在于人和动物体内，是人体的正常菌群。在下列条件下可引起感染：①寄居部位发生改变；②机体的免疫力下降；③菌群失调；④局部形成厌氧环境。其具有独特的感染特征，可引起呼吸道感染、败血症、口腔感染、中枢神经系统感染、腹腔感染和女性生殖道和盆腔感染等。

思考题

思考题答案

1. 为什么机体患破伤风后不易获得牢固的免疫力？
2. 肉毒梭菌与其他细菌引起的食物中毒有何不同？
3. 简述无芽胞厌氧菌的致病条件。
4. 论述破伤风梭菌的感染条件、致病机制及防治原则。
5. 比较无芽胞厌氧菌与厌氧芽胞梭菌的特点。

推荐文献阅读

1. 肖纯凌,赵富玺.病原生物学和免疫学.第 7 版.北京:人民卫生出版社,2014
2. 李凡,徐志凯.医学微生物学.第 8 版.北京:人民卫生出版社,2013
3. 黄汉菊.医学微生物学.第 3 版.北京:高等教育出版社,2015
4. 黄敏.医学微生物学与寄生虫学.第 3 版.北京:人民卫生出版社,2012
5. 沈关心,徐威.微生物学与免疫学.第 8 版.北京:人民卫生出版社,2016

湖北理工学院　　石金舟

第十四章　分枝杆菌属

本章 PPT

分枝杆菌属（*Mycobacterium*）是一类菌体细长略带弯曲，有分枝生长趋势的杆菌。本属细菌无鞭毛、无芽胞，也不产生内毒素和外毒素，其致病性作用与菌体成分有关。此属细菌细胞壁内含有大量脂质，这与其生长特性、染色性、抵抗力、致病性等密切相关。由于菌体含有大量分枝菌酸，一般不易着色，但经过加温或延长染色时间使菌体着色后能抵抗盐酸乙醇的脱色，故又称为抗酸杆菌（acid-fast bacilli）。分枝杆菌的种属较多，可分为结核分枝杆菌、麻风分枝杆菌和其他分枝杆菌。对人致病的主要病原菌是结核分枝杆菌与麻风分枝杆菌。

第一节　结核分枝杆菌

结核分枝杆菌
的发现和世界
防治结核病日

结核分枝杆菌（*Mycobacterium tuberculosis*）俗称结核杆菌，是引起人类结核病的病原菌。从新石器时代人类的遗骨和古代木乃伊的骨关节病理组织中，发现人类在史前时代已患过结核病。中国医史中，结核病最早记载于《内经》中，并形容为"虚痨"之症。新中国成立前，民间称结核病为痨病，并且有"十痨九死"的说法。

自 20 世纪 90 年代以来，结核病在全球"死灰复燃"，许多国家不同程度地出现了疫情下降缓慢或严重反弹的局面，发病率大约以每年 1.1% 的速度增长，结核病再次成为威胁人类健康的主要传染病之一，成为严重的公共卫生问题。据世界卫生组织估计，目前全球约有 20 亿人已感染过结核分枝杆菌。全球每年新发结核病患者约 880 万例，每年因结核病死亡的患者约 300 万例。发展中国家结核病的形势更加严峻，全球 98% 的结核病死亡病例和 95% 的新发结核病例都在发展中国家。

一、生物学性状

（一）形态与染色

结核分枝杆菌细长略带弯曲，大小为 (1~4) μm×0.4 μm，呈单个或分枝状排列，经人工培养后菌体可呈球形或丝状。因菌体细胞壁中脂质的含量较高，一般染色方法不容易着色，常用齐-尼（Ziehl-Neelsen）抗酸染色法。经抗酸染色结核分枝杆菌呈红色，非抗酸菌及细胞等呈蓝色。该菌无芽胞、无鞭毛，但细胞壁外有一层荚膜。结核分枝杆菌经药物作用后易变为 L 型，抗酸染色转为阴性（图 14-1）。

（二）培养特征和生化反应

结核分枝杆菌为专性需氧菌，营养要求高。在含有蛋黄、马铃薯、甘油、无机盐和孔雀绿等的罗氏培养基上可以生长，孔雀绿可抑制杂菌生长，蛋黄含脂质生长因子，刺激结核分枝杆菌生长。其生长最适合的 pH 值为 6.5~6.8，最适温度为 37 ℃。结核分枝杆菌细胞壁中的脂质含量较高，影响营养物质的吸收，因此菌体生长缓慢，18~24 h 繁殖一代，接种后 3~4 周在固体培养基上出现肉眼可见的菌落。典型菌落呈乳白色或米黄色，表面粗糙呈颗粒状、结节状和花菜状。在液体培养基中培养呈粗糙皱纹状菌膜生长（图 14-2）。

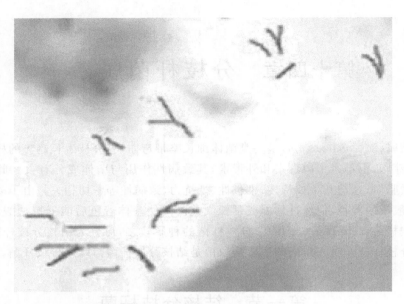

图 14-1　结核分枝杆菌纯培养物（抗酸染色）

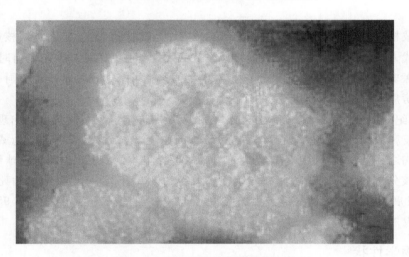

图 14-2　结核分枝杆菌的菌落特征

结核分枝杆菌不发酵糖类,人结核分枝杆菌与牛分枝杆菌的区别在于前者可合成烟酸和还原硝酸盐,而后者则不能。

（三）抵抗力

结核分枝杆菌细胞中脂质含量高,因此对理化因素的抵抗力较强。脂质可以防止细胞中水分丢失,故其对干燥的抵抗力强,在干燥的痰中可生存 6～8 个月,附在尘埃上其传染性可保持 8～10 天;抗强酸强碱,在 3% HCl 或 6% H_2SO_4 或 4% NaOH 作用下,30 min 不被杀死,故常用酸碱处理含有杂菌污染的标本和消化标本中的黏稠物质,以提高检出率;抗染料,对孔雀绿或结晶紫有抵抗力,在培养基中加入上述染料可抑制杂菌的生长;对青霉素等常用抗生素耐药。

该菌对乙醇敏感,在 75% 的乙醇中 2 min 死亡;对湿热敏感,在液体中加热 62～63 ℃ 15 min 或煮沸即被杀死;对紫外线敏感,在日光下照射 2～3 h 可被杀死;对抗结核药物（链霉素、异烟肼、利福平、环丝氨酸、乙胺丁醇以及卡那霉素等）敏感,但长期用药容易出现耐药性。

(四)变异性

结核分枝杆菌可发生形态、菌落、毒力、免疫原性和耐药性等多种变异。结核分枝杆菌在异烟肼、环丝氨酸、溶菌酶等作用下可失去细胞壁而形成细菌 L 型,发生形态变异;1908 年,Calmette 和 Guerin 将有毒的牛型结核分枝杆菌培养于含甘油、胆汁、马铃薯的培养基中,经过13 年 230 次传代而获得减毒活菌株(BCG),现广泛用于人类结核病的预防;长期使用抗结核药物治疗,结核分枝杆菌易产生耐药性,近年来世界各地结核分枝杆菌的多重耐药菌株逐渐增多,甚至引起暴发流行,给治疗造成困难。

二、致病性

结核分枝杆菌无内毒素,也不产生外毒素及侵袭性酶,主要致病物质是菌体成分,特别是细胞中所含的大量脂质。致病性可能与菌体成分和代谢物质的毒性、细菌在组织中增殖引起的炎症以及机体对菌体成分产生的免疫应答导致的免疫损伤有关。

(一)致病物质

1. 脂质 结核分枝杆菌菌体中含有大量脂质,占菌体干重的 20%～40%,占细胞壁干重的 60%左右,菌体脂质含量越高,毒力越强。脂质包括分枝菌酸、蜡质和磷脂等,常与蛋白质和多糖结合形成复合物。①索状因子:成分是 6,6-双分枝菌酸海藻糖,为分枝菌酸和海藻糖结合的糖脂,存在于有毒力的菌株细胞壁中,能使结核分枝杆菌在液体培养基中呈平行排列的索状生长。它能破坏细胞线粒体膜,影响细胞呼吸,抑制白细胞游走及吞噬,引起慢性肉芽肿。②磷脂:能促使单核细胞增生,抑制蛋白酶对病灶组织的溶解,形成干酪样坏死,使炎症病灶中的巨噬细胞转变为类上皮细胞,而形成结核结节。③蜡质 D:肽糖脂和分枝菌酸的复合物,具有免疫佐剂的作用,可激发机体产生迟发型超敏反应。④硫酸脑苷脂:能抑制吞噬细胞中吞噬体与溶酶体的融合,使结核分枝杆菌能在吞噬细胞中长期存活。这类糖脂能结合中性红染料产生中性红反应,用于鉴定分枝杆菌有无毒力。

2. 蛋白质 结核分枝杆菌内含有多种蛋白质成分,最重要的是结核菌素,它与蜡质 D 结合后能引起机体较强的迟发型超敏反应,在形成结核结节中也发挥一定作用。

3. 荚膜 结核分枝杆菌荚膜的成分主要为多糖,还含有少量脂类和蛋白质。荚膜的主要功能:①黏附作用:荚膜能与吞噬细胞表面的补体受体(CR3)结合,有助于分枝杆菌在宿主细胞上的黏附。②营养作用:荚膜中有多种酶可降解宿主组织中的大分子物质,有助于结核分枝杆菌的吸收利用。③保护作用:荚膜能阻止吞噬细胞对菌体的吞噬以及可以阻挡宿主中的有害物质进入结核分枝杆菌,对菌体有保护作用。

4. 多糖 常与脂质成分结合,主要有半乳糖、甘露醇、阿拉伯糖等。多糖可使中性粒细胞增多,引起局部病灶细胞浸润。

(二)所致疾病

结核分枝杆菌可以通过多种途径(呼吸道、消化道和破损的皮肤黏膜等)侵入机体,侵犯多个组织和器官,引起相应组织和器官的结核病,其中以肺结核最为常见。结核病的发生取决于侵入机体的结核分枝杆菌的数量、毒力和机体的免疫状态等。

1. 肺部感染 飞沫或尘埃中的结核分枝杆菌容易经呼吸道进入机体,引起肺部感染。肺结核可分为原发感染和原发后感染两类。

(1)原发感染:指首次感染结核分枝杆菌,多见于儿童。细菌侵入肺泡后,被巨噬细胞吞噬,但硫酸脑苷脂可以抑制吞噬体与溶酶体的融合,使结核分枝杆菌能在吞噬细胞中增殖,最终导致吞噬细胞死亡裂解,释放出的结核分枝杆菌引起渗出性炎症病灶,称为原发灶。初次感染时由于机体缺乏特异性免疫,原发灶内的结核分枝杆菌可经淋巴管扩散至肺门淋巴结,引起淋巴管炎和肺门淋巴结肿大,称为原发综合征,肺部 X 线片出现哑铃状阴影。若机体的免疫能力强,原发灶大多纤维化和钙化而自愈,但病灶内仍有少量的结核分枝杆菌长期潜伏,可成为日后内源性感染的来源。原发感染后绝大多数患者病灶纤维化或钙化,少数患者发展为活动性肺结核,极少数患者因免疫力低下,结核分枝杆菌经淋巴循环或血液播散,形成全身性粟粒性结核和结核性脑膜炎。

(2)原发后感染:多见于成年人,大多为内源性感染。由于机体已有特异性的细胞免疫,对侵入的结核分枝杆菌有一定的局限能力,因此原发后感染病灶局限,病变常发生在肺尖部位,一般不累及邻近的淋巴结,主要表现为慢性肉芽肿性炎症,形成结核结节,发生纤维化或干酪样坏死。

2. 肺外感染 部分患者体内的结核分枝杆菌可经血液、淋巴液扩散,引起肺外脏器的感染,如脑、肾、骨、关节、生殖器官等结核。痰菌被咽入消化道可引起肠结核、结核性腹膜炎等;通过破损皮肤感染可引起皮肤结核。艾滋病等免疫力极度低下者,严重时可造成全身播散性结核。近年报道称肺外结核多与结核分枝杆菌 L 型有关,临床应引起重视。

三、免疫性与超敏反应

机体感染结核分枝杆菌后,虽然可以产生多种抗菌体蛋白质的抗体,但这些抗体只对细胞外的细菌具有一定的作用,而对胞内细菌不起作用。结核分枝杆菌能诱导机体产生由 T 细胞介导的细胞免疫应答和迟发型超敏反应。

(一)免疫性

机体对结核分枝杆菌的免疫属于感染免疫,即只有当机体感染结核分枝杆菌或其成分存在时机体才具有免疫能力,当体内的结核分枝杆菌或成分全部消失时,抗结核免疫力也会随之消失,这种免疫又称为有菌免疫。

机体的抗结核免疫主要是细胞免疫。致敏的 CD4$^+$ T 细胞接触相应抗原,可产生多种细胞因子,如 IL-2、IL-6、IFN-γ、TNF-α 等,使巨噬细胞聚集在炎症部位,增强巨噬细胞对结核分枝杆菌的杀菌作用;CD8$^+$ T 细胞接触相应抗原,可以通过释放细胞毒性物质或诱导细胞凋亡方式杀伤带有结核分枝杆菌的靶细胞。

(二)免疫与超敏反应

机体对结核分枝杆菌产生细胞免疫的同时,也产生迟发型超敏反应,两者都是 T 细胞介导的结果,它们之间的关系可以用郭霍现象说明。①将结核分枝杆菌注入健康的豚鼠皮下,10～14 天后豚鼠注射局部出现溃疡坏死,不易痊愈,细菌扩散至全身,附近淋巴结肿大,甚至部分豚鼠死亡,表现为原发感染的特点,此时结核菌素试验为阴性;②用相同剂量的结核分枝杆菌对曾感染并康复的豚鼠进行皮下注射,在 1～2 天内注射局部迅速溃烂,但易愈合,细菌很少扩散,附近淋巴结不肿大,豚鼠不死亡,表现为原发后感染的特点,此时结核菌素试验为阳性;③在康复的豚鼠皮下注入大量结核分枝杆菌,则引起局部及全身严重的迟发型超敏反应,甚至导致动物死亡。由此可见,原发感染的豚鼠因无免疫力和迟发型超敏反应,不能阻止细菌在体内迅速扩散;而再次感染的豚鼠,细菌在体内不易扩散,溃疡容易愈合,表明机体有一定的免疫力。但小鼠再次感染时注射局部,反应迅速而强烈,坏死部分很快脱落,说明机体产生免疫力的同时有超敏反应发生。过量结核分枝杆菌注射豚鼠,则引起剧烈的超敏反应,说明迟发型超敏反应对机体不利。因此,结核分枝杆菌在感染的过程中感染、免疫和超敏反应三者同时存在。

近年来研究证明,细胞免疫和迟发型超敏反应是独立存在的两种反应,由不同的结核分枝杆菌抗原诱导,由不同 T 细胞亚群介导和不同的淋巴因子承担。超敏反应主要是由结核菌素蛋白和蜡质 D 共同引起,而免疫反应是由结核分枝杆菌核糖体 RNA 引起。

儿童患结核病大多为初次感染,机体尚未建立免疫和超敏反应,可发生急性全身粟粒性结核和结核性脑膜炎。成年人患结核病大多为复发或再次感染,此时机体已建立了抗结核分枝杆菌的免疫和超敏反应,病症常为慢性局限性结核,不引起全身粟粒性结核和结核性脑膜炎,但局部病症较重,形成结核结节,发生纤维化或干酪样坏死。

(三)结核菌素试验

结核菌素试验是应用结核菌素来检测机体对结核分枝杆菌是否具有细胞免疫力以及引起超敏反应的一种皮肤试验。将一定量结核菌素注入皮内,如受试者曾感染过结核分枝杆菌,则在注射部位会出现迟发型超敏反应炎症,判断为阳性,未感染者则为阴性。此法可用于检测可疑患者是否感染过结核菌,接种卡介苗后是否转阳以及检测机体细胞免疫功能。

1. 结核菌素试剂　结核菌素试剂有两种:一种是旧结核菌素(old tuberculin,OT),含结核分枝杆菌的甘油肉汤培养物加热过滤液,主要成分是结核蛋白。另一种是纯蛋白衍生物(purified protein derivative,PPD),是 OT 经三氯醋酸沉淀后的纯化物。有 PPDC(人结核分枝杆菌来源的 PPD)和 BCGPPD(卡介苗来源的 PPD)两种,前者是由人结核分枝杆菌提取,后者由卡介苗制成,每 0.1 mL 含 5 个单位,目前主要采用纯蛋白衍生物进行结核菌素试验。

2. 试验方法　目前多用 PPD 法,取 PPDC 和 BCGPPD 各 5 个单位分别注入受试者两前臂皮内,48～72 h 后检测红肿硬结的大小。红肿硬结小于 5 mm 者为阴性;大于或等于 5 mm 者为阳性;大于或等于 15 mm 者为强阳性。两侧的红肿硬结中,若 PPDC 侧大于 BCGPPD 侧则为结核分枝杆菌感染,反之则可能是卡介苗接种所致。

3. 结果分析　①阳性反应表明机体已感染过结核分枝杆菌或卡介苗接种成功,机体对结核分枝杆菌有迟发型超敏反应,同时具有特异性免疫力;②强阳性反应则表明机体可能有活动性结核病,尤其是婴儿,应做进一步检查证实;③阴性反应表明测试者未感染过结核分枝杆菌或未接种过卡介苗,但应考虑以下情况:感染者处于结核分枝杆菌原发感染早期,超敏反应还未建立;重度结核病患者,机体处于免疫无反应性状态;患其他严重疾病致细胞免疫功能低下者,如麻疹患者、艾滋病患者、肿瘤患者或用过免疫抑制剂者等也可能出现阴性反应。

4. 实际应用　结核菌素试验主要应用于以下几个方面:①选择卡介苗接种对象及测定接种后的免疫效果;②在未接种卡介苗的人群中做结核分枝杆菌感染的流行病学调查;③作为婴幼儿结核病的辅助性诊断;④用于测定肿瘤患者的细胞免疫功能。

四、微生物学检查法

(一)标本采集

根据结核分枝杆菌感染的类型,应采集不同病灶部位的适当标本。如肺结核可采集痰液,肾或膀胱结核取中段尿液,肠结核采集粪便标本,结核性脑膜炎采集脑脊液,脓胸、腹膜炎等可穿刺取脓汁作为标本。

(二)涂片染色

标本可直接涂片,用抗酸染色法染色,结核分枝杆菌染成红色,而其他非抗酸菌及细胞呈蓝色。镜检若找到抗酸阳性菌,可做出初步诊断。若用金胺染色,在荧光显微镜下结核分枝杆菌呈现黄色荧光,可提高阳性率。如果标本中含菌量较少,应浓缩集菌后再涂片染色镜检,以提高阳性检出率。痰液或粪便标本中含杂菌和杂质较多,标本应先用 3% HCl 或 6% H_2SO_4 或 4% NaOH 处理,用离心沉淀法将菌体聚集在试管底部,再用沉淀物涂片染色镜检。

(三)分离培养

将处理后的标本接种于固体培养基中,37 ℃培养,每周观察生长状况,一般需 4～6 周形成肉眼可见的菌落。根据细菌的生长速度、菌落特征和抗酸染色结果等做出判断。液体快速玻片法可以缩短培养时间,将处理后的标本涂于玻片上,干燥后将其置于含有血清的结核分枝杆菌专用液体培养基中,37 ℃培养 1 周,取出玻片进行染色镜检,可快速得出结果,需进一步做生化反应区别结核分枝杆菌和非结核分枝杆菌。

(四)动物试验

将集菌处理后的标本注入豚鼠或地鼠腹股沟皮下,饲养 3～4 周后,如果局部淋巴结肿大,结核菌素试验阳性,可及时解剖,注意观察肺、脾、肝、肾及淋巴结等脏器有无结核病变,并可做形态染色和分离培养等鉴定。

(五)快速诊断

涂片检查一般需要的细菌数量较大,而且阳性率低,分离培养时间较长。近年来聚合酶链反应(PCR)技术检测结核分枝杆菌的 DNA 常用于结核病的早期和快速诊断。

五、防治原则

(一)预防

控制结核病主要通过及时发现和治疗痰菌阳性患者以及应用卡介苗接种。卡介苗接种对象为新生儿和结核菌素试验阴性的儿童。我国规定新生儿出生后即接种卡介苗,7 岁时复种,在农村,12 岁再复种一次。接种后 2～3 个月,做结核菌素试验,若由阴性转为阳性,表明接种成功,若为阴性反应则表明接种失败,需重新接种。接种后获得的免疫力可维持 5 年左右。近年来,BCG 的保护效果不稳定,因此多种新型结核病的疫苗正在研制中,如重组 BCG、亚单位疫苗等。

(二)治疗

抗结核治疗的原则是坚持早期、足量、联合、规范、全程用药。目前普遍推行三药联合治疗方案:即异烟肼(H)、利福平(R)和吡嗪酰胺(Z)为主药,在耐药病例发生率较高的地区,头 2个月强化期需加第 4 种药物,即链霉素(S)或乙胺丁醇(E),此治疗方案可使 95％的患者治愈。在药物治疗过程中应定期做结核分枝杆菌药敏试验来指导临床用药。

第二节　麻风分枝杆菌

麻风分枝杆菌(*M. leprae*),简称麻风杆菌,是引起人类麻风病的病原菌。该致病菌主要侵犯人体皮肤、黏膜和外周神经组织,晚期可侵入深部组织和脏器,形成肉芽肿病变。麻风是一种慢性传染病,在全世界都有流行。1985 年后麻风病的流行开始减少,2003 年 WHO 统计只有 10 个国家仍有麻风病报道,主要分布于亚洲、非洲和拉丁美洲。新中国成立初期麻风流行严重,经积极开展防治工作后,现发病率大幅度下降。

一、生物学性质

麻风分枝杆菌生物学性状与结核分枝杆菌类似,菌体细长,略带弯曲,常呈束状排列,抗酸染色阳性(图 14-3)。麻风分枝杆菌是一种典型的胞内寄生菌,患者的渗出物标本涂片或病理切片中有大量麻风分枝杆菌存在于被感染的细胞内,这种细胞的胞质呈泡沫状,称麻风细胞。麻风分枝杆菌是至今唯一不能体外培养的细菌。将麻风分枝杆菌经皮下注入犰狳体内,可引起瘤型麻风,因此可以将犰狳作为研究麻风的动物模型。

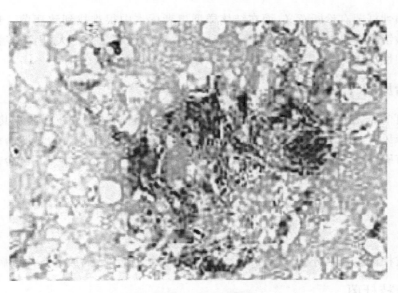

图 14-3　麻风分枝杆菌

二、致病性与免疫性

自然状态下麻风分枝杆菌只能感染人类,细菌由患者呼吸道分泌物或者生殖道分泌物排出,主要通过呼吸道、消化道、密切接触和性行为等方式传播。麻风的潜伏期长,一般 2～10年,发病缓慢,病程长,迁延不愈。机体对麻风的抵抗力较强,主要依靠细胞免疫。根据机体的免疫状态、临床表现和病理变化可将大多数患者分为瘤型麻风和结核样型麻风,介于两型之间的少数患者又可再分为界限类和未定类,两类可向两型转变。

(一)瘤型

为疾病的进行性和严重临床类型,传染性较强。麻风分枝杆菌主要侵犯患者的皮肤黏膜,严重者可累及神经、眼及内脏。患者的体液免疫功能正常,产生的抗体无保护作用。自身抗体与破损组织中释放的抗原结合形成免疫复合物,沉积在黏膜和皮肤下,形成红斑和结节,称为麻风结节,是麻风病的典型特征,面部结节融合呈狮面容。瘤型麻风患者的细胞免疫功能有所缺陷,对麻风分枝杆菌无细胞免疫应答能力,麻风菌素试验阴性,因此麻风分枝杆菌能在机体内持续繁殖。未进行及时治疗,可导致患者死亡。

(二)结核样型

此型为自限性疾病,较稳定。病变主要发生于皮肤和外周神经,不侵犯内脏,周围神经因细胞浸润而变硬、变粗,感觉功能发生障碍。患者的细胞免疫功能正常,麻风菌素试验阳性,细胞内很少有麻风分枝杆菌,传染性不强,病情较稳定。

(三)界限类

兼有瘤型和结核样型的特点,但程度不同,能向两型转变。多数患者麻风菌素试验阴性,在病变部位可以找到含麻风分枝杆菌的麻风细胞。

(四)未定类

属于麻风病的前期病变,病灶中很少能找到麻风分枝杆菌。麻风菌素试验多数阳性,大多数的病例最后能转变为结核样型。

三、微生物学检查法

可从患者鼻黏膜或病变皮肤处取材,抗酸染色后用显微镜检查,在瘤型和界限类患者标本

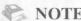

中找到抗酸阳性杆菌有诊断意义,而在结核样型患者标本中很难找到致病菌。也可金胺染色后用荧光显微镜检查以提高阳性检出率。麻风菌素试验诊断意义不大,因为多数正常人麻风菌素试验呈阳性反应,主要用于细菌的分型和评价患者的免疫状态。

四、防治原则

麻风病目前尚无特异性预防方法。由于麻风分枝杆菌同结核分枝杆菌有共同抗原,用卡介苗来预防麻风有一定的效果。预防措施主要靠早期发现、早期隔离和早期治疗。治疗麻风的药物主要有砜类、利福平、氯苯吩嗪等,为了防止耐药性产生,治疗多采用联合用药。

第三节 其他分枝杆菌

其他分枝杆菌包括牛分枝杆菌和非结核分枝杆菌,多数不致病或为条件致病菌。

一、牛分枝杆菌

牛分枝杆菌在生物学性状方面与结核分枝杆菌极为相似。该菌为牛的致病菌,能引起牛的结核感染。人由于食入未经消毒或已被污染了牛分枝杆菌的牛奶也可被感染。预防牛分枝杆菌对人的感染关键是控制好传染源(感染的牛),以及对牛奶进行严格消毒管理。

二、非结核分枝杆菌

非结核分枝杆菌(nontuberculous mycobacteria)是指结核分枝杆菌、牛分枝杆菌与麻风分枝杆菌以外的分枝杆菌。其特性有别于结核分枝杆菌,如对酸和碱比较敏感,对常用的抗结核药物较耐受,生长温度不如结核分枝杆菌严格,多存在于环境中,为条件致病菌,少数菌因引起结核样病变而受到关注。

根据非结核分枝杆菌产生的色素与生长速度等特性将其分为四组。

1. 光产色菌(Photochromogen) 本组细菌在暗处培养时菌落呈奶油色,曝光1 h后再培养菌落呈橘黄色。生长缓慢,表面光滑。对人致病的有:堪萨斯分枝杆菌(*M. kansas*),引起人类肺结核样病变;海分枝杆菌(*M. marinum*),在水中可通过皮肤黏膜伤口侵入,引起皮肤丘疹、结节与溃疡,病理检查见有抗酸杆菌,易被误认为麻风分枝杆菌。

2. 暗产色菌(Scotochromogen) 这类细菌在暗处培养时菌落呈橘红色。在37 ℃生长缓慢,菌落光滑。对人致病的有瘰疬分枝杆菌(*M. scrofulaceum*),能引起儿童淋巴结炎。

3. 不产色菌(Nonchromogen) 通常不产生色素,生长慢,菌落光滑。鸟胞内分枝杆菌(*M. avium-intracellulare*)可引起结核样病变,是艾滋病患者常见的条件致病菌。

4. 快速生长菌(Rapid growers) 在25~45 ℃生长,生长快,分离培养5~7天即可见到菌落,菌落粗糙,有的能产生色素。对人致病的有偶发分枝杆菌(*M. fortuitum*)和龟分枝杆菌(*M. chelonei*),能引起皮肤病。耻垢分枝杆菌(*M. smegmatis*)不致病,但经常存在于外阴部皮脂中,检查粪、尿标本中结核分枝杆菌时应注意区别。

非结核分枝杆菌有无致病性可采用抗煮沸试验加以区别。非致病株煮沸1 min即可失去抗酸性,而致病株能耐10 min,甚至高压灭菌也不失去抗酸性。结核分枝杆菌和非结核分枝杆菌的鉴别,除热触酶试验、硝酸盐还原试验和烟酸试验外,还可将菌苔置于滴有盐水的玻片上研磨,前者不易乳化而后者容易乳化。

由于许多非结核分枝杆菌菌株对常用的异烟肼、链霉素等耐药,但对利福平有一定敏感性,现主要用利福平、乙胺丁醇和异烟肼联合用药。溃疡分枝杆菌则仅对卡那霉素等氨基糖苷类抗结核菌药物敏感;但鸟胞内分枝杆菌耐药性强,可用克拉霉素治疗。非结核分枝杆菌经治疗后也常出现 L 型,耐药性增强,有的经多年治疗不愈。且 L 型往往因细胞壁脂质缺失不易致敏淋巴细胞,结核菌素试验可呈阴性,诊治时应多加注意。

小结

(1)抗酸杆菌的细胞壁内含有大量的脂质,尤其是其中的分枝菌酸,与细菌的染色性、生长特性、致病性和抵抗力等密切相关。结核分枝杆菌可以通过呼吸道、消化道和破损的皮肤黏膜等多种途径侵入机体,侵犯多个组织和器官,引起相应组织和器官的结核病,其中以肺结核最为常见。结核分枝杆菌无内毒素,也不产生外毒素及侵袭性酶,主要致病物质是菌体细胞中所含的大量脂质。致病性可能与菌体成分和代谢物质的毒性、细菌在组织中增殖引起的炎症以及机体对菌体成分产生的免疫应答导致的免疫损伤有关。结核分枝杆菌在感染过程中感染、免疫和超敏反应同时存在。结核病主要通过接种卡介苗来预防。抗结核治疗的原则是坚持早期、足量、联合、规范、全程用药,治疗过程中定期做药物敏感试验指导临床用药。

(2)麻风分枝杆菌是引起人类麻风病的病原菌。该致病菌主要侵犯皮肤、黏膜和外周神经组织,晚期可侵入深部组织和脏器,形成肉芽肿病变。麻风是一种慢性传染病,发病缓慢、病程长、迁延不愈。麻风分枝杆菌是一种典型的胞内寄生菌,是至今唯一不能体外培养的细菌。机体对麻风分枝杆菌的抵抗力较强,主要依靠细胞免疫。

思考题

1. 简述抗酸染色的原理、方法及结果。
2. 简述结核分枝杆菌的生物学性状。
3. 简述结核分枝杆菌脂质成分在致病中的作用。
4. 简述麻风分枝杆菌的传播途径和临床致病类型。
5. 论述结核菌素试验的原理、方法、结果分析及实际应用。

思考题答案

推荐文献阅读

1. 肖纯凌,赵富玺. 病原生物学和免疫学. 第 7 版. 北京:人民卫生出版社,2014
2. 黄汉菊. 医学微生物学. 第 3 版. 北京:高等教育出版社,2015
3. 李凡,徐志凯. 医学微生物学. 第 8 版. 北京:人民卫生出版社,2013
4. 黄敏. 医学微生物学与寄生虫学. 第 3 版. 北京:人民卫生出版社,2012
5. 沈关心,徐威. 微生物学与免疫学. 第 8 版. 北京:人民卫生出版社,2016

湖北理工学院 石金舟

第十五章 动物源性细菌

动物源性细菌是指以动物作为传染源,能够引起人类和动物发生人畜共患病(zoonosis)的病原菌。通常以家畜或野生动物作为储存宿主和传染源,人类主要通过接触病畜及其污染物等造成感染而引起疾病,这些疾病主要发生在牧区或自然疫源地。动物源性细菌主要包括布鲁菌属、耶尔森菌属、芽胞杆菌属、柯克斯体属、巴通体属等。

第一节 布 鲁 菌 属

布鲁菌属(*Brucella*)有 6 个生物种,19 个生物型。该菌最早由英国医师 David Bruce 首先发现并分离出,故得名。本属中有致病性的是羊布鲁菌(*B. melitensis*)、牛布鲁菌(*B. abortus*)、猪布鲁菌(*B. suis*)和犬布鲁菌(*B. canis*),在我国主要流行的是羊布鲁菌病,其次为牛布鲁菌病。布鲁菌病是一种人畜共患慢性传染病,是我国传染病防治法中法定的乙类传染病。近年来该病流行情况有明显回升并有逐年增加的趋势。

一、生物学性状

(一)形态与染色

革兰染色阴性,短小杆菌,长 0.5～1.5 μm,宽 0.4～0.8 μm(图 15-1)。光滑型菌株有微荚膜,无芽胞,无鞭毛。

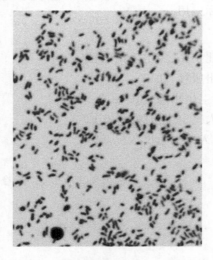

图 15-1 布鲁菌(革兰染色 ×1 000)

(二)培养特性

专性需氧菌,营养要求较高,在普通培养基上生长缓慢,加入血清或肝浸液可促进其生长。生长最适温度为 35～37 ℃,最适 pH 值为 6.6～6.8。牛布鲁菌在初次分离时需 5%～10%CO₂ 环境。在最适条件下培养 48 h 可长出微小、无色、透明的光滑型(S)菌落,经人工多次传代培养后可转变成粗糙型(R)菌落。该菌在血琼脂平板上不出现溶血现象,液体培养呈轻度混浊并出现沉淀。

(三)生化反应

该菌多数能分解尿素和产生 H₂S。根据产生 H₂S的量及在含碱性染料的培养基中的生长情况的不同,可鉴别羊布鲁菌、牛布鲁菌、猪布鲁菌。

(四)抗原构造与分型

布鲁菌含有 A 和 M 两种抗原,牛布鲁菌菌体抗原主要为 A 抗原,羊布鲁菌菌体抗原主要为 M 抗原。A 抗原和 M 抗原在不同的布鲁菌中的含量不同,根据 A 和 M 抗原量的比例不同,可鉴别不同的布鲁菌,如羊布鲁菌 A∶M=1∶20,而牛布鲁菌 A∶M=20∶1,猪布鲁菌

A：M＝2：1。用含相应的 A 因子与 M 因子血清进行凝集试验鉴别三种布鲁菌（表 15-1）。

表 15-1　羊、牛、猪布鲁菌的特性与鉴别

菌种	CO₂需求	H₂S产生	尿酶试验	含染料培养基中生长		凝集试验	
				复红(1：50 000)	硫堇(1：20 000)	抗 A 因子	抗 M 因子
羊布鲁菌	−	−	不定	+	+	−	+
牛布鲁菌	+	+	+	+	−	+	−
猪布鲁菌	−	+/−	+	−	+	+	+

（五）抵抗力

该菌在外界环境中的抵抗力较强，如在土壤、病畜毛皮、脏器、分泌物、肉和乳制品中可生存数周甚至数月，对湿热、紫外线、常用消毒剂及广谱抗生素均较敏感，如湿热 60 ℃ 20 min 或紫外线直接照射 20 min 即可死亡。可用巴氏消毒法杀灭牛乳中的布鲁菌。

二、致病性与免疫性

（一）致病物质

主要有内毒素、荚膜和侵袭性酶类（如透明质酸酶和过氧化氢酶等）。侵袭性酶类增强了布鲁菌的侵袭力，可以使该菌经完整的皮肤和黏膜侵入人体引起感染，并促进该菌的扩散。

（二）所致疾病

布鲁菌进入动物体内常局限于腺体组织和生殖系统，其原因是这些组织中含有布鲁菌的生长因子赤藓醇，尤其是在孕期动物的胎盘、羊水和绒毛膜中含量非常高，故该菌可在此处大量繁殖引起母畜流产，此外病畜还表现为乳腺炎、子宫炎、睾丸炎、附睾炎等。

人类对布鲁菌普遍易感，主要通过接触病畜分泌物、排泄物、皮毛或接触病畜肉、乳制品等引起感染。病原菌可通过皮肤黏膜、眼结膜、呼吸道、消化道等不同途径进入人体。

布鲁菌侵入机体后有 1～6 周的潜伏期，在此期间细菌被吞噬细胞吞噬，由于该菌能够抵抗吞噬细胞的消化裂解作用，故成为胞内寄生菌，并经淋巴管到达局部淋巴结，在此处生长繁殖并形成感染灶。病原菌繁殖达到一定数量时，突破淋巴结侵入血液，引起菌血症。同时由于内毒素作用使患者出现发热、寒战等表现。随后入血的细菌通过血液进入肝、脾、骨髓和淋巴结等脏器细胞，体温也随之逐渐消退。在细胞内繁殖到一定程度的病原菌可再度入血，引起菌血症而导致体温再次升高。如此反复出现的菌血症使患者的热型呈波浪式，故临床上布鲁菌病（简称为布病）又称波浪热。因布鲁菌为胞内寄生菌，抗菌药物和抗体等杀菌物质很难进入细胞内彻底杀伤病原菌，故易转为慢性，并反复发作。病原菌在全身各处引起迁徙性病变，引起发热、肝脾肿大、神经系统受累、关节疼痛、肌痛、体重减轻和全身乏力等症状和体征。布鲁菌的致病过程中有Ⅲ型和Ⅳ型超敏反应的参与。

（三）免疫性

人类对布鲁菌普遍易感，病后可获得一定的免疫力，因不同菌种和生物型之间存在交叉免疫，对再感染有较强的保护力。布鲁菌具有细胞内寄生性，故机体的抗菌免疫以细胞免疫为主，体液免疫发挥免疫调理作用。

三、微生物学检查法

（一）标本采集

布病患者常取血液标本，在急性期血培养阳性率可高达 70%。在亚急性期和慢性期可取

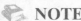

患者骨髓和淋巴结分离病原菌。病畜子宫分泌物和羊水及流产动物的肝、脾、骨髓等也可作为分离病原菌的标本。

（二）分离培养与鉴定

将标本接种于双相肝浸液培养基，37 ℃、5%～10%CO_2孵育 4～7 天可形成菌落，根据菌落特征，涂片染色镜下观察。根据对 CO_2 的需求、H_2S 产生情况、染料抑菌试验及玻片凝集试验等确定菌种，若 30 天仍无细菌生长，则为阴性。

（三）血清学试验

1. 凝集试验　本病实验室初筛用玻片凝集试验（PAT）或虎红平板凝集试验（RBPT）。将待检菌倍比稀释后与灭活过的标准菌（$1×10^9$个/mL）做玻片凝集试验，抗体效价达 1：200 为初筛阳性。试管凝集试验（SAT）抗体效价达 1：100 以上，病程一年以上的患者达 1：50 及以上有诊断意义。半年内有布鲁菌接触史者，且 SAT 抗体效价达 1：100 及以上，需过 2～4 周后再检查，抗体效价升高 4 倍及 4 倍以上有诊断意义。

2. 补体结合试验　此试验特异性高，主要检测补体结合抗体 IgG，效价 1：10 为阳性。特异性 IgG 抗体一般在发病 3 周后出现，并能维持较长时间，故对慢性布病诊断意义较大。

（四）皮肤试验

用于布病实验室初筛，取布鲁菌素（brucellin）或布鲁菌蛋白提取物 0.1 mL 做皮内注射，24～48 h 后观察结果，局部皮肤红肿，浸润范围直径为 1～2 cm 者为弱阳性，2～3 cm 为阳性，大于 3 cm 为强阳性。在 4～6 h 内红肿消退者为假阳性。阳性可诊断为慢性布病或曾患过布病。

四、防治原则

预防布病的三项主要措施为：①控制和消灭家畜布病；②切断传播途径；③免疫接种。病畜污染的圈舍、饲槽用 5%来苏儿、10%石灰乳等消毒以切断传播途径。免疫接种以畜群为主，牧民、疫区人群、屠宰场工作人员、兽医也应接种减毒活疫苗，有效期约 1 年。

WHO 推荐的布病治疗首选方案：急性期和亚急性期患者，利福平与多西环素联合使用，或四环素与利福平联合用药；神经系统受累者选用四环素联合链霉素进行治疗。

第二节　耶尔森菌属

耶尔森菌属（*Yersinia*）属于肠杆菌科，是一类革兰染色阴性小杆菌，现已知该属有 13 个种和亚种。其中对人致病的有鼠疫耶尔森菌、小肠结肠炎耶尔森菌和假结核耶尔森菌。本属细菌常先引起啮齿动物、家畜和鸟类等动物的感染，人类通过接触已感染的动物、食入了污染病原菌的食物或被节肢动物叮咬而感染。

一、鼠疫耶尔森菌

鼠疫耶尔森菌（*Y. pestis*）是引起自然疫源性的烈性传染病鼠疫的病原菌，俗称鼠疫杆菌。人类历史上曾发生过三次世界性鼠疫大流行，根据每次大流行的菌种代谢特点的不同分为古典型、中世纪型和东方型等三种生物型。人类被带菌的鼠蚤叮咬或因直接接触、剥食了染有鼠疫的动物而被感染。鼠疫为我国传染病防治法中法定的甲类传染病，是我国重点监控的自然疫源性传染病。

（一）生物学性状

1. 形态与染色 革兰阴性短小杆菌，两端钝圆，呈卵圆形，两极浓染（图 15-2）。有荚膜，无鞭毛，不形成芽胞。尸体或动物新鲜内脏制备的印片或涂片中形态典型。但在腐败物、陈旧培养物或含高盐的培养基上则表现为菌体膨大，呈球形、球杆形或哑铃状等多形性，或仅看到着色极浅的细菌轮廓，称菌影（ghost）。

2. 培养特性 兼性厌氧，最适生长温度为 27～30 ℃，pH 值为 6.9～7.2。在含血液或组织液的培养基上培养 24～48 h 可形成细小、无色半透明、黏稠的粗糙型菌落。在肉汤培养基中，开始管底部出现絮状沉淀，48 h 肉汤表面形成薄菌膜，稍加动摇，菌膜呈"钟乳石"状下沉，此特征有鉴别意义。

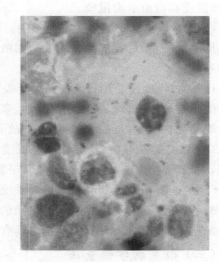

图 15-2 鼠疫耶尔森菌（革兰染色 ×1 000）

3. 抗原结构 鼠疫耶尔森菌的抗原结构复杂，至少有 18 种抗原，其中最重要的 4 种抗原为 F1、V/W、外膜蛋白抗原和鼠毒素等。

（1）F1（fraction 1）抗原：是该菌的荚膜抗原，由质粒编码，具有抗吞噬和黏附作用，故与其毒力相关。F1 抗原的抗原性强，其抗体有免疫保护作用。F1 抗原是一种耐热性差的糖蛋白，100 ℃15 min 即可失去活性。

（2）V/W 抗原：由质粒编码，与细菌毒力有关。V 抗原为存在于细胞质中的可溶性蛋白质。而 W 抗原为存在于菌体表面的一种脂蛋白；两种抗原共存并共同发挥抗吞噬作用，有助于细菌在细胞内的生存。

（3）外膜蛋白抗原（yersinia outer membrane proteins，YOP）：编码该蛋白的基因与 V/W 基因位于同一质粒上，在细菌突破宿主的防御机制方面发挥重要作用。

（4）鼠毒素（murine toxin，MT）：为外毒素，由质粒编码的可溶性蛋白。对鼠类有强烈毒性，1 μg 即可使鼠致死，主要作用于心血管系统，引起毒血症和休克。对人的致病作用尚不清楚。MT 具有良好的抗原性，可制成类毒素用于免疫动物、制备抗毒素。

4. 抵抗力 对理化因素抵抗力较弱。湿热 70～80 ℃10 min 或 100 ℃1 min 死亡，5% 甲酚皂溶液或 1% 苯酚 20 min 内可将痰液中病原菌杀死，但在低温、阴湿、有机物存在的自然环境中生存时间较长，如痰液中可存活 36 天，蚤粪及土壤中能存活 1 年左右。

5. 变异性 鼠疫耶尔森菌的生化特性、毒力、抗原特性、耐药性等均可出现变异。该菌与多数肠道杆菌光滑型菌落致病性强的特征不同，该菌野生菌株的菌落呈粗糙（R）型，但其毒力强。经人工多次传代培养后菌落逐渐转变为光滑（S）型，其毒力也随之减弱。

（二）致病性与免疫性

1. 致病物质 鼠疫耶尔森菌的毒力非常强，少量细菌即可致病。其致病物质主要有 F1 抗原、V/W 抗原、外膜蛋白抗原、内毒素及鼠毒素等。F1 抗原、V/W 抗原、外膜蛋白抗原构成了该菌强有力的侵袭力。内毒素与肠道杆菌内毒素相似，主要毒性成分为 LPS，可致机体发热、休克和 DIC 等。鼠毒素只有在细菌裂解后释放，主要对鼠类致病。

2. 所致疾病 鼠疫是自然疫源性烈性传染病。自然界储存宿主主要有啮齿类动物，如野鼠、家鼠、黄鼠等，主要传播媒介为鼠蚤。一般先在鼠类间发生鼠疫流行，再经鼠蚤的叮咬而传染人类，当大批鼠死亡后，失去寄生宿主的鼠蚤改变攻击对象转向人类或其他动物（旱獭、绵羊常见)。人患鼠疫后,可通过呼吸道或人蚤等途径在人群间传播流行。临床常见的鼠疫有腺鼠疫、肺鼠疫和败血症型鼠疫。

(1) 腺鼠疫:表现为急性淋巴结炎。鼠疫耶尔森菌能在吞噬细胞内生长繁殖,并沿淋巴管到达局部淋巴结,好发部位为腹股沟和腋下淋巴结,引起严重的淋巴结炎,导致局部出现化脓、肿胀和坏死。

(2) 肺鼠疫:原发性肺鼠疫是由于吸入含菌的尘埃而引起,腺鼠疫或败血症型鼠疫蔓延而引起继发性肺鼠疫。患者表现为高热、寒战、咳嗽、咯血、胸痛,多数患者因出现呼吸困难或心力衰竭而死亡,死后皮肤常呈黑紫色,故有"黑死病"之称。

(3) 败血症型鼠疫:重症腺鼠疫或重症肺鼠疫患者的病原菌大量侵入血液引起败血症型鼠疫,表现为体温升高至 39~40 ℃,可发生休克和 DIC,皮肤黏膜出现广泛性的出血点及淤斑,严重的全身中毒症状和中枢神经系统症状明显,病死率高。

3. 免疫性 鼠疫病后能获得牢固的免疫力,再感染罕见。机体针对 F1 抗原、V/W 抗原产生的抗体发挥主要作用,这些抗体具有调理吞噬、凝集细菌以及中和毒素等作用。

(三) 微生物学检查法

1. 标本的采集 鼠疫为烈性传染病,标本检测必须在 BSL-3 级甚至 BSL-4 级实验室进行。对疑似病例按不同症状或体征,可采集淋巴结穿刺液、血液、痰、咽喉分泌物等。鼠疫患者或动物尸体可取肺、肝、脾、淋巴结和心血等。腐败尸体则需取骨髓。

2. 直接涂片镜检 除血液标本外均可直接涂片或印片,进行革兰染色或美蓝(亚甲蓝)染色,镜下观察有无典型形态与染色性。快速诊断可采用免疫荧光抗体染色。

3. 分离培养与鉴定 分离培养选用血琼脂平板或 0.025% 亚硫酸钠琼脂平板。根据菌落特征、形态染色性、生化反应、血清凝集试验等进一步鉴定。鼠疫耶尔森菌菌株分型可采用噬菌体裂解试验和毒力因子、菌体脂肪酸成分分析等方法。

4. 血清学试验 采用 ELISA、反向间接血凝试验、间接血凝试验、固相放射免疫分析等方法检测人或动物血清中的鼠疫抗体及标本中的鼠疫耶尔森菌抗原。

5. 检测核酸 PCR 技术检测标本中鼠疫耶尔森菌核酸具有快速、敏感的优点,可用于紧急情况下的检测及流行病学调查。

(四) 防治原则

预防人间鼠疫的关键是有效控制动物间鼠疫。灭鼠、灭蚤是切断传染源和控制鼠疫传播的重要环节。人类应做好预警和疫情监测工作。如发现鼠疫患者应尽快隔离,并紧急上报疫情。此外,鼠疫耶尔森菌也可能被用于制造恐怖袭击的生物战剂之一,应警惕生物武器,同时加强国境和海关检疫。对疫区人群接种疫苗以增强人群免疫力。目前我国使用的疫苗是无毒株 EV 活菌苗,可皮下或皮内注射或皮上划痕等方法接种。免疫力可维持 8~10 个月。治疗应遵循早期足量的原则,早期用抗生素是降低病死率的关键。链霉素和磺胺类药物联合治疗腺鼠疫;肺鼠疫和败血症型鼠疫常用链霉素加四环素或阿米卡星加四环素治疗。

二、小肠结肠炎耶尔森菌

小肠结肠炎耶尔森菌(*Y. enterocolitica*)是引起人类小肠结肠炎的病原菌。本菌寄居在多种动物体内,如鼠、兔、猪、牛、羊、狗等。人类因污染水和食物(牛奶、肉类等)经粪-口途径感染或接触染疫动物而被感染。该菌为革兰阴性球杆菌。无芽胞、无荚膜,25 ℃培养时有周鞭毛,但 37 ℃时鞭毛消失。营养要求不高。嗜冷菌,在肠道选择培养基上形成无色半透明、扁平小菌落。该菌能分解葡萄糖、蔗糖,产酸不产气。不产生 H_2S,脲酶阳性,氧化酶阴性。根据 O 抗原分为 50 多种血清型,各地区致病型不同。我国主要为 O9、O8、O5 和 O3 血清型。

该菌有构成其侵袭力的 V 和 W 抗原及与大肠埃希菌肠毒素 ST 相似的肠毒素等。可引起小肠结肠炎,表现为发热、腹痛、黏液水样腹泻、关节炎、关节痛、结节性红斑等。

将患者粪便标本培养在麦康基氏琼脂培养基中,4 ℃培养 2～4 周,观察有无菌落,该菌 25 ℃培养时动力阳性、脲酶阳性、氧化酶阴性,以此鉴定该菌。该菌对氨基糖苷类、喹诺酮类、第三代头孢菌素敏感,临床上常将广谱的头孢菌素与氨基糖苷类联合使用,效果较好。

三、假结核耶尔森菌

假结核耶尔森菌(Y. pseudotuberculosis)存在于一些动物的肠道中,很少感染人类,人类主要通过食用污染的食物而感染。由于该菌感染动物后,在脏器中形成粟粒状结核结节,且在人类感染灶中出现结核样肉芽肿,故称为假结核耶尔森菌。

该菌为革兰阴性短杆菌,无荚膜、无芽胞,28 ℃时有少量鞭毛,37 ℃则无。生化反应与鼠疫耶尔森菌相似。根据菌体 O 抗原分为 6 个血清型,对人致病的主要是 O1 血清型。

该菌对家兔、豚鼠、鼠类等有很强的致病性,感染动物脏器中形成粟粒状结核结节。人类感染表现为胃肠炎、肠系膜淋巴结肉芽肿和回肠末端炎等,回肠末端炎症状与阑尾炎相似,5～15 岁年龄多发,易发展为败血症。少数患者出现高热、紫癜、肝脾肿大等类似肠伤寒的症状。有些患者可发生结节性红斑等自身免疫病。

临床取粪便、血液等标本接种于肠道选择鉴别培养基,进行分离培养。根据动力和生化反应做出初步判断,再用血清学试验进行鉴定。治疗用广谱抗生素。

第三节 芽胞杆菌属

芽胞杆菌属(Bacillus)是一群能形成芽胞的革兰阳性大杆菌。该属细菌主要以芽胞形式存在于土壤、水和尘埃中,多为腐生菌,一般不致病。其中炭疽芽胞杆菌和蜡样芽胞杆菌有致病性,前者引起动物和人类炭疽病,炭疽芽胞杆菌是可能用于制造恐怖袭击的生物战剂之一;后者可引起人类食物中毒。此外,由于本属细菌营养要求不高,而且芽胞对外界环境抵抗力强,故是污染医药、食品、实验室及制剂生产车间的常见菌。

一、炭疽芽胞杆菌

炭疽芽胞杆菌(B. Anthracis)是芽胞杆菌属中主要的致病菌,是炭疽病(anthracnose)的病原体,它是人类历史上第一个被发现的病原菌。炭疽病常在牧区流行,发病率最高的是牛、羊等食草动物,人类可通过摄入炭疽芽胞杆菌污染的食物或接触患炭疽病的动物及病畜畜产品而感染。

炭疽芽胞杆菌的发现对微生物学发展的影响

(一)生物学性状

1. 形态与染色 炭疽芽胞杆菌是致病菌中最大的革兰阳性大杆菌,菌体两端平切,宽 1～3 μm,长 5～10 μm。在新鲜标本中常呈单个或呈短链状,经培养后则形成长链,由于菌体两端平切,故形似竹节状(图 15-3)。在有氧条件下菌体中央形成椭圆形芽胞,不宽于菌体,有毒菌株在人和动物体内或含血清的培养基中可形成荚膜,无鞭毛。

2. 培养特性 需氧或兼性厌氧,营养要求不高,最适温度为 30～35 ℃,在普通琼脂培养基上可形成灰白色、无光泽不透明的粗糙型菌落,低倍镜观察可见卷发状边缘。在血琼脂平板上不溶血。在肉汤培养基中易形成长链,在管底呈絮状沉淀生长。由于该菌能液化明胶,在明胶培养基中穿刺接种,经 37 ℃培养 24 h 可出现倒松树状现象。有毒菌株在含血清、$NaHCO_3$

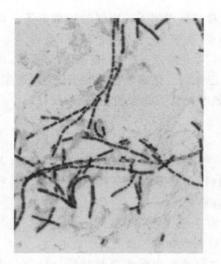

图 15-3　炭疽芽胞杆菌(革兰染色　×1 000)

的培养基上,在 37 ℃ 5% CO$_2$ 培养箱中培养 24 h 可形成荚膜,菌落变为黏液型菌落。

3. 抗原结构　炭疽芽胞杆菌的抗原分为两类,一类是炭疽毒素复合物;另一类是结构抗原,包括荚膜多肽抗原、芽胞抗原和菌体多糖抗原等抗原成分。

(1) 炭疽毒素复合物:由致死因子、水肿因子和保护性抗原三种蛋白质组成的复合物。该复合物具有抗吞噬作用且引起典型的炭疽中毒症状,在发挥毒性作用时三种蛋白质缺一不可。其中保护性抗原刺激机体可产生保护性抗体。

(2) 荚膜多肽抗原:由 D-谷氨酸多肽组成,与细菌毒力有关,具有抗吞噬作用。

(3) 芽胞抗原:是芽胞特异性抗原,由芽胞的外膜、皮质等组成。具有免疫原性和血清学诊断价值。

(4) 菌体多糖抗原:与毒力无关的抗原,由 D-葡萄糖胺和 D-半乳糖组成。对炭疽芽胞杆菌病原的流行病学调查有一定的价值。

4. 抵抗力　芽胞的抵抗力很强,在干燥土壤或动物皮毛中能存活数年至 20 余年,牧场一旦被污染,传染性可保持数十年。芽胞对化学消毒剂的抵抗力很强,如用 5% 石炭酸需 5 天才被杀死,但对碘及氧化剂较敏感,如 1∶2500 碘液或 0.5% 过氧乙酸作用 10 min 即可被破坏。杀灭芽胞最可靠的方法还是高压蒸汽灭菌法(121 ℃、15 min)。本菌对青霉素、氯霉素、红霉素、链霉素、卡那霉素等均很敏感。

(二) 致病性与免疫性

1. 致病物质　炭疽芽胞杆菌主要致病物质是荚膜和炭疽毒素。荚膜和炭疽毒素的产生均由质粒 DNA 控制。荚膜有抗吞噬作用,构成了细菌的侵袭力,有利于细菌在组织内繁殖扩散。炭疽毒素可引起感染者的典型的炭疽中毒症状,甚至死亡。该毒素可直接损伤微血管内皮细胞,使血管通透性增加而导致血液外渗、组织水肿,可抑制或麻痹呼吸中枢导致患者呼吸衰竭而死亡。

2. 所致疾病　炭疽芽胞杆菌可致一些食草动物(牛、羊、马等)和人类的炭疽病。动物炭疽病主要是饲料和土壤中的细菌通过动物口腔、消化道的细小伤口感染致病。人类可经多种途径感染炭疽病,主要引起以下三种类型的炭疽病。

(1) 皮肤炭疽:占炭疽病的 95% 以上,人因接触病畜或受污染的毛皮而引起皮肤炭疽。细菌由皮肤小伤口侵入,经 24 h 左右局部出现小疖,继而形成水疱、脓疱,最后皮肤出现坏死和黑色焦痂,故名炭疽病。

(2) 肠炭疽:食入未煮熟的病畜肉类、奶制品或被污染的食物引起肠炭疽,出现持续性呕吐、血便及肠麻痹,全身中毒症状严重,可在 2~3 天内死于毒血症。

(3) 肺炭疽:吸入含有大量病原菌芽胞的尘埃而导致肺炭疽。起初似感冒,继而病情迅速发展,出现严重的支气管肺炎及全身中毒症状,2~3 天内死亡。

上述三种炭疽病均可发展成败血症,也可发展成脑膜炎,病死率极高。

3. 免疫性　病后可获得持久免疫力,与机体针对炭疽毒素保护性抗原产生的保护性抗体的作用及吞噬细胞的吞噬功能增强有密切关系。

（三）微生物学检查法

1. 标本的采集 人类皮肤炭疽早期取病灶渗出液,晚期取血液;肠炭疽取粪便、血液及可疑病畜肉等;肺炭疽取痰、胸腔渗出液及血液等。标本采集者应注意个人防护,炭疽动物尸体严禁在室外解剖,以免污染牧场和环境,一般在无菌条件下,割取病畜耳尖或舌尖组织送检。

2. 直接涂片镜检 取渗出液,血液涂片,革兰染色后镜下观察,如发现荚膜和呈竹节状排列的革兰阳性大杆菌,再结合临床症状可做出初步诊断,或用特异性荧光抗体染色镜检及荚膜肿胀试验检查。

3. 分离培养与鉴定 将标本接种于血琼脂平板和 $NaHCO_3$ 琼脂平板,经培养后观察菌落特征,革兰染色镜检、青霉素串珠试验及噬菌体裂解试验等进一步鉴定。青霉素串珠试验的原理是将炭疽芽胞杆菌培养在含青霉素 $0.05\sim0.5$ U/mL 的培养基上,因细菌细胞壁合成受阻,细胞膜在胞质压力下膨胀,菌体呈圆球形,呈串珠状排列。在芽胞杆菌属中只有炭疽芽胞杆菌呈阳性。

4. 动物实验 将待检材料或培养物接种小鼠或豚鼠,如标本存在炭疽芽胞杆菌,动物将在 $2\sim3$ 天内发病死亡,且接种部位皮下水肿,肝脾肿大,呈暗褐色。在感染组织、内脏及血液中可检测出带荚膜的炭疽芽胞杆菌。该试验应在生物安全等级为 3 级及以上实验室中进行。

此外,可采用免疫荧光法检测炭疽芽胞杆菌的荚膜抗体,ELISA 检查炭疽毒素及 PCR 技术检测其核酸。本菌与其他需氧芽胞杆菌的鉴别见表 15-2。

表 15-2 炭疽芽胞杆菌与其他需氧芽胞杆菌的鉴别

性状	炭疽芽胞杆菌	其他需氧芽胞杆菌
荚膜	+	−
动力	−	+
溶血	不溶血或微溶血	多为迅速而明显溶血
青霉素串珠试验	+	−
噬菌体裂解试验	+	−
肉汤培养基	沉淀生长	菌膜生长
$NaHCO_3$ 琼脂平板	黏液型菌落(有毒株)	粗糙型菌落
动物致病力试验	+	−

（四）防治原则

预防人类炭疽病重点应放在控制家畜感染和牧场的污染。病畜应严格隔离并处死,尸体应加大量石灰深埋或焚烧处理,严禁剥皮、解剖或煮食。

特异性预防采用炭疽减毒活疫苗,免疫力可持续 1 年,接种方式为皮上划痕。接种对象是疫区牧民、兽医、屠宰人员、皮毛加工者等。治疗首选青霉素,可与庆大霉素或链霉素联合用药,青霉素过敏者可用红霉素及环丙沙星替代。

二、蜡样芽胞杆菌

蜡样芽胞杆菌(*B. cereus*),简称蜡样杆菌,为革兰阳性大杆菌,芽胞位于菌体中央或次极端。营养要求不高,普通琼脂平板上生长良好,菌落呈灰白色,较大,且表面粗糙似融蜡状。该菌广泛分布于空气中的尘埃、土壤、水、淀粉制品、乳和乳制品等食物中,主要引起人类食物中毒。

蜡样芽胞杆菌引起的食物中毒,有两种类型:①呕吐型:由耐热的肠毒素引起,出现恶心、呕吐等症状,与葡萄球菌引起的食物中毒相似;②腹泻型:由不耐热肠毒素引起的胃肠炎,表现为腹痛、腹泻和里急后重,通常在 24 h 内恢复,偶有呕吐和发热。此外,蜡样芽胞杆菌是外伤后眼部感染的常见病原菌,可引起全眼球炎,治疗不及时易失明且需要进行眼球摘除。免疫功能低下或应用免疫抑制剂的患者感染本菌可引起心内膜炎、脑膜炎和菌血症等。

食物中毒患者采集可疑食物、呕吐物或粪便进行检验。除了进行分离培养外还需活菌计数,根据形态、染色性、菌落特征、生化反应、血清型和噬菌体分型等做鉴定。应注意假阳性结果。本菌对红霉素、氯霉素及庆大霉素敏感,而对青霉素、磺胺类药物耐药。

第四节 柯克斯体属

柯克斯体属(Coxiella)归属于柯克斯体科,该属只有贝纳柯克斯体(C. burnetii)一个种,亦称 Q 热柯克斯体,引起 Q 热(query fever)。Q 热指原因不明的发热,为急性自然疫源性疾病,1937 年 Burnet 等证明 Q 热的病原体是一种立克次体,并将其命名为贝纳柯克斯体,该菌一开始被归类于立克次体目的立克次体科,现归类于军团菌目中的柯克斯体科柯克斯体属。

一、生物学性状

贝纳柯克斯体形态呈球杆状,大小为(0.4~1.0) μm×(0.2~0.4) μm,能在吞噬溶酶体中繁殖。革兰阴性,偶可呈阳性,Gimenez 法染色呈鲜红色,Giemsa 法染色呈紫色或蓝色。专性细胞内寄生,能在多种原代及传代细胞内繁殖,在鸡胚卵黄囊中生长较旺盛。

贝纳柯克斯体抗原相分为Ⅰ相和Ⅱ相,二者之间存在着可逆性变异。从动物或蜱组织新分离的贝纳柯克斯体为Ⅰ相,脂多糖含量多,毒力强,与内毒素作用一致;经鸡胚或组织细胞传代后则变异为Ⅱ相,脂多糖减少至仅为Ⅰ相的 1/10,毒力也相应降低,易被吞噬细胞所吞噬。用Ⅱ相贝纳柯克斯体感染动物,能从动物体内分离到变异为Ⅰ相的贝纳柯克斯体。

贝纳柯克斯体对于大多数理化因素的抵抗力要强于立克次体及无芽胞细菌。耐热,100 ℃至少 10 min 或 10 g/L 石炭酸溶液 24 h 或甲醛溶液 24 h 才能灭活。在干燥蜱粪中可生存一年半左右。

二、致病性与免疫性

贝纳柯克斯体的致病机制与菌体的脂多糖(与典型细菌内毒素作用相似)的作用及与菌体某些抗原与相应抗体形成免疫复合物沉积在组织表面引起的Ⅲ型超敏反应有关。

蜱是 Q 热的传播媒介,贝纳柯克斯体可在蜱体内长期存活并可经卵传代。携带病原体的蜱叮咬啮齿动物和家畜使其感染,被感染的家畜多数虽无症状但却是主要的传染源,可通过乳汁、尿液和粪便长期排菌污染环境、水源、食物。人类主要通过消化道感染,偶经呼吸道接触感染。患者虽不是传染源,但也有可能传染给他人。

Q 热分急性与慢性两种。人类急性 Q 热的潜伏期一般为 2~4 周,症状与流感或原发性非典型肺炎相似,突然起病,高热、寒战、剧烈头痛、肌肉疼痛和食欲减退,偶尔出现皮疹。部分重症患者可并发心包炎、心内膜炎以及精神、神经系统症状。慢性患者主要表现为心内膜炎,近年慢性病例日益增多。

Q 热病后可获得一定的免疫力,以细胞免疫为主,体液免疫有一定的辅助作用。

三、微生物学检查法

该病在早期与流感相似,难以早期诊断。取可疑发热患者外周血或血清标本(未经抗生素治疗之前）。动物实验可取患者血液接种于豚鼠腹腔,当动物出现发热症状时解剖并取其肝脾组织涂片,经 Giemsa 染色后根据结果以及直接免疫荧光法等进行鉴定。可用 PCR 或核酸探针法检测病原体核酸,进行快速诊断。早期诊断多采用敏感性和特异性较高的间接免疫荧光试验和 ELISA 等。

四、防治原则

定期对家畜进行检疫,预防家畜的感染,同时隔离传染源;对鲜乳和乳制品要严格控制其卫生指标。对流行地区的易感人群及家畜可接种灭活疫苗或减毒活疫苗,均为 Ⅰ 相菌株疫苗。Q 热急性患者可用四环素或多西环素治疗;慢性患者的治疗使用多西环素和利福平联合用药。

第五节 巴 通 体 属

巴通体属(*Bartonella*)归属于巴通体科,其中汉塞巴通体(*B. henselae*)可引起猫抓病(cat scratch disease,CSD);五日热巴通体(*B. quintana*)可引起五日热。

一、汉塞巴通体

汉塞巴通体形态多样,多呈杆状,大小约为 $1~\mu m \times 0.5~\mu m$。革兰染色阴性,Giemsa 染色呈紫蓝色,镀银染色呈棕黄色。新鲜标本中有菌毛,经传代后可消失。可在无生命培养基中生长繁殖。

近年来猫抓病发病率也逐年增高,其原因是饲养猫、狗等宠物的人群日益增多。猫抓病的传染源主要是猫和狗,尤其是幼猫。常因动物口腔和咽部的病原体污染自身皮毛和爪子,通过动物的抓、咬或接触将病原体传播给人。大多数患者都有被猫或狗咬伤、抓伤或接触史,患者多为儿童或青少年,占 90%。病原体从伤口侵入,经 14 天左右的潜伏期,局部皮肤出现脓疱,周围淋巴结肿大,并有发热、厌食、肌痛和脾肿大等临床综合征,同时常合并结膜炎,伴随耳前淋巴结肿大,称之为帕里诺(Parinaud)眼淋巴结综合征,是"猫抓病"的重要特征之一。汉塞巴通体还可引起患者杆菌性血管瘤-杆菌性紫癜(bacillary angiomatosis-bacillary peliosis),前者可发生于任何内脏组织,后者则多发生在肝和脾。好发于免疫功能低下的患者,主要引起皮肤损害和内脏小血管壁增生。

实验室检查常可取病灶组织做超薄切片做病理学检查。分离鉴定常采用羊血琼脂平板或传代细胞。

目前尚无疫苗可预防猫抓病。对宠物定期检疫,被宠物咬伤或抓伤后局部用碘酒消毒。治疗用环丙沙星、红霉素和利福平等。

二、五日热巴通体

五日热巴通体原名五日热罗卡利马体,是五日热(又名战壕热)的病原体。五日热是经虱传播的急性传染病,人为唯一传染源,该病原体可在细胞外生长,在肠腔中繁殖,经体虱传播,多数在冬春季发病。主要临床表现为周期性发热伴严重肌肉疼痛。常伴有胫骨痛、眼球痛,且有复发倾向以及持久的菌血症。无症状菌血症可持续数月,甚至数年。少数患者可出现心内膜炎、BAP 等。

实验室确诊有赖于血清补体结合试验或采用人工感染虱子法,后者以患者血液养虱,在虱肠道中进行病原体检查,常需与伤寒、回归热、流行性斑疹伤寒等鉴别。

治疗可用四环素或氯霉素,预后良好。

●┄┄┄┄┄┄┄┄┄┄┄┄┄┄ **小结** ┄┄

（1）布鲁菌可引起人类和动物的布鲁菌病，该病是一种人畜共患慢性传染病。布鲁菌进入动物体内常局限于腺体组织和生殖系统，引起母畜的流产或表现为乳腺炎、子宫炎、睾丸炎、附睾炎等。人类对布鲁菌普遍易感，主要通过接触病畜分泌物、排泄物、皮毛或接触病畜肉、乳制品等通过皮肤黏膜、眼结膜、呼吸道、消化道等途径感染。人类布鲁菌病又称波浪热，主要表现为发热、肝脾肿大、神经系统受累、关节疼痛、肌痛、体重减轻和全身乏力等。

（2）鼠疫耶尔森菌可引起自然疫源性烈性传染病——鼠疫。该病具有传染性强、病死率高的特点，属于甲类传染病。临床常见的鼠疫有腺鼠疫、肺鼠疫和败血症型鼠疫。其储存宿主主要是啮齿类动物，其主要传播媒介为鼠蚤。鼠疫病后能获得牢固的免疫力，再感染罕见。

（3）小肠结肠炎耶尔森菌可引起人类小肠结肠炎。主要表现为发热、腹痛、黏液水样腹泻、关节炎、关节痛、结节性红斑等。

（4）炭疽芽胞杆菌可引起一些食草动物（牛、羊、马等）和人类的炭疽病。该菌为革兰染色阳性大杆菌，是致病菌中最大的细菌。菌体两端平切，常呈链状排列，形似竹节状。主要引起人类皮肤炭疽、肺炭疽、肠炭疽这三种类型的炭疽病。

（5）蜡样芽胞杆菌可引起人类食物中毒，有呕吐型和腹泻型两种。

思考题答案

●┄┄┄┄┄┄┄┄┄┄┄┄┄┄ **思考题** ┄┄

1. 常见的动物源性细菌有哪些？分别引起什么疾病？
2. 试述布鲁菌对人和动物的致病性。
3. 试述炭疽芽胞杆菌感染机体的途径及所致炭疽病。
4. 简述鼠疫耶尔森菌的致病性与免疫性。

推荐文献阅读

1. 严杰. 医学微生物学. 3 版. 北京：高等教育出版社，2016
2. 张凤民，肖纯凌. 医学微生物学. 第 3 版. 北京：北京大学医学出版社，2013
3. 严杰. 医学微生物学. 第 2 版. 北京：高等教育出版社，2012
4. 李凡，刘晶星. 医学微生物学. 第 7 版. 北京：人民卫生出版社，2008

内蒙古医科大学　陶格斯

第十六章 其他细菌

本章描述的是一群与医学相关的、在分类上为不同种属的细菌,包括棒状杆菌属的白喉棒状杆菌;军团菌属的嗜肺军团菌;假单胞菌属的铜绿假单胞菌;嗜血杆菌属的流感嗜血杆菌;原始发酵革兰阴性菌中的假单胞菌、不动杆菌和窄食单胞菌等。这些细菌分布广泛,大多数属于条件致病菌。

第一节 棒状杆菌属

棒状杆菌属(*Corynebacterium*)的细菌菌体一端或两端膨大呈棒状,因此得名。本属细菌种类多,主要包括白喉棒状杆菌、假白喉棒状杆菌、微小棒状杆菌、溃疡棒状杆菌、干燥棒状杆菌、痤疮棒状杆菌等,多为条件致病菌,在人体免疫力低下时可引起咽部、阴道或尿道、结膜等部位炎症。能引起人类疾病且具有传染性的主要为白喉棒状杆菌(*C. diphtheriae*)。

白喉棒状杆菌

白喉棒状杆菌是白喉的病原体。白喉是一种急性呼吸道传染病,患者主要临床表现为咽喉部出现灰白色的假膜。此外,该菌能产生强烈外毒素,进入血液引起全身中毒症状。

一、生物学性状

(一)形态与染色

菌体细长、微弯曲,大小为(0.3~0.8)μm×(1~5)μm,菌体一端或两端膨大呈棒状,排列不规则,常呈 L、V 、Y 形或呈栅栏状。革兰阳性,用美蓝进行短时间染色,菌体着色不均,局部出现有浓染的颗粒。用 Albert 或 Neisser 等染色法,这些颗粒呈蓝黑色,与菌体着色不同,称为异染颗粒(metachromatic granule),这些颗粒的主要成分是核糖核酸和多偏磷酸盐,具有鉴定意义。该菌无鞭毛,无荚膜,无芽胞。

(二)培养特性

需氧或兼性厌氧菌,营养要求较高,在含全血或血清培养基上生长较好,形成灰白色、光滑、圆形凸起的细小菌落。在含有凝固血清的吕氏培养基(Loeffler medium)上培养 12~18 h,可形成圆形、灰白色、光滑湿润的小菌落,菌体形态典型,有明显异染颗粒。在含有 0.03%~0.04%亚碲酸钾($K_2TeO_3 \cdot 3H_2O$)血琼脂平板上生长时,因该菌能吸收亚碲酸钾使其还原为黑色的金属元素碲,导致菌落呈黑色。亚碲酸钾还能抑制其他杂菌生长,故该培养基可作为白喉棒状杆菌的选择和鉴别培养基。

(三)变异性

白喉棒状杆菌形态、菌落和毒力均可发生变异,菌落可由 S 型变为 R 型。当无毒株白喉棒状杆菌携带 β 棒状杆菌噬菌体成为溶原性细菌时,可产生白喉外毒素,并能随细胞分裂遗传下去。

NOTE

（四）抵抗力

白喉棒状杆菌对一般消毒剂敏感，5％苯酚溶液 1 min 或 3％甲酚皂溶液 10 min 处理可杀灭。对湿热较敏感，100 ℃ 1 min 或 58 ℃ 10 min 即可被杀死。但对干燥、日光和寒冷较其他无芽胞细菌抵抗力强，在日常用品、衣物、玩具上可存活数日到数周。本菌对青霉素、氯霉素、红霉素敏感。

二、致病性与免疫性

（一）致病物质

白喉棒状杆菌侵入机体，只在局部生长繁殖，如鼻腔、咽喉等，产生的白喉毒素入血后引起症状。此外，致病还与索状因子和 k 抗原有关。

1. 白喉毒素 白喉棒状杆菌基因组缺少编码外毒素的基因，仅携带 β-棒状杆菌噬菌体的溶原性白喉棒状杆菌才能产生外毒素。当这种噬菌体感染无毒白喉棒状杆菌时，其编码外毒素的基因 tox 在溶原阶段与宿主菌染色体整合，使之获得产生毒素的能力。白喉毒素是一种毒性和抗原性强的蛋白质，由二硫键连接的 A、B 两个肽链组成。A 肽链是白喉毒素的毒性功能区，抑制易感细胞蛋白质合成；B 肽链上有一个受体结合区和一个转位区。B 肽链本身无毒性，但能与易感细胞表面特异性受体结合，协助 A 肽链进入易感细胞内。当白喉毒素 A 肽链进入细胞后，可促使 EF2（延伸因子 2）与辅酶Ⅰ上的腺苷二磷酸核糖结合而失活，中断了肽基-tRNA 在核糖体的转移，使蛋白质无法合成，细胞功能发生障碍。

2. 索状因子 细菌表面的一种毒性糖脂，即海藻糖-6-6'双分枝菌酸。当它破坏哺乳动物细胞的线粒体膜时，会导致细胞呼吸与磷酸化受到抑制。

3. K 抗原 细胞壁外的一种不耐热糖蛋白，具有抗吞噬作用，有助于细菌定植于黏膜表面。

（二）所致疾病

人群对白喉普遍易感，尤其是儿童。传染源为患者及带菌者，主要经飞沫传播，或通过污染的物品传播。白喉棒状杆菌在鼻腔、咽喉黏膜等局部生长繁殖并产生毒素，引起局部及全身中毒症状。局部由于细菌和毒素的作用，渗出的纤维素和白细胞及坏死组织凝固在一起，形成灰白色膜，称为假膜（pseudomembrane）。这是白喉的典型体征。假膜与黏膜下组织紧密粘连，局部黏膜水肿或假膜脱落易引起呼吸道阻塞，甚至窒息死亡。白喉棒状杆菌本身不进入血液，但外毒素可入血引起毒血症，并与易感组织细胞结合，使心肌、肝、肾和肾上腺等发生退行性病变，引起各种临床表现如心肌炎、软腭麻痹、声音嘶哑、吞咽困难以及肾上腺功能障碍等症状。

（三）免疫性

白喉棒状杆菌感染后有较强的免疫力，主要依靠抗毒素的中和作用。在白喉病、隐性感染或预防接种后，机体可产生牢固的特异性免疫。新生儿可经胎盘自母体获得被动免疫，但出生后这种被动免疫逐渐消失，白喉患者约 50％为 5 岁以内儿童。近年来由于对婴幼儿及学龄前儿童普遍进行预防接种，儿童与青少年发病率降低。

三、微生物学检查法

（一）标本采集

用无菌棉拭子直接从患者病变部位假膜及其边缘取材。

（二）直接涂片镜检

标本直接涂片后，用美蓝、革兰或 Albert 染色后镜检。若发现白喉棒状杆菌的典型形态、排列，并有异染颗粒者，结合临床即可做初步诊断。

（三）分离培养

将标本接种于含有凝固血清的吕氏斜面培养基上，经 6～12 h 培养后，取培养物涂片镜检，比直接涂片检出率高，有助于快速诊断。延长培养至 18 h，则可见长出灰白色小菌落，可进一步做生化反应和毒力试验。

（四）毒力试验

主要用于鉴别产毒白喉棒状杆菌与其他棒状杆菌。

1. 体外法 简便易行，结果敏感，Elek 平板法较常用。在蛋白胨肉汤或牛肉消化液琼脂平板中央，放上一条浸有白喉抗毒素（1000 U/mL）的滤纸条，沿滤纸条垂直方向接种待检菌和已知产毒株。37 ℃培养 1～2 天，产生白喉毒素的产毒株在纸条与菌苔交界处可出现白色沉淀线，无毒菌株则不产生沉淀线。

2. 体内法 通过动物体内试验测定细菌毒力。将待检菌培养物注射于实验组豚鼠皮下；对照组豚鼠于 12 h 前腹腔内注射白喉抗毒素 500 U 后，再皮下注射待检菌培养物。若 2～4 天后实验组动物死亡而对照组存活，说明待检菌株能产生白喉毒素。

四、防治原则

注射白喉类毒素是预防白喉的主要措施，目前我国人工主动免疫用的疫苗是白喉类毒素、百日咳菌苗、破伤风类毒素的混合制剂（DPT），效果良好。对密切接触白喉患者的易感儿童需要肌内注射 1000～2000 U 白喉抗毒素进行紧急预防。

治疗白喉患者，采取早期、足量注射白喉抗毒素以直接中和体内的毒素，并配合选用敏感抗生素如青霉素和红霉素等进行抗菌治疗。注射抗毒素前需做皮肤试验。对白喉抗毒素皮肤试验阳性者可采取少量多次脱敏注射法。

第二节 鲍特菌属

鲍特菌属（*Bordetella*）是一类革兰阴性小球杆菌，与人类疾病有关的主要有百日咳鲍特菌、副百日咳鲍特菌、支气管败血鲍特菌等。百日咳鲍特菌又称百日咳杆菌，是人类百日咳的病原菌，副百日咳鲍特菌可引起人急性呼吸道感染，支气管败血鲍特菌主要感染动物，一般不引起人类感染。

百日咳鲍特菌

一、生物学性状

（一）形态与染色

革兰阴性小杆菌，大小为（0.2～0.5）μm×（0.5～2.0）μm。用石炭酸甲苯胺蓝染色，菌体两端深染。无鞭毛，不形成芽胞，有毒菌株有夹膜和菌毛。

（二）培养与生化反应

专性需氧，最适生长温度为 35～36 ℃。生长较缓慢，初次分离培养营养要求较高，需用含

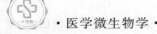
马铃薯、血液和甘油的琼脂培养基(即鲍-金培养基)才能生长。培养 4～5 天后,可见细小、圆形、光滑、凸起、有光泽的珍珠样菌落,周围有溶血环,但不明显。生化反应较弱,不发酵糖类,不利用枸橼酸,不分解尿素。氧化酶试验和触酶试验阳性。

（三）变异性

百日咳鲍特菌常发生菌落变异。新分离菌株为 S 型,称为 I 相菌,有荚膜,毒力强。人工培养后,逐渐形成 R 型菌落,为 Ⅳ 相菌,无荚膜,无毒力。同时其形态、溶血性、抗原构造、致病力等亦随之变异。Ⅱ、Ⅲ 相为过渡相。

（四）抵抗力

对干燥、消毒剂敏感,56 ℃30 min、日光照射 1 h 均可被杀灭。对多黏菌素、氯霉素、红霉素、氨苄西林等敏感,对青霉素不敏感。

二、致病性与免疫性

（一）致病性

百日咳鲍特菌主要侵犯婴幼儿呼吸道。致病物质有荚膜、菌毛、百日咳毒素(pertussis toxin)、腺苷酸环化酶毒素(adenyl cyclase toxin)、气管细胞毒素(tracheal cytotoxin)、皮肤坏死毒素(dermonecrotic toxin)、丝状血凝素(filamentous hemagglutinin)、溶血素(hemolysin)等多种毒性因子。细菌不进入血液,主要造成局部组织损伤。细菌附着在纤毛上皮细胞上,在局部繁殖并产生毒素,引起局部炎症、坏死,抑制或破坏上皮细胞纤毛运动,使黏稠分泌物增多,且不能及时排出,导致剧烈咳嗽。

早期患者和带菌者是主要的传染源,儿童易感,接触患者后发病率接近 90%,主要经飞沫传播。发病早期出现轻度咳嗽,发展 7～14 天可出现阵发性痉挛性咳嗽,持续数周后进入恢复期,全病程可达几个月。

临床病程分三期:①卡他期:与普通感冒相似,有低热、打喷嚏、轻度咳嗽。可持续一到两周,传染性强。②痉咳期:出现阵发性痉挛性咳嗽,由于支气管痉挛,出现吸气吼声、呕吐、呼吸困难、发绀等症状。这种剧烈阵咳每天可出现 10～20 次,可持续 1～6 周。③恢复期:阵咳减轻,持续数周至数月。因病程较长,故称百日咳。如果不及时治疗,部分患者可继发肺炎链球菌、金黄色葡萄球菌和溶血性链球菌等继发感染,出现肺炎、中耳炎等。

（二）免疫性

病后有持久的免疫力,再次感染少见。机体感染百日咳鲍特菌后可出现多种特异性抗体,局部的分泌型 IgA 具有阻止细菌黏附气管黏膜的作用。

三、微生物学检查法

取鼻咽拭子或鼻腔洗液,直接接种于鲍-金培养基进行分离培养。出现典型菌落后,经染色镜检、生化反应做初步鉴定,再用百日咳鲍特菌 I 相免疫血清做凝集试验进行血清型鉴定。

荧光抗体法检查标本中抗原,或 ELISA 法检测患者血清中抗 PT、抗 FHA 抗体可用于早期快速诊断。

四、防治原则

预防以疫苗接种为主,我国采用 I 相百日咳死菌苗与白喉、破伤风类毒素制成三联疫苗进行预防,预防效果良好。治疗首选红霉素、氨苄西林等。

第三节 军团菌属

军团菌属（*Legionella*）包括 46 个种和 61 个血清型。在自然界分布广，温暖潮湿的自然水源及人工冷、热水管道系统中多见。已从人体分离出 19 个菌种。主要致病菌为嗜肺军团菌（*L. pneumophila*），引起人类军团病（legionellosis）。军团病最早被发现于 1976 年，在美国费城的一次退伍军人大会期间，暴发了一种原因不明的肺炎。1984 年，该菌被正式命名为军团菌属。至今在我国已有十余起暴发流行。

嗜肺军团菌

一、生物学性状

（一）形态与染色

革兰阴性杆菌，不易着色，多用 Giemsa 染色或 Dieterle 镀银染色，分别染成红色和黑褐色。菌体形态易变，在组织中呈短杆状，在人工培养基上呈长丝状或多形性。有 1 至数根端鞭毛或侧鞭毛和菌毛，无芽胞，有微荚膜。

（二）培养及生化反应

专性需氧菌，营养要求较高，初次分离需要 L-半胱氨酸、甲硫氨酸等。在 2.5%～5%CO_2 中生长较好，最适生长温度为 35 ℃，最适 pH 值为 6.4～7.2。在活性炭-酵母浸出液琼脂（BCYE）培养基中，3～5 天可长成 1～2 mm、圆形凸起、灰白色有光泽的光滑型菌落。该菌不发酵糖类，硝酸盐还原试验阴性，不分解尿素。触酶阳性，可液化明胶。

（三）抗原组成

有菌体 O 抗原和鞭毛 H 抗原。根据 O 抗原分为 15 个血清型，其中 1 型就是 1976 年军团病的病原菌，也是最常见血清型，我国主要流行的是 1 型和 6 型。

（四）抵抗力

嗜肺军团菌在自然界可长期存活，在河水、湖水等自然水源及冷、热水供水系统等人工管道水源均可分离出。对常用化学消毒剂、干燥、紫外线较敏感。但对氯或酸有一定抵抗力，如在 pH 2 盐酸中可存活 30 min，利用这一特点处理标本可去除杂菌。

二、致病性与免疫性

（一）致病物质

嗜肺军团菌为胞内寄生菌，被吞噬细胞吞噬后，可通过磷酸酶、核酸酶和细胞毒素抑制溶酶体与吞噬泡融合，因而不被杀死，反而可在吞噬细胞内寄生并杀死细胞。此外，菌毛的黏附作用、微荚膜的抗吞噬作用及内毒素毒性作用也参与发病过程。

（二）所致疾病

嗜肺军团菌由飞沫传播，人们通过吸入含该菌的气雾或气溶胶而感染。嗜肺军团菌通过污染中央空调、冷却塔水而造成群体感染。在医院可通过使用呼吸机传播，是常见的院内感染之一。

军团病的临床表现有三种类型：①流感样型（轻症型）：又称庞蒂亚克热（Pontiac fever），因流行于美国密歇根州庞蒂亚克市而得名，表现为发热、寒战、肌肉酸痛、头痛、咳嗽等症状，预

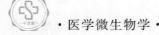

后良好。②肺炎型（重症型）：表现为急性发热、寒战、肺炎、胸痛，如不及时治疗，最终出现呼吸衰竭，死亡率可达 15% 以上。③肺外感染型：嗜肺军团菌入血后波及全身多器官的继发性感染，主要波及的器官有脑、肾、肝、脾等。

（三）免疫性

感染后可产生特异性抗体，通过调理作用有助于清除细菌，但由于该菌为胞内寄生菌，细胞免疫和非特异性免疫对清除细菌尤为重要。

三、微生物学检查法

采集下呼吸道分泌物、肺活检组织或胸腔积液等标本，涂片染色镜检，同时接种 BCYE 培养基，根据菌落特征、生化反应进行鉴定。取患者双份血清检测特异性 IgG，抗体效价升高 4 倍或 4 倍以上，有诊断意义。也可用 ELISA、RIA 及乳胶凝集等试验检测标本中该菌特异性抗原或用 PCR 技术检查该菌核酸进行快速诊断。

四、防治原则

嗜肺军团菌在人工管道的水源中常见，如空调冷却水、淋浴头、呼吸机等所产生的气溶胶颗粒中均能检出，应加强对水源、输液管道等的消毒，这是预防军团菌感染的重要措施。目前尚无嗜肺军团菌特异性疫苗，治疗军团病首选红霉素。

第四节　假单胞菌属

假单胞菌属（*Pseudomonas*）是一群需氧的无芽胞革兰阴性小杆菌，有荚膜、鞭毛和菌毛。目前已发现 150 余种，其中对人具有致病性的主要为铜绿假单胞菌（*P. aeruginosa*）。

铜绿假单胞菌

铜绿假单胞菌是人体的正常菌群，是一种常见的条件致病菌，广泛分布于自然界、人和动物体表以及肠道中，也是医院感染的主要病原之一，一般为继发性感染，如大面积烧伤的创面感染、中耳炎、泌尿系统感染。该菌由于在生长过程中产生绿色水溶性色素，感染后使创口或辅料上出现绿色而得名。

一、生物学性状

（一）形态与染色

革兰阴性杆菌，大小为 $(0.5 \sim 1.0)\ \mu m \times (1.5 \sim 3.0)\ \mu m$。无芽胞，有荚膜，有单鞭毛，运动活泼。临床分离株常有菌毛和微荚膜。

（二）培养与生化反应

本菌为专性需氧菌，最适生长温度为 35 ℃，在 4 ℃不生长而在 42 ℃可以生长是其特点，可用以鉴别该菌。在普通培养基上生长良好，能产生带荧光的水溶性色素，使培养基变为亮绿色。在血琼脂平板上产生透明溶血环。铜绿假单胞菌可分解葡萄糖，产酸不产气，不分解甘露醇、麦芽糖、蔗糖和乳糖。氧化酶阳性，不形成吲哚，可分解尿素。

（三）抗原结构

铜绿假单胞菌有菌体 O 抗原和鞭毛 H 抗原。菌体 O 抗原有内毒素和原内毒素蛋白

（original endotoxin protein，OEP）两种成分。OEP 是一种高分子、低毒性、免疫原性强的蛋白质，其抗体不仅对同一血清型细菌有强的特异性保护作用，也对不同血清型的细菌具有共同保护作用。OEP 广泛存在于一些革兰阴性细菌中，包括假单胞菌属的其他细菌、肺炎克雷伯菌、大肠埃希菌、霍乱弧菌等。OEP 是这些细胞的共同抗原，对免疫保护具有重要意义。

（四）抵抗力

铜绿假单胞菌抵抗力较强，56 ℃、1 h 才被杀灭。对多种化学消毒剂与抗生素具有抗性或耐药性。

二、致病性与免疫性

铜绿假单胞菌致病物质主要是内毒素，此外还有菌毛、夹膜、胞外酶和外毒素等多种致病因子（表 16-1）。

表 16-1 铜绿假单胞菌常见致病物质

致病物质	生物学特性
菌毛	对宿主细胞具有黏附作用
荚膜多糖	抗吞噬作用
内毒素	致发热、休克、DIC 等
外毒素 A	抑制蛋白质合成
细胞溶解毒素	损伤细胞、组织
胞外酶 S	抑制蛋白质合成
杀白细胞素	抑制中性粒细胞和淋巴细胞功能
磷酸酯酶 C	损伤组织
弹性蛋白酶	损伤血管，引起肺实质损伤和出血

铜绿假单胞菌广泛分布于自然界，是人体的正常菌群，在医院感染中由该菌引起者占10％左右，在某些特殊病房中，如烧伤、肿瘤病房、各种导管和内镜的治疗与检查室内，铜绿假单胞菌的感染率可高达 30％。感染多见于皮肤、黏膜受损的部位，如烧伤、创伤等。临床可表现为局部化脓性炎症和全身性感染。常见的局部感染有皮肤感染、中耳炎、尿道炎、角膜炎、下呼吸道感染。也可引起心内膜炎、脑膜炎、胃肠炎、脓胸、骨髓炎等。

中性粒细胞的吞噬作用在抗铜绿假单胞菌感染中起着重要的作用。感染后产生的特异性抗体，尤其是分泌型 IgA 的黏膜表面免疫作用，也有一定的抗感染作用。

三、微生物学检查法

主要是细菌学检查。标本可取脓汁、创面渗出液、痰、尿、血液等。标本接种于血琼脂平板，培养后根据菌落特征、色素及生化反应等鉴定。

四、防治原则

铜绿假单胞菌传播途径广，主要是通过污染的医疗器具及带菌的医护人员引起医源性感染，应对医院感染予以重视。已研制出多种铜绿假单胞菌疫苗，其中 OEP 疫苗具有不受菌型限制、保护范围广、毒性低等优点。治疗可选用庆大霉素、多黏菌素等。

第五节 嗜血杆菌属

嗜血杆菌属(*Haemophilus*)为革兰阴性小杆菌,呈多态性。无芽胞,无鞭毛,许多菌株有荚膜,需氧或兼性厌氧。嗜血杆菌属因营养要求高,必须有新鲜血液或血液成分 X 因子和 V 因子才能生长而得名。本菌属共 17 个种,多为正常菌群,与人类疾病相关的主要是流感嗜血杆菌(*H. influenzae*)、杜克嗜血杆菌(*H. ducreyi*)和埃及嗜血杆菌(*H. aegyptius*)。

流感嗜血杆菌

流感嗜血杆菌是 1892 年全球流感大流行时,由波兰细菌学家 Pfeiffer 从患者鼻咽部分离出,当时认为是流行性感冒的病原菌,但到 1933 年 Smith 等从流感患者鼻咽分泌液中分离出流感病毒后,发现流感嗜血杆菌只是流感时继发感染的病原菌。

一、生物学性状

(一)形态与染色

革兰阴性短小杆菌,$(0.3\sim0.4)\ \mu m \times (1.0\sim1.5)\ \mu m$,多数菌株有菌毛、无鞭毛、无芽胞。在急性感染标本如脑脊液中多为短小杆菌,恢复期病灶或长期人工传代培养常呈球杆状、长杆状、丝状等多形性。有毒菌株有荚膜。

(二)培养与生化反应

需氧或兼性厌氧,最适生长温度为 $35\sim37\ ℃$。培养需 X 因子和 V 因子,血液中 V 因子通常处于被抑制状态,经 $80\sim90\ ℃$加热 10 min 破坏红细胞膜上的不耐热抑制物后,可使 V 因子释放,这种加热处理的血琼脂平板因颜色类似巧克力色,称为巧克力平板。流感嗜血杆菌与金黄色葡萄球菌如在同一血琼脂平板上培养,由于葡萄球菌合成较多 V 因子,可促进流感嗜血杆菌生长,平板上可见距离金黄色葡萄球菌菌落越近的流感嗜血杆菌菌落越大,反之越小,称为"卫星现象"(satellite phenomenon)。可用于流感嗜血杆菌的鉴定。流感嗜血杆菌可分解葡萄糖、蔗糖,不分解甘露醇、乳糖。

(三)抗原结构

流感嗜血杆菌的荚膜多糖抗原具有型特异性,可将流感嗜血杆菌分为 a、b、c、d、e、f 6 个血清型,其中 b 型致病率最高,是引起儿童感染最常见的菌型。

(四)抵抗力

抵抗力较弱,对热、干燥和常用消毒剂均敏感,$56\ ℃$、30 min 即被杀死。对青霉素、氯霉素普遍有耐药性。

二、致病性与免疫性

(一)致病性

流感嗜血杆菌寄居于正常人上呼吸道,通常以冬季带菌率较高,发病也增多。主要致病物质为菌毛、荚膜、内毒素和 IgA 蛋白酶等。荚膜是主要致病因子,具有抗吞噬作用;菌毛有助于细菌黏附和定植于细胞;本菌的内毒素致病作用尚不清楚;IgA 蛋白酶能水解 SIgA,使黏膜局部免疫力下降。

流感嗜血杆菌所致疾病有原发性感染和继发性感染。原发性感染即外源性感染,多由有荚膜的 b 型菌株引起,常见有脑膜炎、鼻咽炎、咽喉会厌炎、化脓性关节炎、心包炎等,甚至引起菌血症,多见于幼儿;继发性感染即内源性感染,由正常寄生于上呼吸道的无荚膜菌株引起,常继发于流感、麻疹、百日咳、肺结核等疾病,常表现为鼻窦炎、中耳炎等,多见于成年人。

（二）免疫性

机体对流感嗜血杆菌以体液免疫为主。荚膜多糖抗体有保护机体的作用,可促进吞噬细胞吞噬,并在补体存在时发挥溶菌作用;菌体外膜蛋白抗体也有促进补体介导的调理作用。

三、微生物学检查法

采集脑脊液、鼻咽分泌物、痰液等标本。脑脊液可直接涂片染色镜检,若可疑菌数量较多,可直接用型特异血清做荚膜肿胀试验确诊。脑脊液沉渣或其他标本可直接用巧克力平板培养,如有可疑菌落再进行形态、生化反应、卫星现象和荚膜肿胀试验鉴定。ELISA 法检测 b 型多糖抗原有助于快速诊断,也可用 PCR 技术检测特异性核酸片段。

四、防治原则

儿童可接种 b 型菌株的荚膜多糖疫苗,1 年内保护率超过 90%。治疗可用磺胺、氨苄西林、氯霉素等。

第六节 窄食单胞菌属

窄食单胞菌属(*Stenotrophomas*)有 5 个种,其中嗜麦芽窄食单胞菌(*S. maltophilia*)是该属中唯一引起人类疾病的细菌,也是第一个被发现的菌种。

嗜麦芽窄食单胞菌

嗜麦芽窄食单胞菌是一种专性需氧的非发酵型革兰阴性杆菌,广泛分布于各种水源、牛奶、冰冻食品、植物根系、人和动物的体表及消化道中,而在医院环境和医务人员皮肤上的该菌分离率更高。其临床分离率仅次于铜绿假单胞菌和鲍曼不动杆菌,居非发酵菌第 3 位,是重要的条件致病菌。

有丛鞭毛,无芽胞,无荚膜,菌落呈针尖状,直径 0.5～1 mm,中央突起。在血琼脂平板上有刺鼻的氨味,呈 β 溶血;在营养琼脂培养基上显示灰黄色素或无色素,该菌生化反应不活跃,对葡萄糖只能缓慢利用,但能快速分解麦芽糖迅速产酸,故得名。还原硝酸盐为亚硝酸盐,氧化酶阴性,DNA 酶阳性,水解明胶和七叶苷,赖氨酸脱羧酶阳性。

嗜麦芽窄食单胞菌的致病物质包括弹性蛋白酶、脂酶、黏多糖酶、透明质酸酶、DNA 酶和溶血素等。感染后可引起肺炎、心内膜炎、脑膜炎、腹膜炎、伤口感染、牙周炎和泌尿道、消化道及软组织等感染,出现发热、寒战、腹胀、乏力和淡漠等临床表现,同时伴有中性粒细胞的减少,可出现休克、弥散性血管内凝血、多器官衰竭等,死亡率高达 43% 以上。

老年人和患有基础性疾病(如肿瘤、慢性呼吸道疾病、糖尿病、尿毒症和艾滋病等)者为易感者;医源性易感因素包括各种介入性医疗操作(如各种插管、植入人工心脏瓣膜和应用引流管等)、化疗、放射治疗和未严格执行消毒措施等。

临床治疗首选磺胺类药物。

NOTE

第七节 不动杆菌属

不动杆菌属(*Acinetobacter*)是一群不发酵糖类、专性需氧、不能运动的革兰阴性球杆菌,单个、成双或短链状排列,目前已知 16 个菌种,临床上经常分离到的菌种包括鲍曼不动杆菌(*A. baumannii*)、醋酸钙不动杆菌(*A. calcoaceticus*)、鲁菲不动杆菌(*A. lwoffii*)、溶血不动杆菌(*A. haemolyticus*)等,模式菌种为醋酸钙不动杆菌。

鲍曼不动杆菌广泛分布于自然界,生存于温暖潮湿环境如水、土壤、食物、下水道中,也存在于正常人体的皮肤、呼吸道、消化道、泌尿生殖道。鲍曼不动杆菌是医院内感染的常见病原菌,在医院的器械(如呼吸机、吸痰器、空气加湿机)、床垫、水槽等常可检出,为条件致病菌,可引起皮肤伤口、泌尿生殖道、肺部、脑等部位感染。尤其是烧伤、免疫缺陷、气管插管和使用呼吸机的患者更易感染。因此,成为近年来世界各地陆续发现的"超级细菌"的成员。

从感染患者的血、尿、脓液及呼吸道分泌物、脑脊液等标本可分离到鲍曼不动杆菌。临床分离株以多重耐药常见,导致难治性感染甚至死亡,治疗可用庆大霉素、妥布霉素,需要通过药敏试验选择敏感抗生素。

鲍曼不动杆菌疫苗的研究进展

小结

(1) 白喉棒状杆菌是白喉的病原体,一端或两端膨大呈棒状,致病物质主要是白喉毒素,临床典型体征是形成假膜。应用白喉类毒素、百日咳菌苗、破伤风类毒素的混合制剂(DPT)进行人工主动免疫,效果良好。

(2) 百日咳鲍特菌是百日咳的病原体,主要侵犯婴幼儿呼吸道,主要的致病因子是百日咳毒素,可引起阵发性痉挛性咳嗽等。DPT 进行预防,有良好的预防效果。

(3) 嗜肺军团菌引起军团病,主要经飞沫传播,引起以肺为主的全身性疾患。军团病的临床表现有三种类型:流感样型(轻型)、肺炎型(重型)和肺外感染型。嗜肺军团菌是常见的医院感染的病原菌之一。

(4) 铜绿假单胞菌产生带荧光的水溶性色素使培养基变为亮绿色,是人体的正常菌群。医院感染的 10% 左右由该菌引起,感染多见于皮肤、黏膜受损的部位,如烧伤、创伤等。临床可表现为局部化脓性炎症和全身性感染。

(5) 流感嗜血杆菌与金黄色葡萄球菌如在同一血琼脂平板上培养,由于葡萄球菌合成较多 V 因子,可促进流感嗜血杆菌生长,平板上可见距离金黄色葡萄球菌菌落越近的流感嗜血杆菌菌落越大,反之越小,称为"卫星现象"。所致疾病有原发性感染和继发性感染,原发性感染多发于小儿,致病菌多是有荚膜 b 型菌株,继发性感染多发于成人,致病菌多是呼吸道寄居的无荚膜菌株。

思考题答案

思考题

1. 白喉棒状杆菌的主要致病物质是什么? 简述其作用机理。
2. 如何预防嗜肺军团菌所引起的感染?
3. 铜绿假单胞菌主要致病物质及其引起的疾病是什么?
4. 何为流感嗜血杆菌的"卫星现象"? 有何意义?

推荐文献阅读

1. 李凡,张凤民,黄敏.医学微生物学.第6版.北京:高等教育出版社,2011
2. 严华,赵玉玲.医学微生物学.北京:人民军医出版社,2014
3. 李凡,徐志凯.医学微生物学.第8版.北京:人民卫生出版社,2014

黄河科技学院　霍雨佳

第十七章　放线菌属和诺卡菌属

放线菌(*Actinomycetes*)是一类原核细胞型微生物,隶属于原核生物界细菌域放线菌门。放线菌在自然界中分布广泛,种类繁多,多数为腐生菌,少数对人致病。常见的对人致病的有放线菌属、诺卡菌属等属的细菌。两属特性的比较见表 17-1。

此外,放线菌也是抗生素的主要产生菌,目前已经研究的万余种抗生素中有约 70% 来自放线菌,放线菌也是某些维生素、酶及氨基酸等药物的产生菌。

表 17-1　放线菌属与诺卡菌属特性的比较

特性	放线菌属	诺卡菌属
抗酸性	非抗酸性丝状菌	弱抗酸性丝状菌
培养特性	厌氧或微需氧	专性需氧
分布	口腔、上呼吸道、胃肠道、泌尿生殖道	土壤中
感染性	内源性感染	外源性感染
代表菌种	衣氏放线菌、内氏放线菌、龋齿放线菌等	星形诺卡菌、巴西诺卡菌等

第一节　放 线 菌 属

放线菌属(*Actinomyces*)细菌常寄居在人和动物的口腔、上呼吸道、胃肠道和泌尿生殖道黏膜表面,为人体或动物体正常菌群。只在某些特定情况下引起内源性感染,常见的致病放线菌有衣氏放线菌(*A. israelii*)、牛型放线菌(*A. bovis*)、黏液放线菌(*A. viscous*)、内氏放线菌(*A. naeslundii*)、龋齿放线菌(*A. odontolyticus*)等。其中,对人致病性较强的是衣氏放线菌。

一、生物学性状

革兰阳性丝状菌,抗酸阴性。菌丝细长无隔膜,有分枝,直径 0.5~0.8 μm。培养 24 h 后,菌丝可断裂形成链球状或链杆状,只有营养菌丝,不形成气生菌丝,形态类似类白喉杆菌。

放线菌培养较困难,厌氧或微需氧,初次分离时加入 5%~10% 的 CO_2 能促进其生长。在血琼脂平板上,37 ℃、培养 4~6 天后,形成灰白色或淡黄色、表面粗糙的圆形小菌落(直径<1 mm),不溶血。在含葡萄糖的肉汤培养基中,形成灰白色小球形沉淀物。能分解葡萄糖,产酸不产气,不生成吲哚,过氧化氢酶试验阴性。衣氏放线菌能分解木糖,还原硝酸盐,不水解淀粉,而牛型放线菌不分解木糖,不能还原硝酸盐,能水解淀粉,可以进行区别。

在患者病灶组织和瘘管流出的脓汁样物质中,肉眼可见黄色硫黄样小颗粒,称为硫黄样颗粒(sulfur granule)(图 17-1),是放线菌在病灶中形成的菌落。将硫黄样颗粒制成压片或组织切片,显微镜下可见核心部分由分枝的菌丝交织而成,周围菌丝呈放射状排列,菌丝末端有胶质样物质组成的鞘包围,膨大呈棒状,形似菊花。病理标本经苏木精-伊红染色,中央部分为紫色,末端膨大部分呈红色。

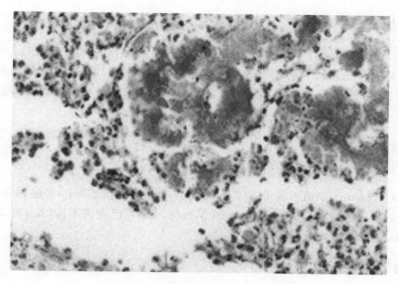

图 17-1　放线菌硫黄样颗粒压片

二、致病性和免疫性

放线菌多存在于口腔、上呼吸道、胃肠道和泌尿生殖道等与外界相通的腔道黏膜表面,为人体正常菌群,在机体抵抗力下降、拔牙或口腔黏膜受损时引起内源性感染,表现为软组织的化脓性炎症,若无继发感染多呈慢性肉芽肿过程,常伴有多发性瘘管的形成,脓汁中可查到硫黄样颗粒,称放线菌病。

放线菌病的误诊

最常见的感染部位为面颈部,约占患者的 60%。大多患者近期有口腔黏膜的损伤,如炎症、拔牙或颌骨骨折等。病原体侵入组织增殖,患者面部肿胀,不断有新结节出现,有脓肿和瘘管形成。放线菌可沿导管进入唾液腺和泪腺,甚至蔓延至眼眶或其他部位。若累及颅骨可引起脑膜炎、脑脓肿,若胸部感染,感染可来自外部吸入,也可来自面颈部感染的血行播散,在肺部形成病灶,症状和体征似肺结核,损害可持续蔓延至心包、心肌,甚至穿破胸膜和胸壁,在胸部体表形成多发性瘘管,排出脓液。腹部感染多来自肠道或生殖道,腹壁常能触及包块与腹壁相连,有便血和排便困难,术后标本切片可见多个散在硫黄样颗粒。盆腔感染多继发于腹部感染,也与子宫内放置节育器等有关。原发性皮肤放线菌病常由外伤或昆虫叮咬所致,先出现结节,然后结节软化溃破形成窦道或瘘管。

放线菌也与龋齿和牙周炎有关。口腔中的内氏放线菌和黏液放线菌可产生一种黏性很强的多糖物质 6-去氧太洛糖,将口腔中的微生物黏附在牙釉质上形成菌斑。微生物降解糖类产酸腐蚀牙釉质,形成龋齿。某些放线菌还与齿龈炎和牙周炎形成有关。

患者血清中可检测到多种特异性抗体,但这些抗体无免疫保护作用,无诊断意义。机体对放线菌的免疫主要依靠细胞免疫、机体的屏障结构以及正常菌群的拮抗作用。

三、微生物学检查法

最简单的方法是在脓汁、引流液或痰等标本中查找硫黄样颗粒。将硫黄样颗粒制成压片,在显微镜下观察是否有放射状排列形似菊花的菌丝。必要时取标本厌氧培养于不含抗生素的沙保弱培养基和血琼脂平板上,观察菌落特性并涂片革兰染色镜检,进一步做抗酸染色和生化反应鉴别。也可取活组织切片苏木精-伊红染色镜检。

四、防治原则

注意口腔卫生、及时治疗口腔疾病和皮肤黏膜的损伤是预防放线菌病的主要措施。患者的脓肿和瘘管应及早进行外科清创处理，并大剂量较长时间应用抗生素治疗。治疗药物首选青霉素，亦可应用甲氧苄啶-磺胺甲基异噁唑、克林达霉素、红霉素和林可霉素等进行治疗。

第二节 诺卡菌属

诺卡菌属（*Nocardia*）细菌不属于人体正常菌群，广泛存在于土壤中，多经创伤或呼吸道引起外源性感染。对人致病的菌种为星形诺卡菌（*N. asteroides*）、巴西诺卡菌（*N. brasiliensis*）和豚鼠诺卡菌（*N. caviae*）。我国以星形诺卡菌感染多见。

一、生物学性状

形态与放线菌属相似，但菌丝末端不膨大，革兰染色阳性，但着色不均匀，有时球状与杆状同时存在。部分诺卡菌具有弱抗酸性，仅用1%盐酸乙醇，延长脱色时间就能脱去颜色而变为阴性，可与结核分枝杆菌相区别。

诺卡菌专性需氧，可形成气生菌丝。对营养要求不高，在普通培养基或沙保弱培养基上于室温或 37 ℃均能生长，但生长缓慢，一般需 1 周左右长出菌落，菌落干燥或呈蜡样，黄色、白色不等。诺卡菌在液体培养基中形成菌膜，培养基澄清。

二、致病性和免疫性

星形诺卡菌主要经呼吸道或皮肤创口侵入，引起化脓性感染，特别是在免疫功能低下的人群，如艾滋病患者或白血病患者、肿瘤患者以及长期应用免疫抑制剂治疗的患者，引起原发性化脓性肺部感染，类似肺结核、肺真菌病。也易通过血行播散，能引起脑膜炎和脑脓肿。若经皮肤创伤感染或由肺部病灶转移至皮下组织，则引起慢性化脓性肉芽肿和形成多发性瘘管。在病变组织或瘘管脓液中可见黄、红、黑等色颗粒，为诺卡菌菌落。

巴西诺卡菌可经皮肤创口侵入皮下组织引起慢性化脓性肉芽肿和形成多发性瘘管。好发于足部和腿部，称足分枝菌病（mycetoma），该病亦可由星形诺卡菌引起。

三、微生物学检查法

在脓液或痰标本中查找黄色、红色或黑色小颗粒状的诺卡菌菌落，直径一般小于 1 mm，或采集其他各种标本如脑脊液等制成压片或涂片，经革兰染色或抗酸染色，镜检。可见革兰阳性和弱抗酸性的纤细分枝状菌丝或长杆菌，可初步确定为诺卡菌。但要注意与结核分枝杆菌相鉴别。必要时标本接种于沙保弱培养基和血琼脂平板，培养 1 周左右可见菌落，涂片染色镜检，镜下可见革兰阳性纤细分枝状菌丝，并进一步做生化反应和分子生物学等实验进行鉴定。诺卡菌若侵入肺组织可出现 L 型变异，在常规培养阴性时，应做细菌 L 型培养证实。

四、防治原则

诺卡菌无特异性预防方法。局部瘘管和脓肿等以手术清创为主，切除坏死组织。常用磺胺类药物加环丝氨酸或其他抗生素予以治疗，治疗时间通常不少于 6 周。

小结

1. 放线菌属中对人致病性较强的是衣氏放线菌,为人体正常菌群,抵抗力下降时引起内源性感染,以面颈部感染最为多见。硫黄样颗粒是放线菌在病灶中的菌落,排出硫黄样颗粒是放线菌病的特征。

2. 诺卡菌属中我国以星形诺卡菌最为常见,可经呼吸道或皮肤创口侵入机体,引起外源性感染。脓液或痰标本中亦可查到黄色、红色或黑色颗粒状诺卡菌菌落。

思考题答案

思考题

1. 放线菌属中对人致病的主要是哪种菌? 怎样诊断放线菌病?
2. 放线菌属和诺卡菌属有哪些主要区别?

推荐文献阅读

1. 李凡,徐志凯. 医学微生物学. 第 8 版. 北京:人民卫生出版社,2013
2. 贾文祥. 医学微生物学. 第 2 版. 北京:人民卫生出版社,2010

牡丹江医学院 李 霞

第十八章 支 原 体

支原体（*Mycoplasma*）是一类缺乏细胞壁、呈高度多形性、可通过滤菌器、能在无生命培养基中生长繁殖的最小原核细胞型微生物。Nocard 等于 1898 年分离出此类微生物。1967 年被正式命名为支原体。

第一节 概 述

支原体归属于柔膜菌门柔膜体纲，柔膜体纲有 4 个目，7 个科，11 个属。其中支原体科又分为支原体属（*Mycoplasma*）和脲原体属（*Ureaplasma*）。支原体属有 132 个种，其中对人类致病的主要有肺炎支原体（*M. pneumoniae*）、生殖支原体（*M. genitalium*）、人型支原体（*M. hominis*）、嗜精子支原体（*M. spermatophilum*）、发酵支原体（*M. fermentans*）、穿透支原体（*M. penetrans*）和梨支原体（*M. pirum*）；脲原体属有 7 个种，对人类致病的主要有解脲脲原体（*Ureaplasma urealyticum*）和微小脲原体（*Ureaplasma parvum*）。

一、生物学性状

（一）形态与结构

支原体大小为 0.3~0.5 μm，基因组为环状双股 DNA，大小在 600~2 200 kb 之间，G＋C含量为 25％~40％。革兰染色为阴性，但不易着色，Giemsa 染色呈淡紫色。支原体无细胞壁，不能维持固定的形态而呈高度多形性，有球形、杆形、丝状和分枝状等多种形态（图 18-1(a)）。细胞膜厚 7.5~10 nm，可分外、中、内三层，内外两层为蛋白质和糖类，中层为脂类，主要是磷脂和胆固醇，胆固醇约占脂类 36％，主要保持细胞膜的完整性，故作用于胆固醇的物质（如皂素、两性霉素 B 等）均可破坏支原体细胞膜而导致其死亡。有的支原体在细胞膜外有微荚膜样物质，有的具有特殊的顶端结构，两者均与支原体的致病有关。

（二）培养特性

支原体对营养要求较高，培养基中需加入 10％~20％人或动物血清以提供胆固醇和其他长链脂肪酸，多数支原体还需添加组织浸液、酵母浸液等才能生长。兼性厌氧，但大多数寄生性支原体在微氧环境（含 90％N_2 和 5％CO_2）中生长最佳，适宜 pH 值多为 7.6~8.0，但解脲脲原体最适生长的 pH 值为 5.5~6.5。

除二分裂方式外，支原体也可通过分节、断裂、出芽或分枝等方式繁殖。大部分支原体繁殖速度较慢，3~4 h 繁殖一代，在低琼脂的固体培养基上，培养 2~7 天可长出直径 10~600 μm 典型的"油煎蛋"样菌落（图 18-1(b)）。低倍镜下观察，菌落呈圆形，中心致密隆起，外周为颗粒包绕；在液体培养基中，支原体的增殖量以颜色变化单位（color changing unit，CCU）表示，每毫升培养基中不超过 10 CCU，故培养基清亮。

支原体与细菌 L 型在生物学性状方面有许多相似之处，如无细胞壁、呈多形性、能通过滤菌器、对低渗敏感、"油煎蛋"样菌落，但细菌 L 型在无抗生素等诱因下易返祖，支原体在遗传

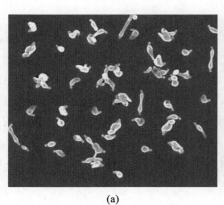
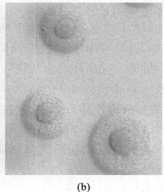

(a) (b)

图 18-1 肺炎支原体
(a)电镜形态(×10 000);(b)菌落(×500)

上与细菌 L 型不同,两者之间的比较见表 18-1。

表 18-1 支原体与细菌 L 型的比较

生物学性状与致病性	支原体	细菌 L 型
大小	0.3～0.5 μm	0.6～1.0 μm
细胞膜	含高浓度胆固醇	不含胆固醇
细胞壁缺失的原因	遗传	青霉素、溶菌酶和胆汁等作用所致
回复变成原菌	不能	能
培养是否需胆固醇	＋	－
菌落大小	0.1～0.3 mm	0.5～1.0 mm
液体培养	混浊度极低	有一定的混浊度,可附壁
培养特性	需胆固醇	需高渗
致病性	原发性非典型肺炎、泌尿生殖道感染等	骨髓炎、尿路感染和心内膜炎等

(三)生化反应

肺炎支原体、生殖支原体能发酵葡萄糖,解脲脲原体能分解尿素,人型支原体能分解精氨酸。根据支原体的生化反应,可鉴别支原体(表 18-2)。

表 18-2 人类主要支原体的生化反应

支原体	葡萄糖	精氨酸	尿素	pH 值	吸附细胞
肺炎支原体	＋	－	－	7.5	红细胞
人型支原体	－	＋	－	7.3	－
生殖支原体	＋	－	－	7.5	红细胞
嗜精子支原体	－	＋	－	7.5	－
发酵支原体	＋	－	－	7.5	－
穿透支原体	＋	＋	－	7.5	红细胞 CD4[+] T 细胞
解脲脲原体	－	－	＋	6.0	红细胞[a]

注:a 表示仅血清 3 型。

（四）抗原结构

支原体的抗原结构主要为细胞膜上的蛋白质和糖脂抗原。各种支原体均存在特异性抗原，交叉抗原较少，因此可用于鉴定支原体。常用补体结合试验检测糖脂类抗原，用 ELISA 试验检测蛋白质类抗原。支原体的血清抗体可用于生长抑制试验（growth inhibition test，GIT）和代谢抑制试验（metabolic inhibition test，MIT）鉴定支原体，特异性与敏感性高，亦可用于支原体分型，如可将解脲脲原体分为 14 个血清型。GIT 试验将含有特异性血清的纸片贴在接种有支原体的琼脂培养基表面，若两者对应，则纸片周围的支原体生长受到抑制。MIT 试验是将支原体接种在含有抗血清和酚红的葡萄糖培养基中，若抗体与抗原相对应，则支原体的生长、代谢受到抑制。

（五）抵抗力

支原体无细胞壁，故对理化因素的抵抗力比细菌弱。对化学消毒剂敏感，但对结晶紫、醋酸铊、亚碲酸钾有一定的抵抗力。对影响细胞壁合成的抗生素如青霉素类天然耐受，但对干扰蛋白质合成的抗生素如大环内酯类（罗红霉素、阿奇霉素、交沙霉素等）、四环素类抗生素（四环素、多西环素）等敏感，对阻碍 DNA 复制的喹诺酮类药物（左旋氧氟沙星、司帕沙星等）敏感。

二、致病性与免疫性

（一）致病性

多数支原体不致病。对人致病的支原体主要通过下列机制损伤细胞：①黏附素：有些支原体顶端结构中具有黏附素，能黏附到呼吸道或泌尿生殖道上皮细胞，有利于入侵。②荚膜或微荚膜：有抗吞噬作用。③毒性代谢产物：如活性氧（过氧化氢、超氧离子等）、神经毒素、磷脂酶 C 和核酸酶均可损伤宿主细胞。④超抗原：支原体可产生一类具有免疫调节活性的蛋白质，能刺激炎症细胞分泌大量的炎症细胞因子，引起组织损伤。此外，穿透支原体可侵入 $CD4^+$ T 细胞，导致免疫损伤。

（二）所致疾病

不同支原体可感染机体不同部位，引起不同类型的疾病（表 18-3）。

表 18-3　人类主要致病性支原体的传播途径、感染部位及所致疾病

支原体	主要传播途径	感染部位	所致疾病
肺炎支原体	飞沫传播	呼吸道	原发性非典型肺炎等
人型支原体	性接触传播	呼吸道、生殖道	附睾炎、盆腔炎、产褥热、新生儿肺炎等
生殖支原体	性接触传播	生殖道	非淋菌性尿道炎、宫颈炎、盆腔炎等
解脲脲原体	性接触传播	生殖道	非淋菌性尿道炎等
穿透支原体	性接触传播	生殖道	协同 HIV 致病

（三）免疫性

人体感染支原体后可产生特异性体液免疫和细胞免疫。抗膜蛋白抗体 IgM、IgG 和 SIgA 在抗支原体感染中发挥主要作用，其中 SIgA 在局部黏膜抗支原体感染中起重要作用。细胞免疫主要由 $CD4^+$ Th1 细胞介导，通过产生 IL-2、TNF-α、IFN-γ 和 GM-CSF 等细胞因子活化 Mφ 清除支原体，同时大量炎症细胞因子的释放也会引起自身组织损伤。

第二节 主要病原性支原体

一、肺炎支原体

（一）生物学性状

肺炎支原体大小为 $0.2\sim0.3~\mu m$，呈高度多形性，如球形、球杆状、丝状、棒状和分枝状等。初次分离应接种于含 15%～20% 血清和新鲜酵母浸出液的培养基中，10 天左右可长出菌落。多次传代后，生长速度加快，菌落呈现典型的"油煎蛋"样。能发酵葡萄糖，不能分解精氨酸与尿素，生长代谢过程中能产生过氧化氢，对醋酸铊、美蓝、青霉素不敏感。

（二）致病性与免疫性

肺炎支原体依赖于顶端结构中的 P1(170 kDa) 和 P30(32 kDa) 等黏附蛋白黏附于呼吸道上皮细胞，产生过氧化氢等代谢产物，使触酶失去活力，纤毛运动减弱、停止乃至脱落消失；细胞内 RNA 及蛋白质合成减少，细胞功能受损以致死亡脱落。另外，肺炎支原体具有超抗原作用，可刺激炎症细胞释放大量的细胞因子（如 TNF-α、IL-1 和 IL-6 等）引起组织损伤。

肺炎支原体主要经飞沫传播，四季均可发病，但主要见于夏末秋初，5～15 岁的青少年发病率最高。病理改变以间质性肺炎为主，又称原发性非典型性肺炎（primary atypical pneumonia），一般临床症状较轻，以发热、咳嗽、头痛、咽喉痛为主。支原体肺炎为自限性疾病，5～10 天后症状消失，但肺部 X 线改变可持续 4～6 周。可并发支气管肺炎和支气管哮喘，还可见呼吸道外的并发症，如皮疹、心血管和神经系统症状，可能与免疫复合物的形成和自身抗体的产生有关。

肺炎支原体感染可诱导机体产生体液免疫和细胞免疫，呼吸道局部黏膜产生的 SIgA 对防止再感染有较强的保护作用。肺炎支原体感染可诱发Ⅰ型超敏反应，促使哮喘病急性发作。

（三）微生物学检查法

1. 分离培养 取可疑患者痰液或咽拭子接种于含血清和酵母浸液的固体培养基或 SP-4 液体培养基，在微氧环境中，37 ℃培养 1～2 周。经菌落形态、糖发酵、红细胞吸附试验初步鉴定，用特异性抗血清做 GIT 与 MIT 进一步鉴定。肺炎支原体分离培养阳性率不高且所需时间长，故不适宜用于临床快速诊断。

2. 血清学检查 冷凝集试验（即将患者血清与人 O 型红细胞或自身红细胞混合，4 ℃过夜可发生凝集，在 37 ℃凝集又分散开）可辅助诊断肺炎支原体感染，但仅约 50% 患者出现阳性。此试验特异性低，感染流感病毒、呼吸道合胞病毒、腮腺炎病毒等也可出现阳性反应。

3. 快速诊断 目前临床常通过检测抗原和核酸进行肺炎支原体快速诊断。常用方法有：①ELISA：用 P1 蛋白和 P30 蛋白的单克隆抗体检测患者痰或支气管灌洗液中肺炎支原体。②PCR：检测患者痰液标本中肺炎支原体 16S rRNA 基因或 P1 基因。

（四）防治原则

肺炎支原体减毒活疫苗和 DNA 疫苗在实验动物中有一定的免疫保护效果，但在人群中的应用尚未见报道。目前治疗肺炎支原体感染多采用大环内酯类药物或喹诺酮类药物，但有耐药菌株产生。

二、人型支原体

（一）生物学性状

人型支原体多为球杆状，基因组大小为 700 kb。能分解精氨酸，不分解葡萄糖和尿素。最适生长 pH 值为 7.2～7.4。在液体培养基中，人型支原体可分解精氨酸产氨使培养基 pH 值增至 7.8 以上而死亡。在固体培养基中可形成 200～300 μm 大小的典型"油煎蛋"样菌落。对 1∶2 000 的醋酸铊与红霉素（100 mg/L）耐受，但对四环素和林可霉素敏感。

（二）致病性

人型支原体寄居于泌尿生殖道，主要通过性接触传播。男性可引起附睾炎，女性可引起盆腔炎、慢性羊膜炎和产褥热，新生儿可引起肺炎、脑炎及脑脓肿。

（三）微生物学检查法

实验室检查主要是采用分离培养与鉴定与核酸检测方法。

1. 分离培养与鉴定　取泌尿生殖道标本 0.1～0.2 mL 接种于液体培养基，培养 24～48 h，由于能分解精氨酸产碱使 pH 值升高，酚红指示剂由淡红色变为红色。然后取 0.2 mL 培养物转种于固体培养基，在含 5%CO_2 和 90%N_2 的微氧环境下 37 ℃培养 24～48 h，低倍镜观察菌落，取可疑菌落经形态和生化反应做初步鉴定，进一步鉴定需用特异抗血清做 GIT 和 MIT。

2. 核酸检测　PCR 方法检测患者泌尿生殖道标本中 16S rRNA 基因。此法快速、特异，适宜于大批量标本检测。

（四）防治原则

加强宣传教育，注意性卫生，切断传播途径。人型支原体对红霉素不敏感，感染者可用四环素类、喹诺酮类药物治疗，但有耐药菌株产生。

三、生殖支原体

生殖支原体多为烧瓶状，长 0.6～0.7 μm，底宽 0.3～0.4 μm，顶宽 0.06～0.08 μm，有一明显的颈部，宽约 7 nm。基因组大小为 580 kb。发酵葡萄糖，不分解精氨酸和尿素。在固体培养基中菌落呈典型的"油煎蛋"样。顶端结构有黏附素 MgPa（140 kDa），与肺炎支原体 P1 蛋白在血清学上有交叉反应。

生殖支原体主要通过性接触传播，引起尿道炎、宫颈炎、子宫内膜炎和盆腔炎，并与男性不育有关。生殖支原体较难培养，生长缓慢，不适宜于常规实验室诊断。实验室诊断主要用 PCR 检测 16S rRNA 和 MgPa 基因，此方法特异性、敏感性高。

四、穿透支原体

穿透支原体多为烧瓶状，宽 0.2～0.4 μm，长 0.8～2 μm，基因组大小为 1358 kb。能发酵葡萄糖，分解精氨酸，但不分解尿素。在固体培养基上生长缓慢，形成典型的"油煎蛋"样菌落。

穿透支原体依靠顶端结构黏附于人尿路上皮细胞、单核细胞、$CD4^+$ T 细胞，并能穿过细胞膜进入细胞内繁殖，导致宿主细胞受损或死亡。穿透支原体是一种条件致病菌，可能是获得性免疫缺陷综合征（AIDS）发病的一个辅助因素，主要通过性接触传播。

五、解脲脲原体

（一）生物学性状

解脲脲原体直径为 0.05～0.3 μm，多为单个或成双排列。基因组大小为 750 kb，G＋C 为

27.5%～28.5%。能分解尿素,不分解糖类和精氨酸。最适 pH 值为 5.5～6.5,在液体培养基中生长分解尿素,使 pH 值升高而导致死亡,在固体培养基上培养 48 h 可长出直径 15～30 μm 的"油煎蛋"样菌落。

根据细胞膜所带抗原(MB-Ag)不同,解脲脲原体可分为 14 个血清型、2 个生物型。其中 1 生物型(2、4、5、7、8、9、10、11、12、13 型)有 16 kDa 和 17 kDa 多肽,而 2 生物型(1、3、6、14 型)仅有 17 kDa 多肽。根据 16S rRNA 基因和 16S～23S rRNA 间区将 14 个血清型分为 2 个种。

(二)致病性与免疫性

解脲脲原体为条件致病菌,主要通过性接触传播,引起非淋菌性尿道炎。其致病机制包括:①黏附于泌尿生殖道上皮细胞表面,从宿主细胞膜摄取脂质和胆固醇,损伤细胞膜;②产生毒性代谢产物,如 NH_3,对宿主细胞有急性毒性作用;③具有 IgA 特异蛋白酶,可降解 IgA1,损伤黏膜屏障;④具有磷脂酶,可溶解宿主细胞膜的磷脂而损伤细胞膜。

解脲脲原体感染急性期,83% 患者 IgM 类抗体水平升高,可用于早期诊断。IgG 检测只用于流行病学调查。SIgA 对防止再感染有保护作用。

(三)微生物学检查法与防治原则

解脲脲原体实验室检测与防治原则与人型支原体相同,核酸检测可从患者泌尿生殖道标本中检测其尿素酶基因、MB-Ag 基因和 16S rRNA 基因。

小结

(1) 支原体是一类缺乏细胞壁、呈高度多形性、可通过滤菌器、能在无生命培养基中生长繁殖的最小原核细胞型微生物。对青霉素等影响细胞壁合成的抗生素天然耐受,对大环内酯类、四环素类、喹诺酮类抗生素敏感。

(2) 不同支原体入侵途径和感染部位不同,可引起不同类型的疾病。肺炎支原体主要通过飞沫传播引起原发性非典型肺炎,并可引起咽炎、支气管肺炎。人型支原体感染主要通过性接触传播引起盆腔炎、附睾炎、产褥热等;生殖支原体通过性接触传播可引起非淋菌性尿道炎、宫颈炎、子宫内膜炎、不育等;解脲脲原体通过性接触传播引起非淋菌性尿道炎、尿路结石等;穿透支原体是 AIDS 发病的一个辅助因素。

思考题

思考题答案

1. 简述支原体与细菌 L 型的主要异同点。
2. 对人致病的支原体主要有哪几种?简述其致病性。

推荐文献阅读

1. 李凡,张凤民,黄敏. 医学微生物学. 第 6 版. 北京:高等教育出版社,2011
2. 李凡,韩梅. 医学微生物学. 北京:高等教育出版社,2014
3. 李凡,徐志凯. 医学微生物学. 第 8 版. 北京:人民卫生出版社,2013
4. 吴移谋,叶元康. 支原体学. 第 2 版. 北京:人民卫生出版社,2008

南华大学　李忠玉

第十九章 衣 原 体

衣原体(*Chlamydiae*)是一类严格真核细胞内寄生、具有独特发育周期、能通过滤菌器的原核细胞型微生物。具有以下共同特性:①革兰阴性,有细胞壁,呈椭圆形或圆形;②具有独特的发育周期,以二分裂方式繁殖;③有 DNA 和 RNA 两种类型核酸;④有核糖体;⑤对多种抗生素敏感;⑥缺乏合成生物能量来源的 ATP 酶,需要利用宿主细胞的三磷酸盐和中间代谢产物作为能量来源。

衣原体包含 1 个衣原体纲和 1 个衣原体目,衣原体目下设 8 个科,12 个属,其中衣原体属包含沙眼衣原体(*Chlamydia trachomatis*)、猪衣原体(*Chlamydia suis*)、鼠衣原体(*Chlamydia muridarum*)、肺炎衣原体(*Chlamydia pneumoniae*)、鹦鹉热衣原体(*Chlamydia psittaci*)、流产衣原体(*Chlamydia abortus*)、豚鼠衣原体(*Chlamydia caviae*)、猫衣原体(*Chlamydia felis*)、兽类衣原体(*Chlamydia pecorum*)、鸟衣原体(*Chlamydia avium*)、家禽衣原体(*Chlamydia gallinacea*)和朱鹭衣原体(*Chlamydia ibidis*)12 个种,后 3 者是新发现的衣原体种。人类致病性衣原体主要有沙眼衣原体、肺炎衣原体、鹦鹉热衣原体(表 19-1)。

表 19-1 三种衣原体生物学特性比较

性　状	沙眼衣原体	肺炎衣原体	鹦鹉热衣原体
自然宿主	人、小鼠	人	鸟类、低等哺乳动物
衣原体形态	圆形、椭圆形	梨形	圆形、椭圆形
基因组/bp	1,044,459	1,230,230	1,169,374
G+C/(%)	41~44.2	40	41.3
DNA 同源性	>90%	>90%	14%~95%
血清型	19	1	8
噬菌体	−	+	+
质粒	+	−	+
多形态膜蛋白(pmp)基因	9	21	10

第一节　概　述

一、生物学性状

(一)发育周期与形态染色

衣原体在宿主细胞中生长繁殖,具有独特的发育周期(图 19-1),存在两种不同的形态:一种是小而致密的结构,称为原体(elementary body,EB);另一种是大而疏松的结构,称为网状体(reticulate body,RB)。

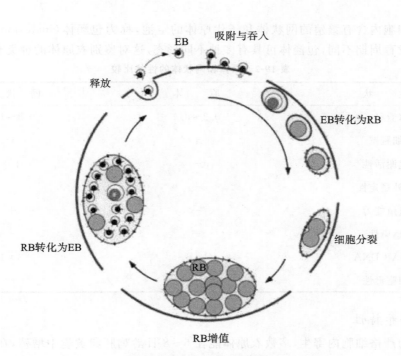

图 19-1　衣原体的发育周期

原体直径 0.2～0.4 μm,呈球形、梨形或椭圆形(图 19-2)。有细胞壁,中央具有致密的类核结构,是发育成熟的衣原体。Giemsa 染色呈紫色,Macchiavello 染色呈红色。原体具有较强的感染性,在宿主细胞外较为稳定,但无繁殖能力。当进入宿主细胞后,宿主细胞膜包绕原体外形成空泡,原体在空泡中增殖形成网状体。

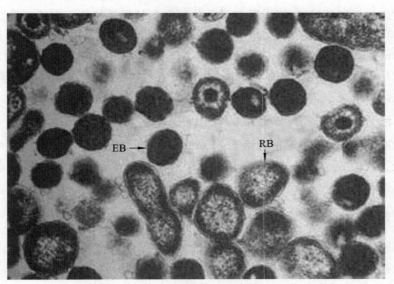

图 19-2　衣原体 EB 和 RB 形态

网状体,亦称始体(Initial body),直径 0.5～1.0 μm,圆形或椭圆形(图 19-2)。电子致密度较低,无细胞壁,代谢活跃,在空泡内以二分裂方式繁殖形成许多子代原体,成熟的子代原体从感染细胞中释放,再感染新的易感细胞,开始新的发育周期。每个发育周期为 48～72 h。网状体是衣原体发育周期中的繁殖形态,无感染性。Macchiavello 染色呈蓝色。原体与网状体的性状比较见表 19-2。

在易感细胞内含有繁殖的网状体和子代原体的空泡,称为包涵体(inclusion)。由于衣原体的种类和发育周期不同,包涵体可具有多种不同形态,这对鉴别衣原体的种类有意义。

表 19-2　原体和网状体的性状比较

性　状	原　体	网　状　体
大小(直径/μm)	0.2~0.4	0.5~1.0
细胞壁	+	-
代谢活性	-	++
胞外稳定性	+	-
繁殖能力	-	+
感染性	+	-
RNA∶DNA	1∶1	3∶1
细胞毒性	+	-

(二) 培养特性

衣原体为严格细胞内寄生,多数衣原体能在 6~8 日龄鸡胚卵黄囊中增殖,在感染后 3~6 天致鸡胚死亡。在 HeLa、McCoy 或 HL 等细胞中生长良好,并可观察到包涵体、原体和网状体。由于衣原体多缺乏主动穿入组织细胞的能力,故可将接种有标本的细胞离心以促使衣原体穿入细胞,在培养细胞中加入代谢抑制物如二乙氨基葡聚糖(DEAE-dextran)、细胞松弛素 B 或用 X 线照射,有利于衣原体的寄生性生长或促进衣原体吸附于细胞,提高感染率。

(三) 抗原结构

衣原体抗原包括属特异性抗原、种特异性抗原和型特异性抗原。①属特异性抗原:为细胞壁的脂多糖,可用补体结合试验进行检测。②种特异性抗原:多位于主要外膜蛋白(major outer membrane protein,MOMP)上,可用补体结合试验和中和试验进行检测。③型特异性抗原:根据 MOMP 可变区氨基酸序列的不同,可将衣原体种又分为不同的血清型或生物型,常用单克隆抗体微量免疫荧光试验进行检测。

(四) 抵抗力

衣原体耐冷不耐热,60 ℃只能存活 5~10 min;-60 ℃可保存 5 年,液氮中可保存 10 年以上。对甲醛、乙醇、盐酸等消毒剂敏感。紫外线照射可迅速灭活。氯霉素、四环素、多西环素和红霉素等均可抑制衣原体的繁殖。

二、致病性与免疫性

不同的衣原体具有不同的嗜组织性,致病性也不同。有些仅引起人类疾病,例如沙眼衣原体中的沙眼生物型、性病淋巴肉芽肿生物型和生殖生物型以及肺炎衣原体;有些仅引起动物疾病,例如多数鹦鹉热衣原体和兽类衣原体;有些是人畜共患病原体,例如部分鹦鹉热衣原体。

(一) 致病性

衣原体进入机体后,以肝硫素为"桥梁",原体吸附于易感柱状或杯状黏膜上皮细胞,并进入细胞内进行生长繁殖。衣原体亦可进入单核吞噬细胞,由吞噬细胞膜围绕衣原体形成吞噬体,由于衣原体 MOMP 能阻止溶酶体与吞噬体融合,从而有利于衣原体在吞噬体内繁殖。MOMP 抗原表位易发生变异,故可逃避特异性抗体的中和作用。衣原体能产生类似于革兰阴性菌内毒素物质,能够抑制宿主细胞代谢,直接破坏感染细胞。此外,衣原体Ⅲ型分泌系统可通过分泌效应蛋白而发挥致病作用;衣原体热休克蛋白能刺激机体巨噬细胞产生 TNF-α、IL-6、IL-1 等炎症细胞因子,能介导炎症发生和瘢痕形成,引起相关病变。

（二）所致疾病

不同衣原体感染机体的部位不同,因而可引起不同类型的疾病(表 19-3)。

表 19-3　人类致病衣原体的感染部位与所致疾病

衣原体(血清型)	感染部位	所致疾病
沙眼衣原体(A,B,Ba,C)	眼	沙眼
沙眼衣原体(D~K)	眼	包涵体结膜炎
	生殖道(男)	尿道炎、附睾炎、前列腺炎、直肠炎等
	生殖道(女)	尿道炎、宫颈炎、直肠炎、输卵管炎等
	呼吸道	婴幼儿肺炎
沙眼衣原体(L1~L3)	生殖道	性病淋巴肉芽肿
肺炎衣原体	呼吸道	咽炎、肺炎
鹦鹉热衣原体(鸟株)	呼吸道	鹦鹉热
鹦鹉热衣原体(羊株)	生殖道(女)	流产、死产
	呼吸道	肺炎

（三）免疫性

衣原体感染能诱导机体产生特异性细胞免疫和体液免疫,但以细胞免疫为主。MOMP 可活化 Th 细胞并促进细胞因子分泌,能抑制衣原体繁殖;特异性中和抗体可抑制衣原体吸附于宿主细胞。但免疫力不强,且维持时间短暂,因而易造成持续性感染、反复感染或隐性感染。此外,衣原体可引起 Ⅳ 型超敏反应,导致机体免疫病理损伤,如性病淋巴肉芽肿等。

第二节　主要病原性衣原体

一、沙眼衣原体

沙眼衣原体是由我国微生物学家汤飞凡教授在 1956 年首先通过鸡胚培养分离出来。根据侵袭力和引起人类疾病的部位不同,可将沙眼衣原体分为沙眼生物型(*biovar trachoma*)、生殖生物型(*biovar genital*)和性病淋巴肉芽肿(LGV)生物型(*biovar lymphogranuloma venereum*)三个生物型。

（一）生物学性状

原体为圆形或椭圆形,直径约为 0.3 μm,中央有致密核质,Giemsa 染色呈紫红色。网状体直径 0.5~1.0 μm,核质较疏松,Giemsa 染色为深蓝或暗紫色。原体能够合成糖原,掺入到沙眼衣原体包涵体的基质中,故能被碘溶液染成棕褐色。

根据 MOMP 抗原表位氨基酸序列的差异,可将沙眼衣原体分为 19 个血清型,其中沙眼生物型包括 A、B、Ba、C 4 个血清型;生殖生物型包括 D、Da、E、F、G、H、I、Ia、J、Ja 和 K 11 个血清型;LGV 生物型包括 L1、L2、L2a 和 L3 4 个血清型。LGV 生物型 4 个血清型均与沙眼生物型 E 血清型和 C 血清型有交叉抗原。

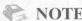
（二）致病性

1. 沙眼 由沙眼生物型 A、B、Ba 和 C 血清型引起。主要通过眼-眼或眼-手-眼进行传播。沙眼衣原体感染眼结膜上皮细胞后，在眼结膜上皮细胞中增殖，引起局部炎症。早期症状为流泪、有黏性或脓性分泌物、结膜充血及滤泡增生。晚期出现结膜瘢痕、眼睑内翻、倒睫等；也可引起角膜血管翳，引起角膜损害，导致视力下降或致盲。

2. 包涵体结膜炎 由沙眼生物型 B、Ba 血清型和生殖生物型 D～K 血清型引起。包括婴儿结膜炎和成人结膜炎。前者是婴儿经产道感染，引起急性化脓性结膜炎（包涵体脓漏眼），一般不侵犯角膜，能自愈；后者可经两性接触、经手至眼或经污染的游泳池水感染，引起滤泡性结膜炎，故又称游泳池结膜炎。病变与沙眼类似，但不会出现角膜血管翳，亦无结膜瘢痕，一般数周或数月痊愈，无后遗症。

3. 泌尿生殖道感染 由生殖生物型 D～K 血清型引起。通过性接触传播，男性多表现为尿道炎，并可合并附睾炎、前列腺炎、直肠炎等。女性表现为尿道炎、宫颈炎、输卵管炎与盆腔炎等。输卵管炎反复发作可导致不孕或宫外孕等严重并发症。

4. 婴幼儿肺炎 由生殖生物型 D～K 血清型引起。

5. 性病淋巴肉芽肿 由沙眼衣原体 LGV 生物型 L1、L2、L2a 和 L3 血清型引起。主要通过性接触传播，人是 LGV 的自然宿主。LGV 侵犯男性腹股沟淋巴结，引起慢性淋巴肉芽肿和化脓性淋巴结炎，常形成瘘管；侵犯女性会阴、肛门、直肠可引起会阴-肛门-直肠组织狭窄。LGV 也可引起结膜炎并伴有颌下、耳前及颈部淋巴结肿大。

（三）免疫性

以细胞免疫为主。主要由 MOMP 活化 CD4$^+$ T 细胞释放细胞因子，激活单核巨噬细胞，破坏沙眼衣原体感染的细胞，从而抑制其在细胞内繁殖；特异性中和抗体可抑制衣原体进入宿主细胞。由于沙眼衣原体型别多，MOMP 易发生抗原变异，病后免疫力不持久。

（四）微生物学检查法

多数衣原体感染性疾病可根据临床症状和体征确诊。如急性期沙眼或包涵体结膜炎患者主要以临床诊断为主，实验室检查可取眼结膜刮片或眼穹窿及眼结膜分泌物做涂片观察。但对泌尿生殖道感染患者，由于多数临床症状不典型，故实验室检查很重要。可采用泌尿生殖道拭子或宫颈刮片，少数取精液或在病灶部位取标本，或初段尿离心取沉淀物；LGV 患者采集淋巴结脓液、脓肿、生殖器溃疡或直肠组织标本。

1. 直接涂片镜检 沙眼急性期患者取结膜刮片，Giemsa、碘液或荧光抗体染色后，镜下观察上皮细胞质内有无包涵体。对于包涵体结膜炎和性病淋巴肉芽肿患者，可从病损局部取材，涂片染色后镜下观察有无衣原体或包涵体。

2. 分离培养 取感染组织渗出液或刮取物，接种于鸡胚卵黄囊或传代细胞培养 48～72 h，然后用 IFA 或 ELISA 检测培养物中是否存在衣原体。

3. 抗原与核酸检测 是目前临床诊断常采用的方法，具有快速、敏感与特异等优点，包括：①ELISA 方法从临床标本中检测沙眼衣原体 LPS 和 MOMP 抗原；②PCR 和连接酶链反应（LCR）等检测沙眼衣原体 DNA。

（五）防治原则

注意个人卫生，避免直接或间接接触传染。泌尿生殖道衣原体感染的预防应加大性传播疾病防治知识的宣传，积极治愈患者和带菌者。对高危人群开展普查和监控，防止感染扩散。治疗可选择多西环素、阿奇霉素、罗红霉素、加替沙星等药物。

目前缺乏有效的沙眼衣原体疫苗，MOMP 是其主要候选抗原。由于 MOMP 具有多型性,其疫苗不易对所有型别的沙眼衣原体产生免疫保护性,故增加了 MOMP 作为疫苗的难度。

二、肺炎衣原体

肺炎衣原体是衣原体属的一个新种。1965 年首先从中国台湾一名小学生眼结膜中分离得到 TW-183(Taiwan-183),1983 年从美国西雅图一位急性呼吸道感染患者的咽部分离出 AR-39(acute respiratory-39),后来发现这两株衣原体为同一菌株,命名为 TWAR。

(一)生物学特性

原体直径约为 0.38 μm,呈梨形,胞质中有数个电子致密的圆形小体,网状体与沙眼衣原体和鹦鹉热衣原体类似。Giemsa 染色呈紫红色。

肺炎衣原体较难培养,可用 McCoy 和 HeLa 细胞培养,但很难用于连续传代。

肺炎衣原体分为人生物型、马生物型和考拉生物型三个生物型。根据 ompA VD Ⅳ 区基因序列分析,肺炎衣原体可能存在不同的基因型。肺炎衣原体与其他衣原体 DNA 同源性低于 10%,而不同来源的肺炎衣原体菌株 DNA 同源性在 94% 以上,其限制性内切酶图谱也相同。

肺炎衣原体抗原主要有脂多糖(LPS)和蛋白质抗原两种。LPS 为肺炎衣原体属特异性抗原。蛋白质抗原主要是 MOMP,暴露在表面并具有较强的免疫原性。

(二)致病性与免疫性

肺炎衣原体主要通过飞沫或呼吸道分泌物传播,引起支气管炎、肺炎、咽炎和鼻窦炎等。起病较为缓慢,临床症状与支原体肺炎相似,表现为咳嗽、咽痛、发热、咳痰等,一般症状较轻。约有 50% 的成人受过肺炎衣原体感染,多为亚临床型;有 4.5%～25% 肺炎衣原体感染患者出现严重的哮喘症状。流行病学研究证实,肺炎衣原体与动脉粥样硬化、冠心病等密切相关。

机体感染肺炎衣原体后以特异性细胞免疫为主,但免疫力不持久,可出现重复感染。

(三)微生物学检查法

1. 病原学检查 取鼻咽拭子、痰液及支气管肺泡灌洗液等标本,直接涂片染色,镜下观察包涵体;也可以酶或荧光标记的种特异性单克隆抗体直接检测标本中肺炎衣原体抗原。必要时可采用细胞培养或动物接种进行病原体分离,再通过 Macchiavello、Giemsa 或免疫荧光染色观察包涵体。

2. 血清学方法 常用微量免疫荧光试验(microimmuno fluorescence test,MIF)。该方法可测定血清中的 IgG 和 IgM 抗体,可区别既往感染和近期感染。当单份血清 IgM 抗体效价≥1:16,或 IgG 抗体效价≥1:512;或双份血清抗体效价增加 4 倍或以上,可确定为急性感染,IgG≥1:16 表示为既往感染。

3. 核酸检测 采用 PCR 方法检测肺炎衣原体 16S rRNA 或 MOMP 基因特异性片段,可用于临床快速诊断。

三、鹦鹉热衣原体

鹦鹉热衣原体主要在鸟类和家禽中传播,引起鹦鹉热。鹦鹉热是一种自然疫源性疾病,广泛分布于世界各地,我国在 20 世纪 60 年代初证实有本病流行。一般呈散发型,偶有小范围内的暴发或流行。

(一)生物学性状

原体呈球形或卵圆形,直径为 0.2～0.5 μm;网状体呈球形或不规则形,直径为 0.6～1.5

μm。原体在细胞中增殖形成结构疏松、不含糖原、碘染色呈阴性的包涵体。

鹦鹉热衣原体至少有 8 个血清型,分别为 A、B、C、D、E、F、WC 和 M56 血清型。每个血清型感染均表现一定的宿主特异性。

鹦鹉热衣原体在 6～8 天龄鸡胚卵黄囊中生长良好。在 McCoy 细胞、Hela 细胞、HL 细胞及猴肾细胞(BSC-1)中均可生长。小鼠为易感动物。

(二)致病性与免疫性

人类主要经呼吸道吸入病鸟分泌物、粪便、羽毛的气雾或尘埃而感染,亦可经破损皮肤、黏膜及眼结膜感染。潜伏期为 5～21 天,临床表现多数为非典型肺炎,以发热、干咳、头痛、间质性肺炎为主要症状,也可并发心肌炎。

机体感染鹦鹉热衣原体后以特异性细胞免疫为主。另外,MOMP 能刺激机体产生特异性中和抗体,抑制衣原体的吸附。同时,它可激活 $CD4^+$ T 细胞与 $CD8^+$ T 细胞,对清除细胞内衣原体和抵抗再次感染均具有重要作用。

(三)微生物学检查法

病原学检查是确诊鹦鹉热衣原体感染的重要方法。取患者血液、咽拭子或痰标本直接涂片染色后镜下观察包涵体。必要时可采用细胞培养或动物接种,通过 Giemsa、Macchiavello 或免疫荧光染色法观察包涵体。

血清学诊断可采用 IFA 或 ELISA 方法检测特异 IgM 抗体作为早期诊断。也可根据 16S rRNA 或 MOMP 基因设计特异性引物,采用 PCR 做快速诊断。

(四)防治原则

加强对饲养鸟类与禽类的管理,避免鹦鹉热衣原体的传播和流行。从事禽类加工及运输人员应注意加强防护,同时对进口的鸟类及禽类应加强检疫。使用大环内酯类、四环素类或喹诺酮类等抗生素治疗。

衣原体疫苗
研究状况

小结

(1)衣原体是一类严格细胞内寄生并具有独特发育周期的原核细胞型微生物。存在原体和网状体两种不同的形态,原体是发育成熟的衣原体,有细胞壁,有感染性,但无繁殖能力;网状体体积比原体大,无细胞壁,无感染性,有繁殖能力。

(2)衣原体致病机制复杂,主要与下列因素有关:①产生类似于革兰阴性菌内毒素的毒性物质,能够抑制宿主细胞代谢,直接破坏宿主细胞;②MOMP 能阻止吞噬体与溶酶体的融合,从而有利于衣原体在吞噬体内繁殖并破坏宿主细胞。MOMP 的表位容易发生变异,在体内可以逃避特异性抗体的中和作用而继续感染细胞;③通过衣原体Ⅲ型分泌系统分泌效应蛋白到宿主细胞而发挥致病作用;④衣原体蛋白如热休克蛋白等能刺激机体巨噬细胞产生 TNF-α、IL-1、IL-6 等炎症性细胞因子,从而介导炎症发生和瘢痕形成,引起相关病变。

(3)不同的衣原体感染部位不同,因而引起不同的疾病类型。沙眼衣原体 A、B、Ba、C 血清型可引起沙眼;D～K 血清型引起包涵体结膜炎、婴儿肺炎、尿道炎、附睾炎、宫颈炎、直肠炎、输卵管炎等;L1～L3 血清型可引起性病淋巴肉芽肿;肺炎衣原体引起咽炎、肺炎;鹦鹉热衣原体引起鹦鹉热、流产、死产、肺炎等。

思考题

思考题答案

1. 简述衣原体的共同特性。

2. 试比较原体和网状体的性状。

3. 简述人类主要致病性衣原体的种类、感染部位及其所致疾病。

推荐文献阅读

1. 李凡,张凤民,黄敏. 医学微生物学. 第 6 版.北京:高等教育出版社,2011

2. 李凡,韩梅. 医学微生物学.北京:高等教育出版社,2014

3. 李凡,徐志凯. 医学微生物学. 第 8 版.北京:人民卫生出版社,2013

4. 吴移谋. 衣原体.北京:人民卫生出版社,2012

5. 吴移谋. 人类衣原体 螺旋体 立克次体.北京:人民卫生出版社,2009

南华大学　李忠玉

第二十章 立克次体

第一节 概 述

立克次体(*Rickettsia*)是一类严格细胞内寄生的原核细胞型微生物,以节肢动物为传播媒介,革兰染色阴性。立克次体的生物学性状介于细菌与病毒之间,它的许多生物学性状接近细菌。立克次体是 1909 年美国青年医师 Howard Taylor Ricketts 在研究斑疹伤寒时首先发现的。1916 年 Da Rocha Lima 从斑疹伤寒患者的体虱中首先分离出病原体,为了纪念 Ricketts,以他的名字命名,将后来陆续发现的这一类微生物统称为立克次体(Rickettsia)。1934 年,中国科学工作者谢少文首先应用鸡胚成功培养出立克次体,为人类研究立克次体做出了重大的贡献。

立克次体的种属比较多,对人类致病的主要有:立克次体属中斑疹伤寒群与斑点热群立克次体,东方体属中恙虫病东方体,埃立克次体属中查菲埃立克次体和腺热埃立克次体。不同的立克次体能引起不同的疾病,由于能引起立克次体传播的节肢动物地理分布不同,因此各种立克次体病的流行有明显的地区性。流行性斑疹伤寒、地方性斑疹伤寒、恙虫病等在我国较常见。常见立克次体的分类、所致疾病、流行病学特点见表 20-1。

立克次体的共同特点是:①以二分裂方式进行繁殖,专性细胞内寄生;②呈多形性,但以球状或杆状为主;③革兰阴性小细菌,大小介于细菌和病毒之间;④含有 DNA 和 RNA 两类核酸;⑤以节肢动物作为传播媒介或储存宿主;⑥大多数是人畜共患病的病原体,在人类引起发热出疹性疾病;⑦对多种抗生素敏感。

一、生物学性状

(一)形态结构

立克次体大小为$(0.3\sim0.6)\ \mu m\times(0.8\sim2.0)\ \mu m$,多形态性,球杆状或杆状为主,一般不能通过滤菌器,在光学显微镜下清晰可见,有细胞壁,革兰染色阴性,但不易着色,常用 Gimenez 或 Giemsa 染色,前者立克次体被染成红色,染色效果好,后者染成紫色或蓝色,常有两极浓染。

大多数立克次体有细胞壁和细胞膜,细胞壁结构与革兰阴性菌相似,除恙虫病东方体、埃立克次体和无形体外,细胞壁中有肽聚糖和脂多糖。细胞壁上都有外膜蛋白 OmpA 和 OmpB 等,这些表面蛋白能介导立克次体黏附宿主细胞表面并与受体结合而侵入宿主细胞内。此外多数立克次体细胞壁外有微荚膜样黏液层,主要成分是多糖,具有黏附宿主细胞和抗吞噬作用,与其致病性有关。

(二)培养特性

由于酶系统不完善,并缺乏细胞器,立克次体只能在细胞内生长,以二分裂方式繁殖,生长速度缓慢,繁殖一代需要 $9\sim12$ h。培养立克次体可用细胞培养法和鸡胚卵黄囊接种进行培

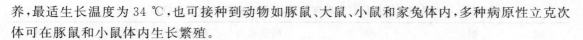

养,最适生长温度为 34 ℃,也可接种到动物如豚鼠、大鼠、小鼠和家兔体内,多种病原性立克次体可在豚鼠和小鼠体内生长繁殖。

（三）抗原结构

立克次体具有两类抗原:群特异性抗原和种特异性抗原。前者主要是细胞壁表层的脂多糖,耐热;后者与外膜蛋白有关,不耐热。斑疹伤寒群立克次体和恙虫病东方体与普通变形杆菌的某些菌株(如 OX_{19}、OX_2 等)的菌体抗原有共同抗原成分。变形杆菌抗原易制备,故临床检验中可用这些变形杆菌的菌体抗原代替立克次体抗原检测患者血清中的相应抗体,此交叉凝集试验称外斐试验(Weil-Felix text),可辅助诊断立克次体病(表 20-2)。

（四）抵抗力

大多数立克次体抵抗力较弱,56 ℃ 30 min 即被灭活,用 5 g/L 苯酚和 75％乙醇处理数分钟可被杀死。耐低温和干燥,在 −20 ℃或冷冻干燥可存活半年,在节肢动物粪便中可存活数月。治疗可用氯霉素和四环素类抗生素,但磺胺类药物可刺激其生长繁殖。

二、致病性和免疫性

（一）流行环节

立克次体通过节肢动物如人虱、鼠、跳蚤、蜱、螨的叮咬来传播,啮齿类动物常成为立克次体的寄生宿主和储存宿主。

（二）所致疾病

立克次体病临床主要表现为发热、头疼、皮疹、肝脾肿大等。大多数立克次体是人畜共患病原体,多为自然疫源性疾病,其流行有明显的地区性。立克次体容易引起实验室感染,故在进行立克次体研究或临床标本检测时应注意生物安全。不同立克次体引起的疾病不同,常见立克次体所致疾病见表 20-1。

（三）致病机制

立克次体的主要致病物质有两类:脂多糖和磷脂酶 A,前者毒性与细菌内毒素相似;后者可溶解细胞膜或吞噬体膜,在细胞内促进吞噬体中立克次体释放到细胞质中进行繁殖。立克次体感染的靶细胞是血管内皮细胞。立克次体侵入皮肤后与宿主细胞膜上特异性受体结合,然后进入宿主细胞,首先在局部血管内皮细胞中增殖,引起局部血管病变并进入血液,引起第一次菌血症,随后进入全身脏器小血管内皮细胞中繁殖,产生大量立克次体,再次释放入血,引起第二次菌血症,导致皮疹、脏器功能紊乱等症状。此外,还伴有全身实质性脏器如心、脑、肺的周围血管病变。

早期病变和晚期病变分别主要由脂多糖和免疫病理所引起。埃立克次体属感染的靶细胞主要是白细胞。致病机制主要是免疫病理损伤,通过影响宿主细胞基因转录,使细胞因子产生紊乱、吞噬功能缺陷等,从而造成免疫病理损伤。

（四）免疫力

立克次体是细胞内寄生的病原体,故机体的抗感染免疫以细胞免疫为主。感染后机体可产生抗病原体及其毒素的特异性抗体,可促进吞噬细胞的吞噬作用及中和毒性物质的作用。病后可获得抵抗再感染的部分免疫力。

表 20-1　常见立克次体分类、所致疾病和流行病学特点

属	群	种	所致疾病	传播媒介	储存宿主	地理分布
立克次体属	斑疹伤寒群	普氏立克次体 (*R. prowazekii*)	流行性斑疹伤寒	人虱	人	世界各地
		斑疹伤寒立克次体 (*R. typhi*)	地方性斑疹伤寒	鼠蚤、鼠虱	啮齿类	世界各地
	斑点热群	立氏立克次体 (*R. rickettsii*)	落基山斑疹热	蜱	啮齿类、狗	西半球
		澳大利亚立克次体 (*R. australis*)	昆士兰蜱热	蜱	啮齿类	澳大利亚
		康氏立克次体 (*R. conorii*)	地中海斑点热	蜱	啮齿类、狗	地中海地区、非洲、南亚
		西伯利亚立克次体 (*R. sibirica*)	北亚蜱传斑疹伤寒	蜱	啮齿类	北亚、蒙古
		小蛛立克次体 (*R. akari*)	立克次体痘	螨	鼠	美国、东北亚、南非
东方体属		恙虫病东方体 (*O. tsutsugamushi*)	恙虫病	恙螨	啮齿类	亚洲、大洋洲
埃立克次体属	犬埃立克次体群	查菲埃立克次体 (*E. chaffeensis*)	人单核细胞埃立克次体病	蜱	人、狗	美国
	腺热埃立克次体群	腺热埃立克次体 (*N. sennetsu*)	Sennetu 热或腺热	蜱	人、马、狗	日本、马来西亚
	嗜吞噬细胞埃立克次体群	人粒细胞埃立克次体	人粒细胞埃立克次体病	蜱	人、狗、马	美国、欧洲、亚洲

表 20-2　主要立克次体与变形杆菌菌株抗原交叉现象

立克次体	变形杆菌菌株		
	OX$_{19}$	OX$_2$	OX$_K$
普氏立克次体	+++	+	-
斑疹伤寒立克次体	+++	+	-
立氏立克次体	+++	+	-
恙虫病东方体	-	-	+++
查菲埃立克次体	-	-	-
人粒细胞埃立克次体	-	-	-

第二节 主要致病性立克次体

一、普氏立克次体

普氏立克次体($R.\ prowazekii$)是流行性斑疹伤寒(又称虱传斑疹伤寒)的病原体,首先发现该病原体的是捷克科学家 Stanislav von Prowazek,他在研究过程中不幸感染斑疹伤寒献身,因此以他的姓氏命名。

(一)生物学性状

1. 形态与染色 普氏立克次体呈多形态性,短杆状多见,大小为$(0.3\sim0.8)\ \mu m \times (0.6\sim 2.0)\ \mu m$,Giemsa 染色呈紫色或蓝色,Gimenez 染色呈鲜红色,Macchiavello 染色呈红色,分散存在于感染细胞胞质内,呈单个或短链状排列。

2. 培养特性 分离和培养常采用鸡胚成纤维细胞、L929 细胞和 Vero 细胞。普氏立克次体的传代培养常用鸡胚卵黄囊接种,动物接种常采用雄性豚鼠和小鼠。

3. 抗原构造与基因组 细胞壁的抗原,除了耐热的群特异性的可溶性抗原和不耐热的种特异性抗原外,还有与普通变形杆菌 X_{19} 和 X_2 株共同的多糖抗原成分。

普氏立克次体 Madrid E 株染色体为 1111523bp 组成的环状 DNA。

4. 抵抗力 对热、紫外线、一般消毒剂敏感,对低温及干燥抵抗力较强,在 4 ℃水溶液中 24 h 可失去活性,在干虱粪中能存活 2 个月左右,用 5 g/L 苯酚 5 min 可灭活。对四环素类和氯霉素类抗生素敏感,磺胺可刺激其增殖。

(二)致病性与免疫性

1. 流行环节 流行性斑疹伤寒流行范围广,患者是普氏立克次体的唯一传染源,主要传播媒介是人虱,传播方式是虱—人—虱。人虱叮咬患者时伴有吸血,患者血中普氏立克次体便进入人虱体内,在人虱肠管上皮细胞内增殖并破坏肠管上皮细胞,并可随粪便排出体外。当感染的人虱再次叮咬人时,随粪便排出的普氏立克次体粘到人的皮肤上,可经皮肤破损处侵入人体内而致病。此外,普氏立克次体的感染性在干虱粪中能保持 2~3 个月,也可经呼吸道或眼结膜侵入人体,该病的流行与生活环境拥挤、卫生条件差等有关。

2. 致病物质 致病物质主要有脂多糖、磷脂酶 A 和微荚膜。脂多糖与肠道杆菌内毒素生物活性相似,可刺激单核巨噬细胞产生 IL-1 和 TNF-α,IL-1 引起发热,TNF-α 引起血管内皮细胞损伤、微循环障碍和播散性血管内凝血等。磷脂酶 A 能使宿主细胞膜或吞噬体膜溶解,有利于普氏立克次体进入宿主细胞内生长繁殖。此外,微荚膜样黏液层与黏附宿主细胞有关,并具有抗吞噬作用。

3. 所致疾病 所致疾病是流行性斑疹伤寒,婴幼儿发病率低,成人感染多见,老年患者死亡率较高。感染普氏立克次体后,经 10~14 天潜伏期后发病,发病急,表现为高热、剧烈头痛和周身疼痛,4~7 天后出现皮疹。

普氏立克次体进入人体后,与局部淋巴组织或小血管内皮细胞表面特异性受体结合而进入细胞内,磷脂酶 A 可溶解吞噬体膜的甘油磷脂,普氏立克次体进入细胞质内大量增殖,导致细胞破裂,普氏立克次体释放出来,引起第一次立克次体血症。普氏立克次体经血液到达全身组织器官的小血管内皮细胞中并大量增殖,再次释放入血,导致第二次立克次体血症。除此之外,立克次体裂解释放内毒素等毒性物质,引起毒血症,血管内皮细胞受损,血管通透性增加,血浆渗出,血量下降。其主要病理改变是血管内皮细胞增生,血管壁坏死,形成血栓,导致皮肤、心、肺和脑等多脏器的血管周围组织的广泛性病变。

部分流行性斑疹伤寒患者治愈后,体内持续存在普氏立克次体并在一定条件下重新繁殖引起复发性感染,称为 Brill-Zinsser 病。Brill-Zinsser 病临床表现较原发感染轻。

4. 免疫性 普氏立克次体主要以细胞免疫为主,体液免疫为辅。感染立克次体的血管内皮细胞可被 CTL(细胞毒性 T 细胞)溶解杀伤,Th1 细胞释放 TNF-γ 使巨噬细胞的吞噬和杀伤功能增强;B 细胞产生的群特异性抗体和种特异性抗体可促进吞噬细胞的吞噬,并阻断立克次体的再次感染及中和其毒性物质。同时,免疫作用也参与对机体的病理性损害。病后患者可获得比较牢固的免疫力,与斑疹伤寒立克次体的感染有交叉免疫力。

（三）微生物学检查法

普氏立克次体的微生物学检查法主要是血清学检测和病原体的分离鉴定,这对临床确诊和流行病学调查均有重大价值。

1. 标本采集 一般在发病急性期、未使用抗生素之前采集血标本,血清学试验需分别采集急性期与恢复期双份血清,以观察抗体效价是否升高。

2. 分离培养 标本中立克次体含量较低,直接镜检不易查出。可取标本接种到雄性豚鼠的腹腔内,接种后若豚鼠体温高于 40 ℃或阴囊内有红肿,表示豚鼠被感染,若体温低于 40 ℃而阴囊无红肿,则取豚鼠脑组织用豚鼠继续传代,立克次体增殖至一定数量后,用鸡胚卵黄囊或细胞传代,根据免疫荧光学等试验进行鉴定。

3. 血清学检测 血清学试验是诊断立克次体感染的主要方法。可用外斐反应辅助诊断斑疹伤寒,由于该试验敏感性低、假阳性率高,目前已不推荐使用。可用特异性外膜蛋白抗原或者脂多糖抗原检测特异性抗体,由于脂多糖抗原存在于多种立克次体中,因此需要用免疫印迹方法确定立克次体的种类。

4. 分子生物学检测 可用 PCR 或者 Real-time PCR 法检测外膜蛋白基因、脂蛋白基因或 16S rRNA 基因。

（四）防治原则

流行性斑疹伤寒的预防主要是改善生活条件,加强个人防护,讲究个人卫生,消灭体虱。特异性预防可接种由 γ 射线辐射灭活的鼠肺疫苗或鸡胚疫苗等,免疫力可持续一年。治疗采用氯霉素和四环素类抗生素,对普氏立克次体和其他立克次体均有效,可缩短病程,降低死亡率。磺胺类药物禁用。

二、斑疹伤寒立克次体

斑疹伤寒立克次体(R. typhi)又称莫氏立克次体(R. mooseri),是地方性斑疹伤寒(亦称鼠型斑疹伤寒)的病原体,1931 年 Mooser 等首次从墨西哥疾病流行区的鼠脑和美国流行区的鼠虱中分离出来。

（一）生物学性状

斑疹伤寒立克次体的形态和染色、培养特性、菌体结构、抗原构造和抵抗力均与普氏立克次体相似或相同,但斑疹伤寒立克次体可分散于感染细胞内外且链状排列少见。

（二）致病性和免疫性

1. 流行环节 地方性斑疹伤寒在世界各地散发,多发生在非洲和南美洲。斑疹伤寒立克次体的主要传染源和储存宿主是啮齿类动物(主要为鼠),主要传播媒介是鼠蚤和鼠虱。通过鼠蚤和鼠虱在鼠间传播斑疹伤寒立克次体,斑疹伤寒立克次体在鼠蚤肠管上皮细胞内繁殖并破坏细胞,随粪便排出,当鼠蚤叮咬人血时,可将斑疹伤寒立克次体传染给人,人群中传播媒介是人虱。但鼠蚤一般不因感染斑疹伤寒立克次体而死亡,故鼠蚤亦是储存宿主,人也可通过口、鼻和眼结膜等途径接触鼠蚤粪便而感染。

2. 所致疾病 斑疹伤寒立克次体引起地方性斑疹伤寒,其致病物质和致病机制与普氏立克次体相似,地方性斑疹伤寒经 8～12 天潜伏期后发病,发病缓慢,病程较短,临床症状与流行性斑疹伤寒相似,但较轻,很少累及中枢神经系统和心肌,病死率小于 1%。

3. 免疫性 人体感染斑疹伤寒立克次体后,机体以细胞免疫为主,体液免疫为辅,在发病后 1～2 周可检测到抗体,病后可获得较牢固的免疫力,与普氏立克次体的感染有交叉免疫力。

（三）微生物学检查法

地方性斑疹伤寒患者的标本采集、病原学及血清学检查与流行性斑疹伤寒相似。地方性斑疹伤寒的诊断常用特异性间接免疫荧光试验(IFA),双份血清效价增高 4 倍或 4 倍以上或单份血清效价达到 1∶128 即有诊断意义。也可将患者标本接种于雄性豚鼠腹腔,若感染斑疹伤寒立克次体,豚鼠可出现发热、阴囊红肿和鞘膜反应。

（四）防治原则

预防措施主要是改善居住条件,讲究个人卫生,灭鼠、灭蚤和灭虱。流行地区人群预防接种疫苗。治疗采用氯霉素和四环素类抗生素,禁用磺胺类药物治疗。

三、恙虫病东方体

恙虫病东方体(*O. tsutsugamushi*),又名恙虫病立克次体(*R. tsutsugamushi*)或东方立克次体(*R. orientalis*),是恙虫病的病原体。恙虫病是一种自然疫源性疾病,在临床上表现为发热、焦痂或溃疡、淋巴结肿大及皮疹。

（一）生物学性状

1. 形态与染色 呈多形态性,以短杆状或球杆状常见,大小为(0.2～0.6) μm×(0.5～1.5) μm。Gimenez 染色呈暗红色,Giemsa 染色呈紫色或蓝色,Macchiavello 染色呈紫红色。密集分布于感染细胞胞质内近核旁。

2. 培养特性 小鼠易感,可用小鼠接种和鸡胚卵黄囊接种。可在原代或传代细胞中生长,常用的原代细胞有地鼠肾细胞、睾丸细胞等,传代细胞有 L929 细胞、Vero 细胞等。

3. 结构 细胞壁的结构与其他立克次体不同,无肽聚糖、脂多糖和微荚膜样黏液层。与普通变形杆菌 X_k 株有共同的多糖抗原。

4. 抵抗力 在外环境中的抵抗力较其他立克次体属弱,56 ℃ 10 min 可被杀灭,37 ℃ 2～3 h 后恙虫病东方体活力严重下降,对一般消毒剂极敏感。

（二）致病性与免疫性

1. 流行环节 恙虫病主要流行区域包括东南亚、西南太平洋岛屿、日本和我国的东南与西南地区,故该病原体又称为"东方立克次体"。该病属于自然疫源性疾病,主要在啮齿类动物中传播。鼠类感染后一般无症状,但体内长期携带病原体,故为主要传染源。恙虫病东方体寄居于恙螨体内,可经卵传代,恙虫病东方体可通过恙螨的叮咬在鼠间传播或使人感染。故恙螨是恙虫病东方体的寄生宿主、储存宿主和传播媒介。此外,携带恙螨的兔类、鸟类亦能成为传染源。

2. 致病性 人被恙螨叮咬后,经 7～10 天或更长的潜伏期,突然发病。恙虫病立克次体主要在小血管内皮细胞内增殖,以出芽的方式释放,细胞一般不被破坏,恙虫病立克次体的致病物质尚不清楚,目前认为恙虫病立克次体的主要致病因子是其死后释放的毒素样物质,可引起全身中毒症状及组织器官的血管炎。临床表现为高热、剧烈头痛、淋巴结肿大、肝脾肿大,并

NOTE

在叮咬处先出现红斑样皮疹,而后形成水疱,水疱破裂后发生溃疡,溃疡处形成黑色痂皮,是恙虫病的临床特征之一。

3. 免疫性　以细胞免疫为主,病后可获得较持久的免疫力。

（三）微生物学检查法

取急性期血液标本,接种于小鼠腹腔后分离病原体,或小鼠濒死时制备腹膜涂片进行染色和形态学鉴定,也可采用鸡胚卵黄囊接种或组织培养法分离病原体。目前常用的实验室诊断方法之一是间接免疫荧光试验,主要检测患者血清中的特异性IgM抗体,效价1∶80有诊断意义,阳性率高于外斐反应。病原学鉴定可采用分子生物学技术如PCR、基因序列分析等。

（四）防治原则

在流行区要加强个人防护,防止被恙螨幼虫叮咬,灭鼠除草,加快疫苗研制。治疗采用氯霉素和四环素类抗生素,磺胺类药物禁用。

四、查菲埃立克次体

查菲埃立克次体(*E. chaffeensis*)归属于埃立克次体属,是引起人类感染的主要病原体之一,可引起人单核细胞埃立克次体病(human monocytic ehrlichiosis,HME)。查菲埃立克次体是可引起人畜共患病,1990年,该病原体是从美国阿肯色州查菲堡的一个发热士兵的血液中分离出来,故得名。查菲埃立克次体严格细胞内寄生,革兰染色阴性,感染的靶细胞主要是单核细胞和巨噬细胞,查菲埃立克次体在吞噬细胞内大量繁殖,聚集成堆,形成桑葚状包涵体。HME属于自然疫源性疾病,其储存宿主和传染源是多种哺乳类动物,包括鹿、鼠类、犬、马等。主要传播媒介是硬蜱,主要传播途径为硬蜱叮咬,所以患者都有蜱接触史或叮咬史。该病在热带、亚热带地区可全年发病,70%为男性。患者多在被带菌的蜱叮咬后1～2周发病,临床表现不典型,起病急,高热、乏力、头痛、肌肉酸痛,多数伴恶心、呕吐、腹泻等消化道症状,少数伴有咳嗽、咽痛及呼吸窘迫综合征等。严重病例可出现心、肝、肾等多器官功能损害,表现为肺水肿、急性呼吸窘迫综合征、全身多处出血,以及继发感染。少数患者死亡原因是呼吸衰竭、感染性休克、急性肾衰竭等多器官功能衰竭以及弥散性血管内凝血。在单核细胞内可见典型的桑葚状包涵体,或间接荧光抗体检测到相应抗原可确诊。亦可进行细胞培养和PCR检测。无特异性疫苗,治疗多用多西霉素或利福霉素,二者均可杀灭查菲埃立克次体。

立克次体疫苗
的研究状况

小结

（1）立克次体是严格细胞内寄生的原核细胞型微生物,以节肢动物为传播媒介,它的许多生物学性状接近细菌。

（2）普氏立克次体是流行性斑疹伤寒的病原体,患者是普氏立克次体的唯一传染源,主要传播媒介是人虱,传播方式是虱—人—虱。

（3）斑疹伤寒立克次体是地方性斑疹伤寒的病原体,主要传播媒介是鼠蚤和鼠虱,通过鼠蚤和鼠虱在鼠间传播。当鼠蚤将斑疹伤寒立克次体传染给人,人群中传播媒介是人虱。

（4）恙虫病东方体是恙虫病的病原体,属于自然疫源性疾病,主要在啮齿类动物中传播。鼠类感染后体内长期携带病原体,故为主要传染源。恙虫病东方体可通过恙螨的叮咬在鼠间传播或使人感染,故恙螨是恙虫病东方体的寄生宿主、储存宿主和传播媒介。

思考题

1. 简述立克次体的主要致病物质及其作用机理。
2. 流行性斑疹伤寒和地方性斑疹伤寒是如何传播的？其临床表现如何？
3. 普氏立克次体、斑疹伤寒立克次体、恙虫病东方体各自的传播媒介是什么？

推荐文献阅读

1. 严华,赵玉玲. 医学微生物学. 北京:人民军医出版社,2014
2. 李凡,徐志凯. 医学微生物学. 第 8 版. 北京:人民卫生出版社,2014

黄河科技学院　霍雨佳

本章 PPT

第二十一章　螺旋体属

螺旋体(*Spirochaete*)是一类细长、柔软、弯曲呈螺旋状、运动活泼的原核细胞型微生物。基本结构与细菌类似,有细胞壁、核质,以二分裂方式繁殖,对抗生素敏感。螺旋体无鞭毛,但在胞壁与胞膜之间有轴丝,轴丝屈曲伸缩时可使菌体做弯曲、旋转及前后移位运动。

螺旋体在自然界及动物体内广泛存在,种类很多。根据螺旋数目、大小与规则程度以及两螺旋间距离,螺旋体科分为螺旋体属、脊螺旋体属、钩端螺旋体属、密螺旋体属和疏螺旋体属 5 个属。其中后 3 个属对人有致病性。

第一节　钩端螺旋体属

问号钩端
螺旋体

钩端螺旋体因其一端或两端弯曲成钩状,故名。钩端螺旋体属(*Leptospira*)包括问号钩端螺旋体为代表的致病性钩端螺旋体和双曲钩端螺旋体为代表的非致病性钩端螺旋体两大类。问号钩端螺旋体引起人类和动物钩端螺旋体病(leptospirosis),简称为钩体病,是一种人畜共患病,呈世界性分布。

一、生物学性状

(一)形态与染色

钩端螺旋体为细长、弯曲的杆菌,长为 $6\sim20\ \mu m$,直径为 $0.1\sim0.2\ \mu m$。在暗视野显微镜下观察,螺旋盘绕细密、规则,形似细小闪亮的珍珠串,一端或两端弯曲呈钩状,使菌体呈"C"形或"S"形(图 21-1)。问号钩端螺旋体形似问号,双曲钩端螺旋体有两个弯曲。电镜下观察为圆柱状,最外层为外膜,其内是螺旋状的肽聚糖层和胞质膜包绕的细胞质,有两根轴丝位于外膜和肽聚糖层之间,各有一端伸展至菌体中央,但不重叠。革兰阴性,但着色较难。常用 Fontana 镀银染色法,钩端螺旋体呈棕褐色。

(二)培养和生化反应

需氧,营养要求不高。常用柯索夫培养基(Korthof's medium)培养。经 $28\sim30\ ℃$ 培养 $1\sim2$ 周后,在液体培养基中呈半透明云雾状生长,在固体培养基上形成半透明、不规则的细小菌落。钩端螺旋体生化反应不活泼,不分解糖类和蛋白质。能产生过氧化氢酶,有些菌株能产生溶血素。

(三)抵抗力

对热和酸抵抗力弱,$60\ ℃$ $1\ min$ 即死亡,$4\ ℃$ 冰箱中可存活 $1\sim2$ 周。但在中性的湿土或水中能存活 6 周以上,这在钩端螺旋体的传播上有重要意义。对多种化学消毒剂敏感,如石炭酸、来苏儿、漂白粉等在短时间内即可杀死钩端螺旋体;对青霉素敏感。

(四)分类

致病性钩端螺旋体可按抗原结构和基因种两种方法进行分类。

1. 按抗原结构分类　致病性钩端螺旋体有表面抗原和内部抗原。前者为多糖蛋白复合

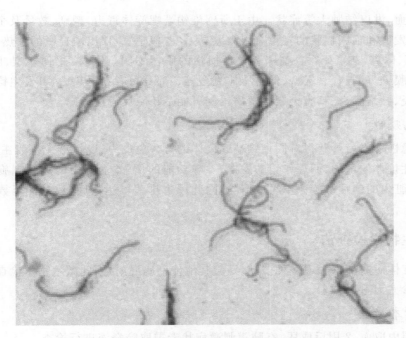

图 21-1 钩端螺旋体(镀银染色,光学显微镜 ×1000)

物,是钩端螺旋体分型的依据;后者为类脂多糖复合物,为几种钩端螺旋体所共有,据此可将钩端螺旋体分群。目前全世界已发现问号钩端螺旋体有 25 个血清群、200 多个血清型。我国常见的致病性钩端螺旋体菌株有 19 个血清群、75 个血清型。其中 15 个血清群的 15 个血清型作为国内参考株。

2. 按基因种分类 通过 DNA 杂交技术将主要的致病性钩端螺旋体分为 7 个基因种。

二、致病性与免疫性

(一)传播方式

钩端螺旋体所致的钩端螺旋体病是人畜共患病,以鼠类、猪和牛为主要传染源和储存宿主。动物感染后多不发病,但钩端螺旋体在肾脏长期繁殖,并随尿不断排出,污染环境。人接触被污染的水源或土壤,钩端螺旋体可通过破损的皮肤或黏膜侵入机体而感染。孕妇感染后,亦可通过胎盘感染胎儿导致流产。

(二)致病性

1. 致病物质 钩端螺旋体的致病物质包括黏附素、溶血素、细胞毒因子和内毒素样物质。

(1)黏附素:钩端螺旋体以菌体一端或两端黏附细胞,外膜中的 24 kDa 和 36 kDa 蛋白以及钩端螺旋体免疫球蛋白样蛋白(leptospiral immunoglobulin-like protein,Lig)是其黏附素。

(2)溶血素:类似磷脂酶作用,能破坏红细胞膜而溶血。注入体内可出现贫血、出血、血尿、肝肿大和黄疸等症状和体征。

(3)细胞毒因子:存在于患者和感染动物的血浆中,注入小鼠脑内,1~2 h 后可出现肌肉痉挛、呼吸困难,最后死亡。

(4)内毒素样物质:是钩端螺旋体的主要致病物质,毒性作用与内毒素相似,但低于内毒素,可使动物出现发热、炎症与组织坏死。

2. 所致疾病 钩端螺旋体自皮肤损伤处或鼻、口腔、肠黏膜以及眼结膜等侵入后,在局部迅速繁殖,并经淋巴系统进入血液循环或直接进入血液循环引起钩端螺旋体血症。继而扩散至肝、肾、肺、脑及肌肉等组织器官,出现全身中毒症状。患者出现高热、乏力、头痛、腓肠肌剧痛、眼结膜充血、淋巴结肿大等症状。由于所感染钩端螺旋体毒力、型别、数量及个体免疫状态不同，病程的发展和临床症状的轻重有很大差异，轻者似感冒，仅出现轻微的发热；重者出现黄疸、出血、DIC、休克，甚至死亡。临床上根据损伤的脏器不同，分为流感伤寒型、肺出血型、黄疸出血型、脑膜脑炎型、肾衰竭型、低血压休克型等。部分患者在退热后，可发生钩端螺旋体性虹膜睫状体炎、脉络膜炎、脑膜炎。其发病机制可能是超敏反应所致。

（三）免疫性

病后或隐性感染后可获得对同型钩端螺旋体的持久免疫力，以体液免疫为主。病后 1～2 周随着特异性抗体的增加、调理作用的发挥、吞噬功能的增强，血液中的钩端螺旋体迅速被清除，但患者肾脏内的钩端螺旋体不易被清除，因此尿中排菌可达数周、数月甚至数年而成为带菌者。

三、微生物学检查法

钩端螺旋体病的临床表现多种多样，易与其他传染病混淆，因此微生物学检查法对钩端螺旋体病的确诊尤为重要。

（一）标本采集

发病 1 周内取血，2 周后取尿，有脑膜刺激症状者需取脑脊液进行检查。

（二）病原学检查

1. 直接镜检　将标本用差速离心集菌后用暗视野显微镜检查，或用 Fontana 镀银法染色镜检，也可用免疫荧光法或免疫酶染色法检查。

2. 分离培养与鉴定　将标本接种于 Korthof 培养基中，28～30 ℃培养 2～4 周。如有钩端螺旋体生长，培养液变混浊，用暗视野显微镜检查有无钩端螺旋体，再用血清学方法鉴定其群和型。

3. 动物试验　常用的动物有豚鼠及金地鼠。将标本注入其腹腔，一般 3～7 天内发病。取心脏血及腹腔液镜检和培养。死后剖检可见皮下和肺部有出血点或出血斑，肝、脾、肾等脏器中可见大量钩端螺旋体。

（三）血清学诊断

由于培养时间长，所以实验室常用血清学方法检测。一般在发病初期及发病第 3～4 周各采一次。有脑膜刺激症状者也可采集脑脊液检测。

1. 显微镜凝集试验　是目前最常用的方法。用钩端螺旋体标准株或当地流行株作为型特异性抗原，与患者不同稀释度的血清混合，在 37 ℃孵育 2 h 后在暗视野显微镜下观察有无凝集。凝集效价在 1∶300 以上或晚期效价比早期升高 4 倍以上（含 4 倍）有诊断意义。

2. 间接凝集试验　将可溶性钩端螺旋体属特异性抗原吸附于载体上成为颗粒性抗原，与患者血清中相应的抗体作用，可出现肉眼可见的凝集物。此法快速简便，但敏感性和特异性较显微凝集试验低。

（四）分子生物学诊断

DNA 探针杂交、PCR 技术快速、敏感、特异性高。此外，限制性内切酶指纹图谱可用于钩端螺旋体菌株鉴定、分型以及抗原变异的研究。

四、防治原则

钩端螺旋体病的预防措施主要是做好防鼠、灭鼠工作，加强对带菌家畜的管理，保护水源以及对易感人群进行多价灭活疫苗接种。接种的疫苗必须包括当地流行的钩端螺旋体主要血清型。国内试用钩端螺旋体外膜亚单位菌苗,有一定效果。治疗首选青霉素,青霉素过敏者可选用庆大霉素或多西环素。

第二节 密螺旋体属

密螺旋体属(*Treponema*)有致病性与非致病性两类。其中对人有致病性的主要有梅毒螺旋体(*T. pallidum*,亦称苍白密螺旋体)、雅司螺旋体(*T. Pertenue*)和品他螺旋体(*T. Carateum*)等。本节主要叙述梅毒螺旋体。

一、生物学性状

(一)形态与染色

梅毒螺旋体细长卷曲,大小为(0.1~0.2)μm×(6~15)μm,两端尖直,有8~14个致密而规则的螺旋(图21-2),运动活泼。在外膜与胞质之间绕有3~4根轴丝,与运动有关。一般染色不易着色,用Giemsa法染成红色,Fontana镀银染色法染成棕褐色。常用暗视野显微镜观察其形态和运动。

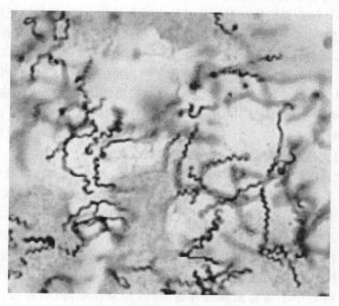

图21-2 梅毒螺旋体(镀银染色,光学显微镜 ×1000)

(二)培养

梅毒螺旋体在无生命的培养基中不能生长繁殖。在家兔睾丸或眼前房内接种可获得有毒力的Nichols株(Nichols strain),但生长缓慢,多用于保存菌种;若将其转种于含有多种氨基酸的兔睾丸组织碎片中,在厌氧条件下培养,则失去其致病力,该菌株称为Reiter株(Reiter strain)。Nichols株和Reiter株被用作梅毒血清诊断的抗原。

(三)抵抗力

梅毒螺旋体抵抗力极弱。对湿热和干燥特别敏感,在体外迅速死亡。血液中的梅毒螺旋体4℃放置3天可失去感染力,故血库冷藏3天以上的血液无传染梅毒的危险。对砷、铋、汞制剂和青霉素、红霉素、庆大霉素等敏感。

二、致病性与免疫性

（一）致病因素

梅毒螺旋体能否产生内毒素和外毒素尚未证实，但有很强的侵袭力，下列因素与致病性有关。

1. 荚膜样物质　梅毒螺旋体表面的黏多糖和唾液酸可阻止补体的激活、杀菌作用以及抵抗吞噬细胞的吞噬作用。

2. 黏附因子　梅毒螺旋体的一些外膜蛋白可作为黏附因子黏附到宿主细胞表面。

3. 透明质酸酶　分解透明质酸，有利于梅毒螺旋体扩散至各种组织和血管内，导致毛细血管破坏，组织坏死、溃疡，形成梅毒特有的病理损害。

此外，在第二期梅毒患者血液中常检出免疫复合物，在第三期梅毒患者血液中出现树胶肿，提示梅毒的某些损伤与机体的免疫病理损伤有关。

（二）所致疾病

梅毒螺旋体引起梅毒（syphilis）。人是梅毒的唯一传染源。根据感染方式不同分为先天性梅毒和后天性梅毒。后天性梅毒主要是通过性接触传染或输入含有梅毒螺旋体的血液传染，先天性梅毒通过母体胎盘传给胎儿。

1. 先天性梅毒　梅毒螺旋体从母体通过胎盘进入胎儿血液，并扩散至肝、脾、肾上腺等脏器中大量繁殖，引起胎儿全身感染，导致流产、早产和死胎；或出生后表现有锯齿形牙齿、间质性角膜炎、先天性耳聋等特有症状。

2. 后天性梅毒　后天性梅毒的病程可分为三期，表现为发作、潜伏和再发的特点。

（1）第一期：螺旋体经皮肤、黏膜侵入后 3 周左右局部出现溃疡或无痛性硬性下疳（hard chancre）。无痛性硬性下疳多见于外生殖器，亦可见于直肠、肛门或口腔。溃疡渗出物中有大量螺旋体，此时传染性极强。约 1 个月后无痛性硬性下疳常自然愈合。但进入血液中的梅毒螺旋体经 2～3 个月无症状的潜伏期后进入第二期。

（2）第二期：全身皮肤黏膜出现梅毒疹、淋巴结肿大，亦可侵犯骨、眼及中枢神经系统。在梅毒疹和淋巴结中含有大量梅毒螺旋体。由于抗体产生，即使不治疗，症状也可在 3 周～3 个月后消退。从硬性下疳至梅毒疹消失后一年之内称为早期梅毒，传染性强，但损伤性较小。

（3）第三期：又称晚期梅毒。少数第二期梅毒 2～3 年后或更长时间出现皮肤黏膜溃疡性坏死病灶，并侵犯内脏器官或组织出现肉芽肿样病变。严重者经 10～15 年后，可引起心血管系统与中枢神经系统损害，导致主动脉炎、主动脉瘤、主动脉瓣闭锁不全、脊髓痨、全身麻痹、痴呆和失明等。此期病灶中不易检测到梅毒螺旋体，传染性小，但病程长，破坏性大，可危及生命。

（三）免疫性

梅毒螺旋体感染后产生的免疫为传染性免疫，即当机体内有螺旋体感染时才有免疫力。以细胞免疫为主，但抗体也有一定的作用。人感染梅毒后，中性粒细胞、巨噬细胞进行吞噬和杀灭。当特异性抗体和补体存在时，其吞噬功能加强。随着特异性体液免疫和细胞免疫的产生，硬性下疳不经治疗亦能自然愈合，但多数患者不能完全清除体内梅毒螺旋体，常转为潜伏状态，发展为第二期梅毒和第三期梅毒。体内尚有螺旋体潜伏时，若再感染则不出现第一期症状而直接进入第二期。

梅毒患者产生两类抗体。一类是抗梅毒螺旋体抗体，在补体参与下将螺旋体杀死或溶解，并对吞噬细胞发挥调理作用。另一类是抗心肌磷脂抗体，即反应素（reagin），该抗体无免疫防御作用，只用于梅毒血清学诊断。另外，梅毒患者体内常出现抗淋巴细胞抗体、类风湿因子、冷凝集素等自身抗体,在免疫病理损害过程中发挥作用。

三、微生物学检查法

(一)病原学检查

取患者硬性下疳、溃疡渗出物或局部淋巴结抽出液,用暗视野显微镜观察梅毒螺旋体;亦可用直接免疫荧光或 ELISA 法检查。组织切片标本可镀银染色后镜检。

(二)血清学诊断

1. 非特异性试验 用正常牛心肌的心脂质作为抗原检测患者血清反应素。包括 WHO 推荐使用的简易玻片沉淀试验(venereal disease research laboratory,VDRL)、不加热血清反应素试验(unheated serum regain test,USR)、快速血浆反应素试验(rapid plasma regain,RPR)。国内较常用 USR 和 RPR 试验。因这些试验抗原为非特异,所以一些非梅毒疾病也可出现阳性反应,如结核、麻风、红斑狼疮、类风湿关节炎、疟疾、肝炎等。药物治疗后反应素试验可转阴,可作为判定疗效的指标。

2. 特异性试验 用梅毒螺旋体 Nichols 株或 Reiter 株作为抗原,检测患者血清中相应抗体,其特异性高。国内较常用的有梅毒螺旋体血凝试验(*Treponema pallidum* hemagglutination assay,TPHA)、梅毒螺旋体明胶凝集试验(*Treponema pallidum* partical agglutination assay,TPPA)、荧光密螺旋体抗体吸收试验(fluorescent antibody-absorption,FTA-ABS)、梅毒螺旋体制动试验(treponemal pallidum immobilizing,TPI)。国内较常用 TPHA 法和 TPPA 法。

新生儿先天性梅毒的诊断较困难,常受被动免疫影响,而且有些梅毒患儿并不出现 IgM。当 IgM 效价上升或持续稳定不下降时,才能有助于诊断。近年采用一些新方法,提高了对高危无症状初生婴儿的梅毒感染的诊断率。如用脐带血或脑脊液(CSF)感染兔后检查螺旋体,用 PCR 法检测梅毒螺旋体的 DNA,用免疫印迹法检测与梅毒螺旋体抗原发生反应的 IgM 等。

四、防治原则

梅毒是一种性传播性疾病(STD),预防应加强性安全教育,严格加强社会管理。梅毒确诊后,应尽早采用青霉素治疗。剂量要足,并持续维持 7~10 天,然后定期检测,在治疗 3 个月至 1 年后血清学反应转阴者为治愈,否则需继续治疗。对青霉素过敏者可用多西环素、盐酸四环素或红霉素。目前尚无梅毒疫苗。

第三节 疏螺旋体属

在疏螺旋体属(*Borrelia*)中,对人有致病性的主要有伯氏疏螺旋体和回归热螺旋体。前者为莱姆病的病原体,后者为回归热的病原体。

一、伯氏疏螺旋体

伯氏疏螺旋体(*B. burgdoferi*)是莱姆病的病原体。该病于 1977 年在美国康涅狄格州莱姆(lyme)镇首先被发现,故称莱姆病(Lyme disease)。1982 年 Bargdorfer 等从硬蜱体内分离,并由 Borbour 从患者体内分离培养证实。我国已在 10 多个省区分离到伯氏疏螺旋体。

（一）生物学性状

1. 形态与染色　伯氏疏螺旋体细长，大小为（0.2～0.3）μm×（10～40）μm，在暗视野显微镜下运动活泼。革兰染色阴性，但不易着色。Giemsa 染色呈淡紫色。用 Fontana 镀银染色法为棕褐色。

2. 培养　营养要求高，常用含牛或兔血清的 BSK 培养基（Barbour-Stoenner-Kelly medium），生长缓慢，一般培养 2～3 周。液体培养基每周可用暗视野显微镜观察有无螺旋体生长。固体培养基中菌落可随培养条件而有差别。

3. 分类　目前分离的各株间 DNA 核苷酸序列差异≤1%，因此均属于一个种，但不同的菌株在基因型和表型上存有异质性，其分类尚未取得统一。根据 DNA 分析可将伯氏疏螺旋体至少分为 3 个基因种。

（二）致病性与免疫性

1. 致病性　伯氏疏螺旋体是莱姆病的病原体。莱姆病是以硬蜱为传播媒介的自然疫源性传染病，主要储存宿主是野栖鼠类和小型哺乳动物。该病多发生在野外工作者和旅游者中。被蜱叮咬后，伯氏疏螺旋体进入皮肤，在局部生长繁殖，数日或数周后经血液或淋巴扩散至全身多种器官。早期有慢性游走性红斑（erythema chronicum migrans，ECM）、发热、头痛、肌痛、关节痛、眼结膜炎、淋巴结炎等。数日内慢性游走性红斑向周围扩散，逐渐出现圆形皮损，关节、心脏、神经系统及其他深部组织发生炎症。一般未经治疗者约 2 个月可缓解，但常复发。一般在发病数月或数年后出现深部组织持续感染，并伴随关节畸形、慢性萎缩性皮肌炎、心内膜炎、心包炎、心血管畸形、神经麻痹（以面神经麻痹多见）等。

2. 免疫性　感染伯氏疏螺旋体后可产生特异性抗体，促进吞噬细胞的吞噬作用。体液免疫在清除体内螺旋体中起主要作用。细胞免疫的保护作用尚有争议。

（三）微生物学检查法

1. 病原学检查

（1）组织学检查：取患者皮肤、滑膜、淋巴结等制成切片，用镀银染色法检查，此法较快速、简便，但检出率较低。

（2）分离培养：取患者病变皮肤、血液、淋巴结、关节滑囊液、尿液及脑脊液（CSF）等标本加入 BSK 培养基中培养 2～3 周，如为阳性，再用标准血清进行鉴定。

2. 血清学检查　是诊断莱姆病的一个重要方法。可用 ELISA 及 EIA 等方法检测患者血清和 CSF 中的抗体。发病后数周可测出抗伯氏疏螺旋体的抗体，对结果可疑者再用免疫印迹加以证实。

3. PCR 检测　采用 PCR 技术检测标本中伯氏疏螺旋体的特异 DNA 序列，快速且敏感性高。

（四）防治原则

疫区工作人员和旅游者应加强个人防护，避免被蜱叮咬。疫苗尚在研制中。

伯氏疏螺旋体对四环素、青霉素等敏感。早期莱姆病患者可口服四环素、红霉素，晚期莱姆病患者因为多种深部组织受到损害，一般应用头孢呋辛钠静脉滴注。

二、回归热螺旋体

回归热螺旋体是引起人类回归热（relapsing fever）的病原体。根据传播媒介的不同分为两种：一种是以体虱为传播媒介引起流行性回归热的回归热螺旋体（B. Recurrentis），另一种是以软蜱为传播媒介引起地方性回归热的赫姆斯疏螺旋体（B. hermsii）。

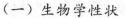

（一）生物学性状

回归热螺旋体大小为（8～18）μm×（0.3～0.6）μm，螺旋稀疏不规则，呈波浪状，运动活泼。革兰染色阴性，Giemsa 染色呈紫色。在人工培养基上不易生长，在鸡胚绒毛尿囊膜中生长良好。于凝固血液中室温下可存活 6 天，0 ℃时至少可存活 100 天，对青霉素、四环素和红霉素敏感。

不同地区分离出的回归热螺旋体抗原不尽相同，甚至同一患者在不同发热期中所分离出的回归热螺旋体也有抗原性差异。

（二）致病性与免疫性

虱传播型回归热借体虱在人间传播，人类是唯一的宿主，引起流行性回归热（epidemic relapsing fever）。病原体存在于虱体腔内，不随唾液或虱粪排出，亦不经虱卵传给后代。人的感染是在虱叮咬时因抓痒将虱致损，使体腔内回归热螺旋体通过抓伤的皮肤而侵入人体。蜱传播型的地方性回归热（endemic relapsing fever）是自然疫源性传染病，自然储存宿主主要是蜱及啮齿类动物。蜱体内回归热螺旋体可随唾液和粪便排出，也可经卵传代。蜱叮咬人时，回归热螺旋体随唾液或粪便进入人体。

回归热螺旋体进入人体，经 1 周左右潜伏期后，在血液中大量出现。此时患者突然高热（39～40 ℃）、头痛，并有肝脾肿大等症状。发热持续 1 周左右骤退，同时血中回归热螺旋体消失。间歇 1～2 周后，再次发热，血中也再次出现回归热螺旋体，数日后又退热，血中回归热螺旋体再次消失。如此反复发热可达 3～10 次，故名回归热。

周期性发热与缓解交替现象可能是由于机体免疫与回归热螺旋体抗原变异相互作用的结果。当回归热螺旋体侵入体内引起发热时，机体逐渐产生抗体，回归热螺旋体被消灭，体温恢复正常；但少数抗原性发生了变异的回归热螺旋体隐伏于脏器中继续繁殖，再次入血引起发热。如此反复，直至回归热螺旋体抗原的变异不能超越特异性免疫反应的作用范围时，消灭全部回归热螺旋体而使疾病痊愈。

病后免疫力维持时间短暂，体液免疫起主要作用。

（三）微生物学检查法

主要是检查回归热螺旋体。取患者发热期的血液 2～3 滴制成涂片，直接用暗视野显微镜检查或经 Giemsa 染色法染色后镜检。如见形似卷发状、长为红细胞的 2～5 倍的回归热螺旋体，即可诊断。如未查到回归热螺旋体，可取血 1～2 mL 接种幼龄小白鼠腹腔，经 1～3 天后取尾静脉血镜检可查到大量回归热螺旋体。

（四）防治原则

预防本病主要是灭虱，防止蜱叮咬。治疗用青霉素、四环素、红霉素等。目前尚无疫苗。

小结

（1）钩端螺旋体一端或两端弯曲呈钩状，使菌体呈"C"形或"S"形，Fontana 镀银染色法染成棕褐色，营养要求不高，常用柯索夫培养基培养。钩端螺旋体病是人畜共患病，以鼠类、猪和牛为主要传染源和储存宿主。回归热螺旋体随尿排出污染环境，人接触被污染的水源或土壤，通过破损的皮肤或黏膜侵入机体而感染。因所感染钩端螺旋体毒力、型别、数量及个体免疫状态不同，病程的发展和临床症状的轻重有很大差异，轻者似感冒，仅出现轻微的发热；重者出现黄疸、出血、DIC、休克，甚至死亡。

（2）梅毒螺旋体细长弯曲，两端尖直，Fontana 镀银染色法染成棕褐色。在无生命的培养基中不能生长繁殖,可接种家兔睾丸或眼前房内培养,生长缓慢。梅毒分为先天性梅毒和后天性梅毒,后天性梅毒可分为三期,表现为发作、潜伏和再发的特点。

（3）在疏螺旋体属中,对人有致病性的是回归热螺旋体和伯氏疏螺旋体。前者为回归热的病原体,后者为莱姆病的病原体。

思考题答案

思考题

1. 简述钩端螺旋体的主要动物宿主、感染途径和实验室检查方法。
2. 简述梅毒的血清学诊断。
3. 简述伯氏疏螺旋体的传播媒介及所致疾病的临床特征。

推荐文献阅读

1. 李凡,张凤民,黄敏.医学微生物学.第6版.北京:高等教育出版社,2011
2. 李凡,韩梅.医学微生物学.北京:高等教育出版社,2014
3. 李凡,徐志凯.医学微生物学.第8版.北京:人民卫生出版社,2013

吉林大学　黄红兰

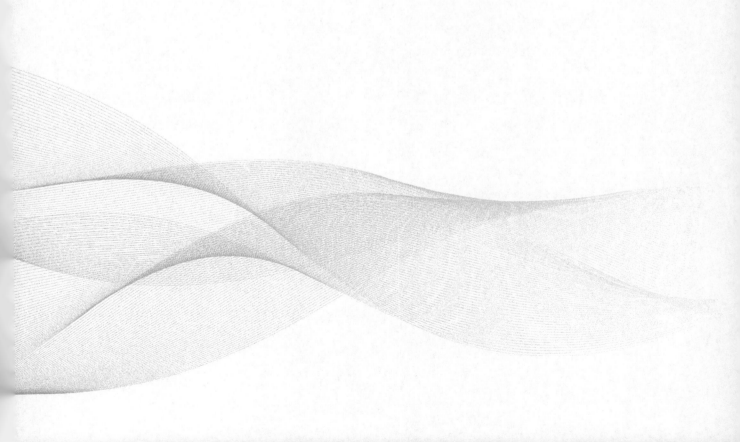

· 第二篇 ·

真菌学

第二十二章　真菌学概述

真菌(fungus)是真核细胞型微生物,有典型的细胞核和完善的细胞器。细胞核高度分化,有核膜和核仁,有染色质,细胞质内含多种细胞器,如线粒体、内质网、高尔基复合体等。细胞壁的主要成分是多糖而不是肽聚糖,此外还含有少量蛋白质和脂质,多糖主要为几丁质、葡聚糖或纤维素,细胞膜含固醇,不含叶绿素,无根、茎、叶的分化。多数为多细胞结构,少数为单细胞结构。

真菌在自然界分布广泛,种类繁多。目前已知有一万个属,数十万个种。许多真菌对人类有益,只有少数对人类有害,引起人类及动物、植物的疾病。与医学有关的真菌有 400 多种,常见的有几十种,引起人类感染性、中毒性和超敏反应性疾病,甚至与某些肿瘤的诱发有关。

对于真菌在生物界的位置目前学者们的意见尚未完全统一。一种分类是真菌界有黏菌门和真菌门。真菌门中有鞭毛菌亚门(*Mastigomycotina*)、接合菌亚门(*Zygomycotina*)、担子菌亚门(*Basidiomycotina*)、子囊菌亚门(*Ascomycotina*)和半知菌亚门(*Deutemycotina*, or *Imperfect fungi*)。与医学有关的真菌属于后 4 个亚门。最新的真菌分类是真菌界分 4 个门,包括壶菌门(*Chytridiomycota*)、接合菌门(*Zygomycota*)、担子菌门(*Basidomycota*)、子囊菌门(*Ascomycota*),半知菌不再单独划分,并取消了黏菌。

第一节　真菌的生物学性状

一、真菌的形态与结构

真菌的形态多种多样,大小不一,小的如白假丝酵母菌、新型隐球菌需要用显微镜方能看到,大的如木耳、蘑菇等肉眼可见。按形态和结构分为单细胞真菌和多细胞真菌。

(一)单细胞真菌

单细胞真菌呈圆形或椭圆形,有酵母型和类酵母型两种。酵母型真菌长 $5\sim30\ \mu m$,宽 $3\sim5\ \mu m$,不产生菌丝,母细胞以芽生的方式繁殖,芽生孢子成熟后脱落形成新的独立个体,其菌落与细菌菌落类似。类酵母型真菌亦以芽生的方式繁殖,芽生孢子延长且互相不断裂,连接在一起形成藕节状的长细胞链,伸入培养基内,称假菌丝(pseudohypha)。其菌落与酵母型真菌类似,但培养基内可见由假菌丝联结形成的假菌丝体,称为类酵母型菌落。

(二)多细胞真菌

多细胞真菌由菌丝(hypha)和孢子(spore)组成。

1. 菌丝　孢子伸出嫩芽,称为芽管,芽管延长呈丝状,称为菌丝。菌丝可长出许多分枝,交织成团,称为菌丝体(mycelium)。显微镜下菌丝的形态各有不同,有螺旋状、球拍状、结节状、鹿角状、关节状和梳状等,可作为鉴别真菌的依据(图 22-1)。

根据菌丝结构,可分为有隔菌丝(septate hypha)和无隔菌丝(nonseptate hypha)。前者在菌丝内部隔一定间距形成横隔,称为隔膜(septum),把菌丝分成多个细胞,一个细胞含有 1 个

NOTE

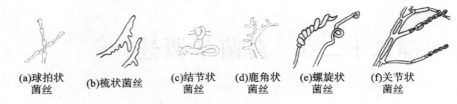

(a)球拍状　　(b)梳状菌丝　　(c)结节状　(d)鹿角状　(e)螺旋状　(f)关节状
菌丝　　　　　　　　　　　菌丝　　菌丝　　菌丝　　菌丝

图 22-1　真菌菌丝的各种形态

或数个核,隔膜中央有孔,细胞质可从一个细胞流向另一个细胞。绝大多数病原性多细胞真菌为有隔菌丝。菌丝中无横隔者为无隔菌丝,其内含多个核,整个菌丝就是一个多个核单细胞(图 22-2)。

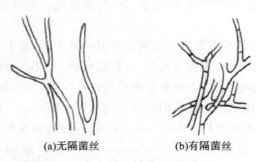

(a)无隔菌丝　　　　　(b)有隔菌丝

图 22-2　真菌的有隔菌丝和无隔菌丝

根据菌丝功能,可分为营养菌丝(vegetative mycelium)、气中菌丝(aerial mycelium)和生殖菌丝(reproductive mycelium)。营养菌丝伸入培养基内或组织内吸取营养物质。气中菌丝露出于培养基表面向空气中生长,部分气中菌丝末端可产生大小、形态和颜色各不相同的孢子,此时称为生殖菌丝。

2. 孢子　孢子是真菌的繁殖结构,是由生殖菌丝产生的,一条菌丝可形成多个孢子。真菌的孢子分有性孢子(sexual spore)和无性孢子(asexual spore)两种。

(1)无性孢子:是指不经过两性细胞的结合而形成的孢子。病原性真菌大多形成无性孢子。按形态不同分三种(图 22-3)。

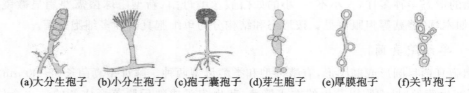

(a)大分生孢子　(b)小分生孢子　(c)孢子囊孢子　(d)芽生胞子　(e)厚膜孢子　(f)关节孢子

图 22-3　真菌的各种无性孢子

临床假丝酵
母菌感染

① 叶状孢子(thallospore):由生殖菌丝内细胞直接形成。包括 3 种类型:a. 芽生孢子(blastospore),以发芽形式形成的圆形或卵圆形的孢子。常见于假丝酵母菌和隐球菌。芽生孢子成熟后与母细胞脱离,成为独立个体,若不脱离而是相互连接成长链则称为假菌丝。b. 厚膜孢子(chlamydospore),亦称厚壁孢子,菌丝顶端或中间部分细胞变圆,胞质浓缩,胞壁加厚而形成的孢子。在环境不利时形成,抵抗力增强,是真菌的一种休眠形式,在环境适宜时再发芽繁殖。c. 关节孢子(arthrospore),在陈旧培养物中,生殖菌丝细胞分化形成隔膜且断裂成几个长方形节段,胞壁稍增厚。

② 分生孢子(conidium):由分生孢子梗(生殖菌丝或其分枝分化的一种特殊结构)的顶端或侧面细胞分裂或收缩而成,是真菌常见的一种无性孢子。a. 大分生孢子(macroconidium),

由多个细胞组成,体积较大,呈纺锤形、棍棒状或梨状。其形状、大小、颜色、结构以及着生情况可作为真菌分类及鉴定的根据。b. 小分生孢子(microconidium),一个孢子由一个细胞组成,体积小,壁薄,有球形、卵形、梨形以及棍棒状等各种形状,多数真菌都能产生小分生孢子,故诊断鉴别意义不大。

③ 孢子囊孢子(sporangiospore):菌丝末端形成一种囊状结构即为孢子囊,囊内孢子称为孢子囊孢子,孢子成熟后破囊而出。

(2)有性孢子:由不同菌体或同一菌体的两个细胞融合,经减数分裂所产生的孢子。包括接合孢子、子囊孢子、担孢子及卵孢子。绝大多数非致病性真菌具有有性孢子。

二、真菌的繁殖与培养

(一)真菌的繁殖方式

真菌的繁殖方式多样,可分为无性繁殖和有性繁殖两类。

1. 无性繁殖 不经过两性细胞的结合而形成新个体的繁殖方式,是真菌的主要繁殖方式,包括以下4种:

(1)芽生:母细胞细胞壁发芽,然后核分裂,部分核与细胞质进入子细胞,子细胞与母细胞间出现横隔,子细胞成熟后从母细胞脱离成为新个体。芽生是真菌较常见的繁殖方式,如假丝酵母菌、隐球菌等。

(2)裂殖:母细胞以二分裂的方式进行繁殖,多发生于单细胞真菌,如裂殖酵母。

(3)隔殖:分生孢子梗形成隔膜,原生质浓缩产生新的孢子,孢子可再独立繁殖。

(4)芽管:孢子萌发形成芽管,芽管延长形成菌丝。

2. 有性繁殖 经过两性细胞的结合,再经减数分裂而形成新个体的繁殖方式。与医学有关的真菌大多数无有性繁殖方式。

(二)真菌的培养特性

真菌对营养要求不高,在各种不同的培养基上均能生长,但菌落及菌体形态却有较大差别,为了统一标准,鉴别时以沙保弱培养基(Sabouraud's medium)上生长的真菌菌落及形态为准。沙保弱培养基成分简单,主要有蛋白胨、葡萄糖、氯化钠和琼脂。多数病原性真菌生长缓慢,需要培养1~4周才出现典型菌落,所以培养基中需加入抗生素抑制细菌生长。真菌培养适宜温度为22~28 ℃,某些深部感染真菌为37 ℃,最适pH值为4.0~6.0。

在沙保弱培养基上,真菌的菌落有3种类型:

(1)酵母型菌落:单细胞真菌的菌落形式。与细菌菌落外观类似,光滑湿润,柔软而致密。显微镜下可见单细胞的芽生孢子,如新型隐球菌菌落。

(2)类酵母型菌落:也称酵母样菌落。外观与酵母型菌落类似,但显微镜下可见假菌丝伸入培养基中,如白假丝酵母菌菌落。

(3)丝状型菌落:多细胞真菌的菌落形式,由菌丝体组成,生殖菌丝末端有孢子。菌落疏松,呈絮状、绒毛状或粉末状,有色素,菌落正面、背面可呈不同颜色。菌落形状、颜色可用于鉴别真菌。如青霉菌、曲霉菌等菌落。

三、真菌的二相性

某些真菌在不同的环境条件下,可出现酵母型与菌丝型的可逆转换,在宿主体内或37 ℃培养时呈酵母菌,但在普通培养基上25 ℃培养时呈菌状丝,称为真菌的二相性或双相性。双相性的转换与真菌的感染性和致病性有关。

NOTE

四、真菌的变异性和抵抗力

真菌易发生变异,在人工培养基上多次传代或培养过久,可出现菌落性状、颜色、菌丝形态以及生理性状(包括毒力)的改变。用不同的培养条件培养,性状也会不同。

真菌无论是菌丝还是孢子对热抵抗力都不强,一般 60 ℃加热 1 h 即可被杀灭,对 $10\sim30$ g/L 苯酚、25 g/L 碘酊、10%甲醛及 1 g/L 汞比较敏感。抗真菌药物氟康唑、伊曲康唑、两性霉素 B 等对多数真菌均有抑制作用。但真菌对抗生素不敏感,对日光、紫外线、干燥及多种化学消毒剂有较强耐受性。

第二节　真菌的致病性和免疫性

一、真菌的致病性

自然界中真菌种类繁多,只有少数真菌能引起人类疾病。不同的真菌致病方式不同。

1. 致病性真菌感染　某些真菌感染机体后可引起疾病。根据感染部位不同分为皮肤感染真菌、皮下组织感染真菌和深部感染真菌。皮肤癣菌、角层癣菌等皮肤感染真菌,多具有嗜角质性,分解细胞的角蛋白和脂质,还可通过机械刺激和代谢产物作用,引起局部病变。深部感染真菌侵犯深部组织和器官,有时能引起全身性真菌感染,如荚膜组织胞浆菌等。

2. 机会致病性真菌感染　多发生在抵抗力下降或菌群失调时。常见于长期应用免疫抑制剂者、肿瘤患者、艾滋病患者、糖尿病患者等,多为继发性感染,这些真菌常为人体正常菌群或非致病的腐生性真菌,如白假丝酵母菌、新型隐球菌、肺孢子菌、曲霉及毛霉等。因患者抵抗力较差,治疗效果往往不佳。

3. 真菌超敏反应性疾病　吸入或食入某些真菌的菌丝和孢子可引起各种类型的超敏反应。按发生部位可分为:呼吸道超敏反应、皮肤超敏反应和消化道超敏反应。表现为鼻炎、哮喘、荨麻疹、湿疹、接触性皮炎、胃炎、肠炎等。引起超敏反应的真菌主要有曲霉、青霉、镰刀霉、着色真菌等。

4. 真菌毒素中毒　某些真菌能产生有毒的代谢产物,称为真菌毒素。人食入后会出现急性或慢性中毒,称为真菌中毒症。真菌污染了粮食、饲料等,生长繁殖,产生毒素,人或动物食入后极易引起肝、肾、神经系统或造血系统等的损伤。不同的真菌毒素损伤的靶器官不同,可借此分为肝毒性、肾毒性、神经毒性、造血器官毒性及超敏反应性皮炎毒性等。

真菌中毒不同于细菌感染,是因为真菌污染了粮食、食品等,在环境适宜时大量生长繁殖产生毒素,环境条件对中毒的发生有影响,因此具有明显的季节性和地方性,通常不具有传染性。妥善保存粮食、煮饭前多次搓洗有一定的预防作用。

5. 真菌毒素与肿瘤　有些真菌毒素有致癌作用,比如黄曲霉毒素与肝癌的发生密切相关。黄曲霉毒素有 20 多种衍生物,其中 B1 致癌作用最强,B2 次之。自然界中黄曲霉的无毒株多于有毒株。尚有寄生曲霉、黑曲霉、赤曲霉、温特曲霉等也产生黄曲霉毒素。赭曲霉产生的黄褐毒素也可诱发肝肿瘤,镰刀菌产生的 T-2 毒素可诱发大鼠胃癌、胰腺癌等,青霉菌的灰黄毒素也可诱发实验小鼠的肝脏和甲状腺肿瘤。真菌毒素与肿瘤的关系值得重视。

二、真菌的免疫性

1. 固有免疫　机体的皮肤黏膜屏障对真菌的感染具有防御作用,一旦皮肤黏膜受损,或放置导管等,真菌就有可能入侵。皮肤皮脂腺分泌的饱和以及不饱和脂肪酸对真菌有杀灭作用,儿童由于皮脂腺发育不完善,所以易患头癣;成人手、足部位出汗较多,且足底缺乏皮脂腺,故手足癣多见。此外,正常菌群中也有真菌,如果发生菌群失调,真菌得以大量增殖,也会发生机会性真菌感染,如白假丝酵母菌感染。真菌突破皮肤黏膜屏障后进入机体内,中性粒细胞和单核吞噬细胞会发生吞噬和杀菌作用,但被吞噬的孢子不容易被完全杀灭,有的可在细胞内增殖,刺激组织增生、细胞浸润引起肉芽肿;有的还能被吞噬细胞带到深部组织器官去增殖,引起深部组织感染。不过体液中存在的促癣吞噬肽,可结合到中性粒细胞外膜上,提高其吞噬和杀菌活性,并具有促趋化作用。血浆中的转铁蛋白,可扩散至皮肤角质层内,能抑制数种真菌的生长。

2. 适应性免疫 真菌感染可刺激机体产生特异性细胞免疫和体液免疫,一般以细胞免疫为主,同时可诱发迟发型超敏反应。但免疫力不强。

深部感染真菌可刺激机体产生抗体,但抗体的作用尚不明确。白假丝酵母菌抗体能阻止其黏附于宿主细胞,抗新型隐球菌荚膜特异性抗体 IgG 具有调理吞噬作用。抗体与补体对真菌的溶菌作用不明显,不能完全杀灭它,可能是真菌细胞壁较厚的原因。

细胞免疫在抗真菌感染中起重要作用。致敏的 CD4$^+$ Th1 细胞可释放多种细胞因子如 IFN-γ、IL-2 等,可激活巨噬细胞、淋巴细胞、NK 细胞等,增强其对真菌的杀伤力。CD4$^+$ Th1 细胞还可诱发迟发型超敏反应,抑制真菌的扩散。恶性肿瘤患者、艾滋病患者、免疫抑制剂长期应用者因细胞免疫功能低下,易发生真菌感染。

第三节 真菌的微生物学检查法

近年来,真菌感染的发病率不断增高,已成为医院内感染的重要病原体之一。因此,及时的实验室诊断十分重要。

一、标本的采集

可根据感染的部位采集不同的标本。如果是头癣、甲癣及各种体癣、股癣等应采集病变部位的毛发、甲屑、皮屑等。如果是深部真菌病则应根据病变部位的不同采集脓汁、血液、脑脊液、分泌物、排泄物等。采集标本量要充足,深部感染标本应严格无菌操作,避免污染,标本采集后应做好标记及时送检。

二、病原性真菌的检查与鉴定

1. 直接镜检 甲屑、毛发、皮屑等致密而不透明的标本,先用 10%KOH 微加热处理,标本软化和透明后加盖盖玻片不染色直接镜检。如观察到菌丝或孢子可初步诊断为真菌感染。深部感染标本,若疑是白假丝酵母菌感染,标本为痰、脓汁等分泌物时可直接涂片,标本为脑脊液、体腔液等体液时离心取沉渣涂片,革兰染色后镜检,镜下见到孢子、假菌丝可初步诊断。若疑是新型隐球菌感染,可用墨汁负染色后观察,见有肥厚荚膜的酵母型菌体可做出诊断。

2. 分离培养 若要提高检出率,并确定病原体种类可将标本接种至人工培养基上,进行分离培养。皮屑、病发、甲屑标本须先经 70%乙醇或 2%苯酚浸泡 2~3 min 杀死杂菌,再接种至含放线菌酮、青霉素、链霉素或其他抗生素的沙保弱培养基上;若为血液标本,需先增菌再分离;若为脑脊液,先离心取沉淀物再接种,分别于室温和 37 ℃培养数日,观察菌落情况。酵母型或类酵母型真菌镜下观察孢子、假菌丝等形态进行鉴定,若是多细胞真菌可再进行小琼脂块培养,乳酸酚棉兰染色后于镜下观察菌丝、孢子特征。必要时还可选用其他特殊培养基如科玛嘉显色培养基进行鉴定。亦可作生化反应、毒素检测、分子生物学试验等进行鉴定。

NOTE

三、组织病理学检查

深部真菌病的组织病理学检查在临床诊断上十分重要。临床通过手术、内镜等方式获取病理标本,经传统 HE 染色、嗜银染色等特殊染色或免疫组织化学技术进行检查。不仅可观察深部真菌病的组织病理反应,还可清晰观察到真菌的菌丝、孢子等,对诊断十分有意义。免疫组化技术可对临床常见各种条件致病性真菌感染做出特异性诊断。

四、血清学检测

近年来,用于检测真菌抗原、真菌代谢产物以及抗真菌抗体等的实验方法已用于深部真菌病的实验室诊断。具有简便、快速、特异性和敏感性均较高的特点。如应用乳胶凝聚试验检测脑脊液中的新型隐球菌荚膜聚糖抗原,应用 ELISA 方法检测血清中曲霉的半乳甘露聚糖抗原,荧光抗体染色法对标本中的真菌抗原进行鉴定和定位等。

五、核酸检测

分子生物学技术已广泛应用于深部真菌病的特异性鉴定,包括 PCR 相关技术、核酸杂交技术、DNA 特异序列分析等。这些方法的应用不仅使深部真菌病能早期诊断,也能及早地确定真菌类型,指导临床治疗。

第四节　真菌感染的防治原则

真菌的表面抗原免疫原性弱,目前尚无有效的预防性疫苗。各种体癣、足癣等的预防须注意皮肤卫生,保持鞋袜的透气、干燥,避免与患者或污染物直接或间接接触;预防深部真菌病应消除深部真菌病的各种诱发因素,锻炼身体,提高机体免疫力。尤其是原发或继发性的细胞免疫功能低下的人群,应注意预防机会致病性真菌的感染;对真菌食物中毒的预防是加强食品卫生的监管,严禁食用和销售发霉的食品。

抗真菌药物种类较少,某些药物毒副作用较大。常用的有咪唑类的伊曲康唑、伏立康唑、氟康唑等,抑制真菌细胞膜麦角固醇的生物合成;多烯类的两性霉素 B 等,结合细胞膜麦角固醇,改变膜的通透性;棘白菌素类的卡泊芬净、米卡芬净等,抑制真菌细胞壁葡聚糖合成酶,抑制细胞壁合成等。

-------- 小结 --------

(1)真菌为真核细胞型微生物,有典型的细胞核和完善的细胞器。按形态结构分单细胞真菌和多细胞真菌。真菌的主要繁殖方式是无性繁殖。常用沙保弱培养基培养。

(2)真菌的致病性包括致病性真菌感染、机会致病性真菌感染、真菌超敏反应性疾病、真菌毒素中毒等,有些毒素与肿瘤有关。尚无有效的特异性预防方法。

-------- 思考题 --------

思考题答案

1. 简述真菌无性孢子的种类。
2. 简述真菌的菌落特征。
3. 简述真菌对人类致病的几种形式。

推荐文献阅读

1. 李凡,徐志凯.医学微生物学.第8版.北京:人民卫生出版社,2013
2. 贾文祥.医学微生物学.第2版.北京:人民卫生出版社,2010

牡丹江医学院　李　霞

第二十三章 主要病原性真菌

本章 PPT

目前已经发现的引起人类疾病的致病性真菌和机会致病性真菌有 400 多种,常见的有几十种。按感染部位来进行分类,分为皮肤感染真菌、皮下组织感染真菌和机会致病性真菌。

第一节 皮肤感染真菌

皮肤感染真菌是指寄生或腐生于角蛋白组织(包括皮肤角质层、毛发、甲板)的真菌。一般不侵入皮下组织和内脏器官,也不引起全身感染。分为皮肤癣菌和角层癣菌两大类。

一、皮肤癣菌

皮肤癣菌(dermatophytes)具有嗜角蛋白特性,主要侵犯皮肤角质层、毛发和甲板。对人致病的皮肤癣菌分属于 3 个属:表皮癣菌属(*Epidermophyton*)、毛癣菌属(*Trichophyton*)、小孢子菌属(*Microsporum*)(表 23-1)。

表 23-1 皮肤癣菌菌属、感染部位及传染来源

菌属	感染部位			传染来源	
	皮肤	毛发	甲板	人	动物
表皮癣菌属	+	−	+	絮状表皮癣菌	无
毛癣菌属	+	+	+	石膏样毛癣菌、红色毛癣菌等	石膏样毛癣菌
小孢子菌属	+	+	−	奥杜安小孢子菌等	犬小孢子菌 石膏样小孢子菌

(一)生物学性状

1. 表皮癣菌属 只有 1 个种对人致病,即絮状表皮癣菌(*E. floccosum*),可侵犯皮肤和甲板,不侵犯毛发。沙保弱培养基上菌落最初呈蜡状,随后呈粉末状,由白色转为黄绿色,中央有不规则皱褶,外周有放射状沟纹。镜下可见棍棒状大分生孢子(图 23-1),壁薄光滑,由 3～5 个细胞组成。无小分生孢子。菌丝较细,有隔,呈球拍状、结节状或螺旋状。

2. 毛癣菌属 有 20 余种,其中十几种对人致病,可侵犯皮肤、毛发和甲板。主要包括红色毛癣菌(*T. purpureatum*)、须毛癣菌(*T. mentagrophytes*,又名石膏样毛癣菌 *T. gypseum*)、断发毛癣菌(*T. tonsurans*)、紫色毛癣菌(*T. violaceum*)等,在沙保弱培养基上,菌落性状随菌种而异,可呈颗粒状、粉末状、绒毛状、蜡状等,颜色有白色、红色、黄色、橙色、紫色等。镜下可见细长棒状壁薄的大分生孢子和散在、侧生葡萄状的小分生孢子(图 23-2)。

3. 小孢子菌属 有 15 个种,多数对人致病,可侵犯皮肤和毛发。如铁锈色小孢子菌(*M. ferrugineum*)、犬小孢子菌(*M. canis*)、石膏样小孢子菌(*M. gypseum*)、奥杜安小孢子菌(*M. audouini*)等。在沙保弱培养基上,菌落呈粉末状或绒毛状,表面粗糙,呈白色、米黄色、灰色、

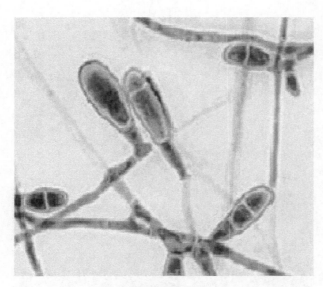

图 23-1 表皮癣菌孢子形态

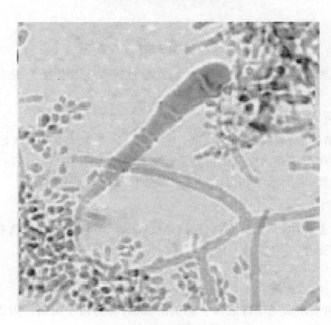

图 23-2 毛癣菌孢子形态

棕黄色或橘红色。镜下可见梭形壁厚大分生孢子和菌丝侧枝末端卵圆形的小分生孢子（图 23-3）。菌丝有隔，有结节状、梳状和球拍状。

（二）致病性

在温暖、潮湿的适宜条件下，皮肤癣菌在局部繁殖，产生代谢产物，刺激机体产生病理反应。三类皮肤癣菌均可侵犯皮肤，引起手足癣、体癣、股癣、叠瓦癣等皮肤病。毛癣菌和表皮癣菌可侵犯甲板，使甲板失去光泽，增厚变形，引起甲癣，俗称灰指甲。毛癣菌和小孢子菌可侵犯毛发，引起头癣、须癣。

头癣按菌种和临床表现又可分为黄癣、白癣、黑点癣和脓癣四种。白癣主要由犬小孢子菌、石膏样小孢子菌、铁锈色小孢子菌引起，黄癣主要由许兰毛癣菌（*T. schoenleinii*）引起，黑点癣常由紫色毛癣菌和断发毛癣菌引起，毛发脆而易断，留下黑色发根，称黑点癣。脓癣是白癣和黑点癣的一种特殊类型，多由犬小孢子菌、须癣毛癣菌、石膏样小孢子菌引起。头癣多见

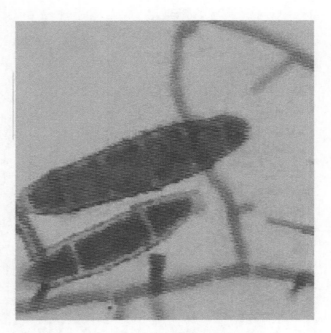

图 23-3　小孢子菌孢子形态

于儿童和青少年,主要通过接触患者、患病动物或通过理发工具传播。近年由于豢养猫、狗等宠物人群的增多,儿童头癣又有增加趋势。

(三)微生物学检查法

75%乙醇局部消毒后,取病变部位皮肤、毛发、甲屑,经 10%KOH 微加热消化后镜检,若发现菌丝和孢子,可初步诊断为皮肤癣菌感染。将标本接种沙保弱培养基分离培养和小琼脂块培养,根据菌落特征、镜下菌丝和孢子形态以及生化反应等进行鉴定。

(四)防治原则

避免接触患者、患病动物;保持衣物、鞋袜透气、干燥、清洁。治疗药物有灰黄霉素、伊曲康唑、氟康唑及特比萘芬等。

二、角层癣菌

引起皮肤表皮角质层或毛干浅表部位感染的真菌,称为角层癣菌。因寄生在人体表面,一般不引起组织的炎症反应,即使有也很轻微。主要有糠秕孢子马拉色菌(*Malassezia furfur*)和何德毛结节菌(*Piedraia hortae*)、白吉利毛结节菌(*Trichosporon beigelii*)。

夏季汗液浸渍,温暖、潮湿利于真菌滋生。糠秕孢子马拉色菌大量增殖引起皮肤表面黄褐色的花斑癣,好发于颈、胸、腹、背和上臂等汗腺丰富的部位,形如汗渍斑点,也称汗斑。花斑癣是一种慢性、无症状或症状轻微的浅部真菌病。该菌也能引起毛囊炎,少数病例毛囊炎与花斑癣合并存在。取病变部位标本直接镜检可见短粗、分枝状的有隔菌丝和成簇的酵母样细胞。该菌具有嗜脂性特点,体外培养时需加入橄榄油,适宜温度为 37 ℃,形成淡黄色或奶油色酵母样菌落。镜下可见卵圆形酵母样细胞和短粗分枝状有隔菌丝。

何德毛结节菌可在毛发上形成硬的黑色结节,呈砂粒状。镜检可见棕色有隔菌丝和关节孢子,结节内可见子囊和子囊孢子。白吉利毛结节菌可在毛发周围形成白色小结节。镜检可见芽生孢子、厚壁孢子和关节孢子。

第二节　皮下组织感染真菌

　　引起皮下组织感染的真菌多为腐生性真菌,存在于土壤和植物中,经外伤部位侵入皮下组织。主要有申克孢子丝菌和着色真菌。

一、申克孢子丝菌

　　申克孢子丝菌(*Sporothrix schenckii*)为双相性真菌。在患者标本(脓液、痰、血、坏死组织)中,镜下可见圆形或梭形孢子。在含胱氨酸的血琼脂平板上 37 ℃培养,形成酵母型菌落,以出芽方式繁殖。在沙保弱培养基上 25～28 ℃培养 3～5 天则出现灰褐色皱膜状菌落,镜下可见有隔菌丝和成群的梨形小分生孢子(图 23-4)。

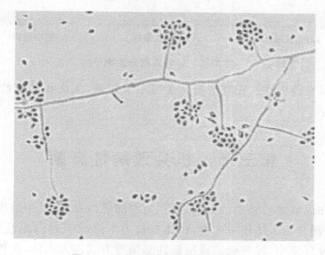

图 23-4　申克孢子丝菌小分生孢子

　　人类因接触带菌的植物或土壤,申克孢子丝菌经伤口进入,所以多发于从事农业劳动的人群、园艺师等。该菌侵入皮下组织,沿淋巴管扩散,产生亚急性或慢性肉芽肿,表现为淋巴管出现链状硬结,继而坏死,形成溃疡,称为孢子丝菌性下疳(sporotrichotic chancre)。多发生于四肢,儿童感染多发于面部。也可经消化道或呼吸道侵入,随后经血行播散引起深部组织感染。

　　取溃疡处坏死组织、渗出物、脓液、血或痰等标本涂片染色镜检,并接种沙保弱培养基培养,根据菌落特征、菌丝、孢子形态进行鉴定;还可用孢子丝菌素(sporotrichin)做皮肤试验,24～48 h 后局部出现红肿硬结可辅助诊断;亦可以申克孢子丝菌制备抗原,与患者血清进行凝集试验,效价≥1∶320 有诊断意义。

　　某些孢子丝菌病为自限性疾病。治疗药物有饱和碘化钾溶液、伊曲康唑。深部感染可用两性霉素 B 治疗。

二、着色真菌

　　着色真菌是一类分类上相近,引起临床症状相似的真菌的统称。包括裴氏丰萨卡菌(*Fonsecaea pedrosoi*)、卡氏枝孢霉(*Cladosporium carrionii*)、疣状瓶霉(*Phialophora verrucosa*)、甄氏外瓶霉(*Exophiala jeanselmei*)、紧密丰萨卡菌(*Fonsecaea compacta*)等。

　　着色真菌广泛存在于土壤、杂草、农作物中。一般经由外伤侵入人体,先出现小丘疹,继而增大成结节,结节互相融合成疣状或菜花状。患病部位呈暗红色或黑色,故称着色真菌。病变多发生于皮肤暴露部位如颜面、四肢及臀部等。病灶瘢痕形成后可影响淋巴回流而导致象皮肿。免疫功能低下者偶可经血行播散引起中枢神经系统和内脏感染,危及生命。

取皮屑标本经 10%KOH 微加热处理后直接镜检或脓液标本直接镜检,可见单个或成堆棕色圆形厚壁孢子,有时可见棕色分枝状有隔菌丝。脑脊液标本中可见棕色菌丝。标本接种沙保弱培养基上,生长缓慢,需数周形成棕色或黑色菌落,镜检可见棕色有隔菌丝和棕色树枝形、花瓶形或剑顶形分生孢子,是鉴定本菌的依据(图 23-5)。

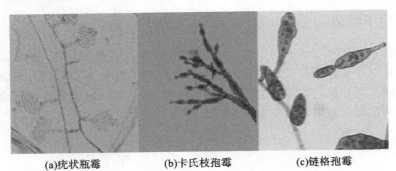

(a)疣状瓶霉　　　　(b)卡氏枝孢霉　　　　(c)链格孢霉

图 23-5　着色真菌分生孢子

着色真菌病不具有传染性。比较小的病变可手术切除,大面积的皮肤损伤可服用伊曲康唑等抗真菌药物治疗。

第三节　机会致病性真菌

引起深部组织和内脏器官感染的真菌,统称为深部感染真菌,其中最为常见的是机会致病性真菌,这些真菌一部分为人体正常菌群,机体抵抗力下降时引起内源性感染;另一部分存在于土壤、空气、水等外环境中,经呼吸道或医源性感染等方式侵入人体,在机体抵抗力弱时引起疾病,为外源性感染。主要包括有假丝酵母属(*Candida*)、隐球菌属(*Cryptococcus*)、曲霉属(*Aspergillus*)、毛霉属(*Mucor*)、肺孢子菌属(*Pneumocystis*)等。

一、白假丝酵母菌

白假丝酵母菌即白色念珠菌,是假丝酵母属中最为常见,也是致病性最强的真菌。其他假丝酵母菌如热带假丝酵母菌(*C. tropicalis*)、近平滑假丝酵母菌(*C. parapsilosis*)、克柔假丝酵母菌(*C. krusei*)、光滑假丝酵母菌(*C. glabrata*)等也有一定的致病性。

（一）生物学特性

白假丝酵母菌革兰阳性,球形或椭圆形,直径 $3\sim6~\mu m$,以出芽方式增殖。在组织内易形成芽生孢子,孢子延长成芽管,不与母细胞脱离,进而形成假菌丝。转变为假菌丝后致病性往往增强,临床标本中若观察到大量假菌丝,提示该菌正处于致病状态。

该菌为需氧菌,在沙保弱培养基、普通琼脂平板、血琼脂平板上均生长良好。在沙保弱培养基上 37 ℃培养 2~3 天长出类酵母型菌落,菌落灰白色或奶油色,光滑湿润,带有酵母气味。培养稍久,则菌落增大,颜色变深,质地变硬,有大量假菌丝伸入培养基内。在含 1%Tween-80 的玉米粉培养基上常在假菌丝顶端或侧缘形成厚膜孢子(图 23-6)。血琼脂平板上 37 ℃培养 10 天,形成中等大小的暗灰色菌落。

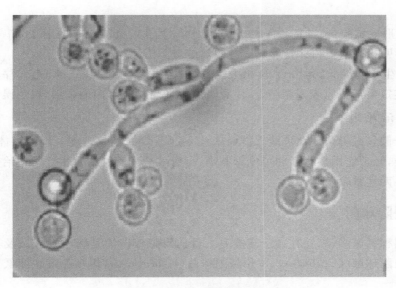

图 23-6　白假丝酵母菌假菌丝和厚膜孢子

（二）致病性

白假丝酵母菌通常存在于口腔、呼吸道、肠道、阴道黏膜及皮肤表面。机体抵抗力下降或菌群失调时引起内源性感染。近年来，由于免疫抑制剂、抗菌药物、插管、导管、介入疗法等新诊疗方法的应用以及艾滋病、糖尿病、肿瘤等降低免疫功能的疾病的增多，假丝酵母菌病发病率明显上升，是临床上发病率最高的深部真菌病。

1. 皮肤感染　好发于皮肤皱褶部位，如腋窝、腹股沟、乳房下、肛门周围、会阴部及指（趾）间等，引起湿疹样疾病。婴幼儿感染可发生肉芽肿，好发于面部、头皮、甲沟等，感染导致组织增生、结节、溃疡或肉芽肿形成。

2. 黏膜感染　抵抗力低下时出现鹅口疮、口角炎、外阴和阴道假丝酵母菌病等。鹅口疮最为常见，可累及舌、唇、齿龈、腭等部位，多发生于体质虚弱的婴儿、老年人、免疫力低下的成人。外阴和阴道假丝酵母菌病好发于孕妇，分泌物为凝乳状或豆腐渣样，局部出现红肿、瘙痒等。

3. 内脏感染　从口腔直接蔓延或经血行播散，引起支气管炎、肺炎、食管炎、肠炎、膀胱炎、肾盂肾炎，甚至心内膜炎、心包炎等，也可引起败血症。

4. 中枢神经系统感染　原发病灶血行播散而来，有脑膜炎、脑脓肿等，预后不佳。

（三）微生物学检查法

1. 直接镜检　若标本为脓液、痰、阴道分泌物，可直接涂片；若为脑脊液、尿液，可离心取沉淀物涂片，革兰染色镜检。若标本为甲屑或皮屑，可经 10％KOH 处理后镜检，镜下观察到圆形或椭圆形菌体或假菌丝可初步诊断。

2. 分离培养和鉴定　标本接种沙保弱培养基 25 ℃培养 1～4 天，形成类酵母型菌落。镜下可见假菌丝和成群芽生孢子。

假丝酵母菌种类较多，进一步鉴定可应用显色培养基、病理学检查、生化反应和分子生物学试验等。科玛嘉显色培养基上，白假丝酵母菌菌落为翠绿色，热带假丝酵母菌菌落为铁蓝色，近平滑假丝酵母菌菌落为紫色，克柔假丝酵母菌菌落为粉红色，边缘模糊有微毛，其他假丝酵母菌菌落为白色。其他鉴别用试验有：

（1）厚膜孢子形成试验：在含 1％Tween-80 的玉米粉培养基 25 ℃培养 1～2 天后，菌丝顶端或侧缘形成厚膜孢子。白假丝酵母菌阳性。热带假丝酵母菌极少数菌株产生泪滴形厚膜孢子。

（2）芽管形成试验：菌种接种于 0.5～1.0 mL 正常人血清或羊血清中，37 ℃培养 1.5～4 h后镜检，可见芽生孢子和芽管形成。白假丝酵母菌阳性。

（3）分子生物学试验：利用 PCR 相关技术，扩增假丝酵母菌保守的 DNA 序列。

真菌学鉴定需与临床表现相结合，注意与腐生性假丝酵母菌的区别，以免误诊。

（四）防治原则

目前对于假丝酵母菌的高危险人群尚未建立起有效的预防措施。增强机体免疫功能，避免医源性感染，合理应用抗生素和免疫抑制剂，可有效减少感染的发生。常用治疗药物有氟康唑、伊曲康唑、两性霉素 B 等。

二、新型隐球菌

隐球菌属种类繁多，广泛存在于自然界。目前研究较多的是新型隐球菌及其变种。其他隐球菌如浅白隐球菌（*C. albidus*）、罗伦特隐球菌（*C. laurentii*）等在免疫功能低下人群也可引起疾病。

（一）生物学特性

新型隐球菌为酵母型真菌，菌体圆形或椭圆形，直径 4～12 μm，菌体外有一层肥厚的胶质样荚膜，荚膜宽 3～5 μm。用墨汁负染色后镜检，可在黑色背景中见到圆形透亮菌体。以出芽的方式繁殖，多为单芽，偶有多芽，不形成假菌丝（图 23-7）。

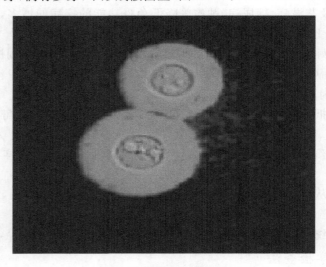

图 23-7　新型隐球菌形态

在沙保弱培养基或血琼脂平板上，25 ℃或 37 ℃均生长良好，形成酵母型菌落，表面黏稠光滑，最初乳白色，随后转变为橘黄色或棕褐色。在麦芽汁液体培养基中，25 ℃培养 3 天后呈浑浊生长，有少量沉淀或菌膜。新型隐球菌尿素酶试验阳性。根据荚膜多糖抗原性的不同，新型隐球菌可分为 A、B、C、D 和 A/D 等 5 种血清型，临床分离株多为 A 血清型和 D 血清型，我国主要是 A 血清型。

（二）致病性

新型隐球菌广泛存在于土壤、鸟粪，尤其是鸽粪中，也存在于人的体表、口腔和粪便中。多引起外源性感染，主要侵入途径是肺。感染后多数患者无症状或仅有轻微流感样症状，且能自愈。但免疫功能低下患者，病原菌可从肺部经血行播散至身体其他部位，如皮肤、黏膜、眼、前列腺、骨、神经系统等，尤其是神经系统，可引起肉芽肿性炎症，表现为慢性脑膜炎，如不及时治疗,严重者可导致死亡。新型隐球菌也是人体正常菌群,机体抵抗力下降时亦可引起内源性感染。隐球菌病是艾滋病患者常见并发症之一。荚膜多糖是其重要的致病物质,无荚膜株通常无致病性。

(三)微生物学检查法

1. 直接镜检 取脑脊液离心沉淀物、痰等涂片,经墨汁负染色后镜检,镜下可见圆形或椭圆形有肥厚荚膜的单细胞菌体,有时可见到其出芽。

2. 分离培养和鉴定 标本接种沙保弱培养基,25 ℃或37 ℃培养2～5天即可长出典型的新型隐球菌菌落。可进一步应用尿素酶试验、显色培养基等鉴定。

3. 抗原检测 常用乳胶凝集试验或ELISA法等检测患者血清或脑脊液中新型隐球菌的荚膜多糖抗原,隐球菌脑膜炎患者阳性率可高达90%,而且抗原效价的检测也有助于判断预后。

(四)防治原则

控制人口密集地区鸽子数量,有效处理鸽粪,可减少隐球菌病的发病率。氟康唑、伊曲康唑及两性霉素B等可用于治疗隐球菌病。目前尚没有疫苗用于特异性预防。

三、曲霉属

曲霉(*Aspergillus*)广泛分布于自然界,是环境中的腐生菌,种类繁多,少数是条件致病菌,在抵抗力低下时致病。主要有烟曲霉(*A. fumigatus*)、黑曲霉(*A. niger*)、黄曲霉(*A. flavus*)、土曲霉(*A. terreus*)和构巢曲霉(*A. nidulans*)等,以烟曲霉最为常见。

(一)生物学特性

曲霉为多细胞真菌。菌丝有隔,呈分枝状。接触培养基的菌丝壁厚而膨大,称足细胞,足细胞向上生出分生孢子梗,分生孢子梗顶端膨大成半圆形顶囊,顶囊上以辐射状长出一层、两层杆状小梗,每个小梗顶端再形成一串球形或柱状分生孢子,分生孢子呈黄、绿、棕、黑等不同颜色。整个结构外观上呈菊花样,称为分生孢子头(图23-8)。

在沙保弱培养基上生长良好,在室温及37～45 ℃均可生长,菌落初始呈白色,柔软有光泽,随后逐渐形成绒毛状、粉末状或絮状。不同曲霉因分生孢子不同而呈现不同颜色,菌落颜色是曲霉分类的依据之一。在沙保弱培养基上,黄曲霉菌落为黄色,黑曲霉菌落为黑色,烟曲霉菌落由青绿色变为暗青色,土曲霉菌落为淡褐色或褐色,构巢曲霉菌落为绿色或暗绿色。

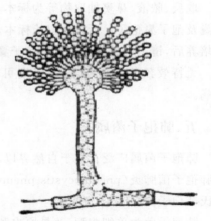

图 23-8 曲霉分生孢子头

(二)致病性

曲霉感染引起的疾病有以下几种类型:

1. 肺曲霉病 曲霉孢子经呼吸道侵入人体,在肺内增殖。①真菌球型肺曲霉病,肺内已有空腔(结核空洞、鼻窦、扩张的支气管等),真菌在此空腔内增殖,不侵犯组织,不播散,又称局限性肺曲霉病;②肺炎型曲霉病,免疫功能低下患者,曲霉在肺内播散,引起坏死性肺炎,并播散到其他器官组织;③过敏性支气管曲霉病,是一种过敏反应性疾病。

2. 全身性曲霉病 多发生在某些重症疾病的晚期、机体免疫力低下时,原发灶多在肺,少数在消化道,播散入血,由败血症引发全身性感染。生前很难诊断。

3. 曲霉毒素的中毒与致癌 有些曲霉毒素可损伤肝、肾、神经等组织，引起人和动物的急性、慢性中毒。也有一些曲霉毒素与肿瘤的发生密切相关，如黄曲霉毒素与肝癌。

（三）微生物学检查法

取痰或支气管灌洗液等涂片，镜下可见分隔菌丝和分生孢子。分离培养观察菌落特征，小琼脂块培养观察菌丝和特征性的分生孢子头，进行初步诊断。病原学诊断需与临床表现相结合。此外，可以应用 ELISA 法检测曲霉细胞壁上的多糖抗原（半乳甘露聚糖，GM），即 GM 试验，敏感性和特异性均较高，已成为实验室快速诊断曲霉感染的重要手段。多种 PCR 相关技术，也可用于曲霉的快速、特异性鉴定。

（四）防治原则

常用抗曲霉感染治疗药物有伊曲康唑、伏立康唑、两性霉素 B、卡泊芬净等。联合用药可降低病死率。对于免疫缺陷或免疫功能低下的高风险人群，预防性的抗真菌治疗具有一定的效果。

四、毛霉属

毛霉属为广泛存在于自然环境中的腐生菌，常引起食物的霉变，是一类机会致病性真菌，在一些重症疾病，如白血病、糖尿病、严重的烧伤和免疫缺陷病等的晚期，机体免疫力低下时合并感染本菌。

毛霉菌丝无隔，孢子囊梗常直立，与菌丝呈直角分枝，孢子囊梗顶端形成圆形或椭圆形孢子囊，成熟后囊内孢子破囊而出。在沙保弱培养基上形成丝状菌落，开始为白色，后转变为灰黑色。

毛霉感染多首先发生在鼻部和耳部，经唾液流入上颌窦、眼眶，引起坏死性炎症和肉芽肿，再经血液侵入脑部，引起脑膜炎，亦可扩散至身体其他器官。本病发病急，进展快，很难诊断，死亡率较高。

取痰、脓液、鼻窦抽取物等为标本，镜检可见粗大、直角分枝的不规则无隔菌丝，偶可见孢子囊及孢子囊孢子。活检或尸检标本，HE 染色菌丝清晰，呈明显嗜苏木精染色。沙保弱培养基培养后，镜下可见无隔菌丝和孢子囊孢子。

无特效预防和治疗方法，早期可用两性霉素 B 治疗，用外科切除病灶及积极治疗相关疾病。

五、肺孢子菌属

肺孢子菌属广泛存在于自然界以及人和动物的肺内，机体抵抗力下降时引起机会性感染，称肺孢子菌肺炎（pneumocystis pneumonia，PCP）。常见种类有伊氏肺孢子菌（*P. jiroveci*）、卡氏肺孢子菌（*P. carinii*）。

肺孢子菌为单细胞型，兼具原虫和酵母菌的特点。发育过程中主要有孢子囊和滋养体两个阶段。孢子囊呈圆形，直径为 $4\sim6\ \mu m$。自然界中的孢子囊被吸入肺内，囊内孢子释出，形成小滋养体，小滋养体呈圆形，直径为 $1.2\sim2\ \mu m$，逐渐增大形成大滋养体，大滋养体直径为 $1.2\sim5\ \mu m$，经接合生殖形成孢子囊，囊内减数分裂，形成孢子囊孢子，成熟孢子囊含有 8 个孢子。

肺孢子菌侵入肺内后，多引起隐性感染。机体抵抗力下降时，潜伏的肺孢子菌或新侵入的肺孢子菌大量繁殖，引起肺孢子菌肺炎。所以常见于体质虚弱的儿童、免疫缺陷或免疫力低下的人群,是艾滋病患者常见并发症之一,病情发展迅速,未经治疗者死亡率为70%～100%。也可引起中耳炎、肝炎和结肠炎等。

从痰液或支气管灌洗液等标本中检出滋养体或孢子囊即可确诊。近年来,PCR及DNA探针技术应用于肺孢子菌感染诊断,敏感性及特异性均较高。

尚无有效预防方法。治疗可选择复方新诺明、戊烷脒及克林霉素等。

第四节　地方性真菌

深部感染真菌中还有一类真菌,它们通常存在于土壤、空气、水、动物皮毛以及粪便等外环境中,可经呼吸道、皮肤伤口等途径侵入人体致病,并具有明显的地方性流行特点,称为地方流行性真菌。

主要包括荚膜组织胞浆菌(*Histoplasma capsulatum*)、粗球孢子菌(*Coccidioides immitis*)、皮炎芽生菌(*Blastomyces dermatitides*)、巴西副球孢子菌(*Paracoccidioides brasiliensis*)和马尔尼菲青霉(*Penicillium marneffei*)等。这些真菌均属于双相性真菌,在宿主体内或37 ℃培养时呈酵母相,在25 ℃培养时呈菌丝相。引起的感染在我国少见。引起的临床症状一般不明显,有自愈倾向,但若经血行播散至其他组织器官,也会产生严重后果甚至导致死亡。

荚膜组织胞浆菌在土壤、空气中均有存在,人类或动物因呼吸道吸入感染,可引起急性肺部肉芽肿性疾病,亦可随淋巴或血液向肝、脾、肾和中枢神经系统等其他部位播散,称组织胞浆菌病,在热带、亚热带和温带地区发病率较高,大多数发生在美国。标本直接镜检可见圆形或卵圆形有荚膜的酵母型细胞,出芽生殖。体外培养时生长缓慢,形成白色棉絮样菌落,菌落黄色逐渐转为褐色,镜下可见细长有隔菌丝和特殊的圆形大分生孢子,壁厚,四周棘突排列如齿轮,有诊断价值。

粗球孢子菌多数因呼吸道吸入感染,少数也可经皮肤伤口侵入,引起粗球孢子菌性肉芽肿,多无症状或表现为自限性呼吸道感染,少数发展为肺炎。偶尔可播散至皮肤、皮下组织、淋巴结、骨骼、肝脏、肾脏、中枢神经系统等形成局灶性病变,是美国西南部的地方性流行病,南美洲也有发生。体外培养时生长迅速,形成白色随后转为棕黄色的棉絮样菌落,镜下可见较大的球形厚壁孢子,内含许多内生性孢子,成熟后壁破裂逸出。

皮炎芽生菌因吸入孢子而感染,是一种以肺、皮肤和骨骼为主的慢性化脓性肉芽肿性病变,称北美芽生菌病。主要流行于美国和加拿大,英国和墨西哥虽有散发,但患者均有在美国居住史或接触污染物的历史。巴西副球孢子菌感染又称南美芽生菌病,主要流行于中南美洲,特别是巴西、阿根廷、秘鲁和委内瑞拉。男性多于女性。经呼吸道或皮肤黏膜伤口侵入,抵抗力下降时不仅局部有病变,亦可向深部组织播散。镜下二者均为酵母型细胞,出芽生殖,皮炎芽生菌每个细胞出一个芽,巴西副球孢子菌可有多个芽。

粗球孢子菌
病的流行病
学变化

马尔尼菲青霉是青霉菌中唯一的、双相性、机会致病性真菌,引起的疾病称马尔尼菲青霉病,多为播散型感染,常累及肺、肝脏、皮肤及淋巴结等多组织和器官,是一种严重的深部真菌病。可发生于健康者,但更多见于免疫缺陷或免疫功能低下者,随着HIV感染者日渐增多,该病的报道也逐渐增加。该病主要流行于东南亚一带,我国广东、广西等地也有报道。37 ℃培养时镜下可见圆形或长方形关节孢子,25 ℃培养时形成淡黄色,而后转为棕红色的绒毛状菌落,有皱褶。镜下可见有隔菌丝、帚枝状双轮生的分生孢子梗,分生孢子呈球形。

NOTE

━━━━━━━━━━━━━━ 小结 ━━━━━━━━━━━━━━

（1）皮肤癣菌包括表皮癣菌属、毛癣菌属和小孢子菌属，寄生皮肤角蛋白组织，引起皮肤癣。角层癣菌引起花斑癣。

（2）皮下组织感染真菌包括申克孢子丝菌、着色真菌。均为腐生性真菌，经皮肤外伤侵入机体引起孢子丝菌病和着色真菌病。

（3）常见机会致病性真菌有假丝酵母菌属、隐球菌属、曲霉属、毛霉属及肺孢子菌属等。尤其是假丝酵母菌属，可在抵抗力低下人群引起皮肤、黏膜、内脏器官，甚至中枢神经系统感染，是临床上发病率最高的深部感染真菌。

思考题答案

━━━━━━━━━━━━━━ 思考题 ━━━━━━━━━━━━━━

1. 皮肤感染真菌主要有哪些？微生物学检查的主要方法是什么？
2. 机会致病性真菌主要有哪些（至少举出两种）？并指出其所致主要疾病。

推荐文献阅读

1. 李凡，徐志凯. 医学微生物学. 第 8 版. 北京：人民卫生出版社，2013
2. 贾文祥. 医学微生物学. 第 2 版. 北京：人民卫生出版社，2010

牡丹江医学院　李　霞

第二十四章 病毒的基本性状

本章 PPT

病毒(virus)是一类体积微小,无细胞结构,只含一种核酸(DNA 或 RNA),严格活细胞内寄生,以复制方式进行增殖的非细胞型微生物。

病毒的主要特点是:体积微小,一般需用电子显微镜放大千万倍以上才能观察到;结构简单,无完整的细胞结构,主要成分为核酸和蛋白质,而且仅有一种类型的核酸(DNA 或 RNA);严格活细胞内寄生,一般只能在一定种类的宿主细胞内增殖;繁殖方式是复制,即在分子水平上进行自我增殖;对干扰素敏感,对抗生素不敏感。

病毒与人类疾病的关系极为密切,病毒所致的感染性疾病不仅数量多、传染性强,有的病情严重、病死率高或病后留有后遗症。如流感、病毒性肝炎、艾滋病等可造成世界性大流行,而狂犬病、病毒性脑炎和病毒性出血热等疾病则死亡率高。除传染病外,许多病毒与人类肿瘤和自身免疫疾病等的发生有密切关系;病毒也是分子生物学和基因工程研究中的重要材料和工具。因此,掌握病毒学的基础知识及其与人类的关系,能更好地利用病毒为人类服务,更有效地预防、控制和消灭病毒性疾病,保障人类健康。

第一节 病毒的形态、结构和化学组成

一、病毒的大小与形态

一个完整成熟的病毒颗粒称为病毒体(virion),病毒的大小是指病毒体的大小,测量单位是纳米(nanometer,nm)。病毒的大小差别很大,最大的约为 300 nm,如痘病毒;最小的约为 20 nm,如微小病毒。一般病毒介于 20～250 nm 之间,其中绝大多数病毒都在 100 nm 左右。病毒的形态多种多样,绝大多数动物病毒呈球形或近似球形,少数为杆状或丝状,此外,还有砖形(痘病毒)、子弹形(狂犬病病毒),噬菌体呈蝌蚪形(图 24-1)。

二、病毒的结构

病毒的基本结构包括核心(core)和衣壳(capsid),两者构成核衣壳(nucleocapsid)。有些病毒在衣壳外面还有包膜(envelope)包绕,称为包膜病毒(enveloped virus)。仅有核衣壳而无包膜的病毒称裸露病毒(naked virus),核衣壳就是其病毒体(图 24-2)。

(一)病毒核心(viral core)

病毒核心位于病毒体的中心,主要由病毒核酸即 DNA 或 RNA 组成,构成病毒的基因组。除核酸外,有些病毒核心还有少量病毒基因编码的非结构蛋白,是病毒增殖所需要的功能蛋白,如甲型流感病毒的 RNA 多聚酶、逆转录病毒的逆转录酶等。

(二)病毒衣壳(viral capsid)

病毒衣壳包绕病毒核酸,是包围在病毒核心外面的一层蛋白质结构,是由一定数量壳粒(capsomere)按一定的排列方式聚集形成的蛋白质外壳。壳粒是衣壳的形态学亚单位

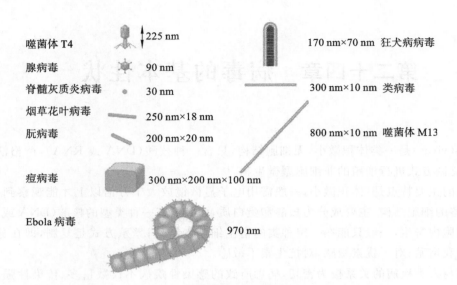

图 24-1　病毒大小、形态示意图

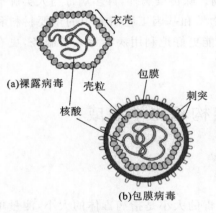

图 24-2　病毒结构模式图

（morphological subunit）。用 X 线衍射和化学检测，发现壳粒由一条或多条多肽链折叠形成的蛋白质亚基组成，因此多肽分子是构成衣壳蛋白的最小单位，是衣壳的化学亚单位（chemical subunit）。不同的病毒体，衣壳所含壳粒的数目和排列方式不同，决定衣壳的不同对称型结构，进而决定病毒的形状，可作为病毒鉴别和分类的重要依据。

根据壳粒的排列方式，病毒衣壳有下列几种对称型结构：

1. 螺旋对称型（helical symmetry） 壳粒沿着螺旋形的病毒核酸链对称排列（图 24-3）。如正黏病毒、副黏病毒及弹状病毒等。

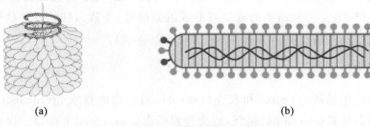

图 24-3　病毒螺旋对称型模式图

2. 二十面体立体对称型（icosahedral symmetry） 病毒核酸聚集成团，外周衣壳的壳粒呈二十面体立体对称排列，构成由 20 个等边三角形的面、12 个顶角、30 个棱边的立体结构。在其棱边、三角形面及顶角上皆有对称排列的壳粒。以脊髓灰质炎病毒为例，病毒顶角的壳粒由 5 个同样的壳粒包围，称为五邻体（penton）；而在三角形面上的壳粒，周围都有 6 个相同的壳粒，称为六邻体（hexon）。不同病毒，其壳粒数目也不相同，例如，腺病毒有 252 个壳粒，而小 RNA 病毒仅有 32 个壳粒。这可作为病毒鉴别及分类的依据之一（图 24-4）。

3. 复合对称型（complex symmetry） 病毒体结构复杂，既有立体对称又有螺旋对称形式，如痘病毒和噬菌体。

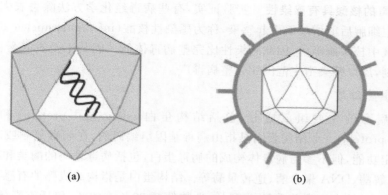

图 24-4 病毒二十面体立体对称型模式图

（三）病毒包膜（viral envelope）

病毒包膜是包绕在病毒核衣壳外面的脂质双层膜，是某些病毒在复制后期，核衣壳穿越宿主细胞的核膜、高尔基体膜、内质网膜和细胞膜等，以出芽的方式向细胞外释放过程中获得的宿主细胞的脂质膜成分。有些病毒包膜表面有突起，称为包膜子粒（peplomere）或刺突（spike），是病毒基因编码的蛋白质。有些包膜病毒的核衣壳外层和包膜内层之间有基质蛋白（matrix protein），将病毒核衣壳与包膜联系起来，此区域称为被膜（tegument）。如人类免疫缺陷病毒的内膜蛋白 p17 和甲型流感病毒的 M1 蛋白。

三、病毒的化学组成

（一）病毒核酸

核酸位于病毒体的核心，构成病毒的基因组，一种病毒只含有一种类型的核酸，DNA 或 RNA，病毒以此分为 DNA 病毒和 RNA 病毒两大类。病毒核酸的存在形式具有多样性，形状上有线状或环状，构成上有单链或双链，有分节段的或不分节段的。DNA 病毒大多是双链，细小病毒（parvovirus）和环状病毒（circovirus）除外；RNA 病毒大多是单链，呼肠病毒（reovirus）和博尔纳病毒（borna virus）除外。通常是以 mRNA 的碱基序列作为标准，凡与此相同的核酸链称为正链（positive sense），与其互补的为负链（negative sense）。因此，单链 RNA 分正链（＋ssRNA）和负链（－ssRNA）。如果是＋ssRNA，病毒复制时可直接作为 mRNA；而－ssRNA 则需首先合成具有 mRNA 功能的互补链。单链 DNA 也有正链（＋ssDNA）和负链（－ssDNA）之分。

不同种类的病毒，核酸含量差别较大，细小病毒仅由 5000 个核苷酸组成，而痘病毒含 400 万个核苷酸。流感病毒的核酸不到病毒颗粒质量的 1%，大肠杆菌噬菌体的核酸约占病毒颗粒的一半或更多。病毒核酸大小通常为 3～400 kb 不等，分子量为 $(16～160)×10^6$ Da。

核酸是病毒的遗传物质，携带病毒的全部遗传信息，决定了病毒的感染、增殖、遗传、变异等生物学性状，其主要功能有：

1. 病毒复制的模板 病毒进入活细胞内，首先释放出核酸，进行自我复制，复制出大量子代核酸。病毒核酸转录生成病毒 mRNA，再以 mRNA 为模板翻译出病毒所需的蛋白质，包括病毒结构蛋白和非结构蛋白（酶类等）。最后再由病毒核酸与蛋白质装配成具有感染性的完整病毒颗粒。

2. 决定病毒的特性 病毒核酸编码病毒全部遗传信息。由它复制的子代病毒保留着亲代病毒的特性，如形态结构、致病性、抗原性等，亦称病毒的基因组（genome）。若病毒核酸发生碱基置换或移码突变等变异，则病毒的性状也发生改变。

3. 部分病毒的核酸具有感染性　实验证实,有些病毒经化学方法除去衣壳蛋白,所获得的核酸进入宿主细胞后能增殖而引起感染,称为感染性核酸(infectious nucleic acid)。感染性核酸容易被体液中核酸酶降解,因此感染性比完整病毒体低。因其不受衣壳蛋白和宿主细胞表面受体的限制,所以感染宿主范围比完整病毒广。

（二）病毒蛋白质

蛋白质是病毒的主要组成成分,包括结构蛋白(structural protein)和非结构蛋白(nonstructural protein)。非结构蛋白是指由病毒基因组编码的,在病毒复制或基因表达调控过程中具有一定功能,但不参与病毒体构成的病毒蛋白,包括病毒编码的酶类和特殊功能的蛋白质,如蛋白水解酶、DNA聚合酶、逆转录酶等。结构蛋白是指构成成熟的有感染性的病毒颗粒所必需的蛋白质,约占病毒总重量的70%,少数低至30%～40%,包括衣壳蛋白、包膜蛋白和基质蛋白等。

衣壳蛋白构成病毒的衣壳;包膜蛋白是病毒基因编码的构成病毒包膜结构的蛋白质,包括包膜糖蛋白和基质蛋白两类。包膜糖蛋白多突出于病毒体外,构成刺突(或纤突蛋白);基质蛋白构成膜脂双层与核衣壳之间的结构,具有支撑包膜、维持病毒形态结构的作用,并在病毒成熟过程中发挥重要作用。

病毒结构蛋白的主要功能是:①保护病毒核酸,衣壳蛋白组成的衣壳包绕着核酸,可使核酸免遭环境中核酸酶和其他理化因素(如紫外线、射线等)的破坏;②参与病毒的吸附、侵入,构成感染的第一步,决定病毒的宿主亲嗜性;③具有抗原性,当病毒进入机体后,能引起特异性体液免疫和细胞免疫,不仅有免疫防御作用,有时也可引起免疫病理损伤。

（三）脂类与糖

脂类主要存在于病毒的包膜上,主要是磷脂和胆固醇等。这些脂类是包膜病毒成熟并以出芽(budding)方式释放时,从宿主细胞膜、核膜或空泡膜上获得的。有些病毒含少量糖类,以糖蛋白形式存在,也是包膜的表面成分之一。病毒的脂类与糖均来自宿主细胞。

病毒包膜的主要功能:①保护核衣壳,维持病毒体结构的完整性;②参与病毒感染,病毒包膜与细胞膜脂类成分同源,彼此易于亲和及融合,起到辅助病毒感染的作用;③病毒包膜具有病毒种和型的特异性,是病毒分型、鉴定的依据之一。

用脂溶剂可去除包膜中的脂类,可以使病毒失活。因此,常用乙醚或氯仿处理病毒,再检测其活性,以鉴定病毒是否具有包膜结构。

四、研究病毒形态结构的方法

1. 电子显微镜(简称电镜)检查法　透射电镜(transmission electron microscope,TEM)主要用于观察病毒内部结构及病毒在细胞内的增殖状态;扫描电镜(scanning electron microscope,SEM)主要用于测量病毒大小、观察病毒表面形态和结构。

2. 超过滤法(ultrafiltration)　用不同孔径的微孔滤膜过滤病毒悬液,将滤过液接种于组织细胞、实验动物或鸡胚,或用血凝实验来测定病毒是否通过滤膜,从而估计病毒的大小。

3. 超速离心法(ultracentrifugation)　病毒大小不同,沉降速度也不同。可以利用超速离心法测得病毒的沉降系数(sedimentation coefficient,S),借以计算病毒的大小。

4. X线晶体衍射法(X-ray crystallography)　根据X线衍射图谱,用数学方式来研究病毒的形态、结构、病毒蛋白亚单位和核酸分子结构等。但标本必须为结晶,目前用于无包膜病毒的研究。

5. 磁共振技术(magnetic resonance,MR)　MR技术目前可用于确定病毒蛋白质和核酸的三维空间构象。

第二节 病毒的增殖

病毒结构简单,不具有能进行独立代谢的酶系统,因此,病毒的增殖与细菌、真菌等都不同,只有进入活的易感宿主细胞内,由宿主细胞提供合成病毒核酸与蛋白质的原料,如低分子量前体成分、能量、必要的酶等,病毒才能增殖。病毒的增殖是以病毒自身的核酸分子为模板,在 DNA(或 RNA)多聚酶和其他必需因素作用下,先合成子代病毒基因组,再合成病毒结构蛋白,经过装配成为完整的病毒颗粒,从宿主细胞中释放出子代病毒,这种以病毒核酸分子为模板进行复制的方式,称为自我复制(self-replication)。

一、病毒的复制

从病毒吸附宿主细胞开始,经过核酸复制,最后释放出子代病毒的整个过程,称为一个复制周期(replication cycle),包括吸附、穿入、脱壳、生物合成、装配与释放。了解病毒的复制周期,对于掌握病毒的致病性及防治有重要意义。

(一)吸附(adsorption)

吸附是病毒感染宿主细胞的第一步,也是关键的一步。主要是通过病毒表面的吸附蛋白(viral attachment protein,VAP)与易感细胞表面特异性受体(也称为病毒受体,virus receptor)相结合。VAP 一般为裸露病毒表面的衣壳蛋白或包膜病毒的包膜糖蛋白。细胞表面的病毒受体则为特异结合病毒粒子的细胞表面结构。病毒的细胞受体具有种系和组织特异性,决定了病毒的组织亲嗜性(tropism)和感染宿主的范围(宿主谱)。不同种属的病毒其细胞受体不同,甚至同种不同型的病毒以及同型不同株的病毒,细胞受体也可能不相同。如小RNA 病毒衣壳蛋白特定序列能与人及灵长类动物细胞表面脂蛋白受体结合,而腺病毒衣壳触须样纤维能与细胞表面特异性蛋白相结合。包膜病毒大多通过包膜糖蛋白与细胞受体结合,如流感病毒 HA 糖蛋白与细胞表面受体唾液酸结合发生吸附;人类免疫缺陷病病毒(HIV)包膜糖蛋白 gp120 的受体是人 Th 细胞表面 CD4 分子;EB 病毒则能与 B 细胞 CD21 受体结合。另一方面,有些不同种属的病毒却有相同的细胞受体,其吸附和感染可对其他病毒的感染产生干扰。病毒不能吸附于无受体的细胞,感染也就不能发生。细胞表面拥有的受体数不尽相同,最敏感细胞可含 10 万个受体。常见病毒的 VAP 与宿主细胞的受体见表 24-1。

表 24-1 常见病毒的 VAP 与宿主细胞的受体

病毒	VAP	宿主细胞的受体
脊髓灰质炎病毒	VP1~VP3	特异膜受体(Ig 超家族成员)
鼻病毒	VP1~VP3	黏附因子 I(ICAM-I)
埃可病毒(ECHOV)	VP1~VP3	连接素
甲型流感病毒	HA	唾液酸
麻疹病毒	HA	CD46
单纯疱疹病毒(HSV)	gB,gC,gD	硫酸乙酰肝素聚糖及 FGF 受体
EB 病毒(EBV)	gp350	CD21
人巨细胞病毒(HCMV)	CD13 样分子	MHCI 类抗原的 β2m

续表

病毒	VAP	宿主细胞的受体
人类免疫缺陷病毒(HIV)	gp120	CD4,CCR5,CXCR4
狂犬病毒	GpG	乙酰胆碱受体(横纹肌细胞)
呼肠病毒	δ1蛋白	β-肾上腺素受体

（二）穿入（penetration）

病毒与细胞表面结合后,可通过胞饮、融合、直接穿入等方式进入细胞。

1. 胞饮（endocytosis） 病毒与细胞表面结合后,细胞膜内陷形成胞饮泡,将病毒整体包裹进细胞质内（图24-5）,是裸露病毒常见的穿入方式。

2. 融合（fusion） 病毒包膜与宿主细胞膜融合,将病毒的核衣壳释放到细胞质内。这一过程需要病毒包膜的特异性融合蛋白参与,如流感病毒血凝素 HA2 和 HIV 的 gp41 蛋白。

3. 直接穿入 少数裸露病毒在吸附时,细胞表面的酶类使病毒某些衣壳蛋白的多肽成分发生改变,协助病毒脱壳,使病毒核酸直接穿入细胞膜。

裸露病毒主要以胞饮和直接穿入的方式侵入,包膜病毒常以膜融合的方式进入。

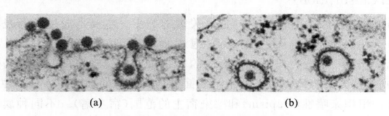

(a)   (b)

图 24-5 病毒以胞饮方式穿入宿主细胞

（三）脱壳（uncoating）

病毒脱去蛋白质衣壳后,核酸才能发挥作用。不同病毒具有不同的脱壳过程。有些是先穿入后脱壳;有的穿入的同时脱包膜,再脱衣壳;有的则在穿入的同时即完成脱壳。多数病毒穿入细胞后,在细胞溶酶体酶的作用下,脱去衣壳蛋白,释放病毒核酸。少数病毒脱壳过程比较复杂,例如痘病毒的脱壳分为两步,先由溶酶体酶作用脱去衣壳蛋白,再经病毒编码产生的脱壳酶脱去内层衣壳,方能使核酸完全释放出来。

（四）生物合成（biosynthesis）

生物合成一般分早期和晚期两个阶段。早期阶段是病毒的早期基因在细胞内进行转录、翻译,产生病毒生物合成中必需的酶类和某些抑制或阻断细胞核酸和蛋白质合成的非结构蛋白,以有利于病毒进一步复制,阻断宿主细胞的正常代谢。晚期阶段是根据病毒基因组指令开始复制病毒核酸,并经过病毒晚期基因的转录、翻译产生病毒的结构蛋白。生物合成阶段用电镜检查在细胞内查不到完整病毒,用血清学方法也测不到病毒抗原存在,故被称为隐蔽期（eclipse phase）。各病毒隐蔽期长短不一,如脊髓灰质炎病毒为 3～4 h,披膜病毒为 5～7 h,正黏病毒为 7～8 h,副黏病毒为 11～12 h,腺病毒为 16～17 h。

根据病毒基因组转录 mRNA 及转译蛋白质的不同,病毒生物合成过程分为 7 个类型,即双链 DNA 病毒、单链 DNA 病毒、双链 RNA 病毒、正单链 RNA 病毒、负单链 RNA 病毒、逆转录病毒及嗜肝 DNA 病毒。

1. 双链 DNA 病毒 大多数双链 DNA 病毒在细胞核内合成 DNA,在细胞质内合成病毒蛋白;只有痘病毒例外,因其本身携带 DNA 多聚酶,DNA 和蛋白质都在细胞质内合成。以单纯疱疹病毒为例,dsDNA 病毒复制的早期阶段,病毒利用宿主细胞核内的依赖 DNA 的 RNA 多聚酶,转录早期 mRNA,再于胞质核糖体上翻译出早期蛋白,主要是非结构蛋白,包括 DNA 多聚酶和调节蛋白等,用于子代 DNA 的复制。晚期阶段包括子代 DNA 复制和晚期蛋白的合成。DNA 的复制以半保留复制的方式进行,即在解链酶作用下亲代 DNA 双链解开为正、负两条单链;再分别以这两条单链为模板,利用早期合成的 DNA 多聚酶,复制出子代 dsDNA,然后以大量子代病毒 DNA 分子为模板,转录晚期 mRNA,在胞质核糖体内翻译出病毒的结构蛋白(图 24-6)。

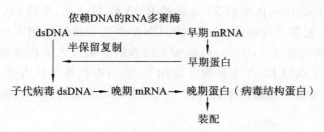

图 24-6 dsDNA 病毒复制模式图

2. 单链 DNA 病毒 首先以单链 DNA 为模板合成互补链,形成 dsDNA 复制中间型(replicative intermediate,RI),然后解链,由新合成互补链为模板复制出子代 ssDNA,转录 mRNA 和翻译合成病毒蛋白质。

3. 双链 RNA 病毒 dsRNA 病毒在自身的依赖 RNA 的 RNA 多聚酶作用下,转录出 mRNA,然后再翻译出早期蛋白或晚期蛋白。双链 RNA 基因组复制时,先以原负链为模板复制出新正链 RNA,再由新正链 RNA 复制出新的负链,构成子代双链 RNA(图 24-7),子代病毒 RNA 基因组全部为新合成的 RNA。

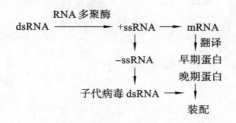

图 24-7 dsRNA 病毒的复制

4. 正单链 RNA 病毒 +ssRNA 不含 RNA 聚合酶,但本身具有 mRNA 功能,可直接在宿主细胞核糖体上翻译出早期蛋白,如 RNA 聚合酶等。在病毒 RNA 聚合酶作用下,合成与亲代互补的负链 RNA,形成双链 RNA 复制中间型,其中正链 RNA 又可作为 mRNA 翻译病毒晚期蛋白,如衣壳蛋白及其他结构蛋白;以负链 RNA 为模板复制出子代病毒+ssRNA 基因组,进而再装配与释放(图 24-8)。

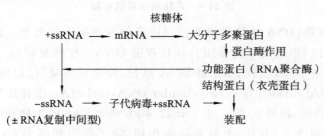

图 24-8 +ssRNA 病毒的复制

NOTE

5. 负单链 RNA 病毒　多数有包膜的 RNA 病毒属于一ssRNA 病毒,如流感病毒、腮腺炎病毒、狂犬病病毒等。因这些病毒自身含有依赖 RNA 的 RNA 多聚酶,故能以病毒 RNA 为模板进行复制,但一ssRNA 不能直接作为 mRNA 翻译病毒蛋白质。在生物合成过程中,一ssRNA 首先转录出互补＋ssRNA,形成复制中间体(±RNA),产生更多的正链 RNA,以其中部分正链 RNA 为模板复制出子代负链 RNA,部分正链 RNA 起 mRNA 作用,翻译出病毒的结构蛋白和非结构蛋白。

6. 逆转录病毒　病毒在逆转录酶作用下,以病毒 RNA 为模板,合成互补的负链 DNA,构成 RNA:DNA 中间体。中间体中的 RNA 链被 RNA 酶 H 水解,负链 DNA 进入细胞核内,在 DNA 多聚酶作用下,复制成双链 DNA。双链 DNA 在整合酶的作用下整合到宿主细胞的染色体 DNA 上,成为前病毒(provirus),可随宿主细胞的分裂进入子代细胞。当各种因素刺激下前病毒活化,在宿主细胞 RNA 多聚酶Ⅱ作用下,前病毒在细胞核内转录出子代病毒 RNA 和 mRNA。mRNA 在胞质核糖体上翻译出子代病毒的结构蛋白和非结构蛋白(图 24-9)。

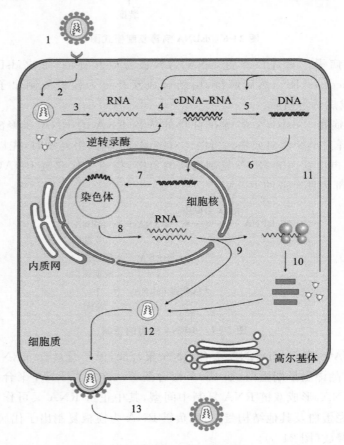

图 24-9　逆转录病毒的复制

7. 嗜肝 DNA 病毒(DNA 逆转录病毒)　HBV 的复制属于此类型。HBV 基因组是由长链(负链)和短链(正链)组成的不完全闭合环状双链 DNA。核酸复制时,①在 HBV DNA 多聚酶的作用下,以负链 DNA 为模板,正链 DNA 延长,补全双链缺口,形成完整的超螺旋的共价闭合环状双链 DNA(covalently closed circular DNA,cccDNA);②在细胞 RNA 多聚酶作用下,以负链 DNA 为模板,转录 0.8 kb、2.1 kb、2.4 kb 和 3.5 kb 的 4 种 mRNA,前三者进入胞质中翻译病毒蛋白,而 3.5 kb RNA 具有双重作用,除了作为翻译 DNA 聚合酶、HBcAg 和 HBeAg 前体蛋白的 mRNA 外,还可作为合成子代病毒 DNA 的模板,称为前基因组 RNA (pregenomic RNA,pgRNA),与 DNA 多聚酶共同被包入 HBV 衣壳内;③在 HBV 的逆转录酶作用下,以 3.5 kb RNA 为模板,逆转录出全长的 HBV 负链 DNA;④在 RNA 酶 H 作用下RNA 链被水解,由 DNA 多聚酶再合成互补的正链 DNA(图 24-10)。通常不等正链合成完毕,即被包裹到包膜中,因此,子代病毒的基因组常为不完整闭合环状双链 DNA。

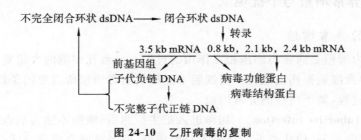

图 24-10 乙肝病毒的复制

(五) 装配(assembly)与释放(release)

子代病毒核酸和蛋白质合成之后,不同种类的病毒在细胞内装配的部位不同。除痘病毒外,DNA 病毒均在细胞核内装配,除正黏病毒外,大多数 RNA 病毒在细胞质内装配。装配是一个逐步完成的过程,一般经过核酸浓聚、壳粒聚合和核酸装入等步骤。球形的裸露病毒可先形成空心衣壳,病毒核酸从衣壳裂隙间进入形成核衣壳,装配为成熟的病毒体。螺旋对称型病毒核衣壳的装配,是由衣壳蛋白围绕病毒的基因组形成的。包膜病毒需要从核膜、胞质内膜或细胞膜获得包膜,才能成为完整的病毒体。病毒的包膜是从细胞膜系统(质膜或核膜)的特定部位获得的,当病毒编码的特异糖蛋白插入细胞膜时,装配的核衣壳与此处细胞膜结合而获得包膜(图 24-11)。包膜的脂类来源于宿主细胞,而包膜的蛋白质(包括糖蛋白)是由病毒基因组编码,具有病毒的特异性和抗原性。

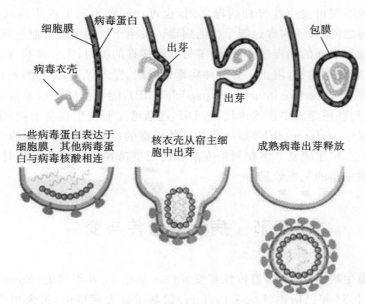

图 24-11 病毒以出芽方式释放

装配完成后,裸露病毒多采用溶细胞的方式释放,即宿主细胞裂解,子代病毒释放到周围环境中,如腺病毒、脊髓灰质炎病毒。包膜病毒常以出芽方式释放,出芽释放一般不直接引起细胞死亡,宿主细胞膜在出芽后通常可以修复,细胞仍能存活一段时间,继续分裂增殖。此外,还有其他方式,如巨细胞病毒,很少释放到细胞外,而是通过细胞间桥或细胞融合直接转移到相邻的未感染细胞中,逃避宿主的抗病毒防御机制。某些肿瘤病毒,其基因组以整合方式随细胞的分裂而存在于子代细胞中。

病毒复制周期的长短与病毒种类有关,如小 RNA 病毒为 6~8 h,正黏病毒为 15~30 h。每个宿主细胞产生子代病毒的数量也因病毒和细胞不同而异,多者可产生 10 万个病毒。

二、病毒的异常增殖与干扰现象

(一) 病毒的异常增殖

病毒在细胞内增殖是病毒与细胞相互作用的过程。病毒在细胞内大量复制的同时也影响细胞正常代谢,导致细胞损伤或死亡。当细胞不能提供病毒增殖所需要的条件和物质时,病毒则不能完成复制过程,属于病毒的异常增殖。

1. 顿挫感染(abortive infection) 病毒进入宿主细胞后,细胞不能为病毒增殖提供所需要的酶、能量及必要的成分,使病毒不能合成本身的成分;或者虽能合成部分或全部病毒成分,但不能装配和释放,称为顿挫感染。不能为病毒增殖提供条件的细胞,称为非容纳细胞(non-permissive cell)。能为病毒提供条件,可产生完整病毒的细胞称为容纳细胞(permissive cell)。

2. 缺陷病毒(defective virus) 是指因病毒基因组不完整或基因发生改变,而不能进行正常增殖的病毒。当与其他病毒共同感染宿主细胞时,若其他病毒能为缺陷病毒提供所需要的条件,缺陷病毒则又能完成正常增殖而产生完整的子代病毒,将这种有辅助作用的病毒称为辅助病毒(helper virus)。腺病毒伴随病毒(adeno-associated virus,AAV)就是一种缺陷病毒,用任何细胞培养都不能增殖,但当与腺病毒共同感染细胞时,却能产生成熟病毒。腺病毒就是其辅助病毒。丁型肝炎病毒也是缺陷病毒,必须依赖于 HBV 才能复制。

(二) 病毒的干扰现象

当两种病毒感染同一细胞时,可发生一种病毒抑制另一种病毒增殖的现象,称为病毒的干扰现象。干扰现象不仅可发生在异种病毒之间,也可在同种不同型或不同株病毒之间发生。可以发生在活病毒之间,灭活病毒也能干扰活病毒。发生干扰的可能机制包括:①一种病毒的吸附改变了宿主细胞表面的病毒受体,抑制了另一种病毒的吸附;②一种病毒在宿主细胞内增殖,改变了宿主细胞代谢途径,阻止了另一种病毒的吸附、穿入等;③一种病毒在复制过程中产生了缺陷性干扰颗粒(defective interfering particle,DIP),能干扰同种的正常病毒在细胞内复制,如流感病毒在鸡胚尿囊液中连续传代,则 DIP 逐渐增加而发生自身干扰;④一种病毒诱导细胞产生的干扰素(interferon,IFN)抑制了另一种病毒的增殖。病毒之间的干扰现象能够阻止发病,使感染终止,宿主康复。但在制备疫苗和使用疫苗预防病毒性疾病时,也应该避免由于干扰现象而影响疫苗的免疫效果。

第三节 病毒的遗传与变异

病毒和其他微生物一样,具有遗传性和变异性。早在 1798 年琴纳(Edward Jenner)接种牛痘来预防天花,1884 年巴斯德(Louis Pasteur)研制了狂犬病疫苗,这为预防医学开辟了广阔的前途。实际上这些疫苗株均是利用病毒变异性制备而成的。由于病毒仅含有一种核酸,基因组也较简单,所以病毒是最早研究遗传学的工具。对病毒遗传学研究,开始仅是对病毒生物学性状的变异现象及变异株的产生进行研究,随着分子生物学的迅速发展,病毒的分子遗传学研究有很大进展,使人们对病毒基因组结构和功能、病毒遗传变异的机制有了深入的认识。为此,病毒的遗传学特别是变异性的研究将在病毒感染的诊断和防治,特别是在制备病毒的基因工程疫苗有效地防治病毒性疾病中发挥更大的作用。

一、基因突变

病毒在增殖过程中常发生基因组中碱基序列的置换、缺失或插入,引起基因突变,其自发突变率为 $10^{-8}\sim10^{-6}$。用物理因素(如紫外线或 X 射线)或化学因素(如亚硝基胍、5-氟尿嘧啶或 5-溴脱氧尿苷)处理病毒时,也可诱发突变,或提高突变率。由基因突变产生的病毒表型性状发生改变的毒株称为突变株(mutant)。突变株可呈多种表型,如病毒空斑的大小,病毒颗粒形态、抗原性、毒力、宿主范围、营养要求,以及细胞病变等均可发生改变。

1. 条件致死性突变株(conditional-lethal mutant) 是指在某种条件下能够增殖,而在另一种条件下不能增殖的病毒株。温度敏感性突变株(temperature-sensitive mutant,ts)就是典型的条件致死性突变株。ts 突变株在 $28\sim35$ ℃条件下可增殖(称为容许性温度),而在 $37\sim40$ ℃条件下不能增殖(称为非容许性温度)。这是因为引起 ts 变异的基因所编码的蛋白质或酶在较高温度下失去功能,故病毒不能增殖。ts 变异可来源于基因任何部位的改变,因此能产生各种各样的 ts 突变株。ts 突变株常具有减低毒力而保持其免疫原性的特点,是生产减毒疫苗的理想毒株,但 ts 突变株容易出现回复突变(回复率为 10^{-4}),因此制备疫苗时须经多次诱变后,方可获得在一定宿主细胞内稳定传代的突变株,亦称变异株(variant)。脊髓灰质炎减毒活疫苗就是这种稳定性 ts 变异株。

2. 宿主范围突变株(host-range mutant,hr) 由于病毒基因组改变影响了对宿主细胞的感染范围,能感染野生型病毒所不能感染的细胞。可利用此特性制备疫苗,如狂犬病疫苗。

3. 耐药突变株(drug-resistant mutant) 临床上应用针对病毒酶的药物后,有时病毒经短暂被抑制后又重新复制,常因编码病毒酶基因的改变而降低了靶酶对药物的亲和力或作用,从而使病毒对药物不敏感而继续增殖。

4. 缺陷型干扰突变株(defective interference mutant,DIM) 因病毒基因组中碱基缺失、突变引起,其所含核苷酸较正常病毒明显减少。多数病毒可自然发生 DIM,其特点是由于基因的缺陷而不能单独复制,必须在辅助病毒(通常是野生株)存在时才能进行复制,并同时能干扰野生株的增殖。DIM 在一些疾病中起重要作用,特别是与某些慢性疾病的发病机制有关。

二、基因重组与重配

两个或更多的病毒感染同一细胞时,它们可发生多种形式的互相作用,如干扰现象、共同感染、基因转移与互换、基因产物的相互作用等,但常发生于有近缘关系的病毒或宿主敏感性相似的病毒间。两种病毒在同一宿主细胞内发生基因组互换,产生具有两个亲代病毒特性的子代病毒,并能继续增殖,称为基因重组(gene recombination)。子代病毒称为重组体(recombinant)。重组不仅可发生于两种活病毒之间,也可发生于一种活病毒与另一种灭活病毒之间,甚至可发生于两种灭活病毒之间。基因组不分节段病毒的重组,是由于核酸内切酶和连接酶的作用,两种病毒核酸分子发生断裂和交叉连接,核酸分子内部序列重新排列所致。分节段 RNA 病毒基因组的重组,是两病毒株通过基因片段的交换使子代基因组发生改变,这种重组又称重配(reassortment)。流感病毒、轮状病毒产生新基因型就是经过这种机制发生的。基因重组可使灭活病毒复活,即一种活病毒与一种近缘的灭活病毒(常用紫外线灭活)感染同一细胞时,经基因重组而使灭活病毒复活,称交叉复活(crossing reactivation)。灭活病毒之间基因重组,即两个或两个以上同种灭活病毒(病毒基因组的不同部位受到损伤)感染同一细胞时,经过基因重组而出现感染性的子代病毒,称多重复活(multiplicity reactivation)(图24-12)。

三、基因整合

在病毒感染细胞的过程中,有时病毒基因组中某一片段可插入到宿主染色体 DNA 中,这

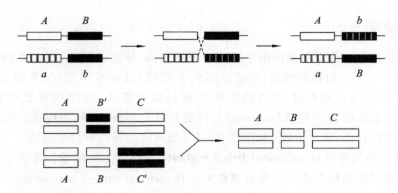

图 24-12　病毒的基因重组

上图:基因组不分节段,损害的基因片段通过重组产生野生型基因组。

下图:两个基因组,每个由 3 段双链核酸组成。一个在 B 段发生了突变,

另一个在 C 段发生了突变,二者感染同一细胞时,经基因重组,产生出未损害的片段组。

种病毒基因组与细胞基因组的重组过程称为整合(integration)。多种肿瘤病毒、逆转录病毒等均有整合特性。整合既可引起病毒基因组的变异,也可引起宿主细胞基因结构的改变,导致细胞发生恶性转化。

四、病毒基因产物的相互作用

当两种或以上的病毒感染同一细胞时,除可发生基因重组外,还可发生病毒基因产物的相互作用,包括互补作用、表型混合等,产生子代病毒表型变异。

1. 互补作用(complementation)　两种病毒感染同一细胞时,其中一种病毒的基因产物(如结构蛋白和代谢酶等)促使另一病毒增殖。互补作用可以发生于感染性病毒与缺陷病毒或灭活病毒之间。也可以发生在两种缺陷病毒之间,其原因是一种病毒能提供另一种病毒所需要的基因产物,例如病毒的衣壳、包膜或酶类等。

2. 表型混合(phenotypic mixing)　两种病毒感染同一细胞时,可出现一种子代病毒的衣壳或包膜来自另一种病毒的现象,或来自两亲代的相嵌衣壳或包膜(图 24-13),这种现象称为表型混合。因为基因组未改变,所以这种变异不稳定,传代后产生的子代病毒又可恢复亲代的表型。因此在获得新表型病毒株时,应通过传代来确定病毒新性状的稳定性,以区分是重组体还是表型混合。在自然界中,病毒衣壳和包膜的表型混合能改变病毒的宿主范围,并可影响或干扰病毒的血清学鉴定。

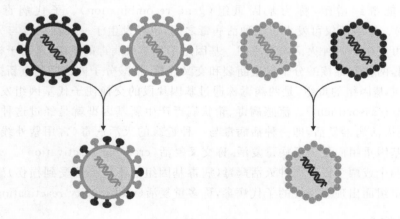

图 24-13　表型混合

第四节 理化因素对病毒的影响

病毒在体外受到物理、化学因素作用后失去感染性称为灭活(inactivation)。灭活的病毒仍能保留抗原性、红细胞吸附、血凝及细胞融合等特性。理化因素主要是通过破坏病毒的包膜(如脂溶剂或冻融),使病毒蛋白质变性(如酸、碱、甲醛、温度等)及损伤病毒的核酸(如变性剂、射线)等使病毒灭活。病毒对理化因素的敏感性的强弱因病毒种类而异。了解理化因素对病毒的影响,在预防病毒感染、分离病毒及制备疫苗等方面有重要意义。

一、物理因素的影响

1. 温度 大多数病毒耐冷不耐热。在干冰温度(-70 ℃)或液氮温度(-196 ℃)条件下,病毒可长期保持感染性。保存病毒需用低温,但反复冻融也可使病毒失活。对温度的敏感性因病毒而异,多数病毒加热至 60 ℃ 30 min 或 100 ℃ 数秒钟可被灭活,但 HBV 需 100 ℃ 10 min才能灭活;有包膜的病毒比无包膜病毒更不耐热。

2. pH值 多数病毒在 pH 5~9 稳定,但也因病毒种类而异。肠道病毒在 pH 3~5 时稳定,而鼻病毒在 pH 3~5 则迅速被灭活。因此,可以利用对 pH 的稳定性来鉴别病毒。

3. 射线 X线、γ 射线或紫外线均能以不同机制使病毒灭活。射线可使核苷酸链发生致死性断裂;紫外线能使病毒基因核苷酸结构发生改变(形成双聚体),从而抑制病毒核酸复制。但有些病毒,如脊髓灰质炎病毒经紫外线灭活后,遇可见光照射,可激活光复活酶除去双聚体而复活。因此,不能使用紫外线来制备灭活疫苗。

二、化学因素的影响

1. 脂溶剂 乙醚、氯仿、去氧胆酸盐、阴离子去污剂等脂溶剂均可使包膜病毒(如流感病毒、乙型脑炎病毒等)的包膜脂类溶解,失去吸附能力而灭活。因此,可用耐乙醚试验鉴别病毒有无包膜。

2. 消毒剂 除强酸、强碱能灭活病毒外,次亚氯酸盐、过氧乙酸、戊二醛、甲醛、氧化剂、卤素及其化合物等化学消毒剂均能使大多数病毒灭活。病毒对消毒剂的抵抗力比细菌强,特别是无包膜的微小病毒。病毒对消毒剂的敏感性也因病毒种类而异。醛类消毒剂虽能使病毒灭活但能保留其抗原性,因此,常用甲醛作灭活剂制备灭活疫苗。

3. 抗生素与中草药 现有的抗生素对病毒无抑制作用。中草药如板蓝根、大青叶、大黄、黄芪和七叶一枝花等对某些病毒有一定的抑制作用。

第五节 病毒的分类与命名

一、病毒的分类原则

病毒的种类繁多,目前国际病毒分类委员会(International Committee on Taxonomy of Viruses,ICTV)已经制定了病毒分类的标准和方法,并对病毒分类定期进行修订,将结果公布在官方网站上。主要根据生物学性状和理化特性进行分类。

1. 宿主种类 根据寄生宿主的种类,自然界存在的病毒可分为动物病毒、植物病毒、细菌和真菌病毒(噬菌体)。

2. **病毒基因组特性**　包括核酸类型（DNA 或 RNA）、单链或双链、线状或环状、是否分节段、基因组大小（kb）、核酸占病毒体总量的百分比及 G＋C 含量、核苷酸序列及特异结构等。

3. **病毒体形态学**　包括形态、大小、结构、核衣壳对称型、衣壳壳粒数目。

4. **病毒体的理化特性**　包括浮密度、pH 稳定性、末端稳定性、对乙醚等脂溶剂、消毒剂的敏感性。

5. **病毒蛋白特性**　包括蛋白含量、结构蛋白和非结构蛋白特异活性（转录酶、逆转录酶、神经氨酸酶等）、氨基酸序列。

6. **抗原性**　主要用于病毒的型及亚型等血清型分类。

7. **病毒在宿主细胞中的生长特性**　包括对细胞种类的敏感性、复制方式、包涵体形成等。

8. **生物特性**　包括自然宿主范围、传播方式及传播媒介、流行病学特征、致病性和病理学特点、组织亲嗜性等。

二、病毒的命名原则

根据 ICTV 的病毒命名和书写规范，病毒不采用拉丁双名法命名，而是按照病毒自身特征命名。病毒分为目（order）、科（family）、亚科（subfamily）、属（genus）、种（species）等分类单位，其中病毒目、科、亚科和属名在英文书写时均为斜体，第一个字母大写。种名用斜体，首词第一个字母大写，其他词（除专有名词和序号外）一律小写。病毒种以下的血清型、基因型和分离株名称不用斜体，首词第一个字母不用大写。病毒暂定种（tentative species）不用斜体，但首字母大写。在正式书写时，病毒分类名称前应冠以分类名称，如副黏病毒科（the family Paramyxoviridae）。以疱疹病毒为例，疱疹病毒科（family *Herpesviridae*）、疱疹病毒 α 亚科（subfamily *Alphaherpesvirinae*）、单纯病毒属（genus *Simplexvirus*）、人单纯疱疹病毒 1 型（human *Alphaherpesvirus* 1），也可省略分类名，如小 RNA 病毒科（*Picornaviridae*）、肠道病毒属（*Enterovirus*）。

三、病毒分类现状

根据 2017 年 ICTV 官方网站上公布的病毒分类和命名法的第十次报告，确定现已发现的病毒有 8 个目，122 个科，35 个亚科，735 个属，4404 个种，还有 80 个科目前无法归到已知的病毒目中。

ICTV 将比普通病毒更小、结构更简单、没有完整的病毒结构、仅有某种核酸，不含蛋白质，或仅有蛋白质而不含核酸，能够侵染动植物的微小病原体，列为亚病毒因子（subviral agents），包括类病毒、卫星病毒和朊粒。

1. **类病毒（viroid）**　为植物病毒，20 世纪 70 年代初期，美国学者 Diener 在研究马铃薯纺锤块茎病后报道命名。类病毒仅由 250～400 个核苷酸组成，为单链杆状 RNA，有二级结构，无包膜或衣壳，不含蛋白质。在细胞核内增殖，利用宿主细胞的 RNA 聚合酶 Ⅱ 进行复制。对核酸酶敏感，对热、有机溶剂有抵抗力。致病机制可能是由于 RNA 分子直接干扰宿主细胞的核酸代谢。类病毒与人类疾病的关系尚不清楚。

2. **卫星病毒（satellites）**　卫星病毒是在研究类病毒过程中发现的一种与植物病害有关的致病因子，可分为两大类，一类可编码自身的衣壳蛋白，另一类为卫星病毒 RNA 分子，需利用辅助病毒的蛋白质衣壳。其特点为由 500～2 000 个核苷酸构成的单链 RNA 与缺陷病毒不同，表现为与辅助病毒基因组间无同源性，复制时常干扰辅助病毒的增殖。

3. **朊粒（prion）**　亦称感染性蛋白（infectious protein））或蛋白侵染因子（proteinaceous infectious agents），是一种比病毒小、不含核酸、有侵染性的蛋白质分子。由 1982 年美国学者 Prusiner 在研究羊瘙痒病致病因子时发现，他对 prion 的生化和分子生物学特性以及与动物传染性海绵状脑病(transmissible spongiform encephalopathy，TSE)的相关性等进行了大量细致的研究，因此获得了 1997 年诺贝尔生理学或医学奖(相关内容见第 35 章朊粒)。

病毒宏基因组学

小结

（1）病毒在自然界分布广泛，是体形最小、结构最简单的生命形式。病毒种类繁多，尽管仅少数与人类疾病相关，但人类的传染病大约 75% 是由病毒引起的。

（2）病毒的基本结构是核心和衣壳，化学成分除了核酸和蛋白质外，还有糖和脂类。衣壳壳粒的对称形式有螺旋对称型、二十面体立体对称型和复合对称型。病毒的增殖过程包括吸附、穿入、脱壳、生物合成、装配与释放。病毒的异常增殖与病毒(缺陷病毒)和宿主细胞(非容纳细胞)两方面因素有关，可表现为顿挫感染和干扰现象。

（3）研究和掌握病毒的遗传变异规律，在病毒性疾病的诊断、治疗和预防上均有重要意义。

思考题

思考题答案

1. 简述病毒的特点。
2. 简述病毒的基本结构和化学组成。
3. 病毒的干扰现象在临床上有何意义？

推荐文献阅读

1. Carroll K C，Morse S A，Mietzner T，et al. Jawetz Melnick & Adelbergs Medical Microbiology. 27th Edition. New York：McGraw-Hill Medical，2015
2. 贾文祥. 医学微生物学. 第 3 版. 北京：人民卫生出版社，2015
3. 李凡，徐志凯. 医学微生物学. 第 8 版. 北京：人民卫生出版社，2013

天津医科大学 李 梅

本章PPT

第二十五章　病毒的感染与免疫

　　病毒侵入机体,并在靶器官细胞中增殖,与机体发生相互作用的过程称为病毒感染(viral infection)。病毒感染常因病毒种类、机体状态不同而产生轻重不一的临床表现,称为病毒性疾病(viral disease),有时虽发生病毒感染,但并不形成损伤或疾病。病毒致病是由侵入宿主敏感细胞开始的,病毒入侵方式和途径常决定感染的发生和发展。

第一节　病毒的致病作用

一、病毒的传播方式

　　病毒主要通过呼吸道、消化道或泌尿生殖道的皮肤和黏膜传播。在特定条件下,病毒可直接通过输血、注射、器官移植和昆虫叮咬等进入血液循环而感染机体。

　　病毒在人群中的传播方式分为水平传播(horizontal transmission)和垂直传播(vertical transmission)两类。水平传播是指病毒在人群中不同个体之间的传播,包括从动物到动物再到人的传播,为大多数病毒的传播方式。垂直传播是指存在母体的病毒经胎盘、产道或哺乳等途径由亲代传播给子代的方式,多种病毒可引起垂直感染,其中以 HBV、HCMV、HIV 和风疹病毒多见。垂直感染可致死胎、流产、早产或先天畸形,子代也可没有任何症状或成为病毒携带者。

　　病毒侵入机体后,有些病毒只在入侵部位感染细胞,称为局部感染(local infection)或表面感染(superficial infection)。有些病毒则从入侵部位经血液或神经系统向全身或远离入侵的部位播散,造成全身感染(systemic infection)。病毒进入机体血液系统称病毒血症(viremia)。经血行播散的病毒首先在入侵机体的局部及其所属淋巴结增殖,随后进入静脉引起第一次病毒血症。此时如果病毒未受到中和抗体等的作用,则在肝脏、脾脏细胞内进一步增殖,再释放入血引起第二次病毒血症,播散全身到达靶器官引起感染,各种病毒因其最终到达的靶器官不同而表现出不同的临床症状。

二、病毒感染类型

　　机体感染病毒后,可表现出不同的临床类型。根据有无症状,可分为隐性感染和显性感染;根据病毒在机体内的感染过程、滞留的时间及出现临床症状的长短,病毒感染又分为急性感染和持续性感染。

(一)隐性感染

　　病毒进入机体后,不引起临床症状的感染称隐性感染或亚临床感染(subclinical infection)。可能与病毒的毒力较弱和机体免疫力较强有关,病毒在体内不能大量增殖,对组织和细胞造成损伤不明显。隐性感染者虽不出现临床症状,但仍可获得免疫力而终止感染。脊髓灰质炎病毒和流行性乙型脑炎病毒的大多数感染者为隐性感染,发病率只占感染者的0.1%。

部分隐性感染者一直不产生免疫力,病毒仍在体内增殖并向外界播散,成为重要的传染源,这种隐性感染者也叫病毒携带者(viral carrier),在流行病学上具有重要意义。

(二)显性感染

显性感染指病毒进入机体,到达靶细胞后大量增殖,导致细胞损伤,机体出现临床症状的感染类型。按症状出现早晚和持续时间长短又分急性感染和持续性感染。

1. 急性感染 又称病原消灭型感染,机体感染病毒后,潜伏期短,发病急,病程数日或数周。除死亡病例外,出现症状后的一段时间内,病毒被清除而进入恢复期。病后常获得特异性免疫,机体内特异性抗体可作为感染证据。

2. 持续性感染 病毒在机体内可持续存在数月、数年甚至数十年。可出现症状也可不出现症状,但体内病毒存在时间长,成为长期带毒者,不但是重要传染源,也可引起慢性进行性疾病。

病毒持续性感染是病毒感染的重要类型,其形成原因有病毒和机体两方面因素,是两者相互作用的结果:①机体免疫力低下,无力清除病毒;②病毒抗原性弱,机体难以产生有效的免疫应答予以清除;③病毒存在于受保护部位或病毒发生突变,逃避宿主免疫作用;④病毒基因组整合于宿主基因组中,与细胞长期共存。

病毒持续性感染有三种类型。

(1)潜伏感染 经显性或隐性感染后,病毒基因组潜伏在某些组织或细胞内,并不产生有感染性的病毒。在一定条件下病毒被激活、增殖而出现临床症状。病毒仅在临床出现间歇性急性发作时才被检出。在非发作期,不能分离出病毒。例如单纯疱疹病毒感染后,在三叉神经节中潜伏,此时机体无症状也无病毒排出,此后由于机体受环境因素影响,劳累或免疫功能低下时,潜伏的病毒被激活后,沿感觉神经到达口唇交界处的皮肤,引起复发性唇疱疹。

(2)慢性感染 经显性或隐性感染后,病毒未被完全清除,持续存在于机体血液或组织中,病毒不断排出体外。病程长达数月或数十年,患者临床症状轻微或无症状。如 HBV、巨细胞病毒和 EB 病毒等常形成慢性感染。

(3)慢发感染 又称迟发病毒感染。经显性或隐性感染后,病毒有很长的潜伏期,此时机体无症状也分离不出病毒。一旦发病,出现慢性进行性疾病,常导致死亡。如 HIV 引起的 AIDS,麻疹缺陷病毒引起的亚急性硬化性全脑炎(SSPE)。

三、病毒与肿瘤

研究表明,许多病毒与人类肿瘤发生有着密切联系。病毒与肿瘤的关系可分为两种:一种是肯定的,即肿瘤由病毒感染所致,包括人乳头瘤病毒引起的人疣(乳头瘤)、宫颈癌,以及人类嗜 T 细胞病毒所致的人 T 细胞白血病;另一种是密切相关,但尚未获肯定,包括 HBV、HCV (丙型肝炎病毒)与原发性肝癌发生的关系,EB 病毒与鼻咽癌和淋巴瘤发生的关系,单纯疱疹病毒 2 型与宫颈癌发生的关系,以及人疱疹病毒-8(卡波洛肉瘤相关病毒)与卡波洛肉瘤发生的关系等。

由于在动物肿瘤研究中常发现癌细胞中有病毒核酸,因而也就把人癌细胞中发现有某种病毒核酸作为确定该病毒致癌作用的根据,但病毒核酸以何种方式促成细胞癌变,其机理尚不清楚。此外,腺病毒的某些血清型亦可能具有潜在致癌作用,因为这些病毒能引起实验动物的肿瘤,但尚未证实自然条件下能引起人类的癌症。

第二节 病毒的致病机制

病毒侵入机体后,首先进入易感细胞并在细胞中增殖,进而对宿主产生致病作用。病毒能否感染机体以及能否引起疾病,取决于病毒致病性和宿主免疫力两方面因素。病毒致病性是指某一病毒感染特定宿主并引起疾病;病毒毒力是指引起宿主产生症状和病理变化能力的强弱,如流感病毒可感染人群,具有致病性,但人群中个体症状轻重程度不一。而流感病毒株和减毒疫苗株相比,因毒力强弱不同,前者引起疾病,后者并不引起疾病。病毒的致病作用从侵入细胞开始,并扩散到多数细胞,最终导致组织器官的损伤和功能的障碍。病毒致病作用表现在细胞和机体两个水平上。

一、病毒感染对宿主细胞的致病作用

(一) 杀细胞性感染

病毒在宿主细胞内增殖、成熟后,短时间大量释放子代病毒,造成细胞破坏而死亡,这种作用称为杀细胞效应(cytocidal effect)。主要见于无包膜、杀伤性强的病毒,如脊髓灰质炎病毒、腺病毒。发生杀细胞性感染的病毒多数引起急性感染。

体外细胞培养时,病毒感染细胞后可见到细胞变圆、聚集、融合、裂解或脱落等现象,称病毒的致细胞病变作用(cytopathic effect,CPE),一般体外 CPE 的产生与体内感染产生杀细胞效应相一致。

(二) 稳定状态感染

有些病毒(多为包膜病毒)在宿主细胞内增殖过程中,对细胞代谢、溶酶体膜影响较小,由于以出芽方式释放病毒,其过程缓慢、病变较轻、短时间不会引起细胞溶解和死亡,称为病毒的稳定状态感染(steady state infection)。病毒的稳定状态感染常造成细胞膜成分改变和细胞膜受体的破坏,其中以出现细胞融合及细胞表面产生新的抗原为特征。由于感染细胞膜上出现病毒特异性抗原,在机体免疫应答作用下,这种稳定状态感染的细胞最终也要死亡。

1. 细胞融合 麻疹病毒和副流感病毒等能使感染细胞膜改变,导致感染细胞与邻近的细胞融合。细胞融合是病毒扩散的方式之一,感染的细胞借助于细胞融合把病毒扩散到未受感染的细胞。细胞融合的结果为形成多核巨细胞或合胞体。

2. 细胞表面出现新抗原 病毒感染细胞后,在复制的过程中,细胞膜上常出现由病毒基因编码的新抗原。如流感病毒、副黏病毒在细胞内装配后,以出芽方式释放时,细胞表面已形成血凝素,因而能吸附某些动物的红细胞。

此外,还有因感染病毒引起细胞表面抗原决定簇的变化,例如暴露了那些在正常情况下不明显的抗原决定簇。

(三) 包涵体的形成

某些受病毒感染的细胞内,用普通光学显微镜可看到与正常细胞结构和着色不同的圆形或椭圆形斑块,称为包涵体(inclusion body)。因病毒种类不同,包涵体有位于胞质内的(如痘病毒),也有在细胞核内的(如疱疹病毒);或者两者都有(如麻疹病毒);有嗜酸性的或嗜碱性的。包涵体的本质:①有些病毒的包涵体就是病毒颗粒的聚集体;②有些是病毒增殖留下的痕迹;③有些是病毒感染引起的细胞反应物。因包涵体与病毒的增殖、存在有关,而且具有本病毒的特征,故可作为诊断依据和鉴定病毒的参考。如从可疑为狂犬病的脑组织切片或涂片中发现细胞内有嗜酸性包涵体,即内基小体(Negri body),可诊断为狂犬病。

（四）细胞凋亡

有些病毒（如腺病毒、流感病毒、人乳头瘤病毒和 HIV 等）感染细胞后，病毒可直接或由病毒编码蛋白作为诱导因子诱发细胞凋亡。了解病毒感染诱发宿主细胞凋亡的机制，对降低病毒感染对细胞的损伤有重要意义。

（五）基因整合与细胞转化

病毒核酸结合到宿主细胞染色体 DNA 中，称为整合（integration）。病毒基因组整合有两种方式：一种是全基因组整合，如逆转录病毒复制过程中，前病毒 DNA 整合入细胞 DNA 中，另一种是病毒基因组中部分基因随机整合入细胞 DNA 中，多见于 DNA 病毒。整合的病毒 DNA 可随细胞分裂而进入子代细胞中，造成宿主细胞基因组结构的改变；或造成细胞染色体整合处基因的失活、附近基因的激活等现象。整合可导致细胞转化（cell transformation），失去细胞间接触抑制，增殖变快，部分转化的细胞可以变成肿瘤细胞。

二、病毒感染对机体的致病作用

（一）病毒对组织器官的亲嗜性与组织器官的损伤

病毒侵入机体感染细胞具有严格的选择性，即病毒对机体某些种类的细胞易感，称之为病毒对组织的亲嗜性。病毒亲嗜性的基础是该组织器官的细胞有病毒受体，并具有病毒增殖的条件。例如，流感病毒和鼻病毒对呼吸道黏膜有亲嗜性，脑炎病毒和脊髓灰质炎病毒对神经组织有亲嗜性，肝炎病毒对肝细胞有亲嗜性。病毒的组织器官亲嗜性造成了对特定组织器官的损伤，也是形成临床上不同系统疾病的原因。也有的病毒具有两种或两种以上的组织亲嗜性，如肠道病毒 71 型，既可引起嗜皮肤的手足口病，又可引起嗜神经的脑膜炎。HSV 嗜皮肤黏膜，但也可引起中枢神经系统疾病，如婴幼儿脑炎等。

在病毒感染的过程中，组织所发生的炎症反应，通常与病毒的释放，或由破损的细胞释放出的毒性物质有关。病毒感染的炎症细胞主要是单核巨噬细胞、淋巴细胞和浆细胞。炎症反应的性质与特殊的病理变化和临床表现密切相关。如 HSV 在皮肤黏膜引起局限性损害，脊髓灰质炎病毒引起神经组织的炎症反应，都以炎症细胞在血管周围浸润为特点。在病毒感染的急性期中，常出现白细胞减少。这与一般细菌感染不同，可能是与某些病毒（如巨细胞病毒、麻疹病毒）能在淋巴组织中增殖，造成组织和细胞的损伤有关。

（二）病毒感染引起的免疫病理损伤

病毒在感染损伤宿主的过程中，通过与免疫系统相互作用，诱发免疫反应损伤机体是重要的致病机制之一，在病毒病中常见。目前虽有不少病毒病的致病作用及发病机制不明了，但免疫损伤在病毒感染性疾病中的作用越发显得重要，尤其是病毒持续性感染及与病毒感染有关的自身免疫性疾病。免疫损伤机制包括特异性体液免疫和特异性细胞免疫。

1. 体液免疫病理作用 许多病毒特别是包膜病毒，能诱发细胞表面出现新抗原。当特异性抗体与这些抗原结合后，在补体参与下引起感染细胞的破坏。例如，登革病毒在体内与相应抗体结合，激活补体，导致血细胞和血小板破坏，出现出血和休克综合征。有些病毒抗原与相应抗体结合形成中等大小的免疫复合物，沉积在某些器官组织表面时，激活补体，可引起Ⅲ型变态反应，造成局部损伤和炎症；如沉积在肾毛细血管的基底膜上，则造成肾损伤，患者出现蛋白尿、血尿；沉积在关节滑膜上导致关节炎等。

2. 细胞免疫病理作用 细胞免疫在其发挥抗病毒感染同时，特异性细胞毒性 T 细胞（cytotoxic T lymphocyte，CTL）也杀伤病毒感染的细胞（出现了新抗原的细胞）。此外，病毒蛋白因与宿主细胞蛋白之间存在共同抗原成分而导致自身免疫应答。麻疹病毒引起的脑炎及乙肝病毒引起的慢性肝炎就有自身免疫性疾病的病理损伤因素。

总之,在病毒感染早期,病毒所致细胞损伤、活性及毒性物质的释放等能引起机体的炎症反应使机体产生全身症状。感染后期有免疫复合物,补体活化,$CD4^+$ T 细胞介导细胞毒作用和感染细胞溶解等,又引起机体局部组织器官严重损伤和炎症。由于某些病毒可引起免疫病理损伤,因此,临床上应慎用免疫功能增强剂治疗这类疾病。

(三)病毒感染对免疫系统的致病作用

1. 病毒感染引起免疫抑制 许多病毒感染可引起机体免疫应答降低或暂时性免疫抑制,如麻疹病毒感染的患儿对结核菌素试验应答低下或阳性转为阴性,这种免疫抑制使得病毒性疾病加重、持续,并可能使疾病进程复杂化。免疫应答低下可能与病毒直接侵犯免疫细胞有关,如麻疹病毒、EB 病毒、风疹病毒等。病毒入侵免疫细胞后,不仅影响机体免疫功能,使病毒难以清除,而且病毒存在这些细胞中受到保护,可逃避抗体、补体等的作用,并随免疫细胞播散至全身。

2. 病毒感染对免疫活性细胞的杀伤 人类免疫缺陷病毒(HIV)侵犯巨噬细胞和 $CD4^+$ T 细胞后,由于 HIV 对 $CD4^+$ T 细胞具有强的亲和性和杀伤性,使其数量大量减少,导致细胞免疫功能低下,发生艾滋病,极易发生机会性感染或并发肿瘤。

3. 病毒感染引起自身免疫性疾病 病毒感染使正常情况下隐蔽在细胞内的一些抗原暴露或释放出来,病毒抗原也可能与机体细胞结合,改变细胞表面结构使其成为"非己物质",这些细胞可能成为靶细胞而受到免疫细胞和免疫因子的作用,从而发生自身免疫性疾病。

(四)免疫逃逸

病毒可通过逃避免疫监视、防止免疫激活或阻止免疫反应发生等方式来逃脱免疫应答。有些病毒通过编码特异性抑制免疫反应蛋白质实现免疫逃逸,有些病毒形成合胞体让病毒在细胞间传播,逃避抗体作用。病毒免疫逃逸机制主要包括:

1. 细胞内寄生 病毒为严格活细胞内寄生,在宿主细胞内躲避抗体、补体及药物的清除作用。

2. 抗原易变异 HIV、甲型流感病毒高频率的抗原变异使得机体产生的免疫应答处于滞后状态。

3. 抗原结构复杂 腺病毒、鼻病毒、柯萨奇病毒、埃可病毒等因型别多和抗原多态性使免疫应答不利。

4. 损伤免疫细胞 HIV、EB 病毒、麻疹病毒等可以在 T 细胞或 B 细胞内增殖,导致细胞死亡,从而降低机体免疫应答水平。

5. 降低抗原表达 腺病毒、巨细胞病毒等可抑制 MHC-Ⅰ类分子的转录和表达。

6. 病毒的免疫增强作用 登革病毒以及其他黄病毒再次感染时,机体已经存在的抗体能促进游离的病毒进入单核细胞内大量增殖,导致病毒血症及形成中等大小的免疫复合物,释放大量细胞因子和血管活性物质,导致登革出血热或登革休克综合征。

第三节 抗病毒免疫

机体的抗病毒免疫包括固有抗病毒免疫和适应性抗病毒免疫。

一、固有抗病毒免疫

(一)先天不感受性

主要取决于细胞膜上有无病毒受体。遗传因素决定了对病毒感染的差异。如有些动物病毒不能使人感染;也有些人类病毒,如脊髓灰质炎及麻疹病毒,因为动物细胞膜上无相应的受体,病毒不能进入动物细胞内增殖。

(二)屏障作用

1. 解剖学屏障 如皮肤黏膜屏障、血脑屏障、胎盘屏障等。血脑屏障能阻挡病毒经血液进入中枢神经系统,胎盘屏障保护胎儿免受母体所感染病毒的侵害。但其屏障的保护作用与妊娠时期有关。妊娠 3 个月以内,胎盘屏障尚未发育完善。在此期间,孕妇若感染风疹病毒或巨细胞病毒(CMV),极易通过胎盘感染胎儿,引起先天性畸形或流产。

2. 生物化学屏障 主要是存在于正常人或动物血清和体液中的非特异抑制物,如补体系统中的某些成分(如 C1、C4)能增强对病毒的中和作用。

(三)干扰素

干扰素(interferon,IFN)是由病毒或其他干扰素诱生剂(细菌内毒素、人工合成的双链RNA 等)诱导人或动物细胞产生的一类糖蛋白,具有抗病毒、抑制肿瘤及免疫调节等多种生物学活性。

1. 性质及种类 干扰素是小分子量的糖蛋白,4 ℃可保存较长时间,−20 ℃可长期保存活性,56 ℃被灭活,可被蛋白酶破坏。由人类细胞诱生的干扰素根据其抗原性不同分为IFN-α、IFN-β、IFN-γ 三种。每种又根据其氨基酸序列的不同再分为若干亚型。IFN-α 主要由人白细胞产生,IFN-β 主要由人成纤维细胞产生,两者属 I 型干扰素,其抗病毒作用强于免疫调节和抑制肿瘤作用;IFN-γ 由 T 细胞产生,属 II 型干扰素,免疫调节和抑制肿瘤作用强于抗病毒作用。

2. 生物学活性 ①广谱抗病毒作用;②只能抑制病毒而不能杀灭病毒;③抗病毒作用有种属特异性,一般在同种细胞中活性最高,对异种细胞无活性;④免疫调节和抗肿瘤作用。

3. 抗病毒作用机制 干扰素的诱生是宿主细胞在病毒或诱生剂刺激下,编码干扰素的基因被激活而表达产生。干扰素不能直接灭活病毒,而是通过与邻近细胞上的干扰素受体结合,经受体介导的信号转导,使细胞合成多种抗病毒蛋白,由抗病毒蛋白阻止病毒的合成而发挥抗病毒作用(图 25-1)。抗病毒蛋白主要有 2′-5′腺嘌呤核苷合成酶(2-5A 合成酶)和蛋白激酶等,这些酶通过降解病毒 mRNA、抑制病毒多肽链的合成等阻断病毒蛋白的合成(图 25-2)。

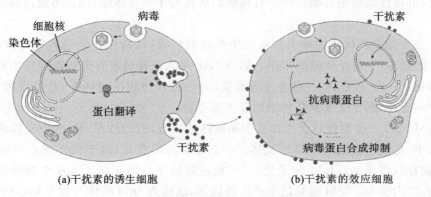

(a)干扰素的诱生细胞　　(b)干扰素的效应细胞

图 25-1　干扰素的诱生和作用示意图

(四)细胞作用

巨噬细胞(macrophage,Mφ)对阻止病毒感染和促使病毒感染的恢复具有重要作用。含有大量 Mφ 的器官,如肝、脾、骨髓以及淋巴组织,在阻止病毒在体内扩散方面具有重要作用。如果 Mφ 受损,病毒易侵入血液引起病毒血症。中性粒细胞虽也能吞噬病毒,但不能将其杀灭,病毒在其中还能增殖,反而将病毒带到全身,引起扩散。

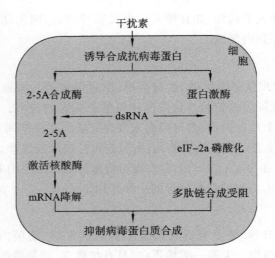

图 25-2 抗病毒蛋白抑制病毒作用示意图

NK 细胞能杀伤病毒感染的靶细胞,是抗病毒感染中主要的固有免疫杀伤细胞。干扰素可增强其活性,活化的 NK 细胞还可通过释放 TNF-α 或 IFN-γ 等细胞因子发挥抗病毒效应。

二、适应性抗病毒免疫

(一) 体液免疫

机体在病毒感染后,能产生针对病毒多种抗原成分的特异性抗体,按其作用可分为中和抗体(neutralizing antibodies,NTAb)、补体结合抗体(complement fixation antibodies,CFAb)及血凝抑制抗体(hemagglutination inhibition antibodies,HIAb)等,其中 NTAb 能消除病毒的感染性,是唯一具有保护作用的抗体。CFAb、HIAb 一般没有保护作用,可用于血清学诊断。

1. 中和抗体(virus neutralizing antibodies) 指针对病毒某些表面抗原的抗体,能与细胞外游离的病毒结合从而消除病毒的感染能力。其作用机制是封闭与细胞受体结合的病毒抗原表位,使病毒失去吸附和穿入易感细胞的能力,而不是直接灭活病毒。病毒与中和抗体形成的免疫复合物,可被巨噬细胞吞噬清除。有包膜的病毒与中和抗体结合后,可通过激活补体导致病毒裂解。

NTAb 在受感染的机体内可中和血液中游离的病毒,从而制止其进入靶器官,对于可引起病毒血症的病毒,有防止扩散的作用。如 NTAb 可阻止脊髓灰质炎病毒侵犯中枢神经系统免于发生麻痹。由于 NTAb 不能透过细胞膜,对已进入细胞内的病毒,难以发挥中和作用。NTAb 的抗病毒作用,主要是预防感染的发生及蔓延。

IgG、IgM、IgA 三类免疫球蛋白都有中和抗体的活性,但特性不同。IgG 在体液中含量最高。分子量小,是唯一能通过胎盘的抗体。6 个月以内的婴儿,由于保留来自母体的 IgG 抗体,较少患病毒性传染病。IgM 分子量大,不能通过胎盘。如在新生儿血中测得特异性 IgM 抗体,提示有宫内感染。IgM 也是最早产生的抗体,故检查 IgM 抗体可做早期诊断。SIgA 存在于黏膜分泌液中,是参与黏膜局部免疫的主要抗体,可阻止病毒从局部黏膜入侵。

2. 血凝抑制抗体(hemagglutination inhibition antibodies,HIAb) 表面含有血凝素的病毒,可刺激机体产生抑制血凝现象的抗体。一般没有保护作用,可用于血清学诊断。

3. 补体结合抗体(complement fixation antibodies) 由病毒内部抗原或病毒表面非中和抗原所诱发,不能中和病毒的感染性,但可通过调理作用增强巨噬细胞的吞噬作用。可协助诊断某些病毒性疾病。

（二）细胞免疫

细胞免疫在抗病毒感染中起着重要作用,构成病毒适应性细胞免疫反应的主要效应因素是细胞毒性 T 细胞和 CD^{4+} Th1 细胞。

1. 细胞毒性 T 细胞（CTL） CTL 活化后,可释放穿孔素和颗粒酶。穿孔素的作用类似 C9,使靶细胞出现许多小孔而致细胞裂解。颗粒酶是一类丝氨酸酯酶,可激活靶细胞内的一些酶,使 DNA 降解,引起细胞凋亡。病毒在靶细胞中复制,尚未装配成完整病毒体之前,CTL 已可识别并杀伤表面表达有病毒抗原的靶细胞。因此,CTL 可起到阻断病毒复制的作用。靶细胞被破坏后释放出的病毒,在抗体配合下,可由吞噬细胞清除。CTL 还可通过分泌多种细胞因子,如 IFN-γ、TNF 等而发挥抗病毒作用。

2. CD^{4+} Th1 细胞 活化的 Th1 细胞释放 IFN-γ、TNF 等多种细胞因子,通过激活巨噬细胞和 NK 细胞,诱发炎症反应,促进 CTL 的增殖和分化等,在抗病毒感染中起重要作用。

（三）免疫病理作用

病毒诱生的免疫应答除引起免疫保护作用外,还可引起一定的免疫病理作用。

1. 损伤宿主细胞 CTL 在杀伤病毒感染的靶细胞同时也造成细胞损伤,并在感染局部引起炎症反应。

2. 超敏反应 某些条件下,病毒抗原与抗体形成的中等大小的免疫复合物沉积于血管壁,可引起Ⅲ型超敏反应。如有些病毒感染者发生的肾小球肾炎就是因这一免疫病理作用所致。

3. 自身免疫病 病毒感染细胞后,可改变宿主细胞膜的抗原性或使细胞内隐蔽的抗原暴露,诱发自身免疫病。如部分慢性肝炎患者出现针对肝细胞某些蛋白的自身抗体或细胞免疫;在麻疹病毒、腮腺炎病毒感染后期可发生脑炎,因脑组织中不能分离出病毒,认为可能是由于存在交叉抗原诱发免疫应答所致。

4. 抗体增强病毒致病作用 抗体与某些病毒结合后,可促进病毒在细胞中的复制。在登革病毒、呼吸道合胞病毒和流行性乙型脑炎病毒等的感染中可见。当抗体与病毒作用后,可介导更多的病毒进入巨噬细胞并在其内增殖,细胞表面出现的病毒抗原成分激发免疫应答,使巨噬细胞释放多种酶类,进一步激活补体,引起一系列的病理改变。

三、抗病毒免疫持续时间

抗病毒免疫持续时间的长短在各种病毒之间差异很大,但一般来讲具有以下特点。

1. 有病毒血症的全身性病毒感染 由于病毒抗原能与免疫系统广泛接触,病后往往免疫较为牢固,且持续时间较长,如水痘、天花、腮腺炎、麻疹、脊髓灰质炎病毒等;局限于局部或黏膜表面的病毒感染,无病毒血症,这类病毒常引起短暂的免疫,宿主可多次感染,如引起普通感冒的鼻病毒等。

2. 只有单一血清型的病毒感染 病后形成牢固免疫,持续时间长,如乙型脑炎病毒;而鼻病毒则因血清型别多（已有 100 多个血清型）,通过感染所建立的免疫对其他型病毒无免疫保护作用。

3. 易发生抗原变异的病毒感染 病后只产生短暂免疫力,例如流感病毒表面抗原发生变异后,由于人群对变异病毒无免疫力,易引起流感的流行。

小结

（1）病毒感染是病毒侵入机体,在体内细胞中增殖的过程。病毒感染的发生、发展和结局

宿主的细胞代谢在抗病毒免疫中的作用

NOTE

· 医学微生物学 ·

与感染病毒的种类、数量及机体的免疫状态有关。

（2）病毒的传播有水平传播和垂直传播两种方式。病毒侵入机体后，可引起隐性感染、急性感染、慢性感染、潜伏感染和慢发感染等不同的感染类型。

（3）病毒可以通过在宿主细胞内的复制直接损伤宿主细胞，也可以通过诱导免疫应答造成机体组织的免疫病理损伤。

（4）干扰素和 NK 细胞在机体固有抗病毒免疫中起主要作用。适应性抗病毒免疫包括体液免疫和细胞免疫。中和抗体可以中和病毒的感染性、预防感染的发生及蔓延。CTL 能清除表面表达有病毒抗原的细胞，$CD4^{+}$ Th1 细胞通过释放细胞因子，活化 CTL 和巨噬细胞，发挥抗病毒作用。

思考题答案

思考题

1. 简述病毒感染的传播方式、途径和后果。
2. 简述病毒隐性感染的原因和临床意义。
3. 试述病毒持续性感染的原因和表现。
4. 简述致稳定状态感染的病毒特点、原因、最终后果。
5. 简述病毒感染对机体所致免疫病理损伤作用和后果。
6. 简述干扰素抗病毒作用特点及机理。

推荐文献阅读

1. Carroll K C, Morse S A, Mietzner T, et al. Jawetz Melnick & Adelbergs Medical Microbiology. 27th Edition. New York：McGraw－Hill Medical，2015

2. 贾文祥. 医学微生物学. 第 3 版. 北京：人民卫生出版社，2015

3. 李凡，徐志凯. 医学微生物学. 第 8 版. 北京：人民卫生出版社，2013

天津医科大学　李　梅

· 240 ·

第二十六章　病毒感染的检查方法与防治原则

本章PPT

| 第一节　病毒感染的检查方法 |

在人类疾病中,病毒性疾病占有十分重要的地位,区分病毒感染有助于指导临床确诊、合理用药以及为控制病毒性疾病的流行制订有效的预防措施。病毒感染的实验室检查包括病毒的分离与鉴定、病毒蛋白和核酸的检测、病毒的血清学检查。随着分子病毒学的发展,目前已经建立了一系列快速诊断方法,极大地推动了病毒感染的诊断。

一、标本的采集与送检

1. 采集急性期标本　为了获得较高的检出率,用于分离病毒或检出核酸及抗原的标本应采集发病初期或急性期标本。

2. 无菌操作　采集标本时要注意无菌操作,对本身带有其他微生物(如咽拭子、粪便)或易受污染的标本,进行病毒分离培养时,应使用抗生素抑制标本中的细菌或真菌等生长繁殖。

3. 冷藏保存、快速送检　因病毒在室温中易失去活性,标本采集后应低温保存并尽快送检。如需较长时间运送,应将标本置于装有冰块或维持低温的材料(如固态二氧化碳、低温凝胶袋等)的保温容器内冷藏。病变组织可置含抗生素的50%甘油缓冲盐水中低温保存。不能立即检查的标本,应置于-70℃保存。

4. 采集双份血清　检测特异性抗体需要采集急性期与恢复期双份血清,以利于动态观察双份血清抗体效价。

二、病毒的分离与鉴定

由于病毒具有严格的活细胞内寄生性,故应根据病毒的种类选用相应的组织细胞、鸡胚或敏感动物进行病毒的分离与鉴定,是病毒病原学诊断的金标准。但因方法复杂、要求严格且需较长时间,不适合临床诊断,只适用于病毒的实验室研究或流行病学调查。一般在下述情况进行病毒的分离与鉴定:①需对疾病进行病原学的鉴别诊断;②发现新的病毒性疾病或再发性病毒性疾病;③对治疗疾病有指导性意义(尤其对于病程较长者);④监测病毒减毒活疫苗效果(如及时发现回复毒力的变异株等);⑤病毒性疾病的流行病学调查;⑥病毒生物学性状等的研究。

(一)细胞培养(cell culture)

细胞培养是目前最常用的分离病毒的方法。根据细胞生长的方式分为单层细胞培养(monolayer cell culture)和悬浮细胞培养(suspended cell culture)。从细胞的来源、染色体特征及传代次数可分为:①原代细胞(primary cells):常用的有人胚肾、猴肾、鸡胚等原代细胞,只能传2～3代,对多种病毒敏感性高,但来源困难。②二倍体细胞(diploid cell):在体外传50～100代后仍保持2倍染色体数目的单层细胞。常用的有来自人胚肺的WI26与WI38细胞系

NOTE

等,用于人类病毒的分离或病毒疫苗生产。③传代细胞系(continuous cell line):由肿瘤细胞或二倍体细胞突变而来,能在体外持续传代,对病毒的敏感性稳定,因而被广泛应用。常用的传代细胞有 HeLa(宫颈癌)细胞、HEp-2(喉癌)细胞、Vero(非洲绿猴肾)细胞等。但不能用来源于肿瘤的传代细胞生产疫苗。细胞培养中病毒的鉴定如下。

（1）病毒在细胞内增殖的指标:

① 细胞病变(cytopathy):病毒在细胞内增殖时可引起特有的细胞病变,称为细胞病变效应(cytopathic effect,CPE),表现为细胞变圆、胞质颗粒增多、聚集、融合、坏死、溶解或脱落,形成包涵体等。在未固定、未染色时,CPE 用低倍显微镜即可观察到(图 26-1)。

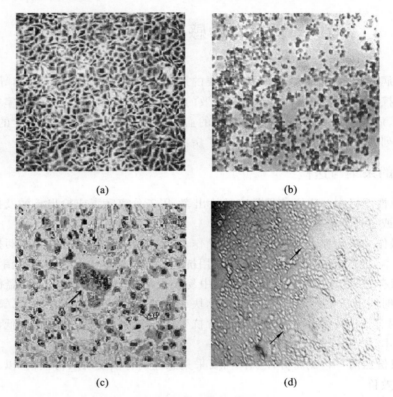

图 26-1 病毒致细胞病变效应(CPE)
(a)正常 Vero 细胞;(b)柯萨奇病毒感染导致 Vero 细胞 CPE
(c)麻疹病毒感染所致的融合病变;(d)呼吸道合胞病毒在细胞内产生的合胞体

② 红细胞吸附(hemadsorption phenomenon):流感病毒或副流感病毒等感染细胞后,由于细胞膜上出现了血凝素(hemagglutinin,HA),具有吸附脊椎动物(豚鼠、鸡、猴等)红细胞的能力,这一现象称红细胞吸附,常用来测定具有血凝素的黏病毒与副黏病毒的增殖。若加入相应的抗血清,可中和病毒血凝素,抑制红细胞吸附现象的发生,称为红细胞吸附抑制试验。

③ 干扰现象(interference phenomenon):某些病毒感染细胞时不出现 CPE,但能干扰在其后感染的另一病毒的增殖。如风疹病毒感染 Vero 细胞时 CPE 不明显,但它能干扰后感染的埃可病毒(ECHOV)的增殖,从而抑制后者所特有的 CPE。若细胞出现 ECHOV 感染所特有的 CPE,则表示在细胞内无风疹病毒增殖。反之,若培养后 Vero 细胞不出现特有的 CPE,则说明培养细胞中有风疹病毒增殖。

④ 细胞代谢的改变:病毒感染细胞可使培养液的 pH 值改变,说明病毒感染后细胞的代谢发生了变化。这种培养环境的生化改变也可作为判断病毒增殖的指征。

（2）病毒数量与感染性测定:

① 空斑形成试验:是一种准确滴定病毒感染性的方法。将稀释的病毒悬液加入单层细胞培养板中。病毒吸附后,再覆盖一层融化的半固体营养琼脂,使病毒在单层细胞培养中有限扩散。当病毒在细胞内复制增殖后,每一个感染性病毒颗粒在单层细胞中产生一个局限性的感染灶,用中性红等活性染料染色,则活细胞着色,受病毒感染而破坏的细胞不着色,形成肉眼可见的蚀斑(plaque)。每个蚀斑是由一个感染性病毒颗粒形成的,称作蚀斑形成单位(plaque forming unit,PFU)。病毒悬液的效价可用 PFU/mL 表示。

② 50%组织细胞感染量(50% tissue culture infectious dose,TCID50)测定:可估计病毒感染性的强弱,但不能准确测定感染性病毒颗粒的数量。将病毒悬液做 10 倍的系列稀释,分别接种细胞,经一段时间后观察 CPE、红细胞吸附等指标,以最高稀释度能感染 50%细胞的量为终点。最后用统计方法计算出 50%组织细胞感染量。

(二)动物接种(animal inoculation)

动物接种是最原始的病毒分离方法,目前很少应用。常用小鼠、大鼠、豚鼠、家兔和猴等动物,接种途径根据病毒对组织的亲嗜性而定,有鼻内、皮内、脑内、腹腔及静脉等。例如嗜神经病毒(脑炎病毒)接种小鼠脑内,柯萨奇病毒可接种于乳鼠脑内或腹腔内。接种后逐日观察实验动物发病情况,如有死亡,则取病变组织剪碎,研磨均匀,制成悬液,继续传代,并做鉴定。但要注意有些动物对人类病毒不敏感,或感染后症状不明显。此外,也应防止将动物体内的潜在病毒当作真正的病原体。

(三)鸡胚接种(Chick embryo inoculation)

鸡胚(embryonated eggs)对多种病毒敏感,通常选用孵化 9～14 天的鸡胚。按病毒种类不同,可使用不同胚龄的鸡胚,接种于不同部位(图 26-2)。常用的接种部位有:①绒毛尿囊膜:用于培养天花病毒、痘苗病毒及 HSV 等。②尿囊腔:用于流感病毒及腮腺炎病毒的培养。③羊膜腔:用于流感病毒的初次分离培养。④卵黄囊:用于某些嗜神经病毒的培养。目前除分离流感病毒还继续选用外,其他病毒的分离基本已被组织培养所取代。

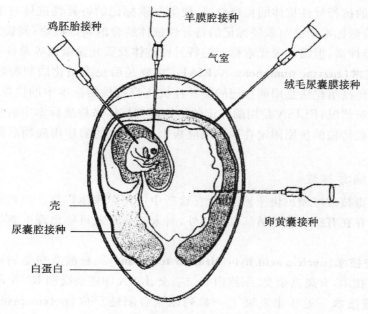

图 26-2 鸡胚接种示意图

鸡胚的变化:①接种 2 天后,如发现鸡胚活动减弱,血管模糊不清,表示鸡胚濒临死亡,说

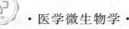
明已被感染（如脑炎病毒）；②在接种病毒的绒毛尿囊膜上发现白色斑点，即病毒形成的痘疱（pocks 或 plaque），见于疱疹病毒或水痘病毒；③取尿囊液或羊水，用血凝和血凝抑制试验测定病毒。

三、病毒感染的诊断

对病毒感染做出明确诊断在指导临床用药、选用治疗手段和判断疾病的预后方面十分重要，对预防和控制某些传染病（如流行性感冒、病毒性脑炎）的流行也有一定意义。常用方法可分为形态学检查、病毒成分检测和血清学诊断。

（一）形态学检查

1. 电镜和免疫电镜检查 含有高浓度病毒颗粒（$\geqslant 10^7/\text{mL}$）的样品，可直接应用电镜技术（electron microscopy，EM）观察病毒的大小、形态、结构以及病毒在细胞内增殖的过程等。免疫电镜技术（immunoelectromicroscopy，IEM）是先将标本与特异抗血清混合，使病毒颗粒凝聚，这样更便于在电镜下观察，可提高病毒的检出率。IEM 比 EM 检查更特异准确。用此法从轮状病毒感染者的粪便标本、HBV 或 HIV 感染者的血清标本及疱疹病毒感染者的疱疹液中，均可快速检出典型的病毒颗粒，故可帮助早期诊断。

2. 光学显微镜检查 有些病毒在宿主细胞内增殖后，在细胞的一定部位（胞核、胞质或两者兼有）出现嗜酸性或嗜碱性包涵体，可在光学显微镜下观察到，对病毒感染的诊断有一定价值。如取可疑病犬的大脑海马回制成染色标本，发现细胞质内有内基小体便可确诊为狂犬，被咬者则需接种狂犬病疫苗。

（二）检测病毒抗原

用荧光素、过氧化物酶等标记抗体，采用免疫学和分子生物学技术，检测标本中的病毒抗原，具有敏感、特异、快速等优点。

1. 免疫荧光（immunofluorescence，IF）技术 用荧光素标记的特异性抗体直接从标本中检查病毒抗原（直接法），也可用未经标记的特异性抗体先与标本中可能存在的抗原结合，然后加入荧光素标记的抗特异性抗体的免疫血清，使荧光素标记的特异性抗体与未经标记的特异性抗体结合，以检测标本中已与未经标记的特异性抗体结合的病毒抗原（间接法）。IF 法可检测多种病毒，特异性高，但需有荧光素标记的特异性抗体及荧光显微镜等设备。

2. 酶免疫技术（enzyme immunoassay，EIA） 主要是酶免疫组化法和酶联免疫吸附试验法（ELISA）。酶免疫组化法是用酶标记的特异性抗体直接检测标本中的抗原，能在显微镜下观察其定位和分布情况；ELISA 是用酶标记的抗体或抗抗体来检测标本中的病毒抗原。酶标抗体或抗抗体若被待检的抗原固定在微孔反应板上，当加入的酶作用底物后则出现底物被酶解后的显色反应。

（三）检测病毒核酸

由于检测病毒核酸可做出快速诊断，故在诊断中应用越来越广泛。但病毒核酸检测阳性并不等于标本中存在有感染性的活病毒。此外，对未知病毒及可能出现的新病毒则不能采用这些方法。

1. 核酸杂交技术（nucleic acid hybridization technique） 核酸杂交是病毒诊断领域中发展较快的一项新技术，有斑点杂交、细胞内原位杂交、DNA 印迹杂交和 RNA 印迹杂交等。

2. 核酸扩增技术 近年来发展了一系列以聚合酶链反应（polymerase chain reaction，PCR）为基础的核酸扩增技术，特异性强、敏感性高、简便快速。如利用实时定量 PCR 法（real time quantitative PCR）对病毒进行定量检测；利用原位 PCR 法定位检测细胞或组织中的病毒感染等。

3. 基因芯片技术(gene chip technique) 将大量探针分子固定在支持物上,与标记的样品分子进行杂交,通过检测每个探针分子的杂交信号强度进而获取样品分子的数量和序列信息,是对数以万计的 DNA 片段同时进行处理分析的技术,该技术在病毒诊断和流行病学调查方面有着广阔的应用前景。

4. 基因测序 目前对已发现的病毒全基因测序已基本完成,故可将所检测的病毒进行特征性基因序列测定并与这些基因库的病毒标准序列进行比较,以达到诊断病毒感染的目的。

(四)检测病毒抗体

应用病毒特异性抗原检测病毒感染患者血清中的抗体,也是诊断病毒感染的重要手段,IgM 抗体出现于病毒感染早期,可用于快速诊断病毒感染。IgG 抗体出现较迟,在血清中存在的时间较长,因此 IgG 类抗体用于临床诊断必须采集急性期和恢复期双份血清,抗体效价升高 4 倍或 4 倍以上才有诊断价值。

1. 特异性 IgM 抗体检测 检测病毒特异性 IgM 抗体可诊断急性感染,特别是对证实孕妇感染风疹病毒尤为重要。另外,检测早期抗原的抗体是快速诊断的另一途径。如检测针对 EBV 的早期抗原(EA)、核心抗原(EANA)和衣壳抗原(VCA)等的抗体,可以区别急性或慢性 EBV 感染。

2. 中和试验(neutralization assays) 是病毒在活体内或细胞培养中被特异性抗体中和而失去感染性的一种试验,可用来检查患者血清中抗体的消长情况,也可用来鉴定未知病毒或研究病毒的抗原结构。中和抗体特异性高,维持时间长,因此,中和试验适用于人群免疫情况的调查,较少用于临床诊断。

3. 补体结合试验(complement fixation test,CF test) 用病毒内部可溶性抗原检测血清中相应抗体,同种异型间常有交叉反应,故特异性较中和试验低。但补体结合抗体产生早、消失快,常用于病毒早期感染的诊断。

4. 血凝抑制试验(hemagglutination inhibition test,HI test) 具有血凝素的病毒能凝集鸡、豚鼠、人等的红细胞,称血凝现象。这种现象能被相应抗体抑制,称 HI 试验。其原理是相应抗体与病毒结合后,阻断了病毒表面的 HA 与红细胞的结合。本试验简便、快速,且特异性高,常用于流感病毒及乙型脑炎病毒等有血凝素病毒感染的诊断及流行病学调查,也可用于鉴定病毒的型及亚型。

在实际应用过程中通常用快速诊断技术对病毒感染进行辅助诊断,其特点是不需分离、培养病毒,而直接用电镜等观察标本中的病毒颗粒,用免疫学方法和分子生物学方法等检测病毒成分(抗原或核酸)和 IgM 抗体等,以做出快速(常在数小时内)的早期诊断。

第二节 病毒感染的防治原则

一、病毒感染的预防

(一)人工主动免疫

随着现代医学和生物学的发展,疫苗的研究也得到了快速发展,特别是近 30 年来,生物工程技术和分子生物学的迅猛发展,极大地促进了疫苗的研究和开发。

1. 减毒活疫苗(attenuated live vaccine) 通过毒力变异或人工选择培养将毒株变为减毒株或无毒株,常用的有脊髓灰质炎、麻疹等减毒活疫苗。活疫苗可在宿主体内短暂生长和增殖,延长了免疫系统对抗原识别时间,有利于提高免疫能力和记忆型免疫细胞生成。

2. 灭活疫苗（inactivated vaccine） 通过理化因素将具有毒力的病毒灭活后制成灭活疫苗，这种疫苗失去了感染性但仍保留原病毒的抗原性，常用的有乙型脑炎、狂犬病、甲型肝炎、流感等灭活疫苗。

3. 亚单位疫苗（subunit vaccin） 用病毒保护性抗原如病毒包膜或衣壳的蛋白亚单位制成的不含有核酸但能诱发机体产生免疫应答的疫苗。如流感病毒血凝素 18 个氨基酸肽、HBsAg 及狂犬病毒刺突糖蛋白等。

4. 基因工程疫苗（gene engineered vaccine） 是利用基因工程技术制备的病毒疫苗。它是应用 DNA 重组技术，提取编码病毒保护性抗原基因，将其插入载体，并导入细菌、酵母菌或哺乳动物细胞中表达、纯化后制成的疫苗。如目前已广泛使用的重组乙肝疫苗。

5. 重组载体疫苗（recombinant carrier vaccine） 将编码病毒抗原的基因转入到载体（通常是减毒的病毒或细菌）中制成的疫苗，痘苗病毒是常用的载体，已被用于甲型肝炎病毒、乙型肝炎病毒、麻疹病毒、单纯疱疹病毒等重组载体疫苗的研制。

6. 核酸疫苗（nucleic acid vaccine） 将编码病毒保护性抗原的基因克隆到真核质粒表达载体上，然后将重组的质粒直接注射到宿主体内，使外源基因在活体内表达，产生的抗原刺激机体产生免疫反应。目前已被应用于多种病毒疫苗的研究。

7. 合成肽疫苗（synthetic peptide vaccine） 是根据病毒抗原的氨基酸序列用化学方法合成的多肽。合成肽疫苗安全性好但免疫原性弱。需要解决的主要问题是如何提高合成肽的免疫原性。

（二）人工被动免疫

人工被动免疫制剂注入机体后立即生效，可用于某些急性传染病的应急性预防和治疗。

1. 丙种球蛋白 由于健康人群曾有过许多隐性感染或显性感染，因而血清含有多种病毒的相应抗体。从健康人血清或胎盘脐带血中提取制备的丙种球蛋白制剂，对多种常见的病毒感染（麻疹、甲型肝炎、脊髓灰质炎等）有紧急预防的作用。

2. 抗病毒血清 常用的抗病毒血清有抗狂犬病的血清和抗乙型脑炎的血清等。狂犬疫苗与狂犬病毒免疫血清联合应用能有效地预防狂犬病。

3. 特异性免疫球蛋白 从病毒感染者血清中提取、纯化后制备的免疫球蛋白，可紧急预防相应的病毒感染，如高效价的乙肝免疫球蛋白（HBIG）可有效地阻断 HBsAg（＋）孕妇的母婴传播。

4. 免疫调节剂 目前临床用于治疗病毒感染的细胞因子有干扰素（IFN）、肿瘤坏死因子（TNF）、白细胞介素（IL-2、IL-6、IL-12）、集落刺激因子（CSF）等。

二、抗病毒治疗（antiviral therapy）

病毒为严格活细胞内寄生性微生物，抗病毒药物必须选择性地抑制病毒而又不损伤宿主细胞或机体。从理论上讲，病毒复制的任何一个环节都可以是抗病毒药物发挥作用的靶点，但是要区别病毒复制与宿主细胞的正常生理过程确实是很困难的。一种安全、有效的抗病毒药物应能到达靶器官，在细胞内外均有活性。因此，尽管近年来随着分子病毒学发展而研制出许多抗病毒新药，但是，大多数抗病毒药物的应用都有一定的限制，甚至有时可对机体有毒性作用。抗病毒的特异性药物治疗一直是医学上的重要问题。

（一）化学治疗（chemotherapy）

1. 抑制病毒穿入、脱壳及释放 病毒的吸附和释放是病毒感染的最初和最终环节，抑制这些环节能阻止病毒在体内的进一步传播。恩夫韦肽（enfuvirtide）是第一只抗 HIV 膜融合抑制剂，能有效地阻止 HIV 侵入正常细胞，从而更有效地阻断 HIV 的增殖，能够在 AIDS 早期抗 HIV,在细胞外发挥作用;金刚烷胺通过阻止病毒脱衣壳,抑制甲型流感病毒;达菲是针对流感病毒的神经氨酸酶设计的,可以有效地抑制病毒在细胞间扩散。

2. 抑制病毒核酸复制

(1)核苷类似物(nucleoside analogs):核苷类似物是临床应用较广泛的抗病毒药物之一。该类药物干扰病毒核酸的合成,从而影响病毒的基因组复制。常用的有:①阿昔洛韦(无环鸟苷,acyclovir,ACV):为鸟嘌呤或脱氧鸟嘌呤核苷类似物。该药细胞毒性很小,是目前较有效的抗疱疹病毒药物之一,广泛用于疱疹病毒感染引起的单纯疱疹、生殖器疱疹及带状疱疹。②叠氮脱氧胸苷(azidothymidine,AZT):为胸腺嘧啶核苷类似物,通过阻断前病毒 DNA 的合成而抑制 HIV 的复制,AZT 对逆转录酶的抑制比对细胞 DNA 聚合酶敏感 100 倍以上。可以有效地降低 AIDS 发病率与病死率。因有抑制骨髓的作用和导致病毒耐药而将被淘汰。③拉米夫定(lamivudine,双脱氧硫代胞嘧啶核苷,简称 3TC):早期主要用于艾滋病的治疗,而近年来发现该药可抑制慢性乙型肝炎患者体内 HBV 的复制,促进 HBeAg 转阴,血清 ALT 正常,是目前治疗慢性乙型肝炎的药物之一。④利巴韦林(三氮唑核苷,ribavarin):对多种 RNA 和 DNA 病毒的复制都有抑制作用,但主要用于 RNA 病毒感染的治疗,对细胞的核酸也有抑制作用。目前临床主要用于流感病毒和呼吸道合胞病毒的治疗。⑤阿糖腺苷(adenosine arabinoside,Ara-a):在细胞内被磷酸化形成 Ara-ATP,后者与 dTMP 竞争阻止 DNA 的合成。此外,还选择性抑制 DNA 聚合酶,故用于疱疹病毒、巨细胞病毒,以及 HBV 感染的治疗。

(2)非核苷类似物:①奈韦拉平(nevirapine)是第一个新合成的非核苷类反转录酶抑制剂。1996 年获准用于治疗 HIV,耐药株已出现,故建议与其他药物联合使用;②吡啶酮(pyridone)作用类似 nevirapine;③甲酸磷霉素(phosphonoformic acid)是焦磷酸化合物,可抑制疱疹病毒 DNA 聚合酶,也可对 HIV 逆转录酶的活性有抑制作用。

3. 抑制病毒蛋白的修饰 许多病毒需要通过其自身编码的特异性蛋白酶将翻译后生成的多聚蛋白质切割成具有功能活性的肽段。寻找抑制或阻断这些具有酶功能的药物,是抗病毒药物设计研究的另一个重要方面。将病毒的酶蛋白作为靶分子,有利于减少药物的副作用,而增加药物的特异性和效力。

(1)赛科纳瓦(saquinavir):1995 年批准的第一个蛋白酶抑制剂。可抑制 HIV 复制周期中的晚期蛋白酶活性,从而影响结构蛋白(衣壳)的形成。蛋白酶抑制剂与逆转录酶抑制剂联合应用可有效地减少血液中 HIV 含量和延长存活期,但对细胞内的病毒作用欠佳。尚未发现耐药病毒株。

(2)英迪纳瓦(indinavir)、瑞托纳瓦(ritonavir):1996 年批准的新一代蛋白酶抑制剂,用于 HIV 感染的治疗。

(二)干扰素和干扰素诱生剂

1. 干扰素(IFN) 具有广谱抗病毒作用,毒性小,使用同种干扰素无抗原性,主要用于甲、乙、丙型肝炎,HSV,乳头瘤病毒和鼻病毒等感染的治疗。目前临床有反复应用引起耐受的报道。干扰素治疗丙型肝炎效果更好,有效率可达 40%。对于 HBeAg 阳性的慢性肝炎患者,HBeAg 的转阴率可升至 25%。

2. 干扰素诱生剂

(1)poly (I∶C):由多聚肌苷酸和多聚胞啶酸构成,为目前最受重视的干扰素诱生剂。此干扰素诱生剂制备较易,作用时间较长。但因对机体具有一些毒性,尚未达到普及阶段。

(2)甘草甜素:是甘草酸与半胱氨酸、甘氨酸组成的合剂,具有诱生干扰素和促进 NK 细胞活性的作用,可大剂量静脉滴注治疗病毒性肝炎。

(3)芸芝多糖:是从杂色芸芝担子菌菌丝中提取的葡聚糖,具有诱生干扰素、抗病毒、促进

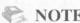
NOTE

免疫功能和抗肿瘤等作用。

（三）中草药防治病毒感染

中草药如黄芪、板蓝根、大青叶、贯众、蟛蜞菊以及甘草和大蒜提取物等均有抑制病毒的作用，对肠道病毒、呼吸道病毒、虫媒病毒、肝炎病毒感染有一定防治作用，其作用机理尚在研究中。

（四）免疫治疗

1. 治疗性抗体　治疗性抗体对于病毒感染性疾病的治疗具有重要作用，它可以通过中和病毒、杀伤感染细胞以及调节免疫等机制达到治疗目的。1998年美国FDA批准上市了第一个用于病毒感染性疾病的具有中和活性的人源化鼠单克隆抗体帕利珠单抗（palivizumab），该抗体主要用于严重呼吸道合胞病毒（RSV）肺部感染的高危儿童。它是目前市场上唯一一个被FDA批准用于病毒感染性疾病治疗的抗体；我国第四军医大学微生物学教研室研制的抗汉坦病毒鼠源性单克隆抗体治疗肾综合征出血热，疗效显著，正在申报国家一类新药；TNX-355是人源化的IgG4型的抗CD4单克隆抗体，可阻断HIV的入侵，目前已进入到Ⅱ期临床试验。

2. 治疗性疫苗　治疗性疫苗是一种以治疗疾病为目的的新兴疫苗。目前已开展了对HIV、HSV、HBV等的治疗性疫苗研制，主要有DNA疫苗和抗原抗体复合物疫苗等。将乙肝疫苗（HBsAg）与其抗体（抗HBs）及其编码基因一起做成治疗性疫苗用于带毒者及慢性肝炎患者的治疗。治疗性疫苗主要提供治疗作用，与预防性疫苗合用可真正实现疫苗对人类健康的全面、有效的保护作用。

（五）基因治疗（gene therapy）

抗病毒基因治疗（antiviral gene therapy）目前还处于研究阶段，尚未应用于人体，许多问题有待进一步解决。有如下几种治疗剂：

1. 反义寡核苷酸（antisense oligonucleotide）　根据病毒基因组的已知序列，设计能与病毒基因的某段序列互补的寡核苷酸（oligonucleotide），称为反义寡核苷酸。反义寡核苷酸进入感染细胞内，通过与病毒基因的某序列特异性地结合而抑制病毒的复制。反义寡核苷酸可在基因的复制、转录和翻译阶段起抑制病毒的复制作用。反义RNA与病毒靶基因的mRNA互补结合后，可阻断病毒mRNA与核糖体的结合，从而抑制病毒蛋白的翻译。反义DNA可与病毒的关键序列结合，阻抑病毒DNA的复制和RNA的转录。

2. 干扰RNA（short interfering RNA，siRNA）　用双股短小RNA抑制相同序列病毒基因的表达，同源mRNA降解。siRNA所引起的基因沉默作用不仅在注射部位的细胞内发生，并可转移到其他部位的组织和细胞，而且可传代，因此这种干扰现象具有放大效应。

3. 核酶（ribozyme）　一类既能与靶基因序列结合又具有酶活性的RNA分子。核酶一方面能识别特异的靶RNA序列，并与之互补结合，类似于反义寡核苷酸的特性；另一方面具有酶活性，能通过特异性位点切割降解靶RNA。核酶的本质是RNA，易被组织中的RNA酶破坏，实际应用尚有困难。

**病毒免疫逃逸
与复制新途径**

小结

（1）为了准确、及时进行病毒感染的诊断，必须遵循标本采集及送检原则。

（2）病毒的分离与鉴定是病毒病原学诊断的金标准。随着分子病毒学的发展，不断有新的快速诊断方法建立并应用于临床诊断。常用的病毒感染诊断方法包括形态学检查、病毒成分检测、血清学诊断。

（3）病毒感染的特异性预防，主要包括：①使用各类疫苗为主的人工主动免疫；②使用免疫球蛋白和细胞免疫制剂为主的人工被动免疫。

（4）抗病毒治疗包括化学治疗、药物治疗、免疫治疗和基因治疗。

思考题答案

思考题

1. 对于病毒学诊断用标本，采集与送检时有哪些要特别注意的原则？
2. 简述利用干扰现象验证培养细胞中增殖的病毒特性及应用机理。
3. 简述病毒感染的药物防治原则、机制与药物种类。

推荐文献阅读

1. Carroll K C, Morse S A, Mietzner T, et al. Jawetz Melnick & Adelbergs Medical Microbiology. 27th Edition. New York：McGraw-Hill Medical，2015
2. 贾文祥. 医学微生物学. 第 3 版. 北京：人民卫生出版社，2015
3. 李凡，徐志凯. 医学微生物学. 第 8 版. 北京：人民卫生出版社，2013

天津医科大学　李　梅

第二十七章　呼吸道病毒

呼吸道病毒(viruses associated with respiratory infections)是一类以呼吸道为主要侵入途径,侵犯呼吸道黏膜上皮细胞并在其中大量增殖,引起呼吸道局部感染或呼吸道以外组织病变的病毒的统称。此类病毒属于不同的病毒科,包括正黏病毒科(*Orthomyxoviridae*)中的流感病毒,副黏病毒科(*Paramyxoviridae*)中的副流感病毒、呼吸道合胞病毒、麻疹病毒、腮腺炎病毒,小 RNA 病毒科(*Picornaviridae*)的鼻病毒,冠状病毒科(*Coronaviridae*)的冠状病毒等。此外,其他病毒科的病毒也可引起呼吸道感染,如腺病毒、风疹病毒和呼肠病毒等(表 27-1)。

表 27-1　常见呼吸道病毒及其所致疾病

病毒科	病毒种类	所致感染性疾病
正黏病毒科	流感病毒(甲、乙、丙型)	流行性感冒
	副流感病毒(1～5 型)	普通感冒、支气管炎
	麻疹病毒	麻疹
副黏病毒科	呼吸道合胞病毒	婴儿支气管炎、支气管肺炎
	腮腺炎病毒	流行性腮腺炎
	人偏肺病毒	毛细支气管炎、肺炎、上呼吸道感染
	亨德拉病毒	急性传染性脑炎、呼吸道感染
冠状病毒科	SARS 冠状病毒	SARS(严重急性呼吸综合征)
	其他冠状病毒	普通感冒、急性上呼吸道感染
披膜病毒科	风疹病毒	风疹、胎儿畸形或先天性风疹综合征
小 RNA 病毒科	鼻病毒	普通感冒、急性上呼吸道感染
腺病毒科	腺病毒	小儿肺炎

人类呼吸道感染中,大约 90% 是由病毒引起,其传染源主要是患者及病毒携带者,经飞沫传播,大多具有很强的传染性,发病率较高,所致疾病潜伏期短。病毒可侵犯上、下呼吸道黏膜并在其中增殖,破坏局部纤毛上皮,使纤毛运动停止,产生各种呼吸道症状,且易发生继发性细菌感染。多数呼吸道病毒感染后不易获得牢固的免疫力。目前尚无特别有效的疫苗和药物用于防治病毒感染,呼吸道病毒仍然严重威胁着人类的健康。

第一节　正黏病毒

正黏病毒是指对人或某些动物细胞表面的黏蛋白具有亲和性的一类 RNA 病毒,有包膜,基因组分节段。正黏病毒只有流行性感冒病毒(influenza virus)一个种,简称流感病毒,是引起人和动物流行性感冒的病原体。流行性感冒是一种急性上呼吸道传染病,传染性强,传播快,潜伏期短,发病率高。

流感病毒包括甲（A）、乙（B）、丙（C）三型，其中甲型流感病毒抗原易发生变异，在人类历史上曾有过数次世界性大流行，1918—1919 年的西班牙流感中，全世界有 2000 万～4000 万人死于流感；乙型流感病毒对人类致病性较低，通常只引起局部暴发；丙型流感病毒只引起人类不明显的或轻微的上呼吸道感染，通常只侵犯婴幼儿和免疫力低下的人群，很少造成流行。

一、生物学性状

（一）形态与结构

流感病毒呈球形、丝状或杆状，球形直径为 80～120 nm，有包膜。病毒核酸为单负链 RNA，分节段，甲型、乙型流感病毒 RNA 有 8 个节段，丙型流感病毒 RNA 有 7 个节段。病毒由核衣壳和包膜组成（图 27-1、图 27-2）。

禽流感

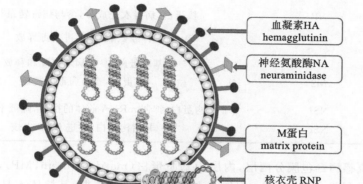

血凝素HA
hemagglutinin

神经氨酸酶NA
neuraminidase

M蛋白
matrix protein

核衣壳 RNP

图 27-1 流感病毒结构示意图

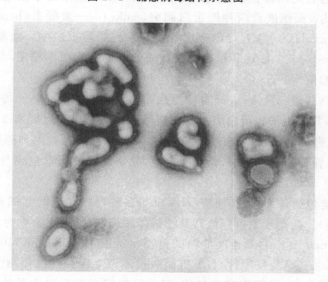

图 27-2 流感病毒电镜图

1. 核衣壳 位于病毒体最内层，呈螺旋对称，由单负链分节段 RNA 和 RNA 聚合酶复合体（PB1、PB2 和 PA）结合，并被核蛋白（nucleoprotein，NP）包裹，共同构成核糖核蛋白（ribonucleoprotein，RNP）。流感病毒的基因组全长 13600bp，各 RNA 节段的长度在 890～2341 bp 之间。由于病毒进入细胞后核酸分节段复制，再重新装配于子代病毒体中，所以病毒在复制过程中极易发生基因组各节段之间的重组而导致病毒变异，出现新的病毒株，这一特点是流感病毒易变异而导致暴发流行的主要原因。病毒每个基因节段分别编码不同的结构蛋白与非结构蛋白。如第1~6片段分别编码PB2、PB1、PA、HA、NP和NA,第7片段编码基质蛋白M1和M2,第8片段编码非结构蛋白NS1和NS2(表27-2)。核蛋白为主要结构蛋白,较稳定,具有型特异性,是流感病毒分型的主要依据,其抗体没有中和病毒的能力。

表 27-2　流感病毒核酸片段与编码的蛋白质及功能

基因	编码的蛋白质	蛋白质功能
1	PB2	RNA 聚合酶组分
2	PB1	RNA 聚合酶组分
3	PA	RNA 聚合酶组分
4	HA	血凝素,介导病毒吸附
5	NP	核蛋白,病毒衣壳成分,参与病毒转录与复制
6	NA	神经氨酸酶,促进病毒释放
7	M1	基质蛋白,参与病毒装配和释放
	M2	膜蛋白,参与病毒的复制
8	NS1	非结构蛋白,抑制 mRNA 前体的拼接,降低干扰素的作用
	NS2	非结构蛋白,促进 RNP 出核

2. 包膜　流感病毒包膜分两层,内层为基质蛋白(matrix protein,MP),MP自身抗原结构稳定,具有型特异性,与核蛋白一起作为流感病毒分型的依据,其抗体不具有中和病毒的能力。主要功能可能是保护病毒核酸,保持病毒包膜的形状和完整性。其中M1蛋白参与病毒的装配、释放,与形态有关;M2蛋白参与病毒的复制。外层是来源于宿主细胞膜的脂质双层(lipoprotein,LP),其表面镶嵌着两种糖蛋白刺突(spike)——血凝素(hemagglutinin,HA)与神经氨酸酶(neuraminidase,NA),均以疏水末端插入到脂质双层中。血凝素数量多,与神经氨酸酶之比为4:1~5:1。血凝素和神经氨酸酶的抗原结构很不稳定,易发生变异,是甲型流感病毒划分亚型的依据。

(1)血凝素(HA):为三聚体,成分为糖蛋白,占病毒蛋白的25%。每条血凝素单体的前体(HA0)无感染性,只有经细胞蛋白酶水解成血凝素1(HA1)和血凝素2(HA2)才具有感染性。HA1可与红细胞、宿主细胞表面受体(唾液酸)结合,与病毒吸附和感染有关。HA2具有跨膜部分,插入病毒颗粒脂质双层中,具膜融合性,复制时促使病毒包膜与宿主细胞膜融合并释放核衣壳。

HA的主要功能包括:①凝集红细胞,HA可与多种动物和人的红细胞表面受体结合,引起红细胞凝集(血凝)。血凝现象可以被特异性抗体所抑制,这种现象称为血凝抑制现象,用血凝试验(hemagglutination test)和血凝抑制试验(hemagglutination inhibition test,HI)可以检测和鉴定流感病毒;②具有免疫原性,HA可刺激机体产生保护性抗体,此抗体能抑制血凝现象并可中和病毒的感染性;③吸附宿主细胞,HA可与宿主细胞表面受体结合而吸附到细胞上,与病毒进入宿主细胞的过程有关。

(2)神经氨酸酶(NA):为四聚体,成分为糖蛋白,占病毒蛋白的5%,呈蘑菇状突起。主要功能包括:①参与病毒释放,NA具有酶活性,可水解宿主细胞表面糖蛋白末端N-乙酰神经氨酸,促使成熟病毒颗粒自细胞膜芽生释放;②促进病毒扩散,NA可破坏细胞膜上特异性病毒受体,液化细胞表面黏液,促使病毒从细胞上解离扩散;③具有免疫原性,可刺激机体产生特异性抗体,能抑制病毒的释放和扩散,但不能中和病毒。

（二）复制周期

病毒侵入体内后，依靠 HA 吸附于宿主呼吸道黏膜上皮细胞表面的唾液酸受体上，以胞饮方式进入胞质；进入胞质之后，病毒包膜与宿主细胞膜融合释放出核衣壳。病毒 RNP 通过核膜孔从胞质转移至细胞核，在细胞核内转录和复制，转录的 mRNA 转移至胞质，合成病毒的结构蛋白和非结构蛋白，病毒核心与膜上的 M 蛋白装配成流感病毒，最后以出芽方式释放子代病毒颗粒到细胞外。因为流感病毒核酸分节段，所以复制的速度比较快，一般复制周期为 8～10 h。

（三）分型与变异

根据 NP 和 MP 的不同可将流感病毒分为甲、乙、丙三型。其中甲型流感病毒最易发生变异，根据 HA 和 NA 抗原性不同，又分为若干亚型。目前已经鉴定出 16 种 HA 抗原（H1～H16），9 种 NA 抗原（N1～N9），人群间流行的主要有 H1、H2、H3 和 N1、N2 等抗原构成的亚型；1997 年以来发现 H5N1、H7N2、H7N7、H9N2 等禽流感病毒也可以感染人。乙型流感病毒间同样有大变异与小变异，但未划分成亚型转变。丙型流感病毒尚未发现抗原变异。

流感病毒易发生抗原性变异、温度敏感性变异、宿主范围以及对非特异性抑制物敏感性等方面的变异，但最主要的是抗原性变异。抗原性变异与其他病毒不同，其表面抗原 HA 和 NA 是主要的变异成分。流感病毒的抗原性变异有两种形式，即抗原性转变（antigenic shift）和抗原性漂移（antigenic drift）。

1. 抗原性转变 变异幅度大，属于质变。甲型流感病毒表面的一种或两种抗原发生大幅度的变异，或两种病毒感染同一细胞时发生基因重组而导致新的亚型出现。由于人群普遍缺少对变异株的免疫力，故新亚型出现时易引起大范围流行，甚至世界性大流行。

甲型流感病毒大约每隔十几年发生一次大变异。自 1933 年以来甲型病毒已经历了 4 次抗原性转变，一般新旧亚型之间有明显的交替现象（表 27-3）。

表 27-3 甲型流感病毒抗原变异与流行情况

亚型名称	亚型抗原	流行年代	病毒代表株
原甲型	H1N1	1918—1919	A/PR/8/34（H1N1）
亚甲型	H1N1	1946—1957	A/FM/1/47（H1N1）
亚洲甲型	H2N2	1957—1968	A/Singapore/1/57（H2N2）
香港亚型	H3N2	1968—1977	A/Hongkong/1/68（H3N2）
香港甲型与新甲型	H3N2,H1N1	1977—至今	A/USSR/90/77（H1N1）
新甲型	H5N1,H1N1	1997—至今	A/California/7/2009（H1N1）

2. 抗原性漂移 其变异幅度小，属于量变，是点突变造成免疫原性的微小变化，只在小范围内引起甲型流感病毒小型流行，这是由于人群免疫力、病毒自然选择、基因点突变的结果。

（四）培养特性

流感病毒可在鸡胚羊膜腔和尿囊腔中增殖，增殖的病毒游离于羊水或尿囊液中；也可采用细胞（人羊膜、猴肾、狗肾、鸡胚等细胞）培养增殖。增殖的病毒在鸡胚和细胞中均不引起明显的病变，需通过血凝试验和血凝抑制试验来鉴定和判断病毒是否生长及病毒的型别。易感动物为雪貂。病毒在小鼠中连续传代可提高毒力，使小鼠肺部发生广泛的实质性病变或死亡。

（五）抵抗力

流感病毒抵抗力较弱，对干燥、日光、紫外线及一般化学消毒剂（如酸类、醛类）等均敏感，56 ℃30 min 即可使其灭活。室温下病毒很快失去传染性，0～4 ℃能存活数周，－70 ℃以下可

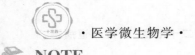

长期保存。

二、致病性和免疫性

（一）致病性

流感病毒是引起流行性感冒的主要病毒。传染源主要是急性期患者、隐性感染者及感染的动物。主要传播途径是带有流感病毒的飞沫,经呼吸道进入机体。病毒传染人群后,传染性强并可迅速蔓延,传播速度和广度与人口密度有关。人群普遍易感,潜伏期长短取决于侵入的病毒量和机体的免疫状态,一般为 1～4 天。

病毒进入机体后,在呼吸道上皮细胞内增殖,并迅速复制出大量子代病毒扩散至邻近细胞,引起细胞产生空泡变性,致细胞坏死脱落、黏膜局部充血水肿,导致患者鼻塞、流涕、咽痛、干咳等上呼吸道感染症状。病毒还可释放毒素样物质入血,引起发热、头疼、全身酸痛等中毒反应。流感病毒局限于呼吸道黏膜内增殖,一般不引起病毒血症。

流感的特点是发病率高,病死率低,并发细菌感染可导致患者死亡,常见的细菌有肺炎链球菌、金黄色葡萄球菌、流感嗜血杆菌等。并发症多见于婴幼儿、老人和慢性病(心血管疾病、慢性气管炎和糖尿病等)患者。流感多呈季节性流行,我国北方以冬季为主,南方四季均有发生,冬季和夏季为高峰。

（二）免疫性

机体感染流感病毒或接种疫苗后可产生特异性的免疫应答。血清中抗 HA 抗体为中和抗体,与减轻病情有关,可在体内存在数月或数年。呼吸道黏膜分泌的 SIgA 抗体可阻断病毒感染,具有保护作用,但存在时间较短,只有数月。抗 NA 抗体可抑制病毒释放和扩散,但无中和作用。抗 NP 抗体具有型特异性,只能用于病毒的分型。不同型别的流感病毒感染机体不能诱导机体产生交叉免疫作用。细胞免疫应答主要是特异性 CD4$^+$T 细胞能帮助 B 细胞产生抗体,CD8$^+$T 细胞能破坏溶解病毒感染细胞,参与病毒的清除,有助于疾病的恢复。

三、微生物学检查法

（一）病毒的分离和鉴定

通常采用急性期患者咽漱液或咽拭子,经抗生素处理后接种于 9～11 日龄鸡胚羊膜腔和尿囊腔中,于 33～35 ℃孵育 3 天后,收集羊水及尿囊液进行血凝试验并测定其凝集效价。阳性标本再分别以亚型特异性血凝抗体进行血凝抑制试验,以鉴定病毒的型、亚型和毒株。若血凝试验阴性,则用鸡胚再盲传 3 代,仍不能出现血凝则判断病毒分离为阴性。也可采用细胞培养(如人胚肾或猴肾)分离病毒,判定有无病毒增殖可用红细胞吸附方法或荧光抗体方法。

（二）血清学诊断

采集流感患者急性期(发病 5 天内)和恢复期(发病 2～4 周)双份血清同时进行血凝抑制试验,恢复期血凝抑制抗体效价高于急性期 4 倍或 4 倍以上者,即可做出诊断。正常人血清中常常含有非特异性抑制物,因此在试验前可用胰蛋白酶等处理血清,以免影响血凝抑制试验结果。试验所用的病毒株应选用当前的流行株,HI 反应结果才能正确,补体结合试验(compliment fixation,CF)可以检测 NP、MP 的抗体。这些抗体出现早、消失快,可作为新近感染的指标。

（三）快速诊断

流感病毒快速诊断包括检测病毒抗原和病毒核酸。取患者鼻黏膜印片或呼吸道脱落上皮细胞涂片,用荧光素标记的流感病毒特异性抗体检查病毒抗原,或用 ELISA 检查患者咽漱液中的病毒抗原。PCR、核酸杂交或序列分析等方法常被用于检测流感病毒核酸或进行病毒分型。

四、防治原则

预防流感除加强自身锻炼增强体质、保持居室卫生、流行期间避免人群聚集、公共场所要进行必要的消毒之外,接种疫苗可明显降低发病率和减轻症状。目前流感疫苗主要有全病毒灭活疫苗、裂解疫苗和亚单位疫苗,每种疫苗都含有甲1亚型、甲3亚型和乙型流感病毒的灭活病毒颗粒或抗原组分。皮下注射流感疫苗产生的保护性抗体的类型主要是IgG,接种流感疫苗的最佳时间应在流感流行高峰前1～2个月,可发挥有效的保护作用。

流感的治疗一般以对症治疗和预防继发性细菌感染为主。金刚烷胺可以作用于流感病毒的M2和HA,阻止病毒进入细胞,由于被广泛使用,目前普遍耐药。Zanamivir和Oseltamivir等神经氨酸酶抑制剂现已成为防治流感热点药物,它可特异性地抑制病毒的神经氨酸酶,阻止病毒释放。临床上一些常用的中草药如连翘、黄芪、黄芩等对流感也均有防治作用。

第二节 副黏病毒

副黏病毒与正黏病毒的生物学特性相似,是一组有螺旋对称的核衣壳、有包膜的单负链RNA病毒,但其抗原性、免疫性及致病性不相同。副黏病毒包括副流感病毒、麻疹病毒、呼吸道合胞病毒、腮腺炎病毒、尼帕病毒和人偏肺病毒。副黏病毒与正黏病毒性质的比较见表27-4。

表 27-4 副黏病毒与正黏病毒性质的比较

性 质	正 黏 病 毒	副 黏 病 毒
形态	有包膜,球形或丝状,80～120 nm	有包膜,球形,150～300 nm
核酸特征	单负链RNA,分7或8个节段	单负链RNA,不分节段
抗原变异	易变异	不易变异
血凝作用	有	有
溶血作用	无	有
刺突	HA和NA	融合蛋白为共有,其他成分因病毒各异,HN(副流感病毒、腮腺炎病毒),HA(麻疹病毒)

一、麻疹病毒

麻疹病毒(measles virus)是麻疹的病原体,属副黏病毒科(Paramyxoviridae)麻疹病毒属(*Morbillivirus*)。麻疹是儿童常见的急性传染病,以皮丘疹、发热及呼吸道症状为特征,如无并发症,预后良好,重症患者病死率较高。据WHO资料,每年有3000多万人感染麻疹,主要分布于发展中国家,是发展中国家儿童死亡的一个主要原因。我国自20世纪60年代初应用减毒活疫苗以来,儿童的发病率显著下降。

（一）生物学性状

1. 形态与结构 麻疹病毒为球形或丝状,直径为120～250 nm,核衣壳呈螺旋对称,有包膜。核心为单负链 RNA,不分节段,基因组全长约 16 kb,基因组有 N、P、M、F、H、L 共 6 个基因,分别编码 6 个结构和功能蛋白:核蛋白(nucleoprotein,NP)、磷酸化蛋白(phosphoprotein,P)、膜蛋白(membrane protein,M)、融合蛋白(fusion protein,F)、血凝素(hemagglutinin,HA)蛋白和依赖 RNA 的 RNA 聚合酶(large polymerase,L)。病毒表面有两种糖蛋白刺突——血凝素(HA)蛋白和溶血素(HL)蛋白,但没有 NA。HA 可吸附宿主细胞受体,参与病毒感染,还可凝集猴红细胞。HL 有溶血作用,可引起感染细胞融合形成多核巨细胞。HA 和 HL 均有抗原性,产生的抗体具有保护作用。

2. 培养特性 病毒可在许多原代或传代细胞(如人胚肾、人羊膜、Vero、HeLa 等细胞)中增殖,产生细胞融合或形成多核巨细胞等病变。在感染细胞胞质及胞核内均可见嗜酸性包涵体。

3. 抗原性 麻疹病毒抗原性较稳定,只有一个血清型。但近年来的研究证明,麻疹病毒抗原也有小幅度的变异。根据核苷酸序列不同,将野生型麻疹病毒分为 A~H 8 个不同的基因群,包括 23 个基因型。

4. 抵抗力 病毒抵抗力弱,加热 56 ℃ 30 min 或常用消毒剂如酸、醛等均可使之灭活。

(二)致病性和免疫性

人是麻疹病毒的唯一自然宿主,麻疹的传染源为急性期患者,在出疹前 6 天至出疹后 3 天均有传染性。病毒主要通过飞沫传播,也可经污染的玩具、用具或密切接触传播。麻疹病毒传染性极强,初次接触发病率几乎达 100%。潜伏期为 9~12 天。麻疹病毒经呼吸道进入机体后,首先在局部黏膜上皮细胞和淋巴组织中增殖,进入血液形成第一次病毒血症,随后病毒进入全身淋巴组织,大量增殖后再次入血,形成第二次病毒血症,病毒随之扩散至全身皮肤、黏膜,甚至进入中枢神经系统。临床表现为高热、咳嗽、畏光、流泪、眼结膜充血等前驱症状,患儿此时在口腔两颊黏膜表面形成微小的中心白色周围红色的黏膜斑,称为柯氏斑(Koplik 斑)。前驱期后 1~2 天,患者自头颈、躯干至四肢的全身皮肤相继出现红色斑丘疹,此时病情最为严重,皮疹形成的原因主要是局部产生超敏反应。一般患儿皮疹出齐 24 h 后,体温下降,呼吸道症状一周左右消退,皮疹渐消退,皮疹变暗,有色素沉着。麻疹一般可以自然康复,但少数机体免疫功能低下者易继发细菌感染,导致肺炎、支气管炎和中耳炎,是麻疹患者死亡的主要原因。免疫缺陷儿童感染麻疹病毒,常无皮疹,但可发生严重致死性麻疹巨细胞肺炎。

麻疹病毒感染后,大约有 0.1% 的患者发生脑脊髓炎,是一种迟发型超敏反应性疾病,常于病愈 1 周后发生,呈典型的脱髓鞘病理学改变及明显的淋巴细胞浸润,常留有永久性后遗症,病死率为 15%。另外约百万分之一的患儿在病后若干年,多在学龄前出现急性感染后的迟发性并发症——亚急性硬化性全脑炎(subacute sclerosing panencephalitis,SSPE),表现为大脑功能渐进性衰退,一般 1~2 年内死亡。研究表明,患者血清及脑脊液中虽有高效价的 IgG 或 IgM 抗麻疹病毒抗体,但很难分离出麻疹病毒。目前认为脑组织中的病毒为麻疹缺陷病毒,由于 M 基因变异而缺乏合成麻疹病毒 M 蛋白的能力,从而影响病毒的装配、出芽及释放。因此,将 SSPE 尸检脑组织细胞与对麻疹病毒敏感细胞(如 HeLa、Vero 等细胞)共同培养,可分离出麻疹病毒。

病愈后人体可获得终生免疫力,包括体液免疫和细胞免疫,其中细胞免疫起主要作用。感染后机体产生的抗 HA 抗体和抗 HL 抗体均有中和病毒的作用,而且抗 HL 抗体还能阻止病毒在细胞间扩散,感染初期以 IgM 为主,随后以 IgG1 和 IgG4 为主。细胞免疫有很强的保护作用,在麻疹恢复中起主导作用,即使体液免疫缺陷的患者也能够痊愈,并且可以抵抗再感染;而细胞免疫缺陷的患者感染麻疹则后果极其严重。出疹初期,在末梢血中可检出特异的杀伤性 T 细胞。6 个月内的婴儿因从母体获得 IgG 抗体,故不易感染,但随着年龄增长,抗体逐渐消失,易感性也随之增加,所以麻疹多见于 6 个月至 5 岁的婴幼儿。

（三）微生物学检查法

典型麻疹病例无须实验室检查,根据临床症状即可诊断。对轻症患者和不典型病例则需做微生物学检查以求确诊。

1. 病毒分离鉴定 取患者发病早期的血液、咽漱液或咽拭子经抗生素处理后,接种于人胚肾、猴肾或人羊膜细胞中培养。病毒增殖缓慢,7~10 天可出现典型 CPE,形成多核巨细胞,胞内和核内有嗜酸性包涵体;再用免疫荧光技术确认接种培养物中的麻疹病毒抗原。

2. 血清学诊断 取患者急性期和恢复期双份血清,进行血凝抑制试验,也可采用中和试验,检测特异性抗体,当恢复期抗体效价增高 4 倍及 4 倍以上即可辅助诊断。此外,也可用间接荧光抗体法或 ELISA 检测 IgM 抗体。

3. 快速诊断 用荧光标记抗体检查患者卡他期咽漱液中的黏膜细胞有无麻疹病毒抗原,或用核酸分子杂交技术检测细胞内的病毒核酸都可以快速诊断麻疹病毒的感染。

（四）防治原则

预防麻疹最有效的措施是隔离患者,并进行人工主动免疫提高儿童免疫力。麻疹疫苗是一种减毒活疫苗,目前,国际上通常使用麻疹-腮腺炎-风疹三联疫苗(measles-mumps-rubella vaccine MMR),可以同时预防三种呼吸道病毒感染。我国计划免疫程序要求,初次免疫为 8 月龄,18 月龄复种 1 次,6~7 岁再次复种。麻疹疫苗采用皮下注射,接种后抗体阳转率达 90% 以上。对未注射过疫苗又与麻疹患儿接触的易感儿童,可紧急接种丙种球蛋白进行人工被动免疫,也有一定的预防效果。

二、腮腺炎病毒

腮腺炎病毒(mumps virus)是流行性腮腺炎的病原体,属副黏病毒科德国麻疹病毒属(*Rubulavirus*)。流行性腮腺炎是以腮腺肿胀、疼痛为主要症状的儿童常见病。

病毒呈球形,直径为 100~200 nm,核酸为单负链 RNA,不分节段,共编码 7 种蛋白质:核蛋白(NP)、磷酸化蛋白(P)、基质蛋白(M)、融合蛋白(F)、膜相关蛋白(SH)、血凝素(HA)/神经氨酸酶(NA)和 L 蛋白(L)。衣壳呈螺旋对称,包膜刺突有 HN,具有 HA 和 NA 活性,此外还有融合蛋白。腮腺炎病毒可在鸡胚羊膜腔内增殖,在猴肾细胞等细胞培养中增殖使细胞融合形成多核巨细胞。腮腺炎病毒只有一种血清型,抵抗力较弱,56 ℃ 30 min 可被灭活,对紫外线及脂溶剂敏感。

人是腮腺炎病毒唯一储存宿主,主要通过飞沫传播,易感人群为 5~15 岁儿童,好发于冬春季节。病毒由呼吸道侵入,最初于鼻和呼吸道上皮细胞中增殖,随后入血形成病毒血症,经血液侵入腮腺及其他腺体器官如睾丸、卵巢、胰腺、肾脏和中枢神经系统等。疾病的潜伏期为 7~25 天,平均约 18 天。排毒期为发病前 6 天到发病后 1 周。多数患者感染后无前驱症状,少数可有倦怠、畏寒、食欲不振、低热、头痛等症状,随后则出现一侧或双侧腮腺肿大,机体伴发热、乏力、肌肉疼痛等。腮腺肿大可持续 5 天左右,以后逐日减退,病程 1~2 周,青春期感染者易并发睾丸炎(20%)或卵巢炎(5%),约 0.1% 的患儿可并发病毒性脑炎。并发睾丸炎者可导致男性不育症。病后可获得持久免疫力,6 个月内婴儿可从母体中获得相应抗体获得自然被动免疫而不易患腮腺炎。

腮腺炎典型病例根据临床特点易于做出诊断,但不典型病例需做病毒分离或血清学诊断,也可采用 RT-PCR 或核酸序列测定方法进行实验室诊断。预防腮腺炎应隔离患者,减少传播机会。接种疫苗可有效预防腮腺炎,我国儿童计划免疫接种麻疹-腮腺炎-风疹三联疫苗。尚无有效的药物治疗,中草药有一定的治疗效果。

三、呼吸道合胞病毒

呼吸道合胞病毒(respiratory syncytial virus,RSV)属副黏病毒科肺病毒属(*Pneumovirus*)。RSV 是引起婴幼儿急性下呼吸道感染的主要病因,多表现为毛细支气管炎和肺炎,严重病例可导致婴儿猝死。近十年来呼吸道合胞病毒肺炎及毛细支气管炎占我国婴幼儿病毒性肺炎第一位。大龄儿童及成人感染 RSV 可表现为鼻炎、感冒等上呼吸道症状。

病毒呈球形,直径为 120~200 nm,有包膜。基因组为线性、不分节段的单负链 RNA,主要编码 10 种蛋白质,即 3 种跨膜蛋白,融合蛋白(F)、黏附蛋白(G)和小疏水蛋白(SH);2 种基质蛋白 M1 和 M2;3 种与病毒 RNA 相结合形成核衣壳的蛋白 N、P 和 L;2 种非结构蛋白 NS1和 NS2。包膜刺突含两种糖蛋白:融合蛋白(F)和黏附蛋白(G),G 能与宿主细胞膜受体结合,介导病毒穿入细胞;F 可使感染细胞互相融合。无 HA 和 NA。病毒可在多种细胞中缓慢生长,2~3 周出现细胞病变,细胞相互融合成为合胞体,胞质内有嗜酸性包涵体。RSV 只有一个血清型。病毒对理化因素的抵抗力较弱,对热、酸及胆汁敏感。

本病多见于婴幼儿,其中半数以上为 1 岁以内婴儿。RSV 感染流行于冬季和早春,传染性较强,也是医院内交叉感染主要病原之一。RSV 主要经飞沫传播,也可经污染的手和物体表面传播。病毒侵入呼吸道上皮细胞内增殖,引起细胞融合,上皮细胞损伤坏死,坏死物与黏液、纤维蛋白等阻塞呼吸道,导致严重的细支气管炎和肺炎,严重时导致死亡。一般不形成病毒血症。潜伏期 4~5 天,排毒可持续 1~5 周。RSV 对呼吸道纤毛上皮细胞的破坏轻微,但在 2~6 个月的婴儿中却能引起严重呼吸道疾病,如细支气管炎和肺炎。其发生的机制除病毒直接引起破坏作用外,可能与婴幼儿呼吸道组织学特性、免疫功能发育未完善及免疫病理损伤有关。研究表明,疾病的严重程度与特异性 IgE 所致的 I 型超敏反应相关。患儿病后免疫力不强。

RSV 所致的疾病临床上不易与其他呼吸道病毒感染区别,故需进行病毒分离和抗体检查。也可应用免疫荧光、免疫酶标、放射免疫等技术检查咽部脱落上皮细胞内有无 RSV 抗原作为诊断,以及应用 RT-PCR 检测病毒核酸作为辅助诊断。尚无特异性治疗药物及疫苗。

四、副流感病毒

副流感病毒(parainfluenza virus)属副黏病毒科德国麻疹病毒属(*Rubulavirus*)。人类副流感病毒可以造成反复发作的上呼吸道感染(如感冒和喉咙疼),也可造成严重反复感染的下呼吸道疾病(如肺炎、支气管炎和细支气管炎),特别是在老年人和免疫低下人群。

病毒呈球形,直径为 125~250 nm。核酸为单负链 RNA,不分节段,衣壳呈螺旋对称,包膜上有两种刺突,一种是 HN 蛋白,具有 HA 和 NA 作用;另一种是 F 蛋白,具有使细胞融合及溶解红细胞的作用。根据抗原结构不同,人类副流感病毒可分为 4 型(I~IV 型),其中 IV 型又分 a 和 b 两个亚型。I 型和 II 型最典型的临床特征是造成儿童支气管炎,III 型经常导致肺炎和细支气管炎。

病毒通过人与人直接接触或飞沫传播,在呼吸道上皮细胞中增殖,不引起病毒血症。病毒可引起各年龄段人群上呼吸道感染,尤其是导致婴幼儿及儿童严重呼吸道疾病,如小儿哮喘、细支气管炎和肺炎等。婴儿可从母体获得副流感病毒抗体,但无保护作用。自然感染产生的SIgA 对再感染有保护作用,但几个月内即消失,因此再感染很普遍。

实验室诊断主要通过细胞培养分离鉴定病毒,或用免疫荧光检查鼻咽脱落细胞中的病毒抗原。尚无特异性的有效药物与疫苗。

五、亨德拉病毒和尼帕病毒

亨德拉病毒（Hendra virus,HeV）和尼帕病毒（Nipah virus,NiV）是近年来新出现的人畜共患病毒，属于副黏病毒科亨德拉尼帕病毒属。病毒大小为 120～500 nm，由包膜及丝状的核衣壳组成。病毒基因组为单负链 RNA，全长 18246bp。包括 N、P、M、F、G 和 L 基因读码框，分别编码核衣壳蛋白（N）、磷蛋白（P）、膜蛋白（M）、融合蛋白（F）、糖蛋白（G）和大蛋白（L）。包膜含有两种蛋白：细胞受体结合蛋白（G，糖蛋白；H，血细胞凝集素；HN，血凝素/神经氨酸酶）和一个分开的融合蛋白。病毒对热和化学消毒剂抵抗力弱，加热 56 ℃ 30 min 即被破坏，一般消毒剂很容易将其灭活。

亨德拉病毒和尼帕病毒感染主要通过动物之间或人与动物之间密切接触传播，果蝠是主要的中间宿主。亨德拉病毒能引起严重的呼吸道疾病，患者呼吸困难，死亡率高，为 30％～60％。亨德拉病毒感染的马会出现发热、呼吸困难、面部肿胀、行动迟缓等症状，有的几天内死亡；人感染后因肾衰竭、呼吸困难而死亡。尼帕病毒可由动物传播给人，也可直接在人群中传播。潜伏期为 4～18 天。感染者最初表现流感样症状，如发热、头痛、肌肉痛、呕吐和喉咙疼，之后可出现头晕、嗜睡、意识不清，以及表现急性脑炎的神经系统症状，死亡率为 40％～75％。尚无特异性的治疗方法和疫苗。

六、人偏肺病毒

人偏肺病毒（human metapneumovirus,HMPV）是导致小儿急性呼吸道感染的病原体。2001 年荷兰学者首次在不明原因的呼吸系统感染儿童鼻咽分泌物中分离出 HMPV，此后 10 余个国家均有 HMPV 感染的报道。HMPV 感染可为全年散发，但大多数地区在秋冬和冬春季节流行。HMPV 主要经呼吸道传播，临床特点与 RSV 感染相似。低龄儿童、老年人及免疫功能低下人群感染率较高。临床表现很难与其他呼吸道病毒感染区别。咳嗽、流涕、发热是主要症状，亦可有呼吸困难、喘鸣、发绀、呕吐、腹泻等症状，有些患儿也可伴有肌痛、头痛、乏力等全身症状。

HMPV 感染可单独存在，也可与 RSV 等其他病毒混合感染。HMPV 的实验诊断方法有病毒分离、血清学诊断、RT-PCR、酶联免疫扩增杂交分析等。尚无特异性的治疗药物和疫苗。

第三节 冠状病毒

冠状病毒（coronavirus）是一类有包膜的单正链 RNA 病毒，在分类上属于冠状病毒科（Coronaviridae）冠状病毒属（Coronavirus），由于病毒包膜上有类似皇冠状的突起而得名。宿主范围广，包括人类、禽类和野生动物等。目前从人类分离到的冠状病毒主要有普通冠状病毒 229E、OC43，SARS 冠状病毒（severe acute respiratory syndrome coronavirus,SARS-CoV）和中东呼吸综合征冠状病毒（Middle East respiratory syndrome coronavirus, MERS-CoV）。SARS 冠状病毒是冠状病毒的一个变种，曾在 2002 年冬到 2003 年春肆虐全球，引起严重急性呼吸道综合征（severe acute respiratory syndrome,SARS）。MERS-CoV 是 2012 年 9 月在沙特阿拉伯发现的一种新型冠状病毒，可引起严重急性呼吸综合征伴多器官受损，死亡率高。

一、生物学性状

冠状病毒呈球形或椭圆形，直径为 80～160 nm。核酸为单正链 RNA，不分节段，大小为 27～31 kb，是基因组最大的 RNA 病毒。核衣壳呈螺旋对称，包膜表面有多形性花瓣状突起。

病毒结构蛋白包括核蛋白（nucleoprotein，NP）、膜蛋白（membrane glycoprotein，M）、包膜蛋白（envelop protein，E）以及包膜表面的刺突糖蛋白（spike glycoprotein，S）。冠状病毒可在人胚肾、肠、肺的原代细胞中生长，感染初期细胞病变不明显，连续传代后细胞病变明显加强。病毒对理化因子的耐受力较差，37 ℃数小时即可丧失感染性，对乙醚、氯仿、酯类及紫外线敏感。

二、致病性与免疫性

病毒经飞沫传播，主要感染成人或较大儿童，引起普通感冒和咽喉炎，某些毒株还可引起成人腹泻。

SARS 冠状病毒是一种新型冠状病毒，引起严重急性呼吸综合征（SARS），又称为传染性非典型肺炎。主要在冬春季流行。疾病的潜伏期平均 3～7 天。SARS 的主要症状有发热、咳嗽、头痛、肌肉痛以及呼吸道感染症状，严重者可因肺泡损伤引起的进行性呼吸衰竭及其他多脏器衰竭而死亡。

人感染 MERS 冠状病毒后，典型临床症状为发热伴寒战、咳嗽、气短、肌肉酸痛。腹泻、恶心呕吐、腹痛等胃肠道表现也较为常见，病情严重时可以导致呼吸衰竭。MERS 的病死率约为 36%。

三、微生物学检查法

一般用鼻分泌物、咽漱液标本分离病毒，阳性率较高，通常采用人胚气管及鼻甲黏膜进行器官培养，细胞培养 CPE 不明显。也可应用免疫荧光试验和酶联免疫吸附试验检测患者血清中的 IgG 与 IgM 抗体，或用 RT-PCR 快速检测病毒 RNA。SARS 及 MERS 相关样品处理、病毒培养和动物试验需要在生物安全三级（BSL-3）实验室进行。

四、防治原则

预防 SARS 的主要措施是勤洗手、保持环境卫生和空气流通，流行期间避免到人群聚集、空气不流通的地方，或避免到医院探视患者。目前尚无特异性疫苗和治疗药物。

第四节　其他呼吸道病毒

一、腺病毒

腺病毒（adenovirus）首先在健康人扁桃体中分离到，故名腺病毒。为二十面体立体对称、无包膜病毒，直径为 60～90 nm，核心为线性 DNA。衣壳由 252 个壳粒组成，其十二个顶角的壳粒为五邻体。每个顶角壳粒伸出一根末端有顶球的纤维，称为纤维突起。其余 240 个为非顶角壳粒，为六邻体，整个病毒外观似一颗人造卫星。六邻体、五邻体和纤维突起构成腺病毒的主要抗原，在病毒检测和疾病诊断中具有重要意义。衣壳蛋白具有毒素样活性，可引起细胞病变。腺病毒能在原代人胚肾细胞、传代细胞（Hela 细胞）中生长，使受染细胞肿胀变圆，细胞核内可见嗜碱性包涵体。

人类腺病毒分为 A～G 共 7 组，57 个血清型；大多引起呼吸道、胃肠道、泌尿道及眼结膜感染。感染后可在咽部和眼结膜易感细胞中增殖，亦可入血形成病毒血症。主要感染儿童和免疫力低下人群。呼吸道感染中常见 C 组病毒引起的婴儿和儿童急性发热性咽喉炎，B 组病毒 3 型和 7 型所导致的咽结膜热，3、4、7 型病毒引起的急性呼吸道疾病及肺炎。腺病毒肺炎约占儿童期肺炎的 10%，青年人腺病毒肺炎的病死率为 8%～10%。眼部常见轻型感染，如滤泡性结膜炎,多为自限性,通常是呼吸道感染和咽喉炎的并发症。重型感染一般由腺病毒8、9和31型引起的角膜炎,传染性高,以急性结膜炎开始,扩至耳前淋巴结,随后发生角膜炎。胃肠道感染通常由40、41型腺病毒引起,主要为4岁以下儿童胃肠炎。人体感染腺病毒后可获得对同型病毒的持久免疫力,机体产生的中和抗体对再感染有保护作用。

一般根据临床表现和流行情况可初步诊断,用免疫荧光技术、酶免疫技术及特异性抗体检测进行快速诊断。目前对腺病毒感染的防治仍无有效药物和疫苗,一般以对症治疗和抗病毒治疗为主。

二、风疹病毒

风疹病毒(rubella virus,RV)属披膜病毒科,引起的风疹也称德国麻疹(Germany measles),是一种以全身红色斑疹伴随耳后淋巴结肿大的急性呼吸道传染病。

风疹病毒呈不规则球形,直径为50~70 nm,核酸为单正链RNA,编码两种非结构蛋白(NSP)和3种结构蛋白(C、E2、E1)。核衣壳呈二十面体立体对称,衣壳外有包膜,包膜上有6 nm的微小刺突,刺突具有血凝性。病毒能在多种细胞内增殖,致细胞脱落、胞质内出现嗜酸性包涵体,不出现CPE。风疹病毒只有一个血清型,人是病毒的唯一自然宿主。风疹病毒抵抗力弱,对热、紫外线、乙醚、氯仿等敏感。

传染源是患者和隐性感染者,经呼吸道传播,易感人群主要为15岁以下儿童。病毒进入人体后在呼吸道局部淋巴结内增殖,经血液播散至全身,引起风疹。潜伏期为10~21天,患者出现发热、麻疹样皮疹及耳后和颈部淋巴结肿大。皮疹为粉红色斑疹,波及全身。成人感染症状较重,除出疹外,还有关节炎、关节疼痛、血小板减少、疹后脑炎等,但大多数患者预后良好。

风疹病毒感染可引起垂直传播,病毒可通过胎盘导致胎儿发生先天性风疹综合征(congenital rubella syndrome,CRS),引起胎儿畸形、死亡、流产或死胎。畸形主要表现为先天性心脏病、白内障和耳聋三大主症。在妊娠第1~3个月感染风疹病毒,婴儿出现CRS的频率约为58%,在妊娠第4~6个月感染,CRS出现的频率则降为16%,而在妊娠20周以后感染,很少发生畸形。风疹病毒自然感染和接种疫苗后机体可获得持久免疫力,胎儿和出生后6个月内的婴儿因自然被动免疫而受保护。

对怀疑有风疹病毒感染的孕妇早期确诊十分必要,可以减少胎儿畸形的发生。常用的实验室检查方法有:①用ELISA或HI等免疫学技术检测孕妇血液中风疹病毒的特异性IgM,阳性者可认为是近期感染;②检测胎儿绒毛膜中有无风疹病毒的特异性抗原;③取羊水或绒毛膜进行病毒分离鉴定;④取羊水或绒毛尿囊膜做核酸分子杂交或PCR检测有无风疹病毒核酸。

风疹病毒感染尚无有效的治疗方法。主要预防措施为接种风疹减毒活疫苗,目前我国常采用麻疹、腮腺炎和风疹三联减毒活疫苗(MMR三联疫苗)接种,可获得较好的免疫力。

三、鼻病毒

鼻病毒(rhinovirus)属于小RNA病毒科,现发现有114种血清型,是普通感冒的最重要病原体。该病毒可在人胚肾、人胚二倍体细胞系WI26或人胚气管培养中增殖。病毒不耐酸,pH 3.0时可迅速被灭活,但该病毒比肠道病毒耐热,4℃可存活1周。

鼻病毒通常寄居于上呼吸道,引起成人普通感冒以及儿童的呼吸道感染、支气管炎和肺炎。潜伏期为1~2天,临床症状有流涕、鼻塞、打喷嚏、头痛、咽部疼痛和咳嗽,体温升高不明显。多为自限性疾病,一般1周左右自愈。感染后呼吸道局部可产生SIgA,对同型病毒有免疫力,但持续时间短,因此常发生再感染。病毒的微生物学检查法对临床诊断意义不大。用干扰素防治有一定作用。

-- **小结**

（1）呼吸道病毒是通过呼吸道侵入机体，引起呼吸道局部或呼吸道以外组织和器官感染的病毒的统称，包括流感病毒、副流感病毒、呼吸道合胞病毒、麻疹病毒、腮腺炎病毒、腺病毒、风疹病毒、鼻病毒、冠状病毒和呼肠病毒等。

（2）流感病毒的病毒体结构由核衣壳、包膜和刺突组成。核酸为单负链RNA，分节段，包膜表面有两种刺突：血凝素（HA）和神经氨酸酶（NA）。流感病毒分为甲、乙、丙三型，其中甲型流感病毒最易发生变异，根据HA和NA抗原性不同将其分为若干亚型。流感病毒抗原变异有两种形式：抗原性漂移和抗原性转变。HA可诱导产生中和抗体，NA刺激机体产生的抗体可阻止病毒的释放与扩散，但无中和作用。

（3）麻疹病毒引起麻疹，是一种儿童常见的急性传染病，以皮丘疹、发热及呼吸道症状为特征。亚急性硬化性全脑炎（SSPE）与麻疹病毒感染有关。呼吸道合胞病毒是婴幼儿急性下呼吸道感染的主要病因，多表现为毛细支气管炎和肺炎，严重病例可导致婴儿猝死。腮腺炎病毒是流行性腮腺炎的病原体，腮腺炎是以腮腺肿胀、疼痛为主要症状的儿童常见病。

（4）冠状病毒是一类有包膜的单正链RNA病毒，由于病毒包膜上有类似皇冠状的突起而得名。有普通冠状病毒229E、OC43，SARS冠状病毒（SARS-CoV）和中东呼吸综合征冠状病毒（MERS-CoV）。SARS冠状病毒可引起严重急性呼吸综合征（SARS），又称传染性非典型肺炎。MERS-CoV是一种新型冠状病毒，引起严重急性呼吸综合征伴多器官受损，死亡率高。

（5）风疹病毒引起人类的风疹，是一种以全身红色斑疹伴随耳后淋巴结肿大的急性呼吸道传染病。风疹病毒可垂直传播，导致胎儿发生先天性风疹综合征（CRS），引起胎儿畸形、死亡、流产或死胎。畸形主要表现为先天性心脏病、白内障和耳聋三大主症。

-- **思考题**

思考题答案

1. 简述流感病毒的结构及其功能。
2. 简述甲型流感病毒易引起世界性大流行的原因。
3. 人类对流感病毒和麻疹病毒的免疫力有何区别？为什么？
4. 简述呼吸道合胞病毒对婴幼儿的危害及其致病性和免疫性。
5. 简述风疹病毒对胎儿的危害。应怎样预防？

推荐文献阅读

1. 李凡，徐志凯. 医学微生物学. 第8版. 北京：人民卫生出版社，2013
2. 李凡，韩梅. 医学微生物学. 北京：高等教育出版社，2014
3. 张凤民，肖纯凌. 医学微生物学. 第3版. 北京：北京大学医学出版社，2013

首都医科大学燕京医学院　郑　群

第二十八章 胃肠道病毒

本章 PPT

胃肠道病毒是指主要经消化道传播的病毒,包括小 RNA 病毒科的肠道病毒属和引起急性胃肠炎的相关病毒。

第一节 肠 道 病 毒

肠道病毒(enterovirus)在分类上属于小 RNA 病毒科(*Picornaviridae*)肠道病毒属(*Enterovirus*),是一类生物学性状相似的单正链 RNA 病毒。肠道病毒主要包括脊髓灰质炎病毒(poliovirus)、柯萨奇病毒(coxsackie virus)、人肠道致细胞病变孤儿病毒(enteric cytopathic human orphan virus,ECHOV)(简称埃可病毒)及新型肠道病毒共 67 个血清型(表 28-1)。肠道病毒引起的疾病,轻者表现为倦怠、乏力、低热等,重者可引起全身感染,脑、脊髓、心、肝等重要器官受损,预后较差,并可遗留后遗症或造成死亡。肠道病毒虽然经消化道感染,但所引起的疾病却在肠道以外,病毒分离主要来源于人的咽喉部和肠道的标本。

表 28-1 肠道病毒的种类及所致疾病

病毒	型别	所致主要疾病
脊髓灰质炎病毒	1～3	脊髓灰质炎(小儿麻痹症)
柯萨奇病毒 A 组[a]	1～22,24	无菌性脑膜炎、麻痹、疱疹性咽峡炎、手足口病、急性出血性结膜炎、普通感冒、婴儿肺炎、腹泻、肝炎
柯萨奇病毒 B 组	1～6	无菌性脑膜炎、麻痹、胸痛、心肌炎、心包炎、普通感冒、肝炎
埃可病毒(ECHOV)[b]	1～9 11～27 29～33	无菌性脑膜炎、麻痹、出疹性疾病、胸痛、心肌炎、心包炎、普通感冒、腹泻、肝炎
新型肠道病毒	68～71	无菌性脑膜炎、麻痹、疱疹性咽峡炎、手足口病、急性出血性结膜炎、婴儿肺炎

注:a 表示柯萨奇病毒 A23 型与埃可病毒 9 型相同,故 A 组实际为 23 个血清型。b 表示埃可病毒 10 型重新分类为呼肠病毒 1 型,28 型分类为鼻病毒 1 型,34 型分类为柯萨奇病毒 24 型,故有 31 个血清型。

肠道病毒的共同特征如下。

1. 形态结构 小球形颗粒,直径为 24～31 nm,无包膜。核酸为单正链 RNA。衣壳呈二十面体立体对称,壳粒由 VP1、VP2、VP3 和 VP4 四种结构蛋白组成。

2. 培养 除柯萨奇 A 组某些病毒外,多数肠道病毒可引起培养细胞的明显病变。

3. 抵抗力 较强,耐脂溶剂和酸,在污水和粪便中能存活 4～6 个月,在疾病的流行上有重要意义;对热、干燥、紫外线敏感。

4. 致病性 肠道病毒通过粪-口途径传播,隐性感染较为普遍,病毒在肠道中增殖后,引起肠道以外多种疾病,如脊髓灰质炎、无菌性脑炎和手足口病等。一种病毒可引起多种病变,同一种病变可由多种病毒引起。

一、脊髓灰质炎病毒

脊髓灰质炎病毒是脊髓灰质炎(poliomyelitis)的病原体。人感染后大多无症状,常为隐性感染,部分患者有发热、咽痛和肢体疼痛,约 0.1% 的感染者因病毒侵犯中枢神经系统,破坏脊髓前角运动神经元,导致松弛性肢体麻痹。儿童发病率较高,故称小儿麻痹症(infantile paralysis)。世界卫生组织(WHO)将脊髓灰质炎列入继天花之后全球第二个被消灭的传染病,目前在大部分地区已经消灭了脊髓灰质炎。

(一)生物学性状

1. 形态与结构 病毒呈球形,直径为 27~30 nm,衣壳为二十面体立体对称,无包膜。核心为单正链、非分段的 RNA。病毒衣壳由 60 个相同的壳粒组成,病毒的结构蛋白 VP1、VP2 和 VP3 分布于病毒的表面,VP4 位于病毒衣壳内部。

2. 基因组与编码蛋白 病毒的基因组为单正链 RNA,大小约 7.44 kb,基因组中间为连续开放读码框架,两端为保守的非编码区。5′端病毒蛋白 VPg 与 RNA 以共价键结合,作为病毒 RNA 的引物,与病毒 RNA 合成有关;3′端与病毒的感染性有关。病毒 RNA 进入细胞后,可直接作为 mRNA 翻译出含 2200 个氨基酸的大分子多聚蛋白前体,经酶切后形成病毒结构蛋白 VP1~VP4 和各功能性蛋白等。P1 区编码 VP1、VP2、VP3 和 VP4,为组成壳粒的蛋白;VP1、VP2 和 VP3 位于壳粒表面,VP1 与病毒吸附有关;VP4 在衣壳内部与 RNA 相连,与病毒基因组脱壳穿入和抑制宿主细胞蛋白合成有关。P2 区编码非结构蛋白,与病毒复制和子代正链病毒 RNA 的合成及组装有关;P3 区在转译后可裂解成 7 种多肽,其功能与病毒复制有关。

3. 培养 脊髓灰质炎病毒在人胚肾、人胚肺、猴肾、Hela 和 Vero 等多种细胞中增殖,引起典型 CPE,细胞变圆、坏死及脱落。对病毒敏感的实验动物有猴、猩猩等灵长类动物。

4. 抗原性 根据中和试验将脊髓灰质炎病毒分为Ⅰ、Ⅱ和Ⅲ型。病毒含有两种抗原,一种为 D 抗原,存在于成熟的、有感染性的病毒颗粒中,具有型特异性;另一种为 C 抗原,来源于未装配病毒核酸的空衣壳,无感染能力,与三型病毒的抗血清均呈补体结合阳性反应。

5. 抵抗力 脊髓灰质炎病毒抵抗力较强,粪便中的病毒在室温条件下,其感染性能维持数周,4 ℃时能存活数月。能耐受胃酸、蛋白酶和胆汁的作用;对热和干燥较敏感,紫外线和 55 ℃湿热条件下迅速被灭活,含氯($0.1×10^{-6}$)消毒剂如次氯酸钠、二氧化氯等对脊髓灰质炎病毒有较好的灭活效果。

(二)致病性与免疫性

脊髓灰质炎的传染源为患者和隐性感染者。病毒主要随粪便排出,污染食物、饮用水、手及玩具等。传播途径主要是粪-口途径,易感者多为 5 岁以下儿童,潜伏期一般为 7~14 天。

病毒感染机体后,先在咽部和肠道集合淋巴结中增殖,局部增殖的病毒经淋巴系统进入血液,形成第一次病毒血症,引起机体发热、头痛、恶心等全身症状。病毒随血液扩散至带有受体的靶细胞,在淋巴结、肝、脾的网状细胞中增殖并再次侵入血液形成第二次病毒血症。少数患者,由于机体的免疫能力较弱,病毒可能侵入中枢神经系统,感染脊髓前角运动神经元、脑干和脑膜组织等。

脊髓灰质炎病毒感染人体后,机体免疫力的强弱明显影响其感染的结局。至少 90% 的感染者表现为隐性感染;约 5% 的感染者发生顿挫感染,只出现发热、头痛、乏力、咽痛和呕吐等非特异性症状,并迅速恢复;1%~2% 的感染者因病毒侵入中枢神经系统和脑膜,产生非麻痹型脊髓灰质炎或无菌性脑膜炎,出现颈背强直、肌痉挛等症状。只有 0.1%～2.0% 的感染者产生最严重的结局,包括暂时性肢体麻痹或永久性弛缓性肢体麻痹,其中以下肢麻痹多见;极少数患者发展为延髓麻痹,导致呼吸、心脏衰竭而死亡。脊髓灰质炎流行期间,进行扁桃体摘除、拔牙等手术或其他各种疫苗接种等,均可增加麻痹病例的发生。

机体感染脊髓灰质炎病毒后可获得对同型病毒牢固的免疫力,主要以体液免疫为主。SIgA 能阻止病毒进入血液及清除肠道内的病毒;IgG 可阻止病毒向中枢神经系统扩散并清除体内病毒。特异性抗体(IgG)可通过胎盘及母乳(分泌型 IgA)自母体传给新生儿,因此出生 6 个月内的婴儿一般很少发病。

（三）微生物学检查法

1. 病毒分离和鉴定 发病 1 周内,可以从患儿鼻咽部、血液、脑脊液和粪便中分离出病毒。采集的标本先经抗生素处理后再接种人胚肾、猴肾、Vero 等细胞,37 ℃培养 3～6 天,若出现细胞病变,应用Ⅰ、Ⅱ、Ⅲ型标准血清做中和试验鉴定病毒的血清型。

2. 血清学检测 发病 1 个月内用 ELISA 法检测患者血液及脑脊液中抗脊髓灰质炎病毒特异性 IgM 抗体,可帮助早期诊断;恢复期患者血清中特异性 IgG 抗体效价较急性期有 4 倍以上(含 4 倍)增高,有诊断意义。

3. 核酸检测 应用 RNA 探针进行核酸杂交试验及 RT-PCR 等方法检测病毒的 RNA,并能区分野生株和疫苗株。

（四）防治原则

1. 人工主动免疫 接种疫苗是预防脊髓灰质炎病毒感染的有效方法。脊髓灰质炎疫苗有两种:一种是三价灭活脊髓灰质炎疫苗(TIPV),又称 Salk 疫苗;另一种是三价口服脊髓灰质炎减毒活疫苗(TOPV),又称 Sabin 疫苗。两者均为三价混合疫苗,免疫后均可产生抗脊髓灰质炎病毒Ⅰ、Ⅱ、Ⅲ型中和抗体。

多年来我国一直采用三价口服脊髓灰质炎减毒活疫苗糖丸进行计划免疫。从 2 月龄开始连服 3 次,每次间隔 1 个月,4 岁时加强 1 次。减毒活疫苗的优点是类似自然感染,可诱导机体产生细胞免疫和体液免疫,特别是肠道黏膜能产生 SIgA 抗体,可阻止野毒株在肠道中的增殖以及阻止病毒在人群中的传播;缺点是不能用于免疫缺陷或免疫抑制的个体,因为活的疫苗病毒有可能发生毒力回复突变,发生疫苗相关麻痹型脊髓灰质炎(vaccine associated paralytic polio,VAPP)的危险。另外,2016 年 5 月,世界卫生组织已宣布全球消灭了Ⅱ型脊髓灰质炎病毒,要求各成员国不再使用含有Ⅱ型脊髓灰质炎病毒的减毒活疫苗。有鉴于此,我国自 2017 年 5 月 1 日起停用三价口服脊髓灰质炎减毒活疫苗糖丸,改为二价(Ⅰ、Ⅲ型)脊髓灰质炎减毒活疫苗滴剂。具体实施步骤是,婴儿满 2 个月初次免疫时注射灭活三价疫苗,第 3、4 个月时则口服二价减毒活疫苗滴剂,4 岁时加强免疫 1 次,给予口服二价脊髓灰质炎减毒活疫苗滴剂。这样既发挥了减毒活疫苗的优点,又避免了对免疫缺陷个体或免疫抑制者带来的风险。

2. 人工被动免疫 与患者密切接触的易感者,可注射丙种球蛋白做紧急预防,可阻止发病或减轻症状。

二、其他肠道病毒

（一）柯萨奇病毒和埃可病毒

柯萨奇病毒和埃可病毒的形态结构、理化性状、复制方式、致病性和流行病学等都类似于脊髓灰质炎病毒。

1. 生物学性状 病毒为单正链小 RNA 病毒,基因长度为 7.4 kb,编码病毒结构蛋白 VP1～VP4。VP1、VP2 和 VP3 均暴露在病毒衣壳的表面;VP4 位于衣壳内部。根据对乳鼠引起的病理变化,将柯萨奇病毒分为 A 组和 B 组,A 组有 23 个血清型,B 组有 6 个血清型。A 组病毒感染乳鼠能引起广泛性骨骼肌炎,导致弛缓性麻痹;B 组病毒则产生局灶性肌炎及痉挛性麻痹。埃可病毒分为 31 个血清型。各型致病力和致病类型也不同,如埃可病毒 6、19 型致病力较强,它类似于柯萨奇病毒 B 型,引起急性胸痛和心肌炎。目前已知埃可病毒 11 型可以引起手足口病,该型病毒具有凝集人类 O 型红细胞的能力。

2. 致病性及免疫性 传染源是患者和无症状携带者,主要经粪-口途径传播,也可通过咽喉分泌物经呼吸道传播。病毒进入人体在咽部及肠黏膜细胞增殖后,侵入血液,形成病毒血症。潜伏期为 2～9 天。在感染早期能从咽部、粪便和血液中分离出病毒,有时能持续 5～6 周。多数感染者为亚临床感染。

(1)无菌性脑膜炎(aseptic meningitis):几乎所有的肠道病毒都与无菌性脑膜炎有关。其中有些型别,如埃可病毒 3、11、18、19 型,新型肠道病毒 71 型曾引起暴发性流行。早期症状为发热、头痛、全身不适、呕吐和腹痛、轻度麻痹,1～2 天后出现颈强直、脑膜刺激症状等。

(2)疱疹性咽峡炎(herpangina):由柯萨奇 A 组病毒的某些血清型引起,夏秋季多见,主要为 1～7 岁儿童,典型症状为发热、咽喉痛、软腭及悬雍垂周围出现水疱性溃疡损伤。

(3)手足口病(hand-foot-mouth disease):主要由柯萨奇病毒 A16 型、新型肠道病毒 71 型引起,特征为口腔溃疡、手掌和足底的水疱疹,有时可蔓延至臂部和腿部,可伴随机体发热。

(4)心肌炎(myocarditis):主要由柯萨奇 B 组病毒引起,散发流行于成人和儿童,新生儿患病毒性心肌炎死亡率高。一般多先有短暂的发热、感冒,继而出现心脏症状。病毒通过直接作用和免疫病理机制引起心肌细胞的损伤。

(5)流行性胸痛(pleurodynia):由柯萨奇 B 组病毒引起,症状为突发性发热和单侧胸痛,胸部 X 线多无异常。散发性胸痛也可由其他肠道病毒引起。

(6)眼病:见于由柯萨奇病毒 A24 型引起的急性结膜炎(acute conjunctivitis)和新型肠道病毒 70 型引起的急性出血性结膜炎(acute hemorrhage conjunctivitis)。

此外,还可能与病毒感染后疲劳综合征、Ⅰ 型糖尿病相关。

柯萨奇病毒和埃可病毒感染人后,可以刺激机体产生型特异性中和抗体,对同型病毒有持久免疫力。

3. 微生物学检查法及防治原则 微生物学检查法主要依靠病毒分离和血清学检查。病毒分离取咽漱液或咽拭子、粪便、结膜拭子等标本,标本接种原代或传代猴肾细胞(柯萨奇 A 组病毒少数几个型必须接种乳鼠),培养 5～14 天,逐日观察细胞病变,应用标准血清鉴定病毒。血清学检查:可用免疫荧光检测细胞中的病毒抗原,或 ELISA 检测抗体,也可应用 RT-PCR 法检测其特异性核酸片段。

目前尚无预防和治疗柯萨奇病毒和埃可病毒感染的疫苗和药物。

(二)新型肠道病毒

新型肠道病毒(new enterovirus)主要通过粪-口途径传播,包括 68～71 型。肠道病毒 68 型是从患者支气管或肺炎儿童的呼吸道分离到的,可能与儿童呼吸道感染有关。肠道病毒 69 型是从健康儿童的直肠标本中分离到的,与人疾病的关系有待研究证实。肠道病毒 70 型可引起急性出血性结膜炎。病毒通过污染的水源、游泳池水、毛巾、脸盆经间接接触造成传播流行,传染性强,发病率高,但属自限性疾病,潜伏期为 1～2 天,病程为 8～10 天,多见于成人,预后良好。

新型肠道病毒 71 型主要侵犯儿童,该病毒是 1969 年从美国加利福尼亚一个患脑炎的婴儿粪便中分离到的,后来世界各地相继报道了新型肠道病毒 71 型的流行情况。1998 年我国台湾省也发生过大流行,感染者达数十万人。新型肠道病毒 71 型主要引起中枢神经系统疾病,如无菌性脑膜炎、脑炎、脊髓灰质炎样麻痹(poliomyelitis-like paralysis),死亡病例多伴有肺水肿和肺出血。还可引起手足口病,是我国近年来手足口病的主要病原之一。

新型肠道病毒引起的疾病缺乏特异性的抗病毒药物,因此,控制新型肠道病毒感染主要以预防为主。开窗通风、勤洗手等都可以有效预防肠道病毒感染。在疫苗研发方面,我国自主研发的 EV71 疫苗于 2016 年 8 月在国内正式上市。具有良好的免疫原性和保护效力,EV71 疫苗接种后 28 天,血清抗体阳转率为 88.1%~91.7%,对 EV71 感染相关 HFMD 的保护效力在 90%以上。

第二节　急性胃肠炎病毒

急性胃肠炎病毒是经消化道感染和传播,引起胃肠道感染性疾病的肠道病毒,所致疾病的主要表现为腹泻和呕吐。据统计,发展中国家每年约有 350 万学龄前儿童因腹泻而死亡。引起急性胃肠炎的病毒主要包括呼肠病毒科(*Reoviridae*)的轮状病毒(rotavirus)、杯状病毒科(*Caliciviridae*)的诺瓦克病毒(Norwalk virus)和小圆形结构病毒(small round structured virus,SRSV)、腺病毒科(*Adenoviridae*)F 亚属的 40 型和 41 型,以及星状病毒科(*Astroviridae*)的星状病毒(astrovirus)。

一、轮状病毒

1973 年 Bishop 等首次从患急性非细菌性腹泻患儿的十二指肠黏膜超薄切片中发现了病毒颗粒,形似车轮,命名为轮状病毒。1983 年我国病毒学家洪涛发现了成人腹泻轮状病毒(adult diarrhea rotavirus)。轮状病毒引起人、哺乳动物和鸟类的腹泻。依据病毒结构蛋白 VP6 的抗原性,将轮状病毒分为 A~G 7 个组,其中 A 组轮状病毒是世界范围内婴幼儿腹泻最常见的病原体;B 组轮状病毒引起成人腹泻。

(一) 生物学性状

病毒颗粒呈球形,直径为 60~80 nm,双层衣壳,无包膜。内衣壳的壳粒沿病毒核心边缘呈放射状排列,形如车轮的辐条,故名。

病毒的基因组为线性、分节段的双链 RNA,分 11 个节段,大小为 18.55 kb。每一个基因片段含一个开放读码框(ORF),分别编码 6 种结构蛋白(VP1~VP4、VP6、VP7)和 6 种非结构蛋白(NSP1~NSP6)。

VP1~VP3 位于核心,分别为病毒 RNA 依赖的 RNA 多聚酶,转录酶成分和与帽状 RNA 转录子形成有关的蛋白。VP4 和 VP7 位于外衣壳,决定病毒的血清型。VP4 为病毒的血凝素,与病毒吸附到易感细胞表面有关,是中和抗原;VP7 为表面糖蛋白,亦为重要的中和抗原。VP6 位于内衣壳,具有组和亚组特异性。VP4 蛋白可以被胰蛋白酶裂解成 VP5 和 VP8,从而增强病毒的感染性。轮状病毒的非结构蛋白为功能性酶或调节蛋白,在病毒复制和致病性中发挥重要作用,如 NSP1、NSP2 是核糖核酸结合蛋白;NSP4 是病毒性肠毒素,与腹泻症状有关。

轮状病毒的抗原成分较为复杂,根据组特异性抗原 VP6,将轮状病毒分为 A~G 7 个组。其中 A~C 组是人类腹泻的重要病原体,D~G 组仅引起动物腹泻。

轮状病毒抵抗力强,室温下相对稳定,在粪便中可存活数日或数周,耐酸,在 pH 3.5~10 时仍可保持感染性;耐碱,耐乙醚,55 ℃30 min 可灭活病毒。

(二) 致病性与免疫性

轮状病毒分布广泛,A 组轮状病毒是婴幼儿(6 个月~2 岁)急性腹泻最常见的病原体,占婴幼儿病毒性腹泻的 80％以上，多在秋冬季流行。传染源是患者和无症状带毒者，主要经粪-口途径传播，也可通过呼吸道传播。病毒进入人体后，在小肠绒毛上皮细胞内增殖，造成微绒毛萎缩、变短、脱落和细胞溶解死亡，使肠道吸收功能受损。轮状病毒编码的非结构蛋白（NSP4）的作用类似肠毒素，激活细胞内信号传导通路，引起肠液分泌增加，影响肠道对水和电解质的正常吸收，引起剧烈腹泻。轮状病毒腹泻的潜伏期为 1～2 天，表现为突然发病，发热、呕吐、水样腹泻，病程一般为 3～7 天，大多数患者为自限性，少数严重者可因脱水、电解质紊乱而导致死亡。

B 组轮状病毒引起较大儿童和成人腹泻，可呈暴发流行。C 组轮状病毒对人的致病性类似 A 组，常为散发，发病率低。

轮状病毒感染以体液免疫为主，抗体对同型病毒感染有保护作用。肠道局部产生的 SIgA 对同型病毒有中和作用，可减轻症状。婴幼儿免疫系统尚不完善，SIgA 含量低，所以婴幼儿病愈后还可重复感染。

（三）微生物学检查法

1. 电子显微镜（简称电镜）检查 轮状病毒因其特殊形态以及粪便中含病毒颗粒数量大的特点，用电镜或免疫电镜取粪便直接检查，可作为一种快速可靠的诊断方法。

2. 病毒基因组检测 聚丙烯酰胺凝胶电泳（PAGE）是实验室常用的一种分子流行病学研究方法。可以根据 RNA 基因组中 11 个基因片段分布图进行诊断或分辨流行组别。RT-PCR 也可用于轮状病毒的诊断。

3. 病毒抗原检测 用 ELISA 双抗体夹心法或免疫荧光法检测粪便标本中的病毒抗原，此法简便、灵敏、快速。

（四）防治原则

儿童感染轮状病毒后常因腹泻和呕吐造成脱水和电解质紊乱，因此治疗时应及时补液，纠正酸中毒，以减少死亡率。

接种轮状病毒疫苗可以降低感染。目前国内主要使用的是兰州生物制品研究所采用 G10 型羊 RV LLR 株研制的口服轮状病毒活疫苗（商品名为罗特威）。此外，还有由葛兰素史克制造的"罗特律"（Rotarix）与由默克大药厂制造的"轮达停"（RotaTeq）。

二、杯状病毒

杯状病毒（calicivirus）是一类裸露的、二十面体立体对称的单正链 RNA 病毒，其表面有杯状凹陷，故称杯状病毒。引起人类急性胃肠炎的人杯状病毒（human calicivirus，HuCV）包括两个属：诺如病毒（*Norovirus*，NV）和沙波病毒（*Sapovirus*，SV），是病毒性腹泻的主要病原体之一。诺如病毒原型是诺瓦克病毒（Norwalk virus），诺瓦克病毒因 1972 年在美国 Norwalk 地区流行的急性胃肠炎患者粪便中首次被发现而得名。

诺如病毒的基因和抗原性呈高度多样性，依据病毒 RNA 聚合酶和衣壳蛋白的核苷酸序列，目前将其分为 5 个基因组，进一步还可分为多个不同的基因型及不同的变异株。病毒不能在细胞或组织中培养，也没有动物模型。该病毒耐酸，耐热，60 ℃30 min 不能完全灭活。

诺如病毒是引起全球急性病毒性胃肠炎暴发流行的主要病原体之一，在美国有 85％以上的急性非细菌性胃肠炎的暴发与诺如病毒有关，我国也有暴发流行的报道。高发季节为秋冬季，可累及任何年龄组。患者、隐性感染者及携带病毒者均可为传染源。粪-口途径为主要传播途径，也可通过呕吐物的气溶胶传播。诺如病毒传染性强，人群普遍易感；在人口聚集的学校、幼儿园、医院等场所容易引起暴发流行，从而成为突发公共卫生问题。诺如病毒感染后引起小肠绒毛轻度萎缩和黏膜上皮细胞的破坏。诺如病毒感染的潜伏期为 24～48 h，然后突然发病,恶心、呕吐、腹痛和水样腹泻。多数感染者呈自限性,预后较好,无死亡发生。感染后可诱生抗诺如病毒抗体,但无保护作用,易再次感染。

沙波病毒以往也称为典型杯状病毒,其形态特点是其表面有典型的杯状凹陷。1977 年日本学者 Chiba 等从札幌某托儿所腹泻的研究中证实此病毒为引起腹泻暴发的病原体,称之为札幌病毒。目前正式命名为沙波病毒,主要引起 5 岁以下小儿腹泻,但发病率很低。其临床症状类似轻型轮状病毒感染。

发病急性期采集标本,免疫电镜可用于从粪便中浓缩和鉴定病毒。诺如病毒的 ELISA 检测方法已经建立,既可检测标本中的病毒抗原,也可检测患者血清中特异性抗体。也可用核酸杂交技术和 RT-PCR 方法检测病毒核酸。尚无有效疫苗。

三、星状病毒

星状病毒,是一种感染哺乳动物及鸟类的病毒。星状病毒科(*Astroviridae*)分为两个属,哺乳动物星状病毒属(*Mamastrovirus*)和禽星状病毒属(*Avastrovirus*)。

人星状病毒于 1975 年从腹泻婴儿粪便中分离得到,病毒呈球形,直径为 28～30 nm,无包膜,电镜下表面结构呈星形,有 5～6 个角。核酸为单正链 RNA,长约 7.0 kb,两端为非编码区,中间有三个重叠的开放读码框架。该病毒呈世界性分布,主要经粪-口途径传播,患者以婴幼儿和老年人为主。人星状病毒侵犯十二指肠黏膜细胞,并在其中大量增殖,造成细胞死亡裂解,将病毒释放于肠腔中。在感染的急性期,每克粪便中病毒颗粒可达 10^{10}。星状病毒胃肠炎的临床表现类似于轮状病毒胃肠炎,但症状较轻。感染后可产生有保护作用的抗体,免疫力较牢固。目前尚无有效疫苗和治疗药物。

四、肠道腺病毒

肠道腺病毒(enteric adenovirus,EAD)是直径为 70～75 nm 的二十面体立体对称、无包膜的双链 DNA 病毒。属于人类腺病毒 F 亚属,包括 40 和 41 血清型。肠道腺病毒是引起婴幼儿腹泻的重要病原体之一,其中以 41 血清型流行最为多见,四季均可发病,临床表现以水泻为主要症状,并伴有发热。病程可持续 1～2 周。EAD 目前仍不能在常规人组织培养细胞上培养,但能在经腺病毒转化的人胚肾细胞系 G293 细胞中增殖。

EV-D68

通过检查病毒抗原、核酸及血清抗体可以进行微生物学诊断。目前尚无有效疫苗和特别的抗病毒治疗方法,主要采取对症治疗。

小结

(1) 肠道病毒属小 RNA 病毒科,通过粪-口途径传播,大多数为隐性感染。轻者表现倦怠、乏力、低热,重者可引起全身感染及重要器官受损,并可遗留后遗症或造成死亡。

(2) 脊髓灰质炎病毒为无包膜小球形颗粒,由核心和衣壳构成。核酸为单正链 RNA。通过粪-口途径传播,隐性感染多见。病毒经两次病毒血症,穿过血脑屏障侵犯脊髓、脑干的运动神经细胞,引起脊髓灰质炎,发生弛缓性瘫痪,严重者(延髓麻痹型)可因呼吸肌麻痹等造成死亡。感染后机体可产生持久免疫力。接种疫苗是预防脊髓灰质炎病毒感染的有效方法。脊髓灰质炎疫苗有两种:三价灭活脊髓灰质炎疫苗(IPV),又称 Salk 疫苗;三价口服脊髓灰质炎减毒活疫苗(TOPV),又称 Sabin 疫苗。

(3) 柯萨奇病毒和埃可病毒属于小 RNA 病毒科,经粪-口途径传播,引起感染者神经系统和呼吸系统病变,也可引起婴幼儿腹泻及手足口病。

(4) 轮状病毒是引起婴幼儿腹泻的主要病原体之一,其主要感染小肠绒毛上皮细胞,从而造成细胞损伤,引起腹泻。病毒呈球形,基因组为双链RNA,双层衣壳,抵抗力强。

(5)急性胃肠炎病毒主要包括轮状病毒、肠道腺病毒和诺如病毒。轮状病毒和肠道腺病毒是引起婴幼儿腹泻的最主要病原体,诺如病毒是引起较大儿童和成人非细菌性腹泻的主要病原体。

思考题答案

思考题

1. 肠道病毒有哪些共同的生物学性状?
2. 肠道病毒有哪些共同的致病特点?
3. 脊髓灰质炎病毒在致病性和免疫性上有何特点?
4. 可引起人类病毒性急性胃肠炎的病毒有哪些?

推荐文献阅读

1. 李凡,徐志凯.医学微生物学.第8版.北京:人民卫生出版社,2013
2. 李凡,韩梅.医学微生物学.北京:高等教育出版社,2014
3. 张凤民,肖纯凌.医学微生物学.第3版.北京:北京大学医学出版社,2013

首都医科大学燕京医学院　郑　群

第二十九章 肝炎病毒

肝炎病毒(hepatitis virus)是一类以侵犯肝脏并引起病毒性肝炎的病毒。目前公认的人类肝炎病毒有 5 种类型,即甲型肝炎病毒(hepatitis A virus,HAV)、乙型肝炎病毒(hepatitis B virus,HBV)、丙型肝炎病毒(hepatitis C virus,HCV)、丁型肝炎病毒(hepatitis D virus,HDV)和戊型肝炎病毒(hepatitis E virus,HEV)。在病毒分类学上,这些病毒分别归属于不同病毒科的不同病毒属,它们的理化特性、基因结构、传播途径和致病特点也各不相同(表 29-1)。

表 29-1 人类肝炎病毒的主要特征

名称	分类	大小	基因组	传播途径	主要疾病	致癌性
HAV	小 RNA 病毒科 嗜肝病毒属	27 nm	ssRNA 7.5 kb	粪-口	急性甲型肝炎	否
HBV	嗜肝 DNA 病毒科 正嗜肝 DNA 病毒属	42 nm	dsDNA 3.2 kb	血源传播 垂直传播	急、慢性乙型肝炎,重型肝炎,肝硬化	是
HCV	黄病毒科 丙型肝炎病毒属	55～65 nm	ssRNA 9.4 kb	血源传播 垂直传播	急、慢性丙型肝炎,重型肝炎,肝硬化	是
HDV	未确定 丁型肝炎病毒属	35 nm	ssRNA 1.7 kb	血源传播 垂直传播	急、慢性丁型肝炎,重型肝炎,肝硬化	不明确
HEV	肝炎病毒科 戊型肝炎病毒属	30～32 nm	ssRNA 7.6 kb	粪-口	急性戊型肝炎	否

除上述五种肝炎病毒外,目前尚有 10%～20% 的病毒性肝炎病因不明,可能存在尚未发现的肝炎病毒。近年来,在研究这类未知肝炎病因时,在输血后肝炎患者的血清中发现一些新的病毒,如 GB 病毒-C/庚型肝炎病毒(GBV-C/HGV)、TT 病毒(torque teno virus,TTV)、SEN 病毒等,但由于这些病毒的致病性尚不清楚,因此是否为新型人类肝炎病毒需进一步证实。此外,还有一些病毒,如巨细胞病毒、EB 病毒、单纯疱疹病毒、黄热病毒、风疹病毒等也可引起肝脏炎症,但不列入肝炎病毒范畴。

第一节 甲型肝炎病毒

甲型肝炎病毒(hepatitis A virus,HAV)是甲型肝炎的病原体。甲型肝炎一般为自限性疾病,患者预后良好,不发展成慢性肝炎和病毒携带者,但可造成暴发或散发流行。

1973年，Feinstone采用免疫电镜技术首次在急性肝炎患者的粪便中发现了HAV颗粒。1983年国际病毒分类委员会（International Committee on Taxonomy of Viruses，ICTV）将HAV归类于小RNA病毒科肠道病毒属72型。后研究发现，虽然其大小和形态与肠道病毒相似，但基因组序列及培养特性等与小RNA病毒科肠道病毒属病毒明显不同。因此，1993年ICTV将HAV归类为小RNA病毒科嗜肝病毒属。

一、生物学性状

（一）形态与结构

HAV颗粒呈球形，直径为27～32 nm，衣壳为二十面体立体对称，无包膜。HAV基因组为单正链RNA（＋ssRNA），长约7.5 kb，由5′末端非编码区、编码区、3′末端非编码区及poly（A）尾组成。编码区只有一个开放读码框（ORF），分为P1、P2、P3三个功能区，P1区编码VP1、VP2、VP3及VP4四种多肽，其中VP1、VP2、VP3为病毒衣壳蛋白的主要成分，可诱导机体产生中和抗体；P2和P3区主要编码病毒RNA聚合酶、蛋白酶等非结构蛋白，在病毒RNA复制和蛋白质加工过程中发挥作用；VP4含量很少，其功能尚不清楚。

（二）分型

HAV只有一个血清型，根据HAV核苷酸序列差异，可将HAV分为Ⅰ～Ⅶ 7个基因型，其中Ⅰ型和Ⅲ型又可分为两个亚型，即ⅠA和ⅠB，ⅢA和ⅢB。我国流行的主要为ⅠA亚型。

（三）易感动物与细胞培养

HAV的自然宿主主要为人类及灵长类动物。HAV可在多种原代及传代细胞中增殖，如非洲绿猴肾（Vero）细胞、传代恒河猴肾细胞（FRhk4、FRhk6）、人胚肾细胞以及人肝癌细胞（PLC/PRF/S）等均可用于HAV的分离培养。但HAV在培养细胞中增殖缓慢且不引起细胞病变，用免疫荧光法可以检出培养细胞中的HAV抗原成分。

（四）抵抗力

HAV对理化因素有较强的抵抗力，可耐受乙醚、氯仿等有机溶剂，在pH 3的酸性环境中稳定。在60 ℃条件下可存活4 h，100 ℃ 5 min可使病毒灭活。HAV在淡水、海水和毛蚶等水产品中可存活数天至数月。但该病毒对紫外线、甲醛和氯敏感。

二、致病性与免疫性

（一）传染源与传播途径

传染源为患者和隐性感染者。HAV主要侵犯儿童和青少年，感染后大多表现为隐性感染，不出现明显的症状和体征，但粪便中有病毒排出，是重要的传染源。HAV主要通过粪-口途径传播，病毒由患者粪便排出体外，经污染水源、食物、海产品及食具等传播而造成散发性流行或暴发流行。甲型肝炎的潜伏期为15～45天，平均30天，在潜伏期末病毒随粪便大量排出，传染性强。发病2周以后，随着肠道中抗-HAV IgA及血清中抗-HAV IgM和抗-HAV IgG的产生，粪便中不再排出病毒。甲型肝炎一般为自限性疾病，患者预后较好，不发展成慢性肝炎和病毒携带者。

（二）致病机制

HAV经口侵入人体，首先在口咽部或唾液腺中增殖，然后到达肠黏膜及局部淋巴结中大量增殖，并侵入血液形成病毒血症，最终侵犯靶器官肝脏，在肝脏增殖后通过胆汁排入肠道并随粪便排出。病毒血症持续时间一般为1～2周，由于血中病毒效价较低，且病毒血症持续时间较短，因此临床上经血传播的甲型肝炎罕见。甲型肝炎发病较急，临床表现为发热、全身乏力、食欲减退、恶心、呕吐、黄疸、肝脾肿大和血清转氨酶升高等。HAV 引起肝细胞损伤的机制尚不十分清楚,目前认为,HAV 在肝细胞内增殖缓慢,并不直接造成肝细胞损害,其致病机制主要与免疫病理反应有关。研究表明,巨噬细胞、NK 细胞以及 HLA 介导的细胞毒性 T 细胞(CTL)等在肝细胞的免疫损伤机制中起重要作用。

(三)免疫性

HAV 的显性或隐性感染均可诱导机体产生持久的免疫力。成人多因隐性感染而获得免疫力,我国成人血清中抗 HAV 抗体阳性率达 70%～90%。抗-HAV IgM 在感染早期出现,发病后一周达高峰,维持两个月左右逐渐下降。抗-HAV IgG 在急性期末或恢复期早期出现,并可维持多年,对 HAV 的再感染有免疫保护作用。

三、微生物学检查法

HAV 的实验室诊断以血清学检查为主,一般不做病原体的分离培养。血清学检查主要采用 ELISA 法检测患者血清中的抗-HAV IgM 和抗-HAV IgG。抗-HAV IgM 出现早,消失快,可作为 HAV 早期感染的指标。抗-HAV IgG 检测主要用于了解既往感染史或流行病学调查。病原学检查主要采用粪便标本,用 RT-PCR 检测 HAV RNA;用 ELISA 法检测 HAV 抗原;用免疫电镜检测病毒颗粒等。

四、防治原则

(一)一般性预防

HAV 主要通过粪便污染食品和水源,经口传播,因此做好卫生宣教工作,加强食物、水源和粪便管理是预防甲型肝炎的主要环节。患者的排泄物、食具、物品和床单衣物等要严格消毒处理。

(二)人工主动免疫

接种甲肝疫苗已于 2008 年纳入我国计划免疫项目之中。剂型有减毒活疫苗和灭活疫苗两种。减毒活疫苗是 HAV 经人胚肺二倍体细胞连续传代减毒而制成,于 18 月龄接种 1 次;灭活疫苗是 HAV 经人二倍体细胞传代培养、纯化后,经甲醛灭活制成,接种 2 次,分别于 18 月龄和 24～30 月龄接种。

(三)人工被动免疫

注射丙种球蛋白,用于紧急预防。在潜伏期,肌内注射丙种球蛋白可减轻临床症状。
甲型肝炎为自限性疾病,尚无有效的抗病毒药物,临床上以对症支持疗法为主。

第二节　乙型肝炎病毒

乙型肝炎病毒(hepatitis B virus,HBV)是乙型肝炎的病原体,在分类上归属于嗜肝 DNA 病毒科(Hepadnaviridae)正嗜肝 DNA 病毒属(Orthohepadnavirus),1963 年 Blumberg 首次报道在澳大利亚土著人血清中发现一种与肝炎相关的抗原成分,称为澳大利亚抗原或肝炎相关抗原(hepatitis associated antigen,HAA),随后发现这种抗原是 HBV 的表面抗原。1970 年,Dane 在电镜下发现乙型肝炎患者血清中的 HBV 颗粒,即为 Dane 颗粒(Dane's particle)。

HBV 感染是全球性的公共卫生问题,全世界 HBsAg 携带者约 3.5 亿人。我国是乙型肝炎的高流行区,携带者约有 1.2 亿人,人群 HBV 携带率为 8%～9%。HBV 感染后临床表现呈多样性,可表现为重症肝炎、急性肝炎、慢性肝炎或无症状携带者,其中部分慢性肝炎可演变成肝硬化或肝癌。

一、生物学性状

(一)形态与结构

电镜观察 HBV,可见三种不同形态的病毒颗粒,即大球形颗粒、小球形颗粒和管形颗粒(图 29-1)。

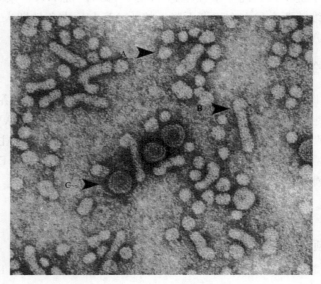

图 29-1 HBV 电镜图(×77000)

注:A,小球形颗粒;B,管形颗粒;C,Dane 颗粒

1. 大球形颗粒(large spherical particle) 即 Dane 颗粒,是具有感染性的完整的 HBV 颗粒,呈球形,直径为 42 nm,具有双层结构。外层相当于病毒的包膜,由来源于宿主细胞的脂质双层和病毒编码的包膜蛋白组成。包膜蛋白包括 HBV 表面抗原(hepatitis B surface antigen,HBsAg)、前 S1 抗原(PreS1Ag)和前 S2 抗原(PreS2Ag)。内层为病毒的核心,相当于病毒的核衣壳,呈二十面体立体对称,直径约 27 nm,由 HBV 核心抗原(hepatitis B core antigen,HBcAg)组成。病毒核心内部含有双链 DNA 和 DNA 多聚酶。

2. 小球形颗粒(small spherical particle) 直径为 22 nm,为一种中空颗粒,主要成分为 HBsAg,是由 HBV 在肝细胞内复制时产生的过剩的 HBsAg 装配而成,不含病毒 DNA 及 DNA 多聚酶,因此无感染性。

3. 管形颗粒(tubular particle) 由小球形颗粒聚合而成,成分与小球形颗粒相同,无感染性。颗粒直径为 22 nm,长为 100～500 nm。

(二)基因结构

HBV 基因组为不完全双链环状 DNA,由长链和短链组成。长链为负链,约含 3200 个核苷酸。短链为正链,长度可变,为长链的 50%～100%。两条 DNA 链的 5′端各有约 250 个核苷酸可相互配对,因此,正负链核苷酸 5′端可构成黏性末端,使 DNA 分子形成环状结构。在黏性末端两侧各有由 11 个核苷酸组成的顺式重复序列 DR1 和 DR2,是病毒 DNA 成环和复制的关键序列。

HBV 负链 DNA 含有 4 个开放读码框(ORF),分别称为 S、C、P 和 X 区,各 ORF 相互重叠。

1. S 区 由 S 基因、PreS1 基因和 PreS2 基因组成,编码 HBV 的 HBsAg、PreS1 Ag 和 PreS2 Ag。

2. C 区 由前 C(PreC)基因和 C 基因组成,两者共同编码 PreC 蛋白。PreC 蛋白是 HBeAg 的前体蛋白,经切割加工后形成 HBeAg 并分泌到血液循环中。C 基因编码 HBcAg,HBcAg 是病毒的衣壳蛋白,也存在于 HBV 感染的肝细胞核内、胞质内或胞膜上,一般不出现在血液中。

3. P 区 P 区基因最长,编码 HBV DNA 多聚酶,兼有逆转录酶及 RNA 酶 H 的活性。

4. X 区 X 区编码的 HBxAg 是一种多功能蛋白,不仅具有广泛的反式激活作用,而且可以通过多种途径参与细胞凋亡、DNA 修复的调控、与 p53 基因相互作用以及促进细胞周期的进程等,与肝癌的发生发展密切相关。

(三)基因变异及基因分型

HBV DNA 聚合酶缺乏校正功能,不能纠正病毒复制过程中产生的变异,故 HBV DNA 较易发生变异。HBV 基因变异可影响病毒的生物学行为和机体对病毒的反应。例如,S 基因编码的"a"抗原表位基因可发生点突变或插入突变,使其抗原性改变,导致免疫逃逸。此外,"a"抗原性改变使现有的诊断方法不能检出 HBsAg,临床上虽有 HBV 感染,但 HBsAg 却呈阴性结果,出现所谓的"诊断逃逸"。C 区基因亦可发生变异,当 PreC 基因启动子变异时,HBeAg 表达可为阴性。

根据 HBV 基因组的差异,可将 HBV 分为 A~H 8 个基因型,各基因型又可分为不同亚型。不同地区流行的基因型不同,A 型主要见于美国和西欧,D 型见于中东、北非和南欧,E 型见于非洲,我国及亚洲其他地区流行的主要是 B 型和 C 型。

(四)HBV 的复制

HBV 的复制过程(图 29-2)如下:

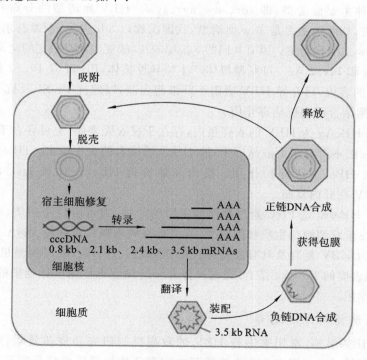

图 29-2 HBV 复制周期示意图

(1)HBV 通过 PreS1 Ag 和 PreS2 Ag 与肝细胞表面特异性受体结合,吸附并穿入肝细胞

NOTE

内,在胞质中脱去衣壳。

（2）HBV DNA进入细胞核内,在HBV编码的DNA聚合酶作用下,以负链DNA为模板,延长修补正链DNA缺口,形成超螺旋的共价闭合环状DNA(covalently closed circular DNA,cccDNA)。

（3）在胞核内细胞RNA聚合酶的作用下,以负链DNA为模板,转录成0.8 kb、2.1 kb、2.4 kb和3.5 kb的4种mRNA。mRNA进入胞质中翻译蛋白质,0.8 kb mRNA编码HBxAg;2.1 kb mRNA编码PreS2和HBsAg;2.4 kb mRNA编码PreS1、PreS2和HBsAg;3.5 kb mRNA除可编码DNA聚合酶、HBcAg和HBeAg前体蛋白外,还可作为病毒前基因组RNA(pregenomic RNA,pgRNA)合成子代病毒DNA。

（4）病毒前基因组RNA、DNA聚合酶和HBcAg在胞质中装配成病毒核心颗粒。

（5）在HBV逆转录酶的作用下,在胞质中以3.5 kb前基因组RNA为模板,逆转录出HBV负链DNA,同时前基因组RNA模板在RNA酶H作用下被降解。新合成的负链DNA作为模板合成子代正链DNA,通常不等正链合成完毕,核心颗粒即被包装到包膜中,因此子代病毒基因组常为不完整双链DNA。

（6）核心颗粒进入内质网和高尔基体中加工成熟并获得包膜成为完整的病毒颗粒,最后以芽生方式释放到肝细胞外,重新感染其他肝细胞。

过去认为HBV为专一的嗜肝病毒,但近年来发现在单个核细胞、脾、肾、胰、骨髓、淋巴结、睾丸、卵巢等器官或组织中亦可检出HBV DNA,提示HBV亦可能存在肝外复制。

（五）抗原组成

1. HBsAg HBsAg大量存在于感染者的血液中,是HBV感染的主要标志。HBsAg分子中有一段抗原性很强的序列,称为a抗原表位,可刺激机体产生保护性抗体(抗-HBs)。此外,HBsAg还有两组互相排斥的抗原表位(d/y和w/r)。这些抗原表位按不同的形式组合,构成HBV的四种主要血清型,即adr、adw、ayr、ayw。HBV血清型的分布有明显的地区差异,并与种族有关,如欧美主要是adw血清型,我国汉族以adr多见,而维吾尔族、藏族、蒙古族等少数民族以ayw血清型为主。因有共同的a抗原表位,故亚型间有一定的交叉免疫保护作用。

2. PreS1 Ag和PreS2 Ag 可刺激机体产生特异性抗体,PreS1及PreS2抗原具有与肝细胞表面受体结合的表位,可介导HBV吸附于肝细胞表面,因此抗-PreS1及抗-PreS2能通过阻断HBV与肝细胞结合而起抗病毒作用。

3. HBcAg HBcAg为HBV的衣壳蛋白,存在于核衣壳表面,也可存在于肝细胞的胞核、胞质和胞膜上,一般不游离于血液循环中,故不易从感染者的血中检出。HBcAg抗原性强,能刺激机体产生抗-HBc,但无保护作用。检出高效价抗-HBc(IgM和IgG),特别是抗-HBc IgM,则表示HBV在肝内复制。

4. HBeAg HBeAg是PreC蛋白翻译加工后的产物,为可溶性蛋白质,游离存在于血液循环中,也可存在于肝细胞的胞质和胞膜上,其消长与病毒颗粒及病毒DNA多聚酶的消长基本一致,故可作为HBV复制及具有强传染性的指标之一。HBeAg可刺激机体产生抗-HBe,与受感染肝细胞表面的HBeAg结合,通过补体介导的细胞毒作用破坏受染的肝细胞,对清除HBV有一定的作用。

（六）易感动物与细胞培养

黑猩猩对HBV易感,常用来进行HBV的致病机制研究和疫苗效果评价。此外,嗜肝DNA病毒科的其他成员如鸭HBV、土拨鼠肝炎病毒及地松鼠肝炎病毒等可在其相应的天然宿主中形成类似人类乙型肝炎的感染,因此可用这些动物作为实验动物模型,其中鸭HBV因动物宿主来源方便,已被广泛用于抗病毒药物筛选及免疫耐受机制的研究。HBV的体外培养尚未成功,目前采用的是病毒 DNA 转染的细胞培养系统,即将病毒 DNA 导入肝癌细胞株后,HBV 基因组与细胞 DNA 整合并可长期稳定表达 HBV 抗原成分或产生 Dane 颗粒。

(七) 抵抗力

HBV 对外界环境的抵抗力很强,对低温、干燥、紫外线均有耐受性。不被 70% 乙醇灭活,因此乙醇消毒这一常用的方法对 HBV 的消毒并不适用。高压蒸汽灭菌法(121.3 ℃ 20 min)、100 ℃加热 10 min 可灭活 HBV。0.5% 过氧乙酸、5% 次氯酸钠、3% 漂白粉液和 0.2% 苯扎溴铵以及环氧乙烷等可破坏 HBV 的包膜,故常用于 HBV 的消毒。

二、致病性与免疫性

(一) 传染源

主要传染源为乙型肝炎患者和无症状 HBsAg 携带者。HBsAg 携带者因无症状,不易被察觉,其作为传染源的危险性更大。

(二) 传播途径

1. 血液或血制品传播 HBV 在血液循环中大量存在,微量的污染血进入人体即可导致感染,所以血液和血制品、注射、外科或牙科手术、针刺(文身)等均可造成传播。医院内污染的器械(如内镜、牙科或妇产科器械等)可致医院内传播。

2. 母婴传播 多发生于胎儿期和围生期,其中宫内感染为 10%~15%,大部分为围生期感染,即分娩时新生儿经产道时被感染;或分娩后母乳喂养过程中通过乳汁感染。HBsAg 和 HBeAg 双阳性母亲,其婴儿被感染的概率可高达 95%。

3. 性传播及密切接触传播 HBV 感染者的唾液、乳汁、精液及阴道分泌物等体液中均含有病毒,因此 HBV 可通过日常生活密切接触(共用牙刷和剃须刀等)或性接触传播。在包括我国在内的 HBV 高流行区,性传播不是 HBV 的主要传播方式。但在低流行区,HBV 感染主要发生在性乱者和静脉药瘾者中,所以西方国家将乙型肝炎列为性传播疾病(STD)的范畴。

(三) 致病机制

乙型肝炎的潜伏期为 30~160 天。临床表现呈多样性,可表现为无症状病毒携带者、急性肝炎、慢性肝炎及重症肝炎等。HBV 的致病机制迄今尚未完全明了,大量的研究表明,除了 HBV 对肝细胞的直接损伤外,免疫病理反应以及病毒与宿主细胞间的相互作用是肝细胞损伤的主要原因。HBV 侵入机体后,首先感染以肝细胞为主的多种细胞,在细胞内复制产生完整的病毒颗粒并分泌 HBsAg、HBeAg 和 HBcAg 等抗原成分。在血液或肝细胞膜上的病毒抗原成分可诱导机体产生特异性的细胞免疫和体液免疫。免疫反应的强弱与临床过程的轻重及转归有着密切的关系。

1. 细胞免疫及其介导的免疫病理损伤 病毒抗原致敏的 CTL 是清除 HBV 的最重要环节。细胞免疫经三个途径清除 HBV,一是特异性 CTL 的直接杀伤作用,活化的 CTL 通过识别肝细胞膜上的 HLA-Ⅰ类分子和病毒抗原而与之结合,继而分泌穿孔素、颗粒酶和淋巴毒素等直接杀伤靶细胞;二是特异性 T 细胞产生和分泌多种细胞因子而发挥的抗病毒效应,其中有些细胞因子可活化非特异性淋巴细胞和单核巨噬细胞,从而扩大了细胞毒效应,另一些细胞因子如 IL-2、TNF-α、IFN-γ 等,通过抑制 HBV 基因表达和病毒复制等非靶细胞损伤性抗病毒效应来清除病毒;三是 CTL 诱导的肝细胞凋亡作用,HBV 感染的肝细胞表面可表达高水平的 Fas 抗原,CTL 通过表达的 Fas 配体与感染 HBV 的肝细胞表面 Fas 结合而诱导肝细胞凋亡。然而,特异性 CTL 介导的细胞免疫效应在清除病毒的同时又可导致肝细胞损伤,过度的细胞免疫反应可引起大面积的肝细胞破坏,导致重症肝炎。若特异性细胞免疫功能低下则不能有效清除病毒,病毒在体内持续存在而形成慢性肝炎。

2. 体液免疫及其介导的免疫病理损伤 HBV 感染可诱导机体产生抗-HBs、抗-PreS1 和抗-PreS2 等特异性抗体,一方面,这些中和抗体可直接清除血液循环中游离的病毒,并可阻断病毒对肝细胞的黏附作用;另一方面,HBsAg 与抗-HBs 形成免疫复合物,随血液循环沉积于肾小球基底膜、关节滑液囊等处,激活补体,导致Ⅲ型超敏反应,故乙型肝炎患者可伴有肾小球肾炎、关节炎等肝外损害。如果免疫复合物大量沉积于肝内,可使肝毛细血管栓塞,导致急性肝坏死,临床上表现为重症肝炎。

3. 自身免疫所致的病理损伤 HBV 感染肝细胞后,除了在肝细胞表面表达病毒特异性抗原外,还会引起肝细胞表面自身抗原发生改变,暴露出肝特异性脂蛋白抗原(liver specific protein,LSP)和肝细胞膜抗原(liver cell membrane antigen,LMAg)。LSP 和 LMAg 可作为自身抗原诱导机体产生自身抗体,通过 ADCC 效应、CTL 的杀伤作用或释放淋巴因子等直接或间接损伤肝细胞。

4. 免疫耐受与慢性肝炎 机体对 HBV 的免疫耐受常常是导致 HBV 持续性感染的重要原因。当 HBV 感染者特异性细胞免疫和体液免疫处于较低水平时,机体既不能有效清除病毒,也不能产生有效的免疫应答杀伤靶细胞,从而形成免疫耐受,临床上表现为无症状病毒携带者或慢性持续性肝炎。对 HBV 的免疫耐受可发生在母婴垂直感染和成人感染过程中,当发生 HBV 宫内感染时,胎儿胸腺淋巴细胞与 HBV 抗原相遇,导致 HBV 特异性淋巴细胞克隆被排除,而发生免疫耐受;幼龄儿感染 HBV 后,因免疫系统尚未发育成熟,也可对病毒形成免疫耐受;成人感染 HBV 后,如果病毒的感染量大,导致特异性 T 细胞被耗竭或由于大量细胞凋亡而使特异性 T 细胞消耗过多时,机体也可形成免疫耐受。此外,感染 HBV 后,机体免疫应答能力低下,干扰素产生不足,可导致靶细胞的 HLA-Ⅰ类抗原表达低下,由于 CTL 杀伤靶细胞需要 HLA-Ⅰ类抗原的参与,因此靶细胞 HLA-Ⅰ类抗原表达低下可使 CTL 的杀伤作用减弱,不能有效地清除病毒,从而形成免疫耐受。

5. HBV 与原发性肝癌 近年研究表明,HBV 感染与原发性肝细胞癌(hepatocellular carcinoma,HCC)的发生有密切关系。其依据包括:人群流行病学研究显示,我国 90% 以上的 HCC 患者感染过 HBV,HBsAg 携带者发生原发性肝癌的危险性比正常人高 217 倍;绝大部分肝癌组织染色体中有 HBV DNA 的整合,整合的 HBV 基因片段 50% 左右为负链 DNA 5′末端片段,即 X 基因片段。X 基因编码的 X 蛋白通过广泛的反式激活作用和多种生物学作用影响细胞周期,促进细胞转化,最后发展成 HCC;新生土拨鼠感染土拨鼠肝炎病毒后,经 3 年饲养 100% 可发生肝癌,而未感染鼠则无一发生肝癌。

三、微生物学检查法

HBV 感染的实验室诊断包括采用血清学方法检测患者血清 HBV 标志物以及采用 PCR 技术对 HBV DNA 定量分析。

(一)HBV 抗原、抗体检测

用 ELISA 法检测患者血清中 HBV 抗原和抗体是目前临床上诊断乙型肝炎最常用的检测方法。主要检测 HBsAg 和抗-HBs、HBeAg 和抗-HBe 以及抗-HBc IgM 和抗-HBc IgG。必要时也可检测 PreS1 和 PreS2 的抗原和抗体。

1. HBsAg 和抗-HBs HBsAg 阳性见于急性肝炎、慢性肝炎或无症状携带者,是 HBV 感染的指标之一,也是筛选献血员的必检指标。急性肝炎患者恢复后,一般在 1~4 个月内 HBsAg 消失,若持续 6 个月以上则认为已转为慢性肝炎。无症状 HBsAg 携带者的肝功能正常,但 HBsAg 可长期阳性。HBsAg 阴性并不能完全排除 HBV 感染,因为 S 基因突变或低水平的表达,用常规检查方法难以检出。抗-HBs 是 HBV 的特异性中和抗体,见于乙型肝炎恢复期、既往 HBV 感染或接种 HBV 疫苗后。抗-HBs 的出现表示机体获得对 HBV 的特异性免疫力。

2. HBcAg 和抗-HBc HBcAg 存在于 HBV 核衣壳表面或受感染的肝细胞内,不易在血清中检出,故不用于常规检测。抗-HBc IgM 阳性表示体内有病毒复制,可出现于感染早期或慢性肝炎急性发作期。抗-HBc IgG 比抗-HBc IgM 出现晚,持续阳性则表示已转为慢性肝炎。

3. HBeAg 和抗-HBe HBeAg 在 HBV 感染早期出现,与 HBV DNA 多聚酶的消长基本一致,因此,HBeAg 阳性提示 HBV 在体内复制活跃,具有较强的传染性,如转为阴性,表示病毒复制减弱或停止。若持续阳性则提示有发展成慢性肝炎的可能。孕妇 HBeAg 阳性者,新生儿感染 HBV 阳性率高。抗-HBe 阳性表示机体已获得一定的免疫力,HBV 复制能力减弱,传染性降低。但在 PreC 基因发生变异时,由于变异株的免疫逃逸作用,即使抗-HBe 阳性,病毒仍大量复制,因此,对抗-HBe 阳性的患者也应注意检测其血中的 HBV DNA,以全面了解病毒的复制情况。

4. PreS1 Ag、PreS2 Ag 和抗-PreS1、抗-PreS2 PreS1 Ag 和 PreS2 Ag 的出现与血中 HBV DNA 呈正相关,表示病毒复制及血液具有感染性。抗-PreS1 及抗-PreS2 具有中和作用,常见于急性乙型肝炎恢复期的早期,其检出提示病毒正在或已经被清除,预后良好。

HBV 抗原、抗体的血清学标志与临床关系较为复杂,必须对几项指标同时分析,方能做出正确的诊断,结果分析见表 29-2 及图 29-3。

表 29-2　HBV 抗原、抗体检测结果的临床分析

| HBsAg | HBeAg | 抗-HBs | 抗-HBe | 抗-HBc | | 结果分析 |
				IgM	IgG	
+	−	−	−	−	−	HBV 感染者或 无症状携带者
+	+	−	−	−	−	急性或慢性乙型肝炎或 无症状携带者
+	+	−	−	+	−	急性或慢性乙型肝炎 (俗称"大三阳")
+	−	−	+	−	+	急性乙肝趋向恢复 (俗称"小三阳")
−	−	+	+	−	+	乙型肝炎恢复期
−	−	−	−	−	+	既往感染
−	−	+	−	−	−	既往感染或接种过疫苗

（二）血清 HBV DNA 检测

目前采用荧光定量 PCR 法进行检测,检出 HBV DNA 是病毒复制和传染性的最可靠的指标,因此已被广泛应用于临床诊断和药物效果评价。

四、防治原则

（一）一般预防

乙肝患者及携带者的血液、分泌物以及用过的注射器和针头等均须严格消毒灭菌;严格筛

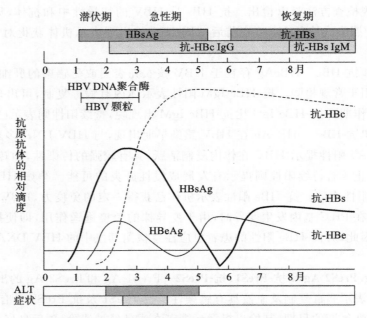

图 29-3　乙型肝炎病毒感染的临床与血清学过程

选献血员,加强对血液和血制品的管理;提倡使用一次性注射器及输液器,医疗器械必须严格消毒,以防止医源性传播;对高危人群要进行特异性预防。

（二）主动免疫

接种乙型肝炎疫苗是最有效的预防方法。血源 HBsAg 疫苗为第一代乙型肝炎疫苗,是从 HBsAg 携带者血液中提纯的 HBsAg 经甲醛灭活而成,曾被广泛应用,但由于来源及安全性问题,现已停止使用。基因工程疫苗为第二代乙型肝炎疫苗,是将编码 HBsAg 的基因克隆到酵母菌中高效表达后纯化而来。基因工程疫苗排除了血源疫苗的潜在安全隐患。我国已将乙肝疫苗接种纳入计划免疫,新生儿按 0、1、6 个月方案接种 3 次,可获得良好的免疫保护作用。

（三）被动免疫

乙肝免疫球蛋白（HBIG）是由含有高效价抗-HBs 的人血清提纯而成,可用于紧急预防。意外暴露者在 7 天内注射 HBIG 0.08 mg/kg,1 个月后重复注射 1 次,可获得免疫保护。母亲为 HBsAg 阳性的新生儿,应在出生后 24 h 内注射 HBIG 1 mL,再全程接种 HBV 疫苗,可有效预防新生儿感染。

（四）治疗原则

对乙型肝炎尚无特效疗法。慢性肝炎患者可用免疫调节剂、护肝药物及抗病毒药联合治疗。常用的抗病毒药有 IFN-α、拉米夫定（lamivudine，LAM）、阿德福韦酯（adefovir dipivoxil，ADV）、恩替卡韦（entecavir，ETV）及替比夫定（telbivudine，LdT）等。

第三节　丙型肝炎病毒

丙型肝炎病毒（hepatitis C virus，HCV）是丙型肝炎的病原体,丙型肝炎曾被称为肠道外传播的非甲非乙型肝炎。归属于黄病毒科（Flaviviridae）丙型肝炎病毒属（Hepacivirus）。

丙型肝炎病毒感染呈全球性分布,主要经血或血制品传播。HCV 感染的重要特征是感染易于慢性化,部分患者可进一步发展为肝硬化或肝癌。

一、生物学特性

(一)形态与结构

HCV 呈球形,有包膜,直径为 55~65 nm。基因组为单正链 RNA,长度约 9.4 kb,由 5′端非编码区、编码区及 3′端非编码区组成(图 29-4)。编码区仅有一个 ORF,编码多聚蛋白前体。该前体蛋白在病毒蛋白酶及宿主信号肽酶作用下,裂解为病毒的结构蛋白及非结构蛋白。结构蛋白包括核心蛋白 C 和包膜蛋白 E1 和 E2。核心蛋白 C 组成病毒的核衣壳,其抗原性强,含有多个 CTL 识别位点,可诱导细胞免疫反应。编码包膜蛋白的基因具有高度变异性,导致包膜蛋白的抗原性易发生变异,使病毒发生免疫逃逸,在体内持续存在,导致感染慢性化,也是 HCV 疫苗研制的一大障碍。3′端非编码区的功能尚不清楚,可能与病毒复制有一定关系。

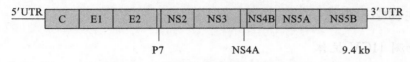

图 29-4 丙型肝炎病毒基因结构示意图

(二)基因分型

目前根据基因序列同源性及亲缘关系分析可将 HCV 分为 6 个基因型,每个基因型又可分为亚型(a、b、c 表示),目前已有 1a、1b、1c、2a、2b、2c、3a、3b、4a、5a、6a 11 个亚型。欧美流行株多为 1a、1b、2a、2b 型,而亚洲流行株以 2a、2b 型为主。

(三)培养特性

黑猩猩对 HCV 敏感,病毒可在其体内连续传代,是常用的动物模型。HCV 体外培养困难,目前使用的 HCV 体外细胞模型是 JFH-1/HCVcc,是由 2a 型 HCV RNA(JFH-1 株)构建而成,能自我复制并具感染性。

(四)抵抗力

HCV 对各种理化因素的抵抗力较弱,对氯仿、乙醚等有机溶剂敏感,紫外线照射、100 ℃ 5 min、20%(V/V)次氯酸、福尔马林(1∶1000)均可使 HCV 失活。

二、致病性与免疫性

(一)致病性

人类是 HCV 的天然宿主。传染源主要为丙型肝炎患者和慢性 HCV 携带者。传播途径主要为输血或血制品传播。此外,性接触、母婴传播及家庭密切接触也可传播 HCV。人群对 HCV 普遍易感,同性恋者、静脉注射吸毒者以及接受血液透析的患者为高危人群。

HCV 感染的临床过程轻重不一,可表现为急性肝炎、慢性肝炎或无症状携带者。大多数急性 HCV 感染者临床表现不明显,发现时已呈慢性过程。HCV 感染极易慢性化,40%~50% 的丙肝可转变成慢性肝炎。约 20% 的慢性丙型肝炎可发展成肝硬化或肝癌。

HCV 的致病机制尚未完全明了。目前认为,HCV 的致病机制包括病毒对肝细胞的直接损伤、宿主的免疫病理损伤以及细胞凋亡导致的肝细胞破坏。HCV 对肝细胞的直接损伤与病毒在肝细胞内复制,导致肝细胞结构和功能改变或病毒干扰细胞蛋白质合成,引起肝细胞变性、坏死等有关;免疫病理反应是 HCV 另一重要的致病机制,HCV 诱导产生的特异性 CTL 的直接杀伤作用、免疫活性细胞释放炎性细胞因子和自身免疫反应均可造成肝细胞损伤;此外,Fas 系统介导的肝细胞凋亡也在 HCV 致病过程中起一定的作用,HCV 感染可使肝细胞大量表达 Fas 抗原,同时被激活的 CTL 大量表达 Fas 配体(FasL),二者结合导致肝细胞凋亡。一般情况下,这种激活引起的细胞凋亡有利于 CTL 清除病毒感染的细胞,但如果 Fas 基因表达过度,则会引起过多的肝细胞损害,严重者可导致急性重型肝炎等。

HCV 感染易于慢性化的可能机制包括:①HCV 基因组易于变异,导致免疫逃逸,逃避机体的免疫清除作用;②HCV 在体内呈低水平复制,病毒血症水平较低,不易诱导高水平的免疫应答;③HCV 可存在于肝外组织,如外周血单核细胞中,使病毒不易被清除。

(二)免疫性

HCV 感染后不能诱导有效的免疫保护反应。机体感染 HCV 后,体内先后出现抗 HCV 的 IgM 型和 IgG 型抗体,但由于病毒易于变异,抗体的保护作用不强。HCV 感染后可诱生细胞免疫反应,但其主要作用是参与肝细胞损伤,而不能提供有效的免疫保护。

三、微生物学检查法

(一)检测 HCV 抗体

HCV 感染后机体可产生针对结构蛋白和非结构蛋白的特异性抗体,用 ELISA 法和 Western blot 法检测血清中特异性 HCV 抗体,简便、快速、特异性高,可用于丙型肝炎的诊断、筛选献血员和流行病学调查。

(二)检测 HCV RNA

HCV RNA 的检测是判断 HCV 感染及传染性的可靠指标。检测肝组织内 HCV RNA 可采用原位斑点核酸杂交法。由于血清中 HCV RNA 含量较低,故检测血清中 HCV RNA 多采用 RT-PCR 或巢式 PCR。荧光定量 PCR 技术不仅特异敏感,还可计算出标本中 RNA 拷贝数,可用于早期诊断及疗效评估。

四、防治原则

严格筛选献血员、加强血制品管理和控制输血传播是目前丙型肝炎最主要的预防措施。由于 HCV 免疫原性不强,且毒株易于变异,因此疫苗的研制较为困难,目前尚无疫苗用于特异性预防。对丙型肝炎治疗尚缺乏特效药物,IFN-α 对早期慢性 HCV 感染有效率较高。

第四节 丁型肝炎病毒

1977 年,意大利学者 Rizzetto 在用免疫荧光法检测乙型肝炎患者的肝组织切片时,发现肝细胞内除 HBsAg 外,还有一种新的抗原,当时称其为 δ 抗原或 δ 因子。后来证实这是一种缺陷病毒(defective virus),必须在 HBV 或其他嗜肝 DNA 病毒的辅助下才能复制,现已正式命名为丁型肝炎病毒(hepatitis D virus,HDV)。

一、生物学特性

HDV 为球形,直径为 35~37 nm,有包膜,但包膜蛋白并非为 HDV 的基因产物,而是由 HBV 编码产生的 HBsAg。基因组为单负链 RNA,长度约 1.7 kb,是目前已知动物病毒中最小的基因组。HDV RNA 与 HDV 抗原(HDAg)组成核衣壳,为二十面体立体对称。衣壳蛋白 HDAg 由 P24 和 P27 两种多肽组成,HDAg 主要存在于肝细胞内,在血清中出现早,维持时间短,故不易检出。但 HDAg 可刺激机体产生抗体,可从感染者血清中检出抗-HD。应用

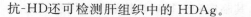

抗-HD还可检测肝组织中的 HDAg。

黑猩猩、土拨鼠、北京鸭和美洲旱獭等对 HDV 敏感,可作为 HDV 研究的动物模型。

二、致病性与免疫性

HDV 感染呈世界性分布,意大利、地中海沿岸国家、非洲和中东地区等为 HDV 感染的高发区。HDV 的传染源为急、慢性丁型肝炎患者和 HDV 携带者,传播途径与 HBV 相同,主要经输血或注射传播。

HDV 感染后可表现为急性肝炎、慢性肝炎或无症状携带者。HDV 感染有两种形式:①联合感染(coinfection):HDV 与 HBV 同时感染,患者同时发生急性乙型肝炎和急性丁型肝炎,可恢复,但有时表现为重症肝炎,病情严重或短期内转为肝硬化。② 重叠感染(superinfection):是指在慢性乙型肝炎或无症状的 HBsAg 携带者基础上再感染 HDV。重叠感染常可导致原有的乙型肝炎病情加重和恶化,易于发展成重型肝炎,故在发现重型肝炎时,应注意是否存在 HBV 与 HDV 的重叠感染。

目前认为 HDV 的致病作用主要是病毒对肝细胞的直接损伤,肝脏损伤程度与 HDV RNA 呈正相关。此外,机体的免疫病理反应也参与了致病过程。

HDAg 可刺激机体产生特异性 IgM 和 IgG 型抗体,但这些抗体不是中和抗体,不能清除病毒。

三、微生物学检查法

(一)血清学检测

丁型肝炎患者早期,血清中存在 HDAg,因此检测 HDAg 可作为 HDV 感染的早期诊断。但 HDAg 在血清中存在时间短,平均仅 21 天左右,因此标本采集时间是决定检出率的主要因素。部分患者可有较长时间的抗原血症,但 HDAg 效价较低,故不易检出。

用 RIA 或 ELISA 法检测血清中 HDV 抗体是目前诊断 HDV 感染的常规方法,抗-HD IgM 在感染后 2 周出现,4～5 周达高峰,随之迅速下降,因此,检出抗-HD IgM 有早期诊断价值。抗-HD IgG 产生较迟,在恢复期才出现。如 HDV 抗体持续高效价,可作为慢性 HDV 感染的指标。

(二)HDV RNA 检测

肝细胞内 HDAg 的检出是 HDV 感染的可靠证据,并且是 HDV 感染活动的指标,但活检标本不易获得,故不常用。此外,斑点杂交或 RT-PCR 等技术检测患者血清中或肝组织内的 HDV RNA 也是诊断 HDV 感染的可靠方法。

四、防治原则

HDV 与 HBV 传播途径相同,预防乙型肝炎的措施同样适用于丁型肝炎。HDV 是缺陷病毒,如果抑制了 HBV 的增殖,则 HDV 亦不能复制,因此,接种 HBV 疫苗可预防 HDV 感染。抑制 HBV 增殖的药物能控制 HDV 的复制。

第五节　戊型肝炎病毒

戊型肝炎病毒(hepatitis E virus,HEV)是戊型肝炎的病原体,戊型肝炎过去曾被称为肠道传播的非甲非乙型肝炎,1989 年在美国夏威夷召开的国际肝癌会上,正式被命名为戊型肝

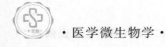

炎病毒。HEV 主要经粪-口途径传播,常引起大流行,其临床和流行病学特点类似甲型肝炎。

一、生物学特性

HEV 呈球状,无包膜,直径为 32～34 nm,表面有锯齿状刻缺和突起。基因组为单正链 RNA,全长约 7.2 kb,由编码区和非编码区两部分组成,编码区共有 3 个 ORF,ORF1 编码病毒的非结构蛋白;ORF2 编码病毒的衣壳蛋白;ORF3 与 ORF1 和 ORF 有部分重叠,其编码的与细胞骨架相关的磷酸化蛋白可能通过下调宿主免疫应答而利于病毒的复制,在 HEV 的致病中发挥重要作用。

HEV 只有一个血清型,但不同地区的 HEV 基因变异较大,至少存在 8 个基因型,基因型 Ⅰ 和基因型 Ⅱ 分别以缅甸株(HEV-B)和墨西哥株(HEV-M)为代表。在我国流行的 HEV 为基因型 Ⅰ 和基因型 Ⅳ。

HEV 可感染灵长类动物,如食蟹猴、非洲绿猴、猕猴、黑猩猩和家畜(如猪等)。HEV 体外培养困难,迄今尚不能在细胞中大量培养。

HEV 不稳定,对高盐、氯化铯、三氯甲烷等敏感;在 −70～8 ℃ 条件下易裂解,但在液氮中能长期保存。

二、致病性与免疫性

HEV 的传染源主要是戊型肝炎患者,其潜伏末期和急性期早期传染性最强。主要经粪-口途径传播。潜伏期为 10～60 天,平均为 40 天。病毒经胃肠道进入血液,在肝细胞内复制,然后释放到血液和胆汁中,经粪便排出体外。随粪便排出的病毒污染水源、食物和周围环境而发生传播,其中水源污染引起的流行较为多见。

HEV 通过对肝细胞的直接损伤和免疫病理作用引起肝细胞的炎症或坏死,表现为急性黄疸型肝炎和急性无黄疸型肝炎,部分急性戊型肝炎可发展成胆汁淤积型肝炎或重症肝炎。多数患者于发病后 6 周左右即好转并痊愈,不发展为慢性肝炎或病毒携带者。孕妇感染 HEV 后病情常较重,常发生流产或死胎,病死率高达 10%～20%。患者感染戊型肝炎后有一定免疫力,可获得保护性中和抗体,但免疫力持续时间较短。

三、微生物学检查法

(一)病毒颗粒及其成分检测

用电镜或免疫电镜技术检测患者粪便中的 HEV 颗粒,也可用 RT-PCR 法检测粪便或胆汁中的 HEV RNA。

(二)血清学检测

用 ELISA 法检测血清中的抗-HEV IgM 或抗-HEV IgG,抗-HEV IgM 出现早,消失快,可用于 HEV 感染的早期诊断。抗-HEV IgG 出现相对较早,持续时间长,其阳性不能排除既往感染。

四、防治原则

HEV 的传播途径与 HAV 相似,主要经粪-口途径传播,因此其预防原则与甲型肝炎相同,主要是保护水源,做好粪便管理,加强食品卫生管理,注意个人和环境卫生等。基因工程重组戊型肝炎疫苗已由我国研制成功并投入使用。目前尚无特异性抗病毒药物。

NOTE

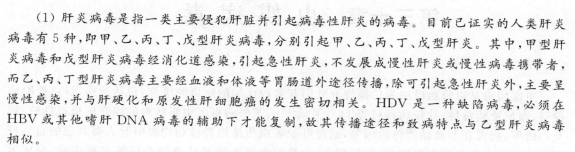

GBV-C/HGV
和 TTV

小结

（1）肝炎病毒是指一类主要侵犯肝脏并引起病毒性肝炎的病毒。目前已证实的人类肝炎病毒有 5 种，即甲、乙、丙、丁、戊型肝炎病毒，分别引起甲、乙、丙、丁、戊型肝炎。其中，甲型肝炎病毒和戊型肝炎病毒经消化道感染，引起急性肝炎，不发展成慢性肝炎或慢性病毒携带者，而乙、丙、丁型肝炎病毒主要经血液和体液等胃肠道外途径传播，除可引起急性肝炎外，主要呈慢性感染，并与肝硬化和原发性肝细胞癌的发生密切相关。HDV 是一种缺陷病毒，必须在 HBV 或其他嗜肝 DNA 病毒的辅助下才能复制，故其传播途径和致病特点与乙型肝炎病毒相似。

（2）HBV 基因组为非闭合双股环状 DNA，主要编码表面抗原（HBsAg）、核心抗原（HBcAg）和 e 抗原（HBeAg）等。临床上两对半检查是针对乙型肝炎所进行的特异性免疫诊断，主要应用于：①诊断乙型肝炎，判断预后及传染性强弱；②筛选献血员；③用于流行病学调查；④判断人群对 HBV 的免疫情况，了解疫苗接种后的免疫效果；⑤作为餐饮服务行业人员健康检查的重要指标。

思考题

1. 名词解释：Dane 颗粒、HBsAg、δ 因子。
2. 试述肝炎病毒的种类、核酸类型、传播途径及所致疾病。
3. 简述 HBV 形态结构及基因组功能。
4. 简述 HBV 的抗原、抗体系统及其临床意义。

思考题答案

推荐文献阅读

1. Carroll K C，Morse S A，Mietzner T，et al. Jawetz Melnick & Adelbergs Medical Microbiology. 27th Edition. New York：McGraw-Hill Medical，2015

2. 李明远，徐志凯. 医学微生物学. 第 3 版. 北京：人民卫生出版社，2015

3. 李凡，徐志凯. 医学微生物学. 第 8 版. 北京：人民卫生出版社，2013

天津医科大学　石立莹

本章PPT

第三十章 虫 媒 病 毒

虫媒病毒是以吸血昆虫为传播媒介并引起多种疾病的病毒的统称，包括黄病毒科、披膜病毒科、布尼亚病毒科、沙粒病毒科等14个病毒科的某些病毒。虫媒病毒的媒介昆虫包括蚊、蜱及白蛉等，病毒在节肢动物体内增殖，通过叮咬吸血传播给脊椎动物而引起人畜共患的自然疫源性疾病。虫媒病毒引起脑炎、脑脊髓炎、发热出血性疾病及休克综合征等多种疾病，临床表现繁杂。由于媒介昆虫的分布受气候和地域的影响，虫媒病毒引起的疾病具有明显的季节性和地域性。在我国流行的虫媒病毒主要包括黄病毒科的流行性乙型脑炎病毒、登革病毒、蜱传脑炎病毒等。

第一节 流行性乙型脑炎病毒

流行性乙型脑炎病毒（epidemic type B encephalitis virus）亦称日本脑炎病毒（Japanese encephalitis virus，JEV），属于黄病毒科、黄病毒属。1935年由日本学者首先从因脑炎死亡的患者脑组织中分离到该病毒，故国际上又称日本脑炎病毒，该病毒引起的疾病在我国称为流行性乙型脑炎，简称乙脑，该病毒的传播媒介是蚊子。乙脑是我国夏秋季流行的主要传染病之一，除新疆、西藏、青海外，全国各地均有病例发生，目前尚无有效治疗方法。乙脑的主要症状为高热、头痛、呕吐、昏睡、痉挛等；重症者可抽搐痉挛不止、脑水肿、呼吸或循环衰竭而死亡；存活患者中约有15％留有后遗症。我国目前主要通过接种减毒活疫苗进行预防，具有良好的预防效果。

一、生物学性状

（一）形态结构

乙脑病毒为球形，直径40 nm，核衣壳呈二十面体立体对称，有包膜。核酸为单正链RNA，全长约11 kb，自5′至3′端依次编码结构蛋白C、M、E以及非结构蛋白NS1、NS2A、NS2B、NS3、NS4A、NS4B、NS5。包膜上嵌有M蛋白和E蛋白。E蛋白是I型跨膜蛋白，介导病毒与宿主细胞的吸附及病毒包膜与宿主细胞膜融合。NS1、NS2A、NS4A和NS5主要参与病毒RNA复制，NS2B和NS3是病毒编码的蛋白酶。

病毒与宿主细胞膜表面受体结合后，被网格蛋白包裹，通过内吞作用形成内体进入胞质，内体内的酸化作用使E蛋白二聚体变构促进病毒与内体膜融合，释放出病毒RNA。病毒RNA作为mRNA翻译出一个多聚蛋白，多聚蛋白裂解后产生病毒结构蛋白和非结构蛋白。NS4B和NS5A参与组成依赖RNA的RNA聚合酶，以病毒核酸为模板，合成互补负链RNA，合成的负链RNA再作为模板合成新的子代病毒核酸。病毒体在细胞质内装配，病毒RNA被衣壳蛋白C包裹后出芽到内质网内，病毒包膜也在内膜系统内形成，成熟病毒体通过胞吐作用被运输到高尔基体内，最后通过出芽释放到细胞外。

（二）抗原性

乙脑病毒抗原性稳定，迄今只发现一个血清型，在同一地区不同年代分离的毒株之间未发现明显的抗原变异。因此,疫苗预防效果较好。包膜蛋白 E 是该病毒的主要抗原,具有中和抗原表位和血凝抗原表位,能凝集鹅、鸽、雏鸡红细胞。E 蛋白可诱发机体产生中和抗体和血凝抑制抗体,在感染与免疫中发挥重要作用。

(三) 培养特性

敏感动物是新生小鼠或乳鼠,鼠龄越小,易感性越高。脑内接种后 3~5 天,乳鼠可出现耸毛、蜷伏、肢体痉挛等神经系统兴奋性增高的症状,不久转入麻痹而死亡。受感染的鼠的脑组织中病毒效价高。病毒也可在 C6/36、Vero 等细胞系或地鼠肾和猪肾的原代细胞中增殖并引起细胞圆缩、颗粒增多、细胞脱落等 CPE。病毒也可在鸡胚卵黄囊中增殖。

(四) 抵抗力

乙脑病毒对热抵抗力弱,56 ℃ 30 min 灭活。若将感染病毒的脑组织放入 50% 甘油缓冲盐水中储存,4 ℃,其病毒活力可维持数月。乙醚、1∶1000 去氧胆酸钠以及常用消毒剂均可灭活病毒。

二、致病性与免疫性

(一) 传播和流行

乙脑病毒的传播媒介主要为三带喙库蚊,其他蚊类也可带毒。蚊子携带病毒越冬,并可经卵传代。各种家畜和家禽是乙脑病毒的重要传染源和扩增宿主,带毒蚊子叮咬家畜或家禽后导致感染。家畜被病毒感染后有 4 天左右的病毒血症期,但无明显症状。病毒在蚊虫和家畜之间可以形成自然感染循环。病毒在自然界的宿主还包括鸟类、蝙蝠、蛇、蜥蜴及蠓蠓和库蠓等,这些动物在乙脑的传播中也具有重要作用。在温带和亚热带,病毒流行受媒介生物影响,具有地域性和季节性,以夏、秋季流行为主,80%~90% 的病例集中在 7、8、9 月;在热带,蚊子终年存在,蚊子和动物宿主之间构成持久的病毒循环,流行的季节性特征不明显。

(二) 致病性

人受乙脑病毒感染后,大多数为无症状的隐性感染及症状较轻的顿挫感染,仅少数发生脑炎。显性感染与隐性感染的比例约为 1∶250,这与病毒的毒力、侵入机体的数量及感染者的免疫力有关。病毒随蚊虫叮咬侵入人体后,首先在局部血管内皮细胞和淋巴结增殖,之后入血形成第一次病毒血症;病毒随血液播散到肝、脾等器官的单核巨噬细胞中继续增殖,经 10 天左右的潜伏期,增殖产生的大量病毒再次入血,形成第二次病毒血症,引起发热、寒战及全身不适等症状。在这些病例中,大部分患者可以痊愈,形成顿挫感染;约有 0.1% 的患者体内的病毒突破血脑屏障,进入脑组织中增殖,造成脑实质和脑膜病变。临床表现为突然高热、头痛、呕吐或惊厥、昏迷等脑膜刺激症状和脑炎症状。死亡率最高可达 30%,20%~30% 存活患者留有精神障碍及运动障碍等后遗症。

(三) 免疫性

患乙脑病后或乙脑病毒隐性感染后均可获得持久免疫力。流行区人群每年不断受到带病毒的蚊子叮咬,逐渐增强免疫力,抗体阳性率常随年龄而增高,因此本病多见于 10 岁以下的儿童,但近些年来由于儿童普遍接种乙脑疫苗,成年人及老年人发病率相对增高。病毒感染后 4~5 天可出现血凝抑制抗体(IgM),2~4 周达高峰,可维持 1 年左右。补体结合抗体在发病 2~3 周后方可检出,约存在半年。中和抗体约在病后 1 周出现,5 年内维持高水平,甚至维持终生。

三、微生物学检查法

（一）病毒分离

可采集发病初期患者的血清或脑脊液用细胞培养或乳鼠脑内接种分离培养乙脑病毒，但由于感染后病毒血症持续时间不长或病毒效价低，阳性率不高。病毒的鉴定采用观察细胞病变、红细胞吸附、病毒中和试验、免疫荧光试验或基因分析等方法。

（二）病毒抗原检测

可用免疫荧光或 ELISA 等技术检测发病初期患者血液或脑脊液中的乙脑病毒抗原，阳性结果对早期诊断有重要意义。

（三）血清学试验

血清学试验包括用血凝抑制试验、ELISA 等检测特异性抗体。乙脑病毒特异性 IgM 抗体在感染后 4～5 天出现，2～3 周达高峰；IgM 检测对于早期快速诊断具有重要意义。采用 ELISA 检测患者血清或脑脊液中的特异性 IgM 抗体，阳性率可达 90% 以上。针对 IgG 型抗体的检测通常需要急性期和恢复期双份血清，恢复期血清较急性期血清高 4 倍或 4 倍以上时，才有诊断意义。

（四）病毒核酸检测

应用 RT-PCR 或实时 RT-PCR 技术检测乙脑病毒特异性核酸片段，敏感性和特异性较高，已广泛用于乙脑的早期快速诊断。

四、防治原则

目前无有效方法治疗乙脑。预防乙脑的关键措施包括易感人群的预防接种和防蚊、灭蚊。在流行季节前，提前对猪等家畜进行预防接种，终止病毒的自然传播循环，可有效降低人群的发病率。我国目前在适龄儿童中推行减毒活疫苗的计划免疫，可诱导体液免疫和细胞免疫应答，具有良好的免疫保护效果。猪是乙脑病毒的主要传染源和中间宿主，因此通过做好猪的管理工作或对猪群进行免疫预防可以降低人群的发病率。

第二节 登革病毒

登革病毒（dengue virus，DENV）是登革热（dengue fever，DF）、登革出血热及登革休克综合征（dengue hemorrhagic fever/dengue shock syndrome，DHF/DSS）的病原体，由埃及伊蚊、白纹伊蚊等多种蚊类传播。人类和灵长类动物是登革病毒的自然宿主。登革热广泛流行于全球热带、亚热带，其中以东南亚和西太平洋地区最为严重。近几十年来，全球气候变暖和国际交通运输及人口流动导致登革热流行范围扩大，发病率显著上升。WHO 公布数据显示，全球共有 128 个国家的 39 亿人处于登革病毒感染风险之下，每年感染的例数约为 9600 万。自 1978 年以来，我国南方也不断发生登革热的流行或暴发流行。登革热无特异有效的治疗方法，对于登革热的防控主要依赖于对传播媒介蚊子的防控。

一、生物学性状

（一）形态结构

登革病毒属于黄病毒科黄病毒属，形态、结构和基因组特征与乙脑病毒相似。登革病毒的

E蛋白含有型特异性、亚群特异性、群特异性、黄病毒亚组特异性、黄病毒组特异性等抗原表位,是登革病毒分型的依据,可将登革病毒分为4个血清型(DENV1-4),各型病毒间有交叉抗原性。E蛋白还具有中和抗原表位,能诱导机体产生中和抗体;E蛋白的血凝素能凝结鹅或鸽红细胞;此外,E蛋白还可能与抗体依赖的增强作用(antibody-dependent enhancement,ADE)有关。

(二)培养特性

登革病毒可以在多种昆虫和哺乳动物的细胞中增殖,其中白纹伊蚊C6/36细胞是最常用的细胞,病毒在细胞中增殖并引起明显的细胞病变。小白鼠和乳鼠是登革病毒最敏感、最常用的实验动物。猩猩、猕猴和长臂猿等灵长类动物对登革病毒易感,并可诱导特异性免疫反应,可以作为疫苗研究的动物模型。登革病毒也可在人单核细胞和血管内皮细胞中增殖,但不引起明显的细胞病变。

二、流行病学特征

人、灵长类动物和蚊是登革病毒的主要储存宿主,白纹伊蚊和埃及伊蚊是主要传播媒介。在热带和亚热带丛林地区,猴类和猩猩等灵长类动物对登革病毒易感,在自然界形成登革病毒感染循环。动物感染后不出现明显的症状及体征,但有病毒血症,蚊子通过叮咬带毒动物而形成病毒在自然界中的原始循环,人类进入疫源地,可被带毒蚊子叮咬感染。在城市和乡村地区,患者和隐性感染者是主要传染源,感染者在发病前24 h到发病后5天内出现病毒血症,血液病毒浓度高,在此期间被蚊虫叮咬可传播病毒,形成人-蚊-人循环。

人群对登革病毒普遍易感,但在地方性流行区,儿童发病率较高,绝大多数DSS/DHF病例发生于儿童。

三、致病性与免疫性

登革病毒进入人体后,先在毛细血管内皮细胞中增殖,然后入血形成病毒血症,经血液播散进一步感染血液和组织中的单核细胞而引起疾病。登革病毒感染多为无症状的隐性感染,患者的主要临床表现包括DF、DHF和DSS。DF是典型的登革热,病情较轻,以高热、头痛、皮疹、全身肌肉和关节疼痛为特征,是自限性疾病。发热一般持续3~7天后骤退,部分患者退热后1~5天体温再次升高,表现为双峰热或马鞍热。少数患者疼痛剧烈,因此,登革热也被称为"断骨热"。DHF/DSS是登革热的严重临床类型,病情较重,在典型登革热症状和体征的基础上,病情进展快,出现皮肤大片紫癜及淤斑、鼻出血、消化道及泌尿生殖道出血等严重出血症状,并进一步发展为出血性休克,病死率高。DSS/DHF的主要病理改变是全身血管通透性增高,血浆渗漏而导致广泛的出血和休克。目前普遍认为DSS/DHF的发病机制与ADE有关,单核巨噬细胞为登革病毒的靶细胞,初次感染登革病毒后机体可产生大量IgG抗体,再次感染同型或异型登革病毒时,病毒与这些抗体形成的免疫复合物与单核巨噬细胞表面Fc受体结合,增强了病毒对单核细胞的吸附和感染。此外,单核巨噬细胞和活化的T细胞过度释放炎性细胞因子和抗原抗体复合物激活补体系统等亦可导致毛细血管通透性增加,血浆渗漏,引起出血和休克等严重症状。

四、微生物学检查法

(一)病毒的分离培养

采集早期患者血清接种白纹伊蚊C6/36细胞或乳鼠脑内接种进行病毒的分离培养,亦可用白纹伊蚊或埃及伊蚊胸腔接种法分离培养病毒。

（二）血清学试验

登革热早期快速诊断主要是检测血清中的 IgM 抗体，主要采用 ELISA 或免疫层析法检测。特异性 IgG 抗体也广泛用于登革热的实验室诊断，需检测急性期和恢复期双份血清，恢复期 IgG 抗体水平比急性期升高 4 倍或 4 倍以上具有诊断意义。此外，登革病毒感染早期，NS1 抗原大量表达，存在于感染细胞表面和血液内，用 ELISA 法检测患者血清中 NS1 抗原也可早期诊断登革热。

（三）病毒核酸检测

应用 RT-PCR 技术检测登革病毒核酸，可用于病毒的早期诊断及病毒分型。

五、防治原则

目前登革病毒疫苗研究尚未成功，登革热也无特效治疗方法。防蚊、灭蚊是预防登革热的主要手段。

第三节　森林脑炎病毒

森林脑炎病毒（forest encephalitis virus）又称为蜱传播脑炎病毒（tick-borne encephalitis virus，TBEV），以蜱为传播媒介，引起脑炎。因首先在俄罗斯远东地区被发现，且以春夏季发病为主，又称俄罗斯春夏季脑炎（Russian spring-summer encephalitis）。该病毒属于黄病毒科黄病毒属，其生物学特性与其他黄病毒属成员相似。森林脑炎病毒有欧洲亚型、远东亚型和西伯利亚亚型 3 个亚型。森林脑炎病毒主要流行于欧洲中部、东部和北部，蒙古、俄罗斯以及中国北部。WHO 数据显示，森林脑炎每年报告的病例在 10000～12000 例，但实际发病例数可能远高于这个数字。

森林脑炎病毒宿主范围较广，森林中的蝙蝠、野鼠、松鼠、野兔、刺猬等野生动物及牛、马、羊等家畜等均可作为传染源。蜱是传播媒介和储存宿主，病毒不仅能在蜱体内增殖，还能经卵传代，并能在蜱体内过冬。在自然疫源地，病毒通过蜱叮咬野生动物而在自然界循环。人类进入自然疫源地被带病毒的蜱叮咬而受到感染。病毒也可通过肠道传播，感染病毒的山羊可通过乳汁排出病毒，饮用含病毒的生羊奶可引起感染。此外，实验室工作者和同感染动物密切接触者还可通过吸入气溶胶感染。人感染病毒后，大多数表现为隐性感染，少数感染者经过 7～14 天的潜伏期后突然发病，出现高热、头痛、呕吐，颈项强直、昏睡、肢体弛缓性麻痹等症状。重症患者可出现发音困难、吞咽困难、呼吸及循环衰竭等延髓麻痹症状，病死率可高达 30%。显性感染和隐性感染均可获得持久免疫力。

病原学诊断主要有病毒的分离培养和血清学试验。但由于病毒血症持续的时间较短，发病初期血液中病毒含量很低，故病毒分离的阳性率不高。血清学试验有 ELISA、血凝抑制试验、中和试验及补体结合试验等，若恢复期血清 IgG 比急性期高 4 倍及 4 倍以上则有诊断价值。

目前对森林脑炎没有特效的治疗方法，在感染早期，大剂量注射丙种球蛋白或免疫血清可能有一定的疗效。疫苗接种是控制森林脑炎的重要措施，灭活疫苗全程多次免疫后可获得保护作用。

第四节　西尼罗病毒

西尼罗病毒(West Nile virus)在分类上属于黄病毒科黄病毒属,因 1937 年首次从乌干达西尼罗河地区的发热患者体内分离成功而得名。西尼罗病毒感染广泛分布于非洲、中东、欧洲、东南亚及澳大利亚和美洲。鸟类是西尼罗病毒的重要传染源,伊蚊和库蚊是西尼罗病毒的传播媒介,西尼罗病毒在鸟类和蚊子之间形成自然感染循环。蚊子叮咬带毒鸟类后,病毒可在蚊唾液腺内增殖,再次叮咬人或其他动物而传播病毒。西尼罗病毒感染马可导致严重疾病甚至死亡。

人感染西尼罗病毒后,80%为无症状的隐性感染,只有 20%感染者出现临床症状。西尼罗病毒感染可引起西尼罗热和西尼罗脑炎两种临床类型。西尼罗病毒的潜伏期为 3～14 天。西尼罗热的症状包括急性发热、头痛、乏力、皮疹、肌肉、关节疼痛及全身淋巴结肿大等,预后良好。西尼罗脑炎起病急骤,体温常在 39 ℃以上,出现头痛、恶心、呕吐、嗜睡,伴颈项强直、深浅反射异常等神经症状和体征,重症患者出现惊厥、昏迷及呼吸衰竭,病死率高。50 岁以上患者及免疫缺陷患者更容易出现西尼罗脑炎。西尼罗病毒抗原性稳定,只有一个血清型,病后免疫力持久。西尼罗病毒与乙脑病毒和登革病毒等黄病毒属的其他成员有共同抗原,可诱导交叉免疫反应。

西尼罗热和西尼罗脑炎的治疗以支持疗法为主,目前无人用疫苗,美国有疫苗用于预防马感染西尼罗病毒。西尼罗病毒的主要防控措施是防止蚊虫叮咬。目前我国尚未发现西尼罗病毒感染的病例,但我国具备西尼罗病毒传播的气候条件和传播媒介,因此,必须重视该病毒的监测和研究。

西尼罗病毒的
快速蔓延

第五节　寨 卡 病 毒

寨卡病毒(Zika virus,ZIKV)是以伊蚊为传播媒介的黄病毒。寨卡病毒 1947 在乌干达首次被发现,目前非洲、美洲、亚洲均有寨卡病毒流行。寨卡病毒通过带毒伊蚊叮咬而传播给人,还可能存在性传播及输血传播,但有待进一步证实。

寨卡病毒病感染的潜伏期并不明确。疾病症状与登革热等其他虫媒病毒感染类似,包括发热、皮疹、结膜炎、肌肉和关节疼痛、浑身虚弱和头痛等,但症状较轻,持续 2～7 天后好转。怀孕早期感染寨卡病毒可能是小头症(microcephaly)的诱发因素之一,病毒导致胎儿神经系统发育异常或停止发育。另外,寨卡病毒感染也可能是自身免疫性疾病吉兰-巴雷综合征(Guillain-Barré syndrome)的诱发因素之一。

微生物学检查法包括取血液、尿液、唾液或精液等标本进行病毒分离培养,RT-PCR 检测特异性病毒核酸片段,ELISA 法或免疫荧光检测血清 IgM 或 IgG 抗体等。

目前无有效的治疗方法及疫苗预防,主要以防蚊灭蚊阻断感染途径为主。对于可疑感染孕妇需要通过超声或核磁密切监测胎儿头部发育。

小结

(1) 我国流行的主要虫媒病毒包括黄病毒科的登革病毒、乙脑病毒和森林脑炎病毒。西尼罗病毒虽然在我国尚未检出,但我国存在该病毒的传播媒介和流行条件,需要密切监测。

（2）乙脑病毒、登革病毒及西尼罗病毒的传播媒介是蚊子,森林脑炎病毒的传播媒介是蜱,亦可经过带病毒乳汁及气溶胶传播。病毒在自然界的宿主和媒介昆虫之间形成自然感染循环,人被带病毒节肢动物叮咬后感染,形成病毒血症,再次被媒介节肢动物叮咬后可以形成人-人传播。

（3）登革病毒引起的疾病是发热出血性疾病,具有 4 个血清型。引起 DF、DHF/DSS 3 种不同的临床表现,DHF/DSS 的发生可能与抗体依赖的增强作用有关。

（4）乙脑病毒、登革病毒和森林脑炎病毒均无特异有效的治疗方法。乙脑病毒只有 1 个血清型,疫苗预防效果好。目前尚无疫苗预防登革病毒感染,预防措施主要是防控传播媒介蚊子的叮咬。

思考题

1. 黄病毒科黄病毒属病毒传播的流行病学特征是什么?
2. DHF/DSS 的发病机制是什么?
3. 如何防治黄病毒科黄病毒属病毒感染?

推荐文献阅读

1. http://www.who.int/mediacentre/factsheets/fs386/en/
2. http://www.who.int/mediacentre/factsheets/fs117/en/
3. http://www.who.int/immunization/diseases/tick_encephalitis/en/
4. http://www.who.int/mediacentre/factsheets/fs354/en/
5. J. Oxford, P. Kellam, L. Collier. Human Virology. 5th Edition . London：Oxford University Press,2016
6. WS. Ryu. Molecular Virology of Human Pathogenic Viruses. London：Academic Press,2017
7. KC. Carroll, SA. Morse, T. Mietzner, S. Miller. Jawetz, Melnick, & Adelberg's Medical Microbiology. New York：Mc Graw Hill Education
8. 李凡,徐志凯. 医学微生物学. 第 8 版. 北京：人民卫生出版社,2013

吉林大学 史红艳

第三十一章　出血热病毒

本章 PPT

出血热(hemorrhagic fever)是一大类具有高热(hyperpyrexia)、出血(hemorrhage)和低血压(hypotension)等共同症状的疾病的统称,又称 3H 综合征,病死率高。多种病毒能引起出血热,不同病毒引起的出血热在发热程度、发热类型、出血的程度及累及组织器官等方面有所不同。能引起出血热的病毒分属于布尼亚病毒科、黄病毒科、披膜病毒科、沙粒病毒科及丝状病毒科,传播媒介主要是不同的节肢动物或啮齿类动物。我国发现的出血热病毒主要有布尼亚病毒科汉坦病毒、布尼亚病毒科内罗病毒属的克里米亚-刚果出血热病毒及黄病毒科黄病毒属的登革病毒。

第一节　汉坦病毒

汉坦病毒属(*Hantavirus*)包含 20 种以上的病毒型别,这些病毒在抗原性和基因结构特征上有所不同,有些型别的病毒还可进一步分为不同亚型。汉坦病毒广泛分布于世界各地。不同型别的汉坦病毒的传播媒介各不相同,媒介动物的地理分布及活动时间决定了不同型别汉坦病毒所致疾病的地区性和季节性。黑线姬鼠、小白鼠、大白鼠等多种啮齿类动物感染汉坦病毒后呈自限性的隐性感染。人类感染汉坦病毒引起两种严重的、死亡率较高的急性传染病。一种是以发热、出血、急性肾功能损害和免疫功能紊乱为主要特征的肾综合征出血热(hemorrhagic fever with renal syndrome,HFRS);另一种是以肺浸润及肺间质水肿为主要病变并能快速进展为呼吸窘迫及衰竭的汉坦病毒肺综合征(hantavirus pulmonary syndrome,HPS)。全世界每年发生的汉坦病毒感染为 100000~200000 例。我国流行的主要型别是汉滩病毒,主要的传播媒介是黑线姬鼠。我国感染者主要发生 HFRS,HPS 少见。中国是 HFRS 疫情较严重的国家之一,流行范围广、发病人数多、病死率较高。

一、生物学性状

汉坦病毒是包膜病毒,病毒颗粒可呈圆形或卵圆形,直径为 80~120 nm。病毒包膜含有 G1、G2 两种糖蛋白。病毒核酸为分节段的单负链 RNA,共有 L、M 和 S 三个节段,每个节段均被核蛋白(NP)包绕形成螺旋对称的核衣壳,每个节段都结合有依赖 RNA 的 RNA 聚合酶。其中,L 节段编码病毒的 RNA 聚合酶,M 节段编码两个包膜糖蛋白,S 节段编码核衣壳蛋白。糖蛋白 G1 和 G2 具有血凝活性,可凝集鹅红细胞,并可诱生中和抗体。NP 也具有较强的免疫原性,可刺激产生体液免疫和细胞免疫。

汉坦病毒可以在多种传代细胞系、原代细胞及二倍体细胞中增殖,但病毒在培养细胞中的增殖速度较慢,病毒效价 2 周左右才能达到高峰。某些型别的汉坦病毒在 Vero 细胞中可诱发细胞聚集、融合及网格化等 CPE,但多数病毒在培养细胞中不能诱发明显的 CPE,需要用免疫学等方法来检测病毒的增殖。

病毒的抵抗力不强,对多种酸和脂溶剂敏感。56~60 ℃ 1 h、紫外线、⁶⁰Co 照射等可灭活病毒。

二、致病性与免疫性

（一）流行病学特征

汉坦病毒引起的 HFRS 是自然疫源性疾病。人类普遍对汉坦病毒易感，但多数呈隐性感染，仅少数人发病。不同地区人群的隐性感染率因媒介动物和病毒型别不同及生活条件的差异而不同。HFRS 可通过呼吸道、消化道、伤口、胎盘和媒介节肢动物的叮咬等多途径传播。带毒啮齿类动物的唾液、尿液和粪便等排出病毒污染环境，人和动物通过呼吸道、消化道或直接接触病毒而感染，这是汉坦病毒的主要传播方式。虽然 HFRS 患者的血液及尿液中可以分离到汉坦病毒，但未发现 HFRS 人-人传播。但 HPS 可人-人水平传播。受宿主动物的影响，HFRS 的发生和流行具有明显的地区性和季节性。在我国，汉坦病毒的主要宿主和传染源是黑线姬鼠和褐家鼠，存在姬鼠型（汉滩型）疫区、家鼠型（汉城型）疫区和混合型疫区。家鼠型疫区的流行高峰期在 3～5 月，姬鼠型疫区的流行高峰期分别在 6～7 月和 11～12 月，而混合型疫区在冬、春季均可出现流行高峰。

（二）致病性

HFRS 的潜伏期一般为 2 周，起病急骤，进展快。典型病例具有高热、出血和低血压 3H 症状和肾脏损害。典型的 HFRS 进展包括发热期、低血压休克期、少尿期、多尿期和恢复期。目前认为，病毒对细胞的直接损伤作用及病毒感染诱发的免疫病理损伤共同决定了 HFRS 的发病和进展。

汉坦病毒的主要靶细胞是血管内皮细胞，但该病毒具有广泛的嗜细胞性，可在淋巴细胞和单核细胞等多种细胞内增殖。血管内皮的损伤导致血管通透性增加，单核细胞可携带病毒向其他组织扩散。

汉坦病毒诱导的体液免疫和细胞免疫既参与病毒的清除，又介导对机体的免疫损伤，参与病毒的致病过程。感染早期病毒某些抗原即可诱生大量的 IgE 抗体，IgE 与肥大细胞及嗜碱性粒细胞表面的 Fc 受体结合，使肥大细胞脱颗粒释放组胺等血管活性介质，使毛细血管扩张，通透性增强，引起Ⅰ型超敏反应。HFRS 早期患者血清中除 IgE 外，还产生大量能激发Ⅲ型超敏反应的特异性抗体。这些抗体与抗原形成循环免疫复合物沉积到小血管、毛细血管、血小板、肾小球及肾小管基底膜上，随后激活补体，在中性粒细胞、血小板、嗜碱性粒细胞等效应细胞的参与下，引起血管扩张和通透性增加，导致血管和组织的病理性损伤，产生低血压、休克和肾脏功能障碍。血小板的聚集和破坏导致凝血功能障碍，是 HFRS 患者广泛出血的原因之一。HFRS 急性期患者外周血中 $CD8^+$ T 细胞、NK 细胞活性增强，IFN、TNF 等多种细胞因子受体表达增高，IL-2 水平下降，说明细胞免疫也参与了 HFRS 的病理过程。

（三）免疫性

HFRS 病后可获得稳定而持久的免疫力，再次发病者罕见。汉坦病毒感染后可产生多种类型抗体，HFRS 患者在发热 1～2 天可检测出 IgM 抗体，IgM 抗体水平在 7～10 天达到高峰；发热 2～3 天可检测出 IgG 抗体，14～20 天达高峰，IgG 抗体可持续多年甚至终生。在众多抗体中，由包膜糖蛋白诱生的中和抗体具有保护作用。细胞免疫在对机体的免疫保护中也具有重要作用。

三、微生物学检查法

（一）病毒分离

病毒分离不是检测汉坦病毒的常规方法，只有在某一地区首发病例或怀疑出现新病毒亚型等情况下才会进行病毒的分离培养。取急性期患者血液、死亡者脏器组织、感染动物肺或脑等组织接种于 Vero E6 细胞,培养 7~14 天后,用免疫荧光法检测是否有病毒抗原存在。也可将标本接种于小白鼠、乳鼠脑内,观察动物发病情况,并定期取脑或肺组织,用免疫荧光法或 ELISA 法检测是否具有病毒抗原。细胞接种或动物接种阴性者,需要继续盲传三代进行免疫学检测,以避免假阴性结果出现。

(二)血清学检查

特异性 IgM 抗体,产生较早,典型 HFRS、不典型病例或轻型病例均可在发病后 1~2 天检出,检出阳性率高达 95%,对于 HFRS 早期诊断具有重要意义。IgM 抗体的检测方法包括免疫荧光法和 ELISA 法,ELISA 法中的 IgM 捕捉法的敏感性和特异性最好。发病后特异性 IgG 抗体也出现较早,并且持续时间长,需要间隔至少 1 周检测双份血清,第二份血清抗体的效价比第一份的效价升高 4 倍以上(含 4 倍)方可确诊。检测 IgG 的常用方法是 ELISA。IgG 的检测也可用于流行病学调查。

四、防治原则

预防措施主要是防鼠、灭鼠、消灭媒介节肢动物和加强个人防护。目前国内有汉滩型和汉城型两个型别抗原的双价灭活疫苗,预防效果较好。HFRS 的治疗以支持疗法为主,具体措施包括卧床休息、"液体疗法"调节水与电解质平衡。利巴韦林具有一定疗效。

第二节 克里米亚-刚果出血热病毒

克里米亚-刚果出血热病毒(Crimean-Congo hemorrhagic fever virus)引起的出血热在我国称为新疆出血热,该病毒属于布尼亚病毒科(*Bunyavirida*)内罗病毒属(*Nairovirus*),该病毒的传播媒介是蜱,主要流行于非洲、巴尔干半岛、中东地区和亚洲,该病毒感染的死亡率为 10%~40%。

一、生物学性状和流行病学特征

克里米亚-刚果出血热病毒的宿主范围很广,包括多种野生动物和家畜,鸵鸟也是该病毒的重要宿主和传染源。硬蜱,特别是亚洲璃眼蜱是该病毒的储存宿主和传播媒介,动物因被带毒蜱叮咬而感染,感染后 1 周左右,病毒一直存在于血液中,可因蜱再次叮咬而传播病毒到其他的宿主。人因被蜱叮咬感染,或因接触带病毒动物血液或组织而感染。存在人-人传播,也是因为密切接触感染者的血液、分泌物及体液等感染。

二、致病性和免疫性

蜱叮咬后的潜伏期为 1~3 天,最长可达 9 天。因为接触带毒血液、组织或分泌物而感染的潜伏期通常是 5~6 天。症状为突然发生的高热、肌肉疼痛、头晕,脖子僵硬和疼痛,背痛、头痛、眼痛、畏光。可能出现恶心、呕吐、腹泻、腹痛和咽喉痛,随后出现剧烈的情绪波动和混乱。2~4 天后,出现嗜睡、抑郁和倦怠。其他的临床症状包括心动过速、淋巴结肿大,皮肤黏膜的皮疹或淤斑等出血现象,严重者出现血尿、血便甚至低血压休克、死亡。发病第 2 周患者死亡率高。存活者的症状改善一般从发病后的 9~10 天开始。

三、微生物学检查法

可疑带毒标本的检测均要在严格的生物防护条件下进行。急性期患者的血清、血液或死亡患者的尸检样本可经脑内接种小白鼠乳鼠分离病毒,也可通过 RT-PCR 检测样本中的病毒核酸,或采用免疫荧光等方法检测标本中的病毒抗原,亦可通过 ELISA 等检测患者血清中的特异性 IgM 抗体。

四、防治原则

目前无特效治疗方法,主要以对症支持疗法为主。克里米亚-刚果出血热病毒感染的主要预防措施在于加强个人防护,防止被蜱叮咬,避免与传染源特别是患者的血液或动物血液及脏器直接接触。

第三节 埃博拉病毒

埃博拉病毒(Ebola virus)1976 年首先报告于非洲的埃博拉河流域,并因此得名。此后,在苏丹、刚果及加蓬等非洲国家也有暴发流行或散发病例。埃博拉病毒引起的疾病原名埃博拉出血热(Ebola haemorrhagic fever,EHF),现在称为埃博拉病毒病(Ebola virus disease,EVD)。埃博拉病毒病的主要特点是高热、皮肤淤血、紫癜、鼻出血、消化道和泌尿生殖道出血和全身中毒症状,甚至休克和死亡。历次流行的死亡率从 25%～90% 不等,平均死亡率约 50%。

埃博拉病毒原属于丝状病毒科丝状病毒属,现埃博拉病毒被单列为丝状病毒科埃博拉病毒属。埃博拉病毒属有 5 个种,即本迪不焦埃博拉病毒(BDBV)、扎伊尔埃博拉病毒(ZEBOV)、雷斯顿埃博拉病毒(RESTV)、苏丹埃博拉病毒(SUDV)和塔伊森林埃博拉病毒(TAFV)。其中 BDBV、ZEBOV 和 SUDV 与非洲的暴发流行有关。RESTV 主要在黑猩猩中检出,可感染人,但无对人致病和致死的报道。TAFV 从实验动物食蟹猴分离,可感染操作人员,但对人的致病力弱。

一、生物学性状

埃博拉病毒呈长丝状,可长达 1.4 μm,病毒常呈分枝形、U 形、"6"形等多种形态,其中分支形最为常见。病毒包膜与核衣壳经基质蛋白相连,包膜上的糖蛋白刺突穿过包膜亦与基质蛋白相连。病毒的核衣壳呈螺旋对称型,内含单负链 RNA,长约 18.9 kb,编码 7 个结构蛋白和 1 个非结构蛋白 sGP,从 3′端起始依次为 NP、VP35、VP40、GP/sGP、VP30、VP24 和 L。VP40 和 VP24 是基质蛋白;NP 是核蛋白,与 VP30、VP35 及 L(RNA 依赖的 RNA 聚合酶)共同组成核蛋白复合物(RNP),负责病毒的复制与转录。GP 及 sGP 由相同编码区经不同机制产生;GP 被加工成包膜糖蛋白 GP1 和 GP2,具有中和表位;成熟病毒体中无 sGP 存在,该蛋白在疾病早期大量分泌,由于具有与 GP1 及 GP2 共同中和表位,可以拮抗中和抗体对病毒吸附的阻断作用,有利于病毒免疫逃逸。

埃博拉病毒可在 Vero 细胞、MA-104、SW-13 及人脐静脉内皮细胞等多种细胞内增殖。

二、致病性和免疫性

(一)传染源和传播途径

埃博拉病毒病是自然疫源性疾病。果蝠是埃博拉病毒的自然宿主,黑猩猩、大猩猩、猴、羚羊、箭猪等动物可感染发病。动物间通过唾液、粪便与分娩等方式传播。人类因密切接触感染动物的血液、分泌物或各种体液而感染。人与人之间的传播主要通过直接接触传播,即破损皮肤或黏膜直接接触含有病毒的血液、分泌物、体液、衣物等导致感染。动物实验研究证明,埃博拉病毒也可通过气溶胶传播。埃博拉病毒可能通过性接触传播,WHO 建议埃博拉病毒感染幸存者在确定病毒检测阴性前应采取安全性行为,降低性伴侣感染风险。

（二）致病性和免疫性

埃博拉病毒感染的潜伏期为 2～21 天。患者未出现症状前无传染性。患者出现发热、乏力、肌肉疼痛、头痛、咽喉痛,随后出现呕吐、腹泻、呼吸困难、皮疹等,其后可发生出血现象,表现为黏膜出血、呕血及黑便等。患者明显消瘦、虚脱和感觉迟钝。发病后 7～16 天患者可因低血压、出血、休克及多器官功能衰竭,最终导致死亡。

有些患者发病 7～10 天后出现特异性的 IgM、IgG 抗体,但有些患者直至疾病恢复也无抗体产生。某些埃博拉感染恢复者的睾丸、眼睛和中枢神经系统内能持续监测到病毒;孕妇感染恢复后,病毒也持续存在于胎盘、羊水、胎儿体内。某些幸存者,埃博拉病毒在体内持续的时间甚至长达 9 个月。也有极少数因体内病毒持续存在导致疾病复发的病例,但复发原因还不清楚。

三、微生物学检查法

因采集标本及运输标本危险性非常高,而且病毒相关操作必须在生物安全四级（biosafety level 4,BSL-4）实验室中进行,WHO 建议采用核酸检测（nucleic acid test,NAT）方法诊断。NAT 诊断前,标本应先经过灭活。无法应用 NAT 检测的条件下,才可以通过采集患者血液及体液应用 ELISA 法等检测病毒抗原。

四、防治原则

目前尚无有效的化学和生物制剂治疗埃博拉病毒感染,主要采用支持疗法。以 GP 或 NP 作为靶点的多种疫苗正在研制当中,仅少数研究进入临床试验。切断或降低野生动物与人之间的传播、人与人之间的传播及性接触传播是非常重要的预防措施。在疾病暴发流行期间,安全处理死亡患者尸体,监测并隔离可疑接触者,对防止疾病进一步传播具有重要意义。

埃博拉病毒的
流行趋势

第四节　马尔堡病毒

马尔堡病毒（Marburg virus）属于丝状病毒科马尔堡病毒属。1967 年,德国马尔堡、法兰克福和塞尔维亚贝尔格莱德实验室人员因接触来自乌干达的绿猴而感染,该病毒得以鉴定和命名。马尔堡病毒引起的疾病原名马尔堡出血热,现称为马尔堡病毒病,是严重的、致命性的出血性疾病,临床表现与埃博拉病毒病相似。不同地区暴发的马尔堡病毒病死亡率不同（24%～88%）,平均死亡率为 50% 左右。果蝠是马尔堡病毒的主要自然宿主,果蝠栖息处含有大量病毒。密切接触含有病毒的动物血液、分泌物、排泄物、呕吐物及死亡患者尸体导致感染,该病毒也存在性传播的可能性。马尔堡病毒病的治疗主要采取支持疗法,降低患者死亡率。防控方法与埃博拉病毒病相似。

小结

（1）出血热病毒不是按照生物分类方法命名,是依照病毒感染后引起发热出血性疾病而归为一类的,包括多个病毒科和病毒属。

思考题答案

（2）出血热病毒受媒介动物分布的影响,其传播具有明显的地域性特征。

（3）埃博拉病毒及马尔堡病毒引起的疾病已经由原来的非洲出血热更改为埃博拉病毒病和马尔堡病毒病。其生物分类也由原来的丝状病毒科丝状病毒属更改为丝状病毒科埃博拉病毒属和丝状病毒科马尔堡病毒属。

（4）我国流行的主要出血热病毒是登革病毒、汉坦病毒和克里米亚-刚果出血热病毒。

思考题

1. 出血热病毒引起的疾病的流行病学特征是什么?

2. 我国流行的出血热病毒都有哪些? 所致疾病的临床表现及发病机制有何不同?

3. 如何防治出血热病毒的流行?

推荐文献阅读

1. http://www.who.int/mediacentre/factsheets/fs208/en/

2. J. Oxford, P. Kellam, L. Collier. Human Virology. 5th Edition. London: Oxford University Press,2016

3. WS. Ryu. Molecular Virology of Human Pathogenic Viruses [M]. London: Academic Press,2017

4. KC. Carroll, SA. Morse, T. Mietzner, S. Miller. Jawetz, Melnick & Adelberg's Medical Microbiology. New York: Mc Graw Hill Education

5. 李凡,徐志凯. 医学微生物学. 第 8 版. 北京:人民卫生出版社,2014

吉林大学 史红艳

第三十二章　疱疹病毒

本章 PPT

　　疱疹病毒(*herpesvirus*)是一群生物学特性相似、有包膜的 DNA 病毒,归类于疱疹病毒科(*Herpesviridae*)。现已发现 100 多种疱疹病毒,分为 α、β、γ 三个亚科。α 亚科宿主范围广,能迅速增殖,引起细胞病变,可在感觉神经节内建立潜伏感染;β 亚科宿主范围较窄,复制周期较长,可引起感染细胞形成巨细胞,能在唾液腺、肾脏和单核吞噬细胞系统中建立潜伏感染;γ 亚科宿主范围最窄,感染的靶细胞主要是 B 细胞,病毒可在细胞内长期潜伏(表 32-1)。

表 32-1　人类疱疹病毒的分类

疱疹病毒亚科	正式命名	常用名	生物学特性		所致疾病
			复制周期和细胞病变	潜伏部位	
Alpha(α)	人疱疹病毒 1 型(HHV-1)	单纯疱疹病毒 1 型(HSV-1)	宿主范围广,复制周期短,溶细胞性感染	神经元(三叉神经节)	龈口炎、唇疱疹、角膜炎、脑炎
	人疱疹病毒 2 型(HHV-2)	单纯疱疹病毒 2 型(HSV-2)		神经元(骶神经节)	生殖器疱疹
	人疱疹病毒 3 型(HHV-3)	水痘-带状疱疹病毒(VZV)		神经元(脊髓后根神经或颅神经感觉神经节)	水痘、带状疱疹
Beta(β)	人疱疹病毒 5 型(HHV-5)	人巨细胞病毒(HCMV)	宿主范围窄,复制周期较长,病变细胞肿胀形成巨细胞	腺组织、肾脏、白细胞	巨细胞包涵体病、输血后单核细胞增多症等
	人疱疹病毒 6 型(HHV-6)	人疱疹病毒 6 型(HHV-6)		淋巴组织、唾液腺	婴幼儿玫瑰疹
	人疱疹病毒 7 型(HHV-7)	人疱疹病毒 7 型(HHV-7)		唾液腺	婴幼儿玫瑰疹
Gamma(γ)	人疱疹病毒 4 型(HHV-4)	EB 病毒(EBV)	生长周期不定,不引起溶细胞性病变	淋巴组织、B 细胞	传染性单核细胞增多症、Burkitt 淋巴瘤、鼻咽癌
	人疱疹病毒 8 型(HHV-8)	卡波西肉瘤相关疱疹病毒(KSHV)		B 细胞	卡波西肉瘤

　　疱疹病毒能感染人和多种动物,其中与人类感染相关的疱疹病毒称为人类疱疹病毒(human herpes virus,HHV)。目前已发现的人类疱疹病毒有 8 种:α 亚科的单纯疱疹病毒 1

型(herpes simplex virus 1,HSV-1)、单纯疱疹病毒 2 型(herpes simplex virus 2,HSV-2)和水痘-带状疱疹病毒(varicella-zoster virus,VZV);β 亚科的人巨细胞病毒(human cytomegalovirus,HCMV)、人疱疹病毒 6 型(human herpes virus 6,HHV-6)和人疱疹病毒 7 型(human herpes virus 7,HHV-7);γ 亚科的 EB 病毒(Epstein-Barr virus,EBV)和人疱疹病毒 8 型(human herpes virus 8,HHV-8)。

疱疹病毒的共同特性：

1. 形态结构 病毒呈球形，直径为 150～200 nm。核心为线性 dsDNA，约 75 nm；衣壳为二十面体立体对称，由 162 个壳微粒组成；衣壳外有一层被膜(tegument)围绕，最外层为病毒的包膜，其表面是由病毒基因编码的糖蛋白组成的刺突(图 32-1)。

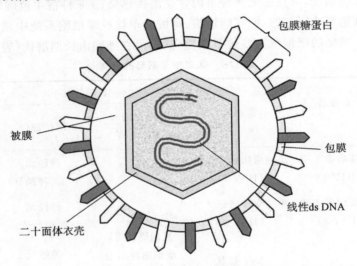

图 32-1 疱疹病毒结构模式图

2. 病毒基因组 疱疹病毒基因组为线性 dsDNA，大小在 125～240 kb 之间，含有 71～208 个基因，能编码 70～200 种蛋白，除编码结构蛋白外，还编码多种参与病毒复制的酶类(如 DNA 多聚酶、解旋酶、胸苷激酶、转录因子、蛋白激酶)，是抗病毒药物作用的靶点。

3. 病毒复制 疱疹病毒通过包膜糖蛋白与易感细胞表面受体结合，之后病毒包膜与细胞膜融合，核衣壳与核膜相连，将病毒基因组释放至核内，开始基因组的转录和翻译。根据转录翻译的先后顺序将病毒蛋白分为即刻早期蛋白(α 蛋白)、早期蛋白(β 蛋白)和晚期蛋白(γ 蛋白)。①即刻早期蛋白：为 DNA 结合蛋白，可反式激活和调节 β 基因和 γ 基因的表达，促进早期蛋白和晚期蛋白的合成；②早期蛋白：是转录因子和聚合酶等，参与病毒 DNA 复制、转录和蛋白质合成；③晚期蛋白：主要是结构蛋白，包括核衣壳蛋白和包膜糖蛋白。病毒在细胞核内复制和装配，通过核膜出芽，经胞吐或细胞溶解方式释放病毒，病毒可通过细胞间桥直接扩散，引起细胞融合，形成多核巨细胞。

4. 感染类型

(1) 原发感染(primary infection)：机体首次感染疱疹病毒时，多数表现为隐性感染。

(2) 潜伏感染(latent infection)：原发感染后，少数病毒不被清除，以非活化状态存留于机体内。此时的病毒不增殖，与宿主处于平衡状态。感染细胞内能检测到病毒的基因组，但检测不到病毒的颗粒。当机体免疫力低下时(如器官移植、艾滋病、肿瘤患者等)，病毒可从潜伏状态被激活(reactivation)，转为显性感染，疾病复发(recurrence)。

(3) 先天性感染(congenital infection)：某些疱疹病毒可经胎盘感染胎儿，引起先天性畸形，如 HCMV、HSV。

(4) 整合感染(integration infection):指病毒基因组的一部分整合于宿主细胞的 DNA 中,导致细胞转化。这一作用与某些疱疹病毒致癌机制有关,如 EB 病毒。

第一节 单纯疱疹病毒

单纯疱疹病毒(herpes simplex virus,HSV)属于 α 疱疹病毒亚科,病毒宿主范围广,可感染人和多种动物,原发感染后可在感觉神经节中形成潜伏感染。

一、生物学性状

单纯疱疹病毒(herpes simplex virus,HSV)具有典型疱疹病毒的形态特征。球形,有包膜,直径为 120~150 nm,病毒基因组为线性 dsDNA,长约 150 kb,至少编码 70 多种蛋白。病毒包膜糖蛋白有 11 种,分别是 gB、gC、gD、gE、gG、gH、gI、gJ、gL、gK 和 gM,在病毒增殖和致病过程中发挥重要作用,也是诱导机体免疫应答的主要抗原。其中 gB 和 gD 是与特异性细胞受体相互作用的病毒配体分子,与病毒的吸附有关;gD 可诱导机体产生中和抗体,是研制亚单位疫苗的最佳选择;gG 为型特异性蛋白,分为 gG-1 和 gG-2,可用来区分 HSV-1 和 HSV-2 血清型。

HSV 分为两个血清型,即 HSV-1 和 HSV-2,二者基因组结构相似,核苷酸序列有 50% 同源性,型间有共同抗原,也有特异性抗原,可用型特异性单克隆抗体做 ELISA、DNA 限制性酶切图谱分析及 DNA 杂交试验等方法来区分型别。

HSV 能在多种细胞中增殖,如人胚肺、人胚肾、地鼠肾等细胞,产生明显的 CPE,表现为细胞肿胀、变圆及融合,并在核内出现嗜酸性包涵体,继之很快脱落、裂解。HSV 可感染多种动物,常用的实验动物有家兔、豚鼠、小鼠等。接种途径不同,感染类型也不同。如家兔脑内接种可引起疱疹性脑炎,家兔角膜接种引起疱疹性角膜炎等。

二、致病性与免疫性

HSV 在人群中感染非常普遍。人初次感染 HSV 后大多无明显临床症状,隐性感染占 80%~90%,显性感染只占少数。患者和病毒携带者均可作为传染源。病毒常存在于疱疹病灶或健康人的唾液中,主要通过直接密切接触和性接触传播。

(一)原发感染

HSV-1 原发感染多见于 6 个月~2 岁的婴幼儿,常引起龈口炎(gingivostomatitis),在牙龈、咽颊部黏膜产生成群疱疹,疱疹破裂后形成溃疡,病灶内含大量病毒。此外,还可引起角膜炎、皮肤疱疹性湿疹或脑炎等。HSV-2 主要引起腰部以下皮肤和生殖器感染,如生殖器疱疹。

(二)潜伏感染和复发

HSV 原发感染后,机体很快产生特异性免疫力,将大部分病毒清除而使症状消失。未被清除的少数病毒可长期存留于神经细胞内而不引起临床症状,与机体处于相对平衡状态。HSV-1 潜伏于三叉神经节和颈上神经节,HSV-2 潜伏在骶神经节。当机体受到各种非特异性因素的刺激,如发热、寒冷、日晒、月经、情绪紧张,或某些细菌、病毒感染,或使用肾上腺皮质激素等,潜伏的病毒被激活并重新增殖,借助于神经轴突,通过轴索下行到感觉神经末梢支配的上皮细胞内继续增殖,引起复发性局部疱疹。复发性感染往往与原发感染发生在同一部位,可表现为反复发作,但复发频率因人而异。另外,由于机体特异性免疫应答的产生,复发性感染病程相对较短,组织损伤也较轻,且感染更为局限化。但在免疫力低下的患者(移植、血液病或艾滋病患者等)易发生严重疱疹病毒感染(复发性疱疹),好发于呼吸道、食管、肠道黏膜等部位。

(三) 先天性感染及新生儿感染

妊娠期妇女因 HSV-1 原发感染或潜伏感染的病毒被激活,HSV 可通过胎盘感染胎儿,引起胎儿流产、早产、死胎或先天性畸形。孕妇如患有急性期生殖器疱疹,可在分娩时通过产道感染新生儿,导致新生儿皮肤、眼和口等暴露部位局部疱疹。重症患儿表现为疱疹性脑炎或播散性感染。新生儿疱疹病毒全身感染的预后差,病死率达 80%,存活者往往伴有永久性神经损伤。

以往认为 HSV-2 感染与子宫颈癌的发生有关,但 HSV 与恶性肿瘤的因果关系尚缺乏足够证据。目前一般认为在子宫颈癌的发生中,HSV-2 感染可能起协同作用。

(四) 免疫性

在 HSV 原发和复发性感染中,干扰素、NK 细胞、活化巨噬细胞、CTL 和 Th 多种 T 细胞亚群发挥主要作用,控制和消除病毒感染。抗病毒表面糖蛋白的中和抗体对消除游离病毒起重要作用,可阻止病毒在体内扩散,但不能有效阻止病毒向神经组织的移行,对潜伏在神经节细胞内的病毒无中和作用,也不能阻止潜伏病毒的激活。

三、微生物学检查法

1. 病毒分离与鉴定 采集水疱液、唾液、角膜拭子或角膜刮取物、阴道拭子和脑脊液等标本,接种于兔肾、人胚肾等易感细胞进行分离培养。病毒增殖较快,一般于 2~3 天后即可出现 CPE,其病变特点为细胞肿胀、变圆,形成融合细胞等,据此可初步判定。然后再采用中和试验、DNA 酶切电泳分析及 HSV-1 和 HSV-2 的单克隆抗体免疫荧光试验等进一步分型鉴定。

2. 快速诊断 用免疫荧光技术、免疫酶技术等检查细胞内 HSV 特异性抗原;亦可用 PCR 方法或原位杂交技术检测标本中有无病毒特异性核酸。PCR 方法尤其适用于脑脊液标本中扩增 HSV 核酸诊断疱疹性脑炎。

3. 血清学诊断 临床上常用酶联免疫吸附试验(ELISA)和间接免疫荧光试验(IFA)检测 HSV 特异性抗体。特异性 IgM 抗体阳性提示近期感染,特异性 IgG 抗体的检测常用于血清流行病学调查。

四、防治原则

目前对 HSV 感染尚无特异性的预防措施。应注意避免与患者密切接触,切断传播途径。如孕妇产道有 HSV-2 感染,可进行剖宫产以避免新生儿感染。抗病毒药物阿昔洛韦 (acyclovir,ACV)和更昔洛韦(ganciclovir,GCV)等用于治疗生殖器疱疹、疱疹性角膜炎及疱疹性脑炎,效果较好,但不能清除潜伏状态的病毒或防止潜伏感染的复发。目前尚无疫苗用于特异性预防。

第二节 水痘-带状疱疹病毒

水痘-带状疱疹病毒(varicella-zoster virus,VZV,HHV-3)是引起水痘和带状疱疹的病原体。在儿童原发感染时引发水痘,病愈后病毒潜伏在体内,成年后潜伏病毒被激活致感染复发,引起带状疱疹。

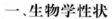

一、生物学性状

VZV 生物学性状与 HSV 相似,只有一个血清型。基因组长度为 120～130 kb,编码 70 多种蛋白;能在人或猴成纤维细胞或人上皮细胞中增殖,在感染细胞内形成嗜酸性包涵体和多核巨细胞,但 CPE 出现缓慢。

二、致病性与免疫性

人类是 VZV 的唯一宿主,皮肤是其主要靶组织。传染源主要是患者,水痘患者急性期水疱和上呼吸道分泌物或带状疱疹患者水疱中均含有高效价病毒,可通过飞沫或直接接触传播。VZV 传染性极强,儿童普遍易感,发病率可高达 90%。

(一) 感染类型

1. 原发感染 主要表现为水痘,好发年龄为 3～9 岁,多在冬春季流行。病毒感染起始于呼吸道黏膜,病毒先在局部(口咽部)淋巴结中增殖,而后进入血液和淋巴系统,在肝脏和脾脏中大量增殖,再次入血引起第二次病毒血症,使病毒播散至全身的皮肤,经 2～3 周潜伏期后皮肤出现斑丘疹、水疱疹,可发展为脓疱疹。皮疹呈向心性分布,以躯干较多,常伴有发热等症状。数天后结痂,无继发感染者痂脱落且不留痕迹。

儿童患水痘一般病情较轻,为自限性。如患儿细胞免疫缺陷,则表现为重症水痘,并发肺炎、脑炎等,甚至危及生命。成人水痘一般病情较重,20%～30% 并发病毒性肺炎,病死率较高。孕妇患水痘临床症状严重,并可致胎儿畸形、流产或死胎。

2. 复发性感染 儿童期患水痘康复后,少量病毒可潜伏于脊髓后根神经节或脑神经的感觉神经节中。成年后,当机体细胞免疫功能下降时,潜伏的病毒被激活,沿感觉神经轴突到达其所支配的皮肤细胞,在细胞内增殖引起疱疹,因疱疹沿感觉神经支配的皮肤分布,串联成带状,故称带状疱疹,患者感觉疼痛剧烈。好发部位为胸、腹或头颈部。

(二) 免疫性

儿童患水痘后,机体产生持久的特异性细胞免疫和体液免疫,极少再患水痘。细胞免疫不仅限制疾病的发展,且在感染的恢复中发挥重要作用。体内产生的病毒中和抗体能限制 VZV 经血液播散,但不能有效清除神经节中的病毒,故不能阻止带状疱疹的发生。

三、微生物学检查法

VZV 感染的诊断主要依靠临床表现。必要时可取疱疹基底部标本、皮肤刮取物、水疱液、活检组织等做涂片染色,检查核内嗜酸性包涵体和多核巨细胞等;或用免疫荧光法检测 VZV 抗原,或用 ELISA 等检测 VZV 特异性 IgM 抗体;也可用原位杂交或 PCR 技术检测组织或体液中 VZV DNA。

四、防治原则

VZV 减毒活疫苗已用于特异性预防,接种人群为 1 岁以上健康的易感儿童。带状疱疹高效价免疫球蛋白(VZVIg)预防感染或减轻临床症状有一定效果,对免疫功能低下的儿童尤为必要。但一旦发生感染,免疫球蛋白则无治疗和预防复发(带状疱疹)的作用。

水痘一般为自限性,正常儿童患水痘一般不需抗病毒治疗。抗病毒药物主要用于治疗免疫抑制患儿的水痘、成人水痘和带状疱疹。对 VZV 有效的抗病毒药物包括阿昔洛韦和干扰素等。大剂量干扰素能限制疾病的发展和缓解局部症状。

| 第三节　EB 病毒 |

EB 病毒（Epstein-Barr virus，EBV）即 HHV-4，属于 γ 疱疹病毒亚科。1964 年，Epstein 和 Barr 等用改良组织培养技术从非洲儿童恶性淋巴瘤（Burkitt's lymphoma）细胞培养物中发现了一种新的人类疱疹病毒，其电镜下形态结构与其他疱疹病毒相似，但抗原性不同，且具有嗜 B 细胞的特性，随后将该病毒以 Epstein 和 Barr 的名字命名为 EBV。EBV 是传染性单核细胞增多症的病原体，亦与非洲儿童恶性淋巴瘤和鼻咽癌的发生密切相关。

一、生物学性状

EBV 的形态、结构与其他疱疹病毒相似，完整的病毒颗粒为圆形，直径约 180 nm，基因组为线性 dsDNA，长约 172 kb，呈二十面体对称；病毒包膜表面有糖蛋白刺突。尚不能用常规方法培养 EBV，一般用人脐血淋巴细胞或含 EBV 基因组的类淋巴母细胞培养 EBV。

EBV 基因组可编码多种抗原，病毒在不同感染状态下表达的抗原不同，具有临床诊断意义。

（一）增殖性感染时表达的抗原

1. EBV 早期抗原（early antigen，EA）　是病毒增殖早期诱导的非结构蛋白，包括 EA-R（restricted）和 EA-D（diffuse）。EA-R 局限于细胞质；EA-D 弥散至细胞质和核，且具有 EBV 特异的 DNA 聚合酶活性。EA 的出现标志着 EBV 增殖活跃，感染细胞进入溶解性周期。EA 抗体出现于感染早期，通常非洲儿童恶性淋巴瘤患者抗 EA-R 抗体阳性，而鼻咽癌患者抗 EA-D 抗体阳性。

2. EBV 晚期抗原　是病毒增殖后期合成的结构蛋白，包括衣壳抗原（viral capsid antigen，VCA）和膜抗原（membrane antigen，MA）。在感染细胞中，VCA 存在于细胞质和细胞核内，与病毒 DNA 组成核衣壳，自核膜出芽释放，获得包膜后装配成完整病毒体。特异性 VCA-IgM 抗体出现早，消失快；而 VCA-IgG 出现晚，持续时间长。MA 存在于病毒包膜表面和感染细胞膜表面，其中糖蛋白 gp350/gp220 可介导 EBV 吸附于易感细胞表面受体，并可诱导中和抗体的产生。gp350 特异性 CTL 在控制 EBV 急性感染中发挥重要作用。MA-IgM 用于早期诊断，而 MA-IgG 可在体内长期存在。

（二）潜伏感染时表达的抗原

1. EBV 核抗原（EB nuclear antigen，EBNA）　为 DNA 结合蛋白，存在于感染的 B 细胞核内，共有 6 种。其中 EBNA-1 是唯一在各种潜伏状态下均表达的病毒蛋白，其主要作用是稳定病毒环状附加体，以维持病毒基因组在感染细胞增殖的过程中不丢失；EBNA-1 还具有抑制细胞处理和提呈抗原的功能，从而使感染细胞逃避细胞毒 T 细胞的杀伤作用。EBNA-2 在细胞永生化过程中发挥重要作用。EBNA 抗体在感染晚期出现。

2. 潜伏膜蛋白（latent membrane protein，LMP）　存在于 B 细胞膜表面，包括 LMP-1、LMP-2 和 LMP-3 三种。LMP-1 是一种致癌蛋白，类似活化的生长因子受体，可与抑癌蛋白即肿瘤坏死因子受体相关因子（tumor necrosis factor receptor-associated factor，TRAF）相互作用，具有抑制细胞凋亡、引起 B 细胞转化等多种生物学活性。此外，LMP-1 在鼻咽癌等上皮细胞源性肿瘤的形成中起重要作用。LMP-2 具有阻止潜伏病毒激活的功能。

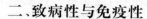

二、致病性与免疫性

（一）致病性

EBV 在人群中广泛存在，感染非常普遍，我国 3～5 岁儿童的 EBV 抗体阳性率高达 90％以上。幼儿初次感染后多无明显症状，仅少数表现为咽炎和上呼吸道感染，但病毒可潜伏于体内，导致终生带毒。青少年和成人初次感染，可表现为典型的传染性单核细胞增多症。

EBV 传染源为患者和隐性感染者。病毒主要经唾液传播，也可经性接触传播。EBV 进入机体后，首先在口咽部或腮腺上皮细胞增殖，释放的病毒感染局部淋巴组织中的 B 细胞，之后 B 细胞入血导致全身性 EBV 感染。在免疫功能正常的个体中，大多数感染细胞被清除，只有少数 EBV 潜伏感染的 B 细胞会持续存在于体内。

EBV 感染所致疾病有：

1. 传染性单核细胞增多症（infectious mononucleosis） 是一种急性全身淋巴细胞增生性疾病。青春期初次感染较大量 EBV 时发病。潜伏期约为 40 天，典型的临床表现为发热、咽炎、颈淋巴结炎、肝脾肿大、单核细胞和异形淋巴细胞增多。病程可持续数周，预后较好。急性期患者口腔黏膜的上皮细胞内含有大量病毒，由唾液排出病毒可长达 6 个月之久。免疫功能缺陷者可累及中枢神经系统，病死率较高。

2. 非洲儿童恶性淋巴瘤 是一种分化程度较低的单克隆 B 细胞瘤，发生在中非、新几内亚和南美洲某些温热带地区，呈地方性流行。多见于 6 岁左右儿童，好发部位为颜面、腭部。流行病学调查显示，在淋巴瘤发生前，儿童已受到 EBV 感染，所有患儿的血清都含有 EBV 抗体，且 80％以上的抗体效价高于正常儿童，在肿瘤组织中可检出 EBV 基因组，故认为 EBV 与非洲儿童恶性淋巴瘤密切相关。

3. EBV 与鼻咽癌（nasopharyngeal carcinoma，NPC） 主要发生在东南亚、北非和爱斯基摩地区。在我国，广东、广西、福建、湖南、江西、浙江和台湾等地为高发区。多发生在 40 岁以上人群。EBV 感染与鼻咽癌发生关系密切，其主要依据包括：①鼻咽癌患者的活检组织中可检测到 EBV 核酸和抗原（EBNA 和 LMP）；②鼻咽癌患者血清中 EBV 相关抗原（EA、VCA、MA、EBNA）的抗体效价高于正常人，有些患者在肿瘤发生之前已出现 EBV 抗体的升高。鼻咽癌经治疗病情好转者，抗体效价亦逐渐下降。EBV 在人群中的感染非常普遍，而鼻咽癌仅在某些特定的地区、特定的人群中高发，因此 EBV 不是鼻咽癌的唯一致病因子。

4. 淋巴组织增生性疾病 免疫缺陷患者易发生 EBV 相关的淋巴组织增生性疾病。如器官或骨髓移植患者会发生恶性单克隆 B 细胞瘤，艾滋病患者常会发生 EBV 相关淋巴瘤、舌毛状白斑症。另外，约 50％的霍奇金病患者 EBV 核酸或抗原检测阳性。

（二）免疫性

EBV 原发感染后，机体产生特异性中和抗体和细胞免疫。首先出现 EBV VCA 抗体和 MA 抗体，其后出现 EA 抗体。随着感染细胞的溶解和疾病的恢复，产生 EBNA 抗体。EBNA 抗体的出现表示机体已建立细胞免疫，感染得到控制。EBNA 抗体可防止外源性 EBV 再感染，但不能完全清除细胞内潜伏的 EBV。

三、微生物学检查法

一般用血清学方法做辅助诊断。

（一）血清学诊断

血清学诊断包括特异性和非特异性抗体的检测：①EBV 非特异性抗体检测：异嗜性抗体（heterophile antibody）是 EBV 感染后非特异性活化 B 细胞产生的抗体，主要用于辅助诊断传染性单核细胞增多症。该抗体是在发病早期血清中出现的 IgM 型抗体,能非特异性凝集绵羊红细胞,抗体效价在发病 3～4 周内达高峰,恢复期逐渐下降消失。②EBV 特异性抗体检测:用免疫荧光法或免疫酶染色法检测 EBV 抗体。VCA-IgM 抗体效价升高提示 EBV 原发性感染;VCA-IgG 抗体或 EBNA-IgG 抗体阳性均表示既往感染;EA-IgA 和 VCA-IgA 抗体效价持续升高,对鼻咽癌有辅助诊断意义。

（二）EBV 核酸及抗原检测

用原位核酸杂交法或 PCR 法检查标本中的 EBV DNA,或用免疫荧光法检测细胞中的EBV 抗原。

（三）病毒的分离培养

采用唾液、咽漱液、外周血细胞和肿瘤组织等标本,接种至新鲜的人 B 细胞或脐血淋巴细胞培养物中,4 周后通过免疫荧光法检测 EBV 抗原。

四、防治原则

大多数传染性单核细胞增多症患者均可恢复,仅有少数患者可发生脾破裂,故在急性期应避免剧烈运动。EBV 在鼻咽癌发生中起重要作用,测定 EBV 抗体可以早期诊断鼻咽癌,以利早期治疗。对 EBV 感染尚无疗效肯定的药物,主要采用对症治疗。

国外研制的 EBV 疫苗,可用于预防传染性单核细胞增多症,并考虑用于非洲儿童恶性淋巴瘤和鼻咽癌的预防。国内构建的基因工程疫苗的免疫保护效果正在观察中。

第四节　人巨细胞病毒

人巨细胞病毒（human cytomegalovirus,HCMV,HHV-5）是巨细胞包涵体病（cytomegalovirus inclusion disease,CID）的病原体。1956 年 Smith 等从因巨细胞包涵体病而死亡的患儿的唾液腺中首次分离,由于该病毒可导致感染细胞体积明显增大,且在细胞核内和胞质内形成包涵体而得名。

一、生物学性状

HCMV 具有典型的疱疹病毒的形态结构,病毒颗粒直径为 180～250 nm,基因组 240 kb,编码多种蛋白质。HCMV 在体外仅在人成纤维细胞中增殖,病毒增殖较慢,通常需 2～6 周才出现特征性 CPE,表现为细胞肿胀、变圆、核增大及形成巨核细胞。细胞核内出现周围绕有一轮"晕"的较大嗜酸性包涵体（图 32-2）。在病毒培养物中,病毒主要通过细胞-细胞间扩散,游离病毒较少。HCMV 对脂溶剂敏感,56 ℃ 30 min、酸性环境、紫外线照射均可灭活病毒。

二、致病性与免疫性

HCMV 在人群中的感染率很高,我国成人 HCMV 抗体阳性率达 60%～90%。原发感染多发生在 2 岁以下儿童,以隐性感染为主,仅少数人表现为显性感染,多见于免疫功能低下者。感染后,多数人可长期带毒成为潜伏感染者。潜伏感染的部位主要在唾液腺、乳腺、肾脏、外周血单核细胞和淋巴细胞,潜伏病毒被激活可导致复发感染。

HCMV 的传染源为患者及隐性感染者。病毒可长期或间歇地从尿、唾液、泪液、乳汁、精液、宫颈及阴道分泌物中排出,通过口腔、产道、胎盘、哺乳、输血和器官移植等多种途径传播。

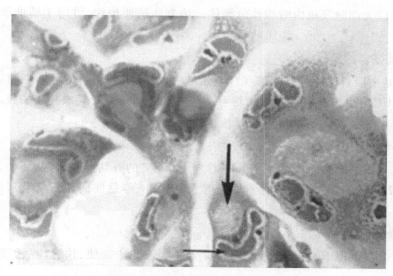

图 32-2 人巨细胞病毒感染人成纤维细胞(HE 染色,×228)
注:小箭头所指为核内包涵体,大箭头所指为细胞质包涵体。

(一) 先天性感染(congenital infection)

孕妇在孕期前 3 个月内原发感染或潜伏病毒再激活,病毒可通过胎盘引起胎儿原发感染,导致死胎或先天性疾病。先天性感染率为 0.5%～2.5%,其中 5%～10%的新生儿出现临床症状,称为巨细胞包涵体病(cytomegalic inclusion disease,CID)。患儿表现为肝脾肿大、黄疸、血小板减少性紫癜、溶血性贫血及神经系统损伤,包括小头畸形、智力低下、耳聋、脉络膜视网膜炎等。重者可致流产或死胎。由 HCMV 引起的先天性畸形远多于风疹病毒。

(二) 围生期感染(perinatal infection)

分娩时经产道感染,或出生后由母体的病毒(尿或乳汁中的病毒)或护理人员排出的病毒所引起的感染。一般无明显临床症状,仅尿液和咽分泌物中含有大量病毒。少数表现为短暂的间质性肺炎、肝脾轻度肿大和黄疸,预后良好。

(三) 儿童和成人原发感染

通常呈隐性感染,感染后多数可长期带毒,表现为潜伏感染,并长期或间歇地排出病毒。少数感染者表现为巨细胞病毒单核细胞增多症,出现发热、疲劳、肌痛、肝功能异常和单核细胞增多等症状,临床症状较轻,并发症少见。

(四) 免疫功能低下者感染

免疫功能低下者(器官移植、艾滋病、白血病、淋巴瘤或长期使用免疫抑制剂者)是 HCMV 感染的高危人群,且预后较差。无论原发感染或潜伏病毒的激活均可引起严重疾病,如 HCMV 肺炎、肝炎和脑膜炎等,病死率高。此外,HCMV 是导致艾滋病患者机会性感染的常见病原体之一,常导致视网膜炎。

HCMV 感染可诱导机体产生特异性体液免疫和细胞免疫。体液免疫可使病情减轻,但不能阻止潜伏病毒的再激活。细胞免疫在限制 HCMV 播散和潜伏病毒再激活中起重要作用。

三、微生物学检查法

(一) 细胞学检查

收集咽漱液、尿液等标本,经离心后取沉渣涂片,吉姆萨染色或 HE 染色后镜检,观察

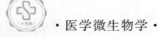
HCMV 特征性巨大细胞及核内嗜酸性包涵体。该方法简便快速,可用于辅助诊断,但阳性率不高。

(二) 病毒分离

常用标本是中段晨尿、血液、咽部或宫颈分泌物,接种于人胚肺成纤维细胞,培养 4～6 周后观察特征性 CPE,也可在玻片上短期培养 2～4 天后,用免疫荧光或免疫酶技术检测感染细胞中病毒抗原。

(三) 血清学检查

用 ELISA 检测 HCMV-IgM,可以帮助诊断 HCMV 的近期感染,若从新生儿血清中查出 HCMV-IgM,表示宫内感染。IgG 检测可了解人群感染率,急性期和恢复期双份血清检测可用于临床诊断。

(四) 核酸检测

用核酸杂交法或 PCR 法检测标本中病毒 DNA,该方法简便、快速、灵敏度高,用于快速诊断。

四、防治原则

目前尚无安全有效的 HCMV 疫苗。高效价抗 HCMV 免疫球蛋白及更昔洛韦等联合应用治疗严重 HCMV 感染。

第五节 新型人疱疹病毒

一、人疱疹病毒 6 型

人疱疹病毒 6 型(human herpes virus 6,HHV-6)于 1986 年首次从淋巴增生性疾病患者外周血单个核细胞中分离到,属于 γ 疱疹病毒亚科。HHV-6 具有典型的疱疹病毒形态特征,病毒直径 160～200 nm,基因组为 160～170 kb,与 HCMV 有 60% 以上的同源性。根据抗原性不同,HHV-6 分为 HHV-6A 和 HHV-6B 两个亚型,HHV-6B 的感染比 HHV-6A 更广泛。HHV-6 主要感染 $CD4^+$ T 细胞。原发感染后,HHV-6 可长期潜伏于唾液腺。

HHV-6 在人群中的感染十分普遍,60%～90% 的儿童和成人血清 HHV-6 抗体阳性。HHV-6 原发感染多见于 6 个月～2 岁的婴幼儿。健康带毒者是主要传染源,主要经唾液传播,也可通过输血、器官移植传播。原发感染后,多数婴幼儿表现为隐性感染,少数可表现为幼儿玫瑰疹(roseola infantum)。患儿常突然发病,高热持续 3～5 天,热退同时在颈部及躯干出现淡红色斑丘疹,维持 24～48 天,一般预后良好,偶尔引起脑炎、肺炎、肝炎和惊厥等并发症。

在免疫功能低下(器官移植或妊娠妇女)的患者体内潜伏的 HHV-6 可被激活,引起急性感染。HHV-6 是器官移植者感染重要的病原之一,常导致肺炎、肝炎、脑炎等,并可导致移植物被排斥。细胞免疫能限制疾病的发展,促进机体的恢复。

HHV-6 感染的实验室诊断,可采集患儿唾液或外周血单核细胞进行病毒分离。快速诊断可用间接免疫荧光试验检测 HHV-6 IgM,也可用 PCR 技术检测标本中的 HHV-6 核酸。

目前尚无有效的特异性疫苗。

二、人疱疹病毒 7 型

人疱疹病毒 7 型(human herpes virus 7,HHV-7)是 1990 年由 Frenkel 等从一健康成人

外周血的 CD4$^+$ T 细胞中分离到的,继 HHV-6 之后又一嗜 CD4$^+$ T 细胞的新型疱疹病毒。HHV-7 的形态结构与 HHV-6 相似,与 HHV-6 的基因组同源性为 50%~60%。与 HHV-6 相比,HHV-7 的宿主范围更窄,体外培养时仅在 PHA 刺激的人脐血淋巴细胞和 HupT1 细胞株(取自儿童 T1 淋巴细胞瘤)中增殖。血清流行病学调查表明,HHV-7 感染在人群中普遍存在,2~4 岁儿童抗体阳性率达到 50%,成人抗体阳性率高达 90% 以上。HHV-7 主要潜伏在人外周血单核细胞和唾液腺。唾液传播是 HHV-7 的主要传播途径。

HHV-7 原发感染可能与幼儿玫瑰疹、神经损伤和器官移植并发症有关。HHV-7 的分离培养与 HHV-6 相似,可用 PCR 等分子生物学方法鉴定病毒。目前尚无有效的预防和治疗措施。

三、人疱疹病毒 8 型

人疱疹病毒 8 型(human herpes virus 8,HHV-8)是 1994 年由 Yuan Chang 等自艾滋病患者的卡波西肉瘤(Kaposi's sarcoma,KS)活检组织中发现,故又名卡波西肉瘤相关疱疹病毒(Kaposi's sarcoma associated herpesvirus,KSHV)。病毒颗粒直径 150~200 nm,基因组长约 165 kb,呈线性,在细胞中以附加体形式存在,除编码病毒结构蛋白和代谢相关蛋白质外,还编码某些细胞因子和细胞受体的类似物,以及干扰素调节因子等,与病毒的致癌机制有关。

性接触可能是 HHV-8 重要的传播方式。此外,也可能经唾液、器官移植或输血传播。1%~4% 的正常人感染过 HHV-8,无症状,但可向外排毒。在免疫缺损的患者(艾滋病、器官移植、免疫抑制剂使用等)中易发生显性感染。HHV-8 感染后潜伏在 B 细胞,在宿主出现免疫抑制状态时进入皮肤真皮层血管或淋巴管内皮细胞,形成病变。HIV 感染可通过释放相关细胞因子激活体内潜伏的 HHV-8。

目前认为 HHV-8 与 KS 的发生密切相关。KS 是一种混合细胞型的血管性肿瘤,常见于艾滋病患者,多发于皮肤,也有发生于消化道和内脏,常造成致死性后果。在各种类型的 KS(如 HIV 相关 KS、器官移植后 KS 等)中,HHV-8 DNA 的检出率都很高。研究表明,HHV-8 DNA 阳性者,3 年内 KS 的发病率比阴性者高 5 倍,呈现高度相关。

实验室检查可采用 PCR 法和核酸杂交的方法检测病毒 DNA,也可采用免疫荧光、ELISA、免疫印迹等方法检测血清抗原或抗体。

目前尚无特异性预防措施和有效治疗措施。

小结

B 疱疹病毒

(1) HSV 有 HSV-1 和 HSV-2 两种血清型。HSV-1 主要通过直接或间接接触传播,引起龈口炎、唇疱疹、咽炎、角膜炎和脑炎;HSV-2 通常经性接触传播,引起生殖器疱疹。

(2) VZV 是引起水痘和带状疱疹的病原体。在儿童原发感染时引发水痘,病愈后病毒潜伏在体内,成年后潜伏病毒被激活致感染复发,引起带状疱疹。

(3) EBV 是传染性单核细胞增多症的病原体,亦与非洲儿童恶性淋巴瘤和鼻咽癌的发生密切相关,故认为 EBV 是一种重要的人类肿瘤相关病毒。

(4) HCMV 是巨细胞包涵体病的病原体。在免疫功能低下者(器官移植、艾滋病、白血病、淋巴瘤或长期使用免疫抑制剂者),HCMV 原发感染或潜伏病毒的激活均可引起严重疾病,如 HCMV 肺炎、肝炎和脑膜炎等,病死率高,且预后较差。

(5) HHV-6 原发感染后,多数婴幼儿表现为隐性感染,少数可表现为幼儿玫瑰疹。HHV-7 原发感染可能与幼儿玫瑰疹、神经损伤和器官移植并发症有关。HHV-8 自艾滋病患者的卡波西肉瘤活检组织中首次被发现,目前认为,HHV-8 是卡波西肉瘤的致病因子。

NOTE

思考题答案

思考题

1. 常见的人类疱疹病毒有哪些？各引起什么疾病？
2. 单纯疱疹病毒 1 型和 2 型的潜伏部位分别是什么？
3. 简述 EB 病毒与鼻咽癌的关系。
4. 人巨细胞病毒体外感染细胞后出现哪些细胞病变特点？

推荐文献阅读

1. Carroll K C，Morse S A，Mietzner T，et al. Jawetz Melnick & Adelbergs Medical Microbiology. 27th Edition. New York：McGraw-Hill Medical，2015

2. 李明远,徐志凯. 医学微生物学. 第 3 版. 北京：人民卫生出版社,2015

3. 李凡,徐志凯. 医学微生物学. 第 8 版. 北京：人民卫生出版社,2013

天津医科大学　石立莹

第三十三章 逆转录病毒

逆转录病毒科（*Retroviridae*）是一组含有逆转录酶的 RNA 病毒，按其致病作用共分为 2 个亚科，7 个病毒属，其中对人类致病的主要有慢病毒属（*Lentivirus*）中的人类免疫缺陷病毒（human immunodeficiency virus，HIV）和 δ 逆转录病毒属（*Deltaretrovirus*）中的人类嗜 T 细胞病毒（human T lymphotropic viruses，HTLV）。HIV 是人类艾滋病的病原体，HTLV-1 型是成人 T 细胞白血病（adult T cell leukemia，ATL）的病原体。

第一节 人类免疫缺陷病毒

人类免疫缺陷病毒是 1983～1984 年先后由法国巴斯德研究所和美国国立卫生研究所发现的一种逆转录病毒。HIV 引起获得性免疫缺陷综合征（acquired immunodeficiency syndrome，AIDS），简称艾滋病。HIV 有 HIV-1 和 HIV-2 两个型别。HIV-1 在全球流行，大多数的 AIDS 是由 HIV-1 引起，HIV-2 主要在西非和西欧流行。自 1983 年分离出 HIV-1 以来，HIV 感染迅速蔓延全球，全球约有数千万人感染 HIV。HIV 主要通过性接触、血液、垂直感染等方式传播，病毒损伤机体免疫系统，导致患者最终并发致死性的机会性感染和恶性肿瘤。AIDS 以传播迅速、免疫系统进行性损伤直至崩溃、高度致死性为主要特征。目前 AIDS 已成为全球重要的公共卫生问题之一。我国自 1985 年发现首例 AIDS 患者以来，HIV 感染人数逐年上升，而且呈现出性传播途径为主、男男同性传播明显、局部地区和特定人群疫情严重、死亡人数增加的特点。

一、生物学性状

（一）形态与结构

HIV 病毒体呈球形，直径为 100～120 nm，有包膜。包膜表面有刺突，是由 gp120 和 gp41 两种糖蛋白组成，前者突出于包膜表面，后者为跨膜蛋白。包膜下为基质蛋白（p17）组成的内膜。核衣壳呈圆柱形，核心由两条相同的单正链 RNA 组成，并携带有逆转录酶、整合酶和蛋白酶，包裹核酸外的衣壳由核衣壳蛋白（p7）和衣壳蛋白（p24）组成（图 33-1）。

包膜糖蛋白 gp120 和 gp41 组成蘑菇状的包膜刺突，gp120 为表面糖蛋白，gp41 为跨膜糖蛋白。gp120 与易感细胞表面的受体结合，其决定病毒的亲嗜性，同时带有抗原表位诱导机体产生中和抗体。gp120 容易发生变异，有利于病毒逃避免疫清除。gp41 介导病毒包膜与宿主细胞膜融合，使病毒进入宿主细胞内。

（二）基因组及其编码蛋白

HIV 的基因组为两条相同的单正链 RNA，以二聚体形式存在。每条 RNA 链长约 9.2 kb，含有 *gag*、*pol* 和 *env* 3 个结构基因和 *tat*、*rev*、*nef* 等 6 个调节基因，两端是长末端重复序列（long terminal repeat，LTR），包含有启动子、增强子及与转录调控因子结合的序列，对基因组转录调控起关键作用。HIV 的 3 个结构基因编码病毒的结构蛋白和酶。HIV 调节基因编

NOTE

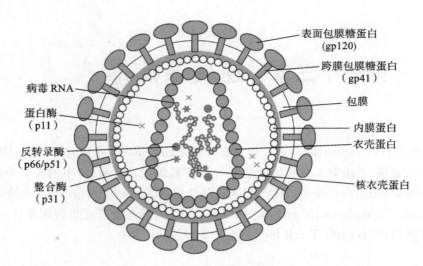

图 33-1 HIV 病毒颗粒结构模式图

码的调节蛋白在 RNA 的转录及后加工、蛋白质翻译和病毒释放过程中起重要作用(表 33-1)。

表 33-1 HIV 基因及其编码蛋白的功能

基因	编码蛋白	蛋白质的功能
结构基因		
gag	p24,p7	衣壳蛋白及核衣壳蛋白
	p17	内膜蛋白
pol	反转录酶	反转录酶活性及 DNA 聚合酶活性
	RNA 酶 H	水解 RNA:DNA 中间体中的 RNA 链
	蛋白酶	切割前体蛋白
	整合酶	使病毒与细胞两者的 DNA 整合
env	gp120	使病毒吸附于细胞表面
	gp41	介导病毒包膜与宿主细胞膜融合
调节基因		
tat	Tat	反式激活蛋白,激活 HIV 基因的转录
rev	Rev	调节 mRNA 的剪接和促进 mRNA 转运至细胞质
nef	Nef	提高 HIV 的复制能力和感染性
vif	Vif	病毒感染性因子,促进病毒装配和成熟
vpr	Vpr	转运病毒 DNA 至细胞核,抑制细胞生长
vpu/vpx	Vpu	下调 CD4 表达,促进病毒释放

（三）病毒的复制

　　HIV 感染的宿主细胞主要有 CD4$^+$ T 细胞、单核巨噬细胞、神经胶质细胞等。宿主细胞表面的 CD4 分子是 HIV 的主要受体,CCR5 和 CXCR4 等趋化因子为辅助受体。当 HIV 与靶细胞接触时,gp120 首先与靶细胞表面 CD4 分子结合,再与辅助受体结合,gp120 分子构象改变,暴露 gp41 融合肽,介导病毒包膜与细胞膜发生融合;病毒核衣壳进入细胞并脱去衣壳,释放基因组 RNA 进行复制。

病毒 RNA 在逆转录酶催化下,以病毒 RNA 为模板逆转录生成负链 DNA,形成 RNA: DNA 中间体,其中的 RNA 被 RNA 酶 H 水解,再由负链 DNA 合成互补正链 DNA,两者形成双链 DNA。在整合酶的作用下,双链 DNA 与细胞染色体整合,形成前病毒,病毒进入潜伏状态。在一定条件下,前病毒 DNA 可被激活,转录出病毒子代 RNA 和 mRNA。mRNA 翻译出病毒的结构蛋白和非结构蛋白。病毒子代 RNA 与病毒蛋白装配成核衣壳,并从宿主细胞出芽释放时获得宿主细胞的部分细胞膜作为病毒包膜,组成完整的子代病毒体。

(四)型别与抗原变异

HIV-1 和 HIV-2 的核苷酸序列有 40% 以上差异。高度的变异性是 HIV 的显著特点。HIV 的逆转录酶无校正功能、错配性高是导致 HIV 基因频繁变异的重要因素。env 基因最易发生突变,导致包膜糖蛋白 gp120 抗原变异,有利于病毒逃避宿主免疫系统的免疫清除,同时也给 HIV 疫苗研制和防治带来很大困难。

(五)抵抗力

HIV 对理化因素抵抗力较弱。0.5% 次氯酸钠、2% 戊二醛、5% 甲醛、70% 乙醇和 0.5% H_2O_2 处理 10～30 min 即可灭活 HIV。高压蒸汽灭菌 121 ℃ 20 min,或者煮沸 100 ℃ 20 min 均可灭活病毒。但病毒在 20～22 ℃ 液体环境下可存活 15 天,在 37 ℃ 可存活 10～15 天。在冷冻血制品中,68 ℃ 加热 72 h 才能保证灭活病毒。HIV 对紫外线、γ 射线有较强抵抗力。

二、致病性与免疫性

(一)传染源与传播途径

传染源为 HIV 无症状携带者和 AIDS 患者。HIV 病毒可从 HIV 感染者的血液、精液、前列腺液、阴道分泌物、乳汁、唾液、脑脊液、骨髓、皮肤及中枢神经组织等标本中分离到。主要传播途径有三种。

1. 性传播 AIDS 是重要的性传播疾病之一。同性或异性间的性行为是 HIV 的主要传播方式。性活跃人群(包括同性恋和异性恋者)是高危人群。患有其他性传播疾病能增加 HIV 感染的危险。

2. 血液传播 输入含 HIV 的血液或血制品、器官或骨髓移植、人工授精或使用 HIV 污染的注射器、针头、手术器械等,均可造成 HIV 感染。静脉毒品成瘾者是高危人群。

3. 垂直传播 经胎盘、产道、哺乳等方式引起母婴垂直传播,其中胎儿经胎盘感染最常见。HIV 阳性母亲母婴传播的概率为 15%～45%。HIV 感染的母亲接受抗病毒治疗可显著降低母婴间的传播。

(二)致病机制

HIV 主要感染 $CD4^+T$ 细胞和单核巨噬细胞,引起以 $CD4^+T$ 细胞缺损为中心的严重免疫缺陷。$CD4^+T$ 细胞是机体免疫系统中执行细胞免疫功能、清除病毒的重要淋巴细胞。HIV 感染 $CD4^+T$ 细胞后,受感染的 $CD4^+T$ 细胞被溶解破坏,使其进行性减少和功能障碍,导致严重的免疫功能障碍而继发免疫缺陷综合征。HIV 损伤 $CD4^+T$ 细胞的机制主要有:①HIV 的增殖导致 $CD4^+T$ 细胞融合,形成多核巨细胞,抑制正常的生物合成,导致细胞死亡;②病毒感染诱导 $CD4^+T$ 细胞凋亡;③特异性 CTL 对 $CD4^+T$ 细胞直接杀伤,特异性 HIV 抗体也可通过 ADCC 作用而破坏 $CD4^+T$ 细胞;④病毒的某些抗原成分与细胞膜上的抗原分子有交叉免疫反应,从而诱导自身免疫,导致 T 细胞损伤;⑤HIV 可侵犯胸腺细胞、骨髓造血干细胞,使 $CD4^+T$ 细胞产生减少。

感染单核巨噬细胞的 HIV 病毒在细胞内长期潜伏,并随之迁移播散,同时抑制巨噬细胞的吞噬和诱导免疫应答的功能。感染早期，HIV主要侵犯单核巨噬细胞，利于病毒播散，以后主要感染 CD4$^+$ T 细胞，大量破坏 CD4$^+$ T 细胞。

（三）所致疾病

AIDS 的潜伏期长，自感染到发病可达 10 年左右。AIDS 历经急性感染期、无症状潜伏期、AIDS 相关综合征期和典型 AIDS 期四个临床阶段。

1. 急性感染期 HIV 进入机体即开始大量复制，引起病毒血症。感染者可出现发热、头痛、乏力、淋巴结肿大、脾大等类似流感的非特异性症状。一般在 1～2 周后自行消退，进入无症状潜伏期，但淋巴结肿大和脾大等可持续数月。感染者血中可检测到 HIV p24 抗原，从外周血、脑脊液和骨髓细胞中可分离出病毒，HIV 抗体在感染 4～8 周后才能在血中检出。

2. 无症状潜伏期 此期可持续 2～10 年或更久。在此期间，感染者一般无临床症状或症状轻微，有无痛性淋巴结肿大，血中 HIV 数量明显下降，但病毒在淋巴结中继续进行增殖，并不断有少量病毒释放入血，患者的血液及体液均具有传染性。感染者血中可检出 HIV 抗体。

3. AIDS 相关综合征期 随着 HIV 大量复制，CD4$^+$ T 细胞不断减少，免疫系统进行性损伤，各种症状开始出现，表现为疲乏、低热、盗汗、体重下降、慢性腹泻、全身持续性淋巴结肿大等全身症状。此期 CD4$^+$ T 细胞数显著下降，血清中 HIV 抗体阳性。

4. 典型 AIDS 期 患者血中检出高水平 HIV，血中 CD4$^+$ T 细胞明显下降（CD4$^+$ T 细胞计数<200/μL），引起严重免疫缺陷，合并各种机会性感染和恶性肿瘤。①发生严重的机会性感染，如真菌（如白假丝酵母菌）、细菌（如结核分枝杆菌）、病毒（如巨细胞病毒、EB 病毒）、原虫（如弓形虫）感染机体，常可造成致死性感染；②发生恶性肿瘤，如 HHV-8 引起的卡波西肉瘤、恶性淋巴瘤、EB 病毒引起的 Burkitt 淋巴瘤等；③全身症状加重，并可出现神经系统症状，如头痛、癫痫、进行性痴呆等。未治疗的 AIDS 患者多在 2 年内死亡。

（四）免疫性

HIV 感染可诱导特异性细胞免疫和体液免疫应答。CTL、中和抗体、NK 细胞均在抗 HIV 感染中发挥作用。中和抗体主要清除宿主细胞外的 HIV 病毒。细胞免疫主要清除感染细胞内的病毒。CTL 可限制 HIV 感染，但不能完全清除病毒，并随疾病进展而下降。NK 细胞可通过 ADCC 效应杀伤表达 gp120 的靶细胞，在 HIV 感染早期发挥重要作用，但随着病程的进展，NK 细胞的功能会逐渐减弱。

三、微生物学检查法

检测 HIV 感染主要用于 AIDS 的诊断、指导抗病毒药物的使用、筛查 HIV 感染者。急性感染期，可采集患者的血液、脑脊液和骨髓细胞，可从中分离到病毒，从血液中能查到 HIV 抗原。在无症状潜伏期内可检测抗体。当进入 AIDS 相关综合征期和典型 AIDS 期，可取血检测病毒抗原、核酸及抗体。

1. 抗体检测 抗体检测是目前最常用的诊断方法。常用 ELISA 法进行 HIV 感染的初筛试验。检测阳性者必须进行确认试验。确认试验常采用特异性高的免疫印迹试验（Western blot，WB）检测血清中 HIV p24、gp41 和 gp160/120 的抗体，若血清中同时检出两种或两种以上抗体，可确诊为 HIV 感染。一般感染后 6～12 周可检出抗体，6 个月后几乎所有感染者均可检出抗体。

2. 抗原检测 ELISA 法检测 HIV 的 p24 抗原可用于早期诊断。p24 抗原在急性感染期即可检出，抗体出现后，p24 抗原常转为阴性，但感染发展到典型 AIDS 期，p24 抗原检测又可呈阳性，并预示着预后不良。

3. 核酸检测 常用的方法有 RT-PCR、定量 RT-PCR 和核酸杂交等。定量 RT-PCR 可测定血浆中 HIV RNA 的病毒量,常用于监测 HIV 感染者病情进展和评价抗病毒治疗效果。

4. 分离培养 常采用共培养方法,用患者的外周血单核细胞和 PHA 刺激后的正常人外周血单核细胞做混合培养。因耗时较长(需 4～6 周)且实验室要求高,故一般不用于临床常规诊断。

四、防治原则

研制安全、有效的疫苗是控制 AIDS 全球流行的重要途径。迄今尚无有效的 HIV 疫苗用于特异性预防,主要原因是 HIV 的高度变异性。目前主要采取综合预防措施:①广泛开展宣传教育,普及预防 AIDS 的知识;②建立全球和地区性 HIV 感染监测网,及时掌握疫情;③禁止共用注射器、注射针、牙刷和剃须刀等;④对献血、捐献器官和精液者必须做 HIV 抗体检查,一切血制品均应通过严格检疫,保证血液和血制品的安全。⑤提倡安全性行为,严厉打击吸毒行为;⑥HIV 抗体阳性的妇女避免怀孕或避免母乳喂养婴儿。

目前,临床上用于治疗 AIDS 的药物有五类:①核苷类逆转录酶抑制剂,如拉米夫定(lamivudine,3TC)等;②非核苷类逆转录酶抑制剂,如德拉维丁(delavirdine)等;③蛋白酶抑制剂,如赛科纳瓦(saquinavir)等;④整合酶抑制剂,如拉替拉韦(raltegravir);⑤病毒入胞抑制剂,包括 CCR5 抑制剂和膜融合抑制剂,如恩夫韦地能与 gp41 结合,抑制病毒包膜与细胞膜融合。为防止产生耐药性,提高药物疗效,目前主要采取多种抗 HIV 药物联合用药,称为高效抗逆转录病毒治疗(highly active antiretroviral therapy,HAART,俗称"鸡尾酒"疗法),通常用两种核苷类和一种非核苷类逆转录酶抑制剂或蛋白酶抑制剂组合成三联疗法,针对 HIV 复制周期的两个关键环节抑制病毒的增殖。HAART 能有效抑制 HIV 复制,控制病情的发展,同时可阻断 AIDS 传播。WHO 建议,当血液中 $CD4^+$ T 细胞低于 $350/\mu L$ 或 $500/\mu L$ 时就开始抗病毒治疗。但目前尚不能治愈 AIDS。

第二节 人类嗜 T 细胞病毒

HIV 疫苗的
研究状况

人类嗜 T 细胞病毒(human T lymphotropic viruses,HTLV)属于人类逆转录病毒科的 δ 逆转录病毒属(*Deltaretrovirus*),是引起人类恶性肿瘤的 RNA 肿瘤病毒。HTLV 分为 HTLV-1 型和 HTLV-2 型,HTLV-1 型是成人 T 细胞白血病(adult T cell leukemia,ATL)的病原体,HTLV-2 型引起毛细胞白血病。

一、生物学性状

病毒体呈球形,核心含 RNA、逆转录酶等,外由衣壳蛋白包绕。有包膜,包膜上有糖蛋白刺突,包膜糖蛋白 gp46 位于包膜表面,能与靶细胞表面的 CD4 分子结合,gp21 为跨膜蛋白。病毒基因组为两条相同的单正链 RNA,长约 9.0 kb,两端为长末端重复(LTR),中间有结构基因和调节基因。病毒在复制时,以 RNA 为模板,在逆转录酶作用下逆转录为 DNA,DNA 可与细胞染色体整合成为前病毒。

二、致病性与免疫性

HTLV-1 是成人 T 细胞白血病(ATL)的病原体。HTLV-1 的传染源是患者和病毒感染者,主要通过输血、注射或性接触传播,也可经胎盘、产道和哺乳等途径致母婴传播。HTLV 感染后一般无临床症状,经长期潜伏,约有 5% 的感染者发展为 ATL。ATL 临床表现多样,分为急性型、淋巴瘤型、慢性型和隐匿型 4 型。主要临床变化有 $CD4^+$ T 细胞的恶性增生,可呈急性或慢性,出现淋巴细胞数异常升高、淋巴结肿大、肝脾肿大、皮肤损害等。急性型和淋巴瘤型进展快且预后不良。HTLV-2 型引起毛细胞白血病。

HTLA-1 感染机体后,可诱导机体发生特异性免疫应答,产生特异性抗体。特异性抗体可清除细胞外的病毒体,细胞免疫可杀伤带有病毒抗原的靶细胞。

三、微生物学检查法

目前,HTLV 感染的病原学诊断主要依靠血清中 HTLV 特异性抗体的检测以及细胞中 HTLV 前病毒 DNA 的检测。常用 ELISA、免疫荧光进行血清学初筛试验。初筛试验阳性血清需经 Western blot 试验确认诊断。检测外周血单个核细胞中的 HTLV 前病毒 DNA 常用 PCR。患者标本与外周血单个核细胞做共培养可提高 HTLV 分离的阳性率。

四、防治原则

目前 HTLV 感染尚无特异的疫苗用于预防,控制措施为及时发现感染者、切断传播途径。治疗可采用逆转录酶抑制剂、IFN-α、联合化疗等综合方案。

小结

(1) HIV 病毒体呈球形,有包膜,包膜表面有刺突,由 gp120 和 gp41 两种糖蛋白组成。核心由两条相同的单正链 RNA 组成,并携带有逆转录酶、整合酶和蛋白酶。高度的变异性是 HIV 的显著特点,HIV 对理化因素抵抗力较弱。

(2) 传染源为 HIV 无症状携带者和 AIDS 患者。主要传播途径有性传播、血液传播、垂直传播。HIV 主要感染 $CD4^+$ T 细胞和单核巨噬细胞,引起以 $CD4^+$ T 细胞缺陷为中心的严重免疫缺陷。AIDS 历经急性感染期、无症状潜伏期、AIDS 相关综合征期和典型 AIDS 期四个临床阶段。

(3) 尚无有效的 HIV 疫苗用于特异性预防,控制措施为及时发现感染者、切断传播途径。目前主要采取多种抗 HIV 药物联合用药的高效抗逆转录病毒治疗(HAART),HAART 能有效抑制 HIV 复制,控制病情的发展,同时可阻断 AIDS 传播。

(4) HTLV 分为 HTLV-1 型和 HTLV-2 型,HTLV-1 型是成人 T 细胞白血病的病原体,HTLV-2 型引起毛细胞白血病。HTLV-1 型的传染源是患者和病毒感染者,主要通过输血、注射或性接触传播,也可经胎盘、产道和哺乳等途径致母婴传播。HTLV 感染尚无特异的疫苗用于预防,控制措施是及时发现感染者和切断传播途径。

思考题

1. HIV 的传染源和传播途径有哪些?
2. HIV 的主要致病机制是什么? AIDS 的临床病程和预后如何?
3. 简述 HIV 的防治原则。

推荐文献阅读

1. 李凡,韩梅. 医学微生物学. 北京:高等教育出版社,2014
2. 李凡,徐志凯. 医学微生物学. 第 8 版. 北京:人民卫生出版社,2013

思考题答案

黄河科技学院　徐海瑛

第三十四章 其他病毒

本章 PPT

第一节 狂犬病病毒

狂犬病病毒（rabies virus）属于弹状病毒科（*Rhabdoviridae*）狂犬病病毒属（*Lyssavirus*），是一种嗜神经性病毒，主要侵犯人和动物的中枢神经系统，引起狂犬病（rabies）。狂犬病又称恐水症（hydrophobia），是一种人畜共患的自然疫源性疾病，一旦发病，死亡率几乎为 100%，至今尚无有效的治疗方法，是目前死亡率最高的传染病。

一、生物学性状

（一）形态结构

狂犬病病毒形态似子弹状，大小为 (60～85) nm ×(130～300) nm，核衣壳呈螺旋对称，基因组为单负链 RNA，由核蛋白、多聚酶蛋白和基质蛋白组成的核衣壳包裹着核酸。病毒包膜由外层糖蛋白 G 和内层基质蛋白 M2 组成。包膜表面有糖蛋白刺突，与病毒的感染、凝血和毒力有关（图 34-1）。

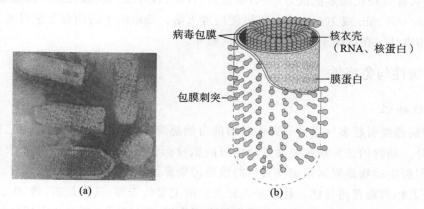

病毒包膜 —— 核衣壳（RNA、核蛋白）

—— 膜蛋白

包膜刺突 ——

(a)　　　　　　　　　　(b)

图 34-1　狂犬病病毒的形态与结构

(a)病毒形态(电镜照片×150 000)；(b)病毒结构模式图

（二）病毒的复制

狂犬病病毒在感染细胞的细胞质中进行复制。病毒包膜表面糖蛋白 G 与神经细胞表面乙酰胆碱受体特异结合，该部位细胞膜内陷包裹病毒进入细胞，脱衣壳将病毒核酸释放至细胞质中。病毒－ssRNA 合成 mRNA 并翻译出蛋白质，以互补正链 RNA 为模板复制子代病毒－ssRNA，最后病毒蛋白质和核酸装配成核衣壳，并以出芽形式释放病毒颗粒，同时获得病毒包膜。

狂犬病病毒的感染动物范围较广，可以在多种家畜或宠物（狗、猫等）及野生动物中自然感染与传播。病毒在易感动物或人的中枢神经细胞（主要是大脑海马回的锥体细胞）中增殖时，在细胞质内形成直径 20～30 nm 圆形或椭圆形的嗜酸性包涵体,称内基小体(negri body)(图 34-2),可作为辅助诊断狂犬病的指标。

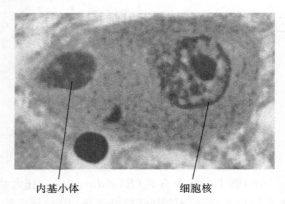

内基小体　　　　　　　　细胞核

图 34-2　狂犬病毒的内基小体

(三)病毒抗原和毒力变异

病毒包膜糖蛋白 G 和核蛋白 NP 是狂犬病病毒的重要抗原。糖蛋白 G 可以诱导机体产生中和抗体、血凝抑制抗体和细胞免疫应答;核蛋白 NP 诱导机体产生细胞免疫应答,但不能产生保护性抗体。狂犬病病毒的包膜糖蛋白可以发生结构变异而出现抗原性不同的血清型。狂犬病病毒的毒力可以发生变异,毒力强的野毒株在家兔脑内连续传代培养至 50 代左右,毒力减弱称之为固定毒株。

(四)抵抗力

狂犬病病毒对理化因素抵抗力不强,易被热、日光、紫外线、酸、碱、乙醇、乙醚、脂溶剂等灭活。56 ℃ 30～60 min 或 100 ℃ 2 min 可使病毒灭活。脑组织中的病毒于室温或 4 ℃下可保持 1～2 周传染性。在冷冻干燥条件下能存活数年。

二、致病性与免疫性

(一)致病性

狂犬病病毒能引起多种家畜和野生动物的自然感染,如犬、猫、牛、羊、猪、狼、狐狸、野鼠、蝙蝠、臭鼬等。动物的狂犬病主要通过动物间的抓咬而传播。病犬是发展中国家狂犬病的主要传染源,但野生动物是发达国家狂犬病的重要传染源。

人对狂犬病病毒普遍易感。病犬是人狂犬病的主要传染源,其次是猫、猪、牛、马等。患病动物的唾液中含有大量的病毒,发病前后均具有感染性,通过咬伤、抓伤或密切接触人体,病毒侵入人体引起感染。潜伏期通常为 3～8 周,短者 10 天,长者达数月或数年。咬伤部位距离头部越近、伤口越深、伤者年龄越小,则潜伏期越短。狂犬病一旦发病,病死率几乎为 100%。

狂犬病病毒对神经组织有很强的亲和力,病毒经伤口侵入人体后,首先在感染部位周围的肌细胞中缓慢增殖,4～6 天后进入末梢神经组织,亦可不经增殖直接侵入末梢神经组织,此阶段患者无自觉症状。随后病毒沿周围传入神经迅速上行至背根神经节后大量增殖,并侵入中枢神经系统,侵犯脊髓、脑干及小脑等处的神经元,引起急性弥漫性脑脊髓炎,表现为幻觉、痉挛、昏迷、伤口蚁走感等。最后,病毒自中枢神经沿传出神经侵入眼、舌、唾液腺、心脏等各组织与器官,导致呼吸肌、吞咽肌易发生痉挛,出现呼吸困难、吞咽困难等症状,典型的临床表现是早期对水、声、光、风、触动等刺激兴奋性增高,表现为恐惧不安,恐水是特有的症状,患者在吞咽、饮水、听到水声时均引起严重的咽喉肌痉挛,故又称恐水病(hydrophobia)。此外还可出现唾液、汗腺分泌增多,心血管功能紊乱或猝死。经 3～5 天后,患者转入麻痹期,出现弛缓性瘫痪,最后因昏迷、呼吸及循环衰竭而死亡。

（二）免疫性

机体感染狂犬病病毒后可产生细胞免疫和体液免疫。中和抗体可中和游离状态的病毒,阻断病毒进入神经细胞。杀伤性 T 细胞可以特异性杀伤病毒感染细胞进而溶解病毒。

三、微生物学检查法

狂犬病通常根据动物咬伤史和典型临床症状进行诊断。但对潜伏期、发病早期或咬伤可疑者,需要及时进行微生物学检查辅助确诊。首先,隔离观察可疑动物 7～10 天,对其进行微生物学检查,如果在观察期间发病,立即杀死动物取脑海马回部位组织涂片或切片,用免疫荧光抗体法检查病毒抗原或内基小体。其次,用免疫学检测、病毒分离等方法进行辅助诊断。常用免疫荧光、酶联免疫等技术对所取脑脊液、唾液等标本进行检测病毒抗原,同时进行血清中相应抗体检测,该法阳性率较高;也可用 RT-PCR 法检测标本中的狂犬病病毒 RNA。病毒的分离培养准确率高,但需时较长,阳性率低。

四、防治原则

预防可有效降低狂犬病的发病率。主要有捕杀野犬、严格管理家犬及其他家畜或宠物、对家畜或宠物进行预防接种。开展人群预防接种是控制狂犬病发生的关键。人被可疑动物咬伤后,应采取下列预防措施:

1. 伤口处理 彻底清洗伤口可明显降低发病率。立即用 3%～5%肥皂水或 0.1%苯扎溴铵或清水反复冲洗伤口至少 30 min,再用 75%乙醇或碘伏反复涂擦。伤口在数日内暂不缝合。

2. 主动免疫 狂犬病的潜伏期较长,人被咬伤后应及时接种疫苗,进行暴露后预防接种,可以有效控制发病。我国目前使用的是狂犬病病毒灭活疫苗,于第 0、3、7、14、28 天进行肌内注射,完成全程免疫后可获得良好的免疫力,免疫力保持 1 年左右。对于高危人群(兽医、动物管理员和野外工作者等),可进行暴露前预防接种,分别于第 0、7、21 或 28 天接种疫苗 3 次,并定期检查血清抗体水平,及时加强免疫。

3. 被动免疫 对于伤口严重者,用高效价抗狂犬病病毒马血清或抗狂犬病病毒人免疫球蛋白在伤口周围与底部行浸润注射及肌内注射,剂量为 40 IU/kg,必要时需联合使用干扰素。进行被动免疫前需要预先进行血清过敏试验。

第二节 人乳头瘤病毒

人乳头瘤病毒(human papillomavirus,HPV)属于乳头瘤病毒科(*Papovaviridae*)乳头瘤病毒属(*Papillomavirus*),主要引起人类皮肤黏膜的增生性病变。目前已发现 HPV 100 多个血清型,可分为高危型 HPV 和低危型 HPV。1977 年,德国学者 Harald zur Hausen 等从宫颈癌标本中发现了人乳头瘤病毒,确立了人乳头瘤病毒与宫颈癌的关系,于 2008 年获得了诺贝尔生理学或医学奖。

一、生物学性状

HPV 颗粒呈球形,直径 52～55 nm,二十面体立体对称,无包膜。病毒核酸为双链环状

DNA,约 8 kb。HPV 对皮肤和黏膜上皮细胞具有高亲嗜性,增殖的病毒只能在皮肤上层的细胞核中查到。由于 HPV 复制需要依赖与细胞分化阶段相关的上皮细胞因子等,尚不能用常规的组织细胞进行培养。目前 HPV 已分离鉴定出 130 多种型别。

二、致病性与免疫性

人类是 HPV 唯一自然宿主,HPV 具有严格的宿主和组织特异性,它只能感染人的皮肤和黏膜上皮细胞。主要通过直接接触感染者的病损部位或间接接触被病毒污染的物品以及性接触传播,生殖道感染的母亲在分娩时可通过垂直传播感染新生儿。病毒感染仅发生于局部皮肤和黏膜中,不产生病毒血症,因此不能有效激活免疫系统,易形成持续性感染。

HPV 感染的基本特征是引起上皮细胞增生。病毒 DNA 在表皮棘细胞层和颗粒层复制,诱导表皮的基底层细胞过度增生,使表皮变厚、角质化,形成乳头状瘤,也称为疣。某些型别的HPV 感染细胞后,病毒基因组的整合引起细胞转化,与生殖道癌前病变和恶性肿瘤的发生密切相关。

根据感染部位不同,HPV 分为嗜皮肤性和嗜黏膜性两大类。前者主要引起各种类型的皮肤疣,后者主要感染生殖道和呼吸道的黏膜,引起尖锐湿疣、喉乳头瘤及子宫颈癌等。皮肤疣包括寻常疣、跖疣、扁平疣和屠夫疣,一般为良性自限性感染。寻常疣和跖疣多见于青少年手、足部,如 HPV1、2、3、4 型;扁平疣好发于青少年颜面、手背及前臂等部位,如 HPV3、10 型;屠夫疣常见于屠夫及卖肉者的手部皮肤,如 HPV7 型。尖锐湿疣是由 HPV6、11 感染引起的一种性传播疾病,发生于生殖器及其周围的皮肤黏膜。HPV6、11 型为低危型,尖锐湿疣为良性病变,很少癌变。HPV6、11 型还可引起儿童咽喉乳头瘤。

HPV 感染与生殖道恶性肿瘤相关。研究表明某些高危型 HPV 感染导致宫颈癌等生殖道恶性肿瘤发生。绝大多数人感染 HPV 后无症状,50%～90% 的 HPV 感染可被机体免疫系统清除,仅有 5%～10%发生持续感染,病毒持续感染引起宫颈、外阴及阴茎等生殖道上皮内瘤样变,发展为恶性肿瘤,可引起宫颈癌、外阴癌、阴茎癌、肛门癌、前列腺癌、膀胱癌、生殖器疣等多种疾病,其中 HPV 感染与宫颈癌的关系最密切,99.7%宫颈癌患者存在 HPV 感染。与宫颈癌发生最相关的是 HPV16、18 型。目前认为,HPV E6、E7 基因表达的蛋白可与宿主细胞抑癌基因 p53 和 pRb 的产物结合,阻断 p53 和 pRb 的抑癌作用,诱导宿主细胞转化,从而诱发癌前病变及恶性肿瘤发生。

三、微生物学检查法

HPV 感染有典型临床病损时可根据临床表现迅速做出诊断,但亚临床感染时则需进行组织细胞学、免疫学、分子生物学等实验室检测。特异性和敏感度高的核酸检测是目前主要的诊断技术,采用核酸杂交法和 PCR 法检测 HPV 的 DNA。还可用免疫学方法检测病变组织中的HPV 抗原或特异性抗体。

四、防治原则

防止 HPV 感染的最好方法是避免与感染者直接接触。HPV 是性传播疾病的重要病原体,加强性安全教育和社会管理,可以减少感染。对皮肤疣、尖锐湿疣等主要采用局部治疗,方法包括冷冻、激光、电灼、外科手术及局部涂药除疣,但常复发。

特异性预防采用疫苗接种。HPV 病毒样颗粒疫苗(human papillomavirus virus-like particle vaccine,HPV VLP vaccine)包括二价疫苗(HPV16、18 型)和四价疫苗(HPV6、11、16、18 型)。世界上首个四价 HPV 基因工程疫苗 Gardasil 疫苗 2006 年被美国 FDA 批准上市,可用于预防四型 HPV 所引起的生殖器疣、癌前病变及宫颈癌。

HPV 疫苗的
研究状况

第三节 细小 DNA 病毒

细小 DNA 病毒(*parvovirus*)属于细小病毒科(*Parvoviridae*),是形态最小的 DNA 病毒。对人致病的细小 DNA 病毒有 B19 病毒(*human parvovirus* B19,B19)、人类博卡病毒(*human Bocavirus*,HBoV)、腺病毒伴随相关病毒(*Adeno-associated virus*,AAV)。

一、生物学性状

细小 DNA 病毒呈小球形,直径为 18～26 nm。无包膜,核衣壳呈二十面体立体对称。病毒基因组为线性单链 DNA 分子,约 5.5 kb。病毒主要在细胞核中复制。B19、HBoV 可以在分裂旺盛的细胞中独立复制,而 AAV 则需要辅助病毒腺病毒存在才能复制。

二、致病性与免疫性

细小 DNA 病毒主要通过呼吸道、消化道、血液、垂直传播等方式传播。B19 病毒与人类的传染性红斑、镰状细胞贫血患者的一过性再生障碍危象、先天感染造成的自发性流产等有关。B19 病毒对骨髓中分裂旺盛的红系前体细胞具有高度亲嗜性,通过直接杀伤细胞作用和免疫病理损伤而致病。传染性红斑主要发生于学龄期儿童、婴幼儿和老人,春夏季流行。潜伏期 4～20 天,感染后可形成病毒血症,进入骨髓破坏红系前体细胞,引起红细胞生成障碍,出现发热、关节痛、肌肉痛等类流感样症状,双颊部出现斑丘疹,呈双颊潮红状,2 周后皮疹消退。该病毒感染孕妇后通过胎盘感染胎儿,引起胎儿严重贫血、流产或死亡。机体感染 B19 病毒后,可产生特异性的 IgM、IgG。

HBoV 引起幼儿急性下呼吸道感染,主要流行于冬季,感染率约 5.6%。与呼吸道合胞病毒感染相似,主要引起肺炎或支气管炎等。AAV 有 1～6 个血清型,各型之间有共同抗原。部分型别 AAV 可以引起人群的自然感染,并产生抗体,但临床表现不明。

三、微生物学检查法与防治原则

细小 DNA 病毒感染通常根据临床表现进行诊断。ELISA 检测 B19 病毒的 IgM、IgG 抗体可以确定感染。可用原位杂交、PCR 技术检测组织中的 B19 病毒 DNA 进行诊断。尚无有效的疫苗和特异性治疗方法。

第四节 痘 病 毒

痘病毒(poxvirus)属于痘病毒科(*Poxviridae*),可以引起人类和多种脊椎动物的自然感染。感染人类的有天花病毒(variola virus)和传染性软疣病毒(molluscum contagiosum virus,MCV),感染动物的有牛痘病毒(cowpox virus)、猴痘病毒(monkeypox virus)。

痘病毒是体积最大、结构最复杂的病毒。呈砖形或卵形,(300～450) nm × 260 nm × 170 nm,有包膜,蛋白质衣壳呈复合对称形式,病毒核心由双股线性 DNA(130～375 kb)组成,病毒核心两侧存在 1～2 个侧体。痘病毒在细胞质内进行复制,基因组可指导合成 200 种以上的病毒蛋白质。成熟的病毒以出芽形式释放。

人类的痘病毒感染主要引起天花、人类猴痘、传染性软疣等。传染源是感染的人或动物,主要通过呼吸道、直接接触等途径进行传播。

天花(smallpox)是由天花病毒引起的一种烈性传染性疾病。人是天花病毒的唯一宿主，主要通过呼吸道、直接接触传播，引起高热、面部及全身皮肤出现水疱或脓疱等症状，病死率很高，部分痊愈者面部等部位留有瘢痕。1966 年世界卫生组织启动全球消灭天花计划，1980 年宣布天花在全球范围内已经被根除。目前最大的威胁是天花病毒作为潜在的生物武器出现，因为 1980 年消灭天花后实行终止疫苗接种，而此后出生的人处于对天花病毒无免疫状态。

人类猴痘(human monkeypox)主要由于接触野生动物而感染，临床表现与天花相似，高热、淋巴结肿大、全身水疱或脓疱，并伴有出血倾向，病死率 11% 左右。感染病例出现于非洲、美国等地。

传染性软疣(molluscum contagiosum)是由传染性软疣病毒感染引起，人是唯一感染宿主，主要通过皮肤接触传播。皮肤呈白色疣状物，可自行消退，不留瘢痕。该病毒也可经性接触传播，引起生殖器传染性软疣。

牛痘(cowpox)是由牛痘病毒引起的挤奶工人等密切接触者的皮肤轻度水疱样改变，一般无严重全身感染。预防天花所用的疫苗即是牛痘病毒的毒力变异株痘苗病毒，它与天花病毒有交叉免疫原性。正常人预防接种后仅有轻微皮肤反应，但在免疫缺陷人群中可能引起进行性牛痘、疫苗接种后脑炎和扩散性种痘疹等疾病。目前仅对高危人群免疫接种痘苗病毒，可以预防天花、人类猴痘，一般不采用大规模疫苗接种来预防天花、人类猴痘等。

小结

(1) 狂犬病病毒形态如子弹状，核衣壳呈螺旋对称，基因组为单负链 RNA，有包膜，包膜表面有糖蛋白刺突，与病毒的感染、凝血和毒力有关。狂犬病病毒对理化因素抵抗力弱。病犬是人狂犬病的主要传染源，通过咬伤、抓伤或密切接触而造成人体感染。咬伤部位距离头部越近、伤口越深、伤者年龄越小，则潜伏期越短。狂犬病一旦发病，病死率几乎为 100%。动物预防需要做到捕杀野犬、严格管理家犬及其他家畜或宠物、对家畜或宠物进行预防接种。人群预防接种是控制狂犬病发病的关键。人被可疑动物咬伤后，应采取彻底清洗伤口、预防接种狂犬病病毒灭活疫苗，必要时联合被动免疫。

(2) 人乳头瘤病毒呈球形，无包膜，核酸为双链环状 DNA。HPV 只感染人的皮肤和黏膜上皮细胞，HPV 感染的基本特征是引起上皮细胞增生。传播途径主要是直接接触、性接触、垂直传播等。嗜皮肤性 HPV 主要引起各种类型的皮肤疣，嗜黏膜性 HPV 主要感染生殖道和呼吸道的黏膜，引起尖锐湿疣、喉乳头瘤及子宫颈癌等。其中 HPV 感染与宫颈癌的关系密切。HPV 病毒样颗粒疫苗可预防 HPV 所引起的生殖器疣、癌前病变及宫颈癌。

(3) 细小 DNA 病毒是形态最小的 DNA 病毒，主要通过呼吸道、消化道、血液、垂直传播等方式传播。B19 病毒与人类的传染性红斑、镰状细胞贫血患者的一过性再生障碍危象、先天感染造成的自发性流产等有关。HBoV 引起幼儿急性下呼吸道感染。

(4) 痘病毒是体积最大、结构最复杂的病毒，呈砖形或卵形，有包膜。痘病毒感染主要引起天花、人类猴痘、传染性软疣等。传染源是感染的人或动物，主要通过呼吸道、直接接触等途径传播。1980 年天花在全球范围内已经被根除。

思考题

1. 人狂犬病的传染源和传播途径是什么？人狂犬病的临床表现有哪些？
2. 对人狂犬病如何进行有效的预防？
3. 人乳头瘤病毒主要引起哪些感染？其与宫颈癌有何关系？如何预防宫颈癌？

思考题答案

推荐文献阅读

1. 李凡, 韩梅. 医学微生物学. 北京: 高等教育出版社, 2014
2. 李凡, 徐志凯. 医学微生物学. 第 8 版. 北京: 人民卫生出版社, 2013

黄河科技学院　徐海瑛

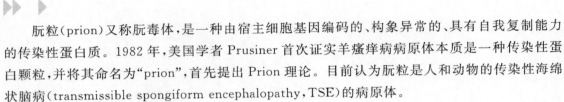

第三十五章 朊 粒

朊粒(prion)又称朊毒体,是一种由宿主细胞基因编码的、构象异常的、具有自我复制能力的传染性蛋白质。1982年,美国学者Prusiner首次证实羊瘙痒病病原体本质是一种传染性蛋白颗粒,并将其命名为"prion",首先提出Prion理论。目前认为朊粒是人和动物的传染性海绵状脑病(transmissible spongiform encephalopathy,TSE)的病原体。

一、生物学性状

朊粒的化学本质为不含脂类的疏水性糖蛋白,是正常宿主细胞基因编码的、构象异常的朊蛋白(prion protein,PrP),分子量为27~30 kDa。

人类和多种哺乳动物的染色体中存在着编码朊蛋白的基因,人类PrP基因位于第20号染色体的短臂上。正常情况下,细胞中的PrP基因普遍表达一种细胞朊蛋白(cellular prion protein,PrP^c),PrP^{c}是一种正常的糖基化膜蛋白,人类的PrP^{c}通过糖基磷脂酰肌醇(GPI)锚定于细胞膜表面,在多种组织尤其是中枢神经系统神经元中普遍表达,其功能可能与细胞跨膜信号传导有关。PrP^{c}分子构象以α螺旋为主,对蛋白酶K的消化作用敏感,可溶于非变性去污剂,没有致病性。

在某些因素的作用下,PrP^{c}构象发生异常改变,形成具有致病作用的羊瘙痒病朊蛋白(scrapie prion protein,PrP^{sc}),即是朊粒。PrP^{sc}仅存在于感染的人或动物组织中,其分子构象以β折叠为主,对蛋白酶K有抗性,具有致病性和传染性(图35-1)。因此,PrP^{c}和PrP^{sc}是由同一染色体基因编码、氨基酸序列相同,但空间构象不同的同源异构体(isoform)。PrP^{c}和PrP^{sc}的主要区别见表35-1。但PrP^{c}转变成PrP^{sc}的确切机制尚不清楚,目前主要认为的可能因素有PrP基因突变、PrP^{c}异常折叠、外源性朊粒结合催化构象改变等。

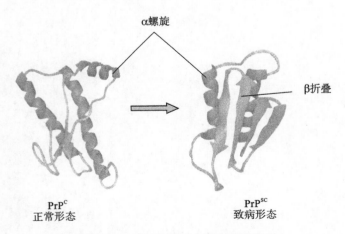

图35-1 PrP^{c}与PrP^{sc}的三维结构模式图

表 35-1　PrPᶜ 与 PrPˢᶜ 的主要区别

	PrPᶜ	PrPˢᶜ
分子构象	α 螺旋占 42%,β 折叠占 3%	β 折叠占 43%,α 螺旋占 30%
对蛋白酶 K 的消化作用	敏感	抗性
在非变性去污剂中	可溶	不可溶
存在部位	正常及感染动物	感染动物
致病性	无	有致病性和传染性

朊粒对理化因素有很强的抵抗力,能抵抗蛋白酶 K 的消化作用,对热、紫外线、辐射及常用消毒剂等不敏感。目前灭活朊粒的方法是:室温 20 ℃,用 1 mol/L NaOH 溶液处理 1 h 后,再高压蒸汽灭菌 134 ℃,2 h。

二、致病性

朊粒病是一种人和动物的慢性退行性、致死性中枢神经系统疾病,即传染性海绵状脑病(TSE)。该类疾病的共同特点是:①潜伏期长,可达数年至数十年之久;②一旦发病即呈亚急性、进行性发展,最终死亡;③病理特点是脑皮质神经元空泡变性、死亡,星形胶质细胞增生,脑组织疏松呈海绵状伴有淀粉样斑块,临床表现为痴呆、共济失调、震颤等中枢神经系统症状;④免疫原性低,不能诱导机体产生特异性免疫应答。

目前发现人和动物的 TSE 已有 10 种。人类朊粒病主要有库鲁病、医源性克-雅病、变异型克-雅病、致死性家族失眠症和格斯特曼综合征;动物的朊粒病主要有羊瘙痒病、牛海绵状脑病(俗称疯牛病)、猫海绵状脑病、水貂传染性脑病和鹿慢性消瘦症。根据感染的来源不同,人类的朊粒病可分为传染性、遗传性和散发性三种类型。传染性朊粒病是由于外源性朊粒感染所致,如库鲁病、医源性克-雅病、变异型克-雅病。遗传性朊粒病与宿主本身的 PrP 基因突变有关,如家族性克-雅病、致死性家族失眠症和格斯特曼综合征。散发性朊粒病的感染机制不明确,如散发性克-雅病,可能与 PrPᶜ 自发性折叠有关。

研究表明,TSE 可通过皮肤、消化道、血液、神经及医源性途径等多种途径传播。研究已证实人变异型克-雅病与疯牛病密切相关,与疯牛病病牛接触或进食病牛肉可导致人感染病原因子。朊粒的致病机制尚不明确,目前认为,PrPᶜ 转变为折叠异常的 PrPˢᶜ 是疾病发生的基本条件,PrPˢᶜ 在中枢神经系统细胞内聚集,沉积于神经元中,引起神经元空泡变性、死亡,最终导致海绵状脑病。

三、微生物学检查法

朊粒病的诊断可根据流行病学、临床表现、脑组织神经病理检查等,但确诊需要依赖于病原学检查,即在脑组织中检出致病因子 PrPˢᶜ。

1. 免疫组化　是目前确诊朊粒病最可靠的方法,取可疑患者的脑组织或淋巴组织的病理切片,高温甲酸处理以破坏 PrPᶜ,用 PrP 单克隆抗体检测 PrPˢᶜ。

2. 免疫印迹(Western blotting)　是目前确诊朊粒病最常用的方法。先用蛋白酶 K 处理组织标本,电泳后转印至硝酸纤维膜,再用 PrP 单克隆抗体检测 PrPˢᶜ。

3. 基因分析　从患者的外周血或组织中提取 DNA,PCR 扩增 PrP 基因,进行分子遗传学分析。常用于协助诊断家族性朊粒病。

NOTE

四、防治原则

　　朊粒病尚无疫苗可供预防,也缺乏有效的治疗药物。目前主要是针对该病的可能传播途径采取预防措施。彻底销毁含致病因子的动物尸体、组织块或注射器等用品,对患者的血液、体液及手术器械等污染物应彻底灭菌。严禁朊粒病患者和任何退行性神经系统疾病患者捐献组织器官。医护人员在诊疗过程中应严格遵守安全规程,加强防范和自我保护。禁止用动物的骨肉粉作为饲料添加剂喂养牛羊等反刍类动物,以防止致病因子进入食物链。对于从有疯牛病的国家进口的活牛、胎牛或牛制品,必须进行严格的特殊检疫,防止输入性感染。

朊粒的发现

━━━━━━━━━━━ 小结 ━━━━━━━━━━━

　　(1)朊粒是一种由宿主细胞基因编码的、构象异常的、具自我复制能力的传染性蛋白质。正常细胞表达无致病性的细胞朊蛋白 PrP^c,在某些因素作用下,PrP^c构象发生改变,形成羊瘙痒病朊蛋白 PrP^{sc},其分子构象以 β 折叠为主,对蛋白酶 K 有抗性,具有致病性和传染性,仅存在于感染的人或动物组织中。

　　(2)朊粒导致人和动物的传染性海绵状脑病(TSE)。潜伏期长,一旦发病呈亚急性、进行性发展,最终死亡,脑组织疏松呈海绵状伴有淀粉样斑块,临床表现为痴呆、共济失调、震颤等中枢神经系统症状。TSE 可通过皮肤、消化道、血液、神经及医源性途径等多种途径传播。目前主要是针对该病的可能传播途径采取预防措施。

思考题答案

━━━━━━━━━━━ 思考题 ━━━━━━━━━━━

　　1. 何谓朊粒? 有什么结构特征?
　　2. 朊粒病的共同特征是什么? 预防措施有哪些?

推荐文献阅读

　　1. 李凡,韩梅. 医学微生物学. 北京:高等教育出版社,2014
　　2. 李凡,徐志凯. 医学微生物学. 第 8 版. 北京:人民卫生出版社,2013

黄河科技学院　徐海瑛

中英文名词对照

A

AR-39 acute respiratory-39

A 群链球菌 group A streptococcus

暗产色菌 *scotochromogen*

暗视野显微镜 darkfield microscope

埃希菌属 *Escherichia*

埃博拉病毒 Ebola virus

埃博拉病毒病 Ebola virus disease，EVD

埃博拉出血热 Ebola haemorrhagic fever，EHF

阿糖腺苷 adenosine arabinoside，Ara-a

阿德福韦酯 adefovir dipivoxil，ADV

艾滋病 acquired immunodeficiency syndrone，AIDS

澳大利亚立克次体 *R. australis*

奥杜安小孢子菌 *M. audouini*

B

B19 病毒 human parvovirus B19，B19

B 群链球菌 group B streptococcus，GBS

BSK 培养基 Barbour-Stoenner-Kelly medium

包膜 envelope

包涵体 inclusion body

包膜蛋白 envelop protein，E

包膜子粒 peplomere

包膜病毒 enveloped virus

布鲁菌素 brucellin

布鲁菌属 *Brucella*

病毒 virus

病毒体 virion

病原菌 pathogen

病毒感染 viral infection

病毒核心 viral core

病毒血症 viremia

病毒衣壳 viral capsid

病毒包膜 viral envelope

病毒受体 Virus receptor

病毒携带者 viral carrier

病毒性疾病 viral disease

病原微生物 pathogenic microbes, or pathogens

病毒宏基因组学 Viral metagenomics

补体结合抗体 complement fixation antibodies, CFAb

补体结合试验 complement fixation test, CF test

鼻病毒 rhinovirus

鼻炎亚种 *subsp. azaenae*

鼻硬结亚种 *subsp. rhinoscleromatis*

孢子丝菌性下疳 sporotrichotic chancre

孢子囊孢子 sporangiospore

孢子丝菌素 sporotrichin

变形杆菌属 *Proteus*

变异链球菌 *S. mutans*

半数感染量 median infective dose, ID50

半数致死量 median lethal dose, LD50

表皮癣菌属 *Epidermophyton*

表皮剥脱毒素 exfoliative toxin, exfoliatin

表皮溶解毒素 epidermolytic toxin

表皮葡萄球菌 *S. epidermidis*

表面感染 superficial infection

表面活性剂 surface-active agent

巴斯德 Louis Pasteur

巴通体属 *Bartonella*

巴氏消毒法 pasteurization

巴西诺卡菌 *N. brasiliensis*

巴西副球孢子菌 *Paracoccidioides brasiliensis*

巴斯德消毒法 Pasteurization

杯状病毒 calicivirus

杯状病毒科 *Caliciviridae*

疱疹病毒科 family *Herpesviridae*

疱疹性咽峡炎 herpangina

疱疹病毒 α 亚科 subfamily *Alphaherpesvirinae*

不产色菌 *nonchromogen*

不相容性 incompatibility

不动杆菌属 *Acinetobacter*

不溶血性链球菌 streptococcus anhemolyticus

不耐热肠毒素 I 和 II heat labile enterotoxin, LT-I , LT-II

不加热血清反应素试验 unheated serum regain test, USR

变种 Variety, var

变异株 variant

丙型链球菌 γ-streptococcus

丙型肝炎病毒 hepatitis C virus, HCV

贝格林 Emil Adolf Von Behring
贝杰林 Beijerink MW
贝纳柯克斯体 *C. burnetii*
丙种球蛋白 gamma globulin
丙型肝炎病毒属 *Hepacivirus*
白喉棒状杆菌 *C. diphtheriae*
白吉利毛结节菌 *Trichosporon beigelii*
伯氏疏螺旋体 Borrelia burgdorferi
伯氏疏螺旋体 *B. burgdoferi*
棒状杆菌 corynebacterium
棒状杆菌属 *Corynebeacterium*
北里 Kitasato S
被膜 tegument
败血症 septicemia
胞质膜 Cytoplasmic membrane
鲍特菌属 *Bordetella*
表型混合 phenotypic mixing
暴发流行 ebolavirus
八叠球菌 sarcina
壁磷壁酸 Wall teichoic acid
丙酸杆菌属 *Propionibacterium*
标准菌株 standard strain
邦戈沙门菌 *S. bongori*
博尔纳病毒 borna virus
百日咳毒素 pertussis toxin
布尼亚病毒科 Bunyavirida
半知菌亚门 Deutemycotina,or Imperfect fungi
鞭毛菌亚门 Mastigomycotina
斑疹伤寒立克次体 *R. typhi*
蜱传播脑炎病毒 tick-borne encephalitis virus,TBEV
本迪不焦埃博拉病毒 Bundibugyo Ebola virus,BDBV
哺乳动物星状病毒属 *Mamastrovirus*

C
C 反应蛋白 C reactive protein,CRP
肠杆菌科 *Enterobacteriaceae*
肠球菌属 *E. enterococcus*
肠道病毒 enterovirus
肠道亚种 *subspecies enterica*
肠道腺病毒 enteric adenovirus,EAD
肠道病毒属 *enterovirus*
肠道沙门菌 *S. enterica*
肠道沙门菌肠道亚种 *S. enterica* subsp

肠产毒型大肠埃希菌 enterotoxigenic *E. coli*，ETEC

肠致病型大肠埃希菌 enteropathogenic *E. coli*，EPEC

肠侵袭型大肠埃希菌 enteroinvasive *E. coli*，EIEC

肠出血型大肠埃希菌 enterohemorrhagic *E. coli*，EHEC

肠道沙门菌肠道亚种伤寒血清型 *S. enterica subspecies enterica serotype Typhi*

肠道沙门菌肠道亚种伤寒血清型 *Salmonella enteric* subsp. enteric serotype Typhi

重配 reassortment

重组体 recombinant

重组载体疫苗 recombinant carrier vaccine

出芽 budding

出血 hemorrhage

出血热 hemorrhagic fever

传代细胞系 continuous cell line

传染性软疣病毒 molluscum contagiosum virus，MCV

传染性软疣 molluscum contagiosum

传染生物学说 contagium vivum theory

传染源 sources of infection

传染性海绵状脑病 transmissible spongiform encephalopathy，TSE

超速离心法 ultracentrifugation

超过滤法 ultrafiltration

超级细菌 superbug

迟缓期 lag phase

迟钝真杆菌 *E. lentum*

粗糙 rough，R

粗球孢子菌 *Coccidioides immitis*

粗糙型菌落 *rough colony*

刺突 spike

刺突糖蛋白 spike glycoprotein，S

纯蛋白衍生物 purified protein derivative，PPD

纯培养 pure culture

穿入 penetration

产甲烷细菌 methanogens

产气荚膜梭菌 *C. perfringens*

丛毛菌 lophotricha

垂直传播 vertical transmission

重叠感染 superinfection

插入序列 insertion sequence，IS

齿双歧杆菌 *B. dentium*

脆弱类杆菌 *B. fragilis*

穿透支原体 *M. penetrans*

草绿色链球菌 viridans streptococci

磁共振技术 magnetic resonance，MR

耻垢分枝杆菌 *M. smegmatis*

查菲埃立克次体 E. chaffeensis
草绿色链球菌 viridans streptococci
长末端重复序列 long terminal repeat，LTR
成人 T 细胞白血病 adult T cell leukemia，ATL

D
Dane 颗粒 Dane's particle
D 群链球菌 group D streptococcus
单毛菌 monotricha
单纯病毒属 genus *Simplexvirus*
单克隆抗体 monoclonal antibody
单层细胞培养 monolayer cell culture
单核吞噬细胞系统 mononuclear phagocyte system
毒素 toxin
毒力 virulence
毒血症 toxemia
毒力质粒 virulencd plasmid
毒性噬菌体 virulent phage
毒素与侵袭性酶 toxins and invasive enzymes
毒素协同调节菌毛 toxin co-regulated pilus，TCP
毒性休克综合征毒素-1 toxic shock syndrome toxin-1，TSST-1
带菌者 bacteria carrier
带菌状态 carrier state
大肠菌素 colicin
大荚膜 macrocapsule
大肠弯曲菌 C. coli
大肠埃希菌 E. coli
大分生孢子 macroconidium
大球形颗粒 large spherical particle
担子菌亚门 Basidiomycotina
担子菌门 Basidomycota
电子显微镜 electron microscope
电镜技术 electromicroscopy，EM
登革热 dengue fever，DF
登革病毒 dengue virus，DENV
登革出血热及登革休克综合征 dengue hemorrhagic fever/dengue shock syndrome，DHF/DSS
痘病毒 poxvirus
痘疱 pocks 或 plaque
痘病毒科 Poxviridae
多带抗原 MB-Ag
多偏磷酸盐 polymetaphosphate
多重耐药性 multiple resistance

多聚核糖体 polysome
多重复活 multiplicity reactivation
定植因子抗原Ⅰ,Ⅱ,Ⅲ colonization factor antigen,CFA/Ⅰ,CFA/Ⅱ,CFA/Ⅲ
定居因子 colonization factor
代时 generation time
代谢抑制试验 metabolic inhibition test,MIT
德拉维丁 delavirdine
德国麻疹 Germany measles
德国麻疹病毒属 *Rubulavirus*
低血压 hypotension
低效消毒剂 low-level disinfctants
颠换 transversion
稻叶型 Inaba
对数期 logarithmic phase
钝化酶 modified enzyme
顿挫感染 abortive infection
动物接种 animal inoculation
断发毛癣菌 *T. tonsurans*
镀银染色法 Fontana stain
弹状病毒科 Rhabdoviridae
丁型肝炎病毒 hepatitis D virus,HDV
东方立克次体 *R. orientalis*
蛋白侵染因子 proteinaceous infectious agents
叠氮脱氧胸苷 azidothymidine,AZT
地方性回归热 endemic relapsing fever

E

EI Tor 生物型 EI Tor biotype
恩夫韦肽 enfuvirtide
恩替卡韦 entecavir,ETV
二分裂 Binary fission
二倍体细胞 diploid cell
二乙氨基葡聚糖 DEAE-dextran
二十面体立体对称型 icosahedral symmetry
二氨基庚二酸 diaminopimelic acid,DAP
2-酮基-3-脱氧辛酸 2-keto-3deoxyoctonic acid,KDO
俄罗斯春夏季脑炎 Russian spring-summer encephalitis

F

F 质粒 fertility plasmid
F 蛋白 F protein
副黏病毒科 the family Paramyxoviridae
副黏病毒科 *Paramyxoviridae*

副黏病毒科肺病毒属 *Pneumovirus*

副流感病毒 parainfluenza virus

副溶血性弧菌 *V. parahemolyticus*

腐生菌 *saprophyte*

腐生葡萄球菌 *S. saprophyticus*

肺炎亚种 *subsp. pneumoniae*

肺炎球菌 pneumococcus

肺炎克雷伯菌 *K. pneumoniae*

肺炎衣原体 *Chlamydia pneumoniae*

肺炎支原体 *M. pneumoniae*

肺孢子菌属 *Pneumocystis*

肺炎链球菌 *S. Pneumoniae*

肺孢子菌肺炎 pneumocystis pneumonia，PCP

复制周期 Replication cycle

复制中间型 replicative intermediate，RI

复制中间型 replicative intermediate，RI

复合对称型 complex symmetry

非病原菌 nonpathogen

非致病菌 nonpathogenic bacterium

非容纳细胞 non-permissive cell

非结构蛋白 nonstructural protein

非结核分枝杆菌 nontuberculosis mycobacteria

非接合性质粒 non-conjugative plasmid

非细胞结构型微生物 noncell-structure microbes

放线菌 Actinomycetes

放线菌属 Actinomyces

反应素 reagin

反义寡核苷酸 antisense oligonucleotide

分类 classification

分枝杆菌属 *Mycobacterium*

浮游 planktonic

防腐 antisepsis

负链 negative sense

繁殖体 vegetative form

弗莱明 Alexander Fleming

辅助病毒 helper virus

肥达试验 Widal test

粪肠球菌 *E. Faecalis*

风疹病毒 rubella virus，RV

发酵支原体 *M. fermentans*

G

GB病毒-C/庚型肝炎病毒 GBV-C/HGV

钩端螺旋体属 *Leptospira*

钩端螺旋体病 leptospirosis

钩端螺旋体免疫球蛋白样蛋白 leptospiral immunoglobulin-like protein, Lig

冠状病毒 coronavirus

冠状病毒科 *Coronaviridae*

冠状病毒科 *Coronaviridae*

冠状病毒属 *Coronavirus*

干扰 RNA short interfering RNA, siRNA

干扰素 interferon, IFN

干扰现象 interference phenomenon

高热 hyperpyrexia

高频重组菌 high frequency recombinant, Hfr

高效消毒剂 high-level disinfectants

高致病性禽流感 H5NI

高压蒸汽灭菌法 sterilization by pressured steam

高效抗逆转录病毒治疗 highly active antiretroviral therapy, HAART

革兰 Hans Christian Gram

革兰染色法 Gram stain Hans Christian Gram

光滑 smooth, S

光产色菌 *photochromogen*

光能自养菌 *phototroph*

光学显微镜 light microscope

光滑型菌落 smooth colony

光滑假丝酵母菌 *C. glabrata*

感染 infection

感染性核酸 infectious nucleic acid

感染性蛋白 infectious protein

国际病毒命名委员会 International Committee on Taxonomy of Virus, ICTV

国际病毒分类委员会 International Committee on Taxonomy of Viruses, ICTV

古细菌 Archaebacteria

古生菌域 Archaea

古典生物型 classical biotype

肝炎病毒 hepatitis virus

肝细胞膜抗原 liver cell membrane antigen, LMAg

肝炎相关抗原 hepatitis associated antigen, HAA

肝特异性脂蛋白抗原 liver specific protein, LSP

共价闭合环状双链 DNA covalently closed circular DNA, cccDNA

隔膜 septum

管形颗粒 tubular particle

关节孢子 arthrospore

寡核苷酸 oligonucleotide

构巢曲霉 *A. nidulans*

龟分枝杆菌 *M. chelonei*

固有耐药性 intrinsic resistance

枸橼酸盐利用试验 citrate utilization test

杆菌性血管瘤-杆菌性紫癜 bacillary angiomatosis-bacillary peliosis，BAP

H

H-O 变异 H-O variation

HPV 病毒样颗粒疫苗 human papillomavirus virus-like particle vaccine，HPV VLP vaccine

核心 core

核酶 ribozyme

核质 nuclear material

核糖醇 ribitol

核衣壳 nucleocapsid

核蛋白 nucleoprotein，NP

核梭杆菌 *F. nucleatum*

核心多糖 core polysaccharide

核酸疫苗 nucleic acid vaccine

核苷类似物 nucleoside Analogs

核糖核蛋白 ribonucleoprotein，RNP

核酸杂交技术 nucleic acid hybridization technique

霍乱毒素 cholera toxin，CT

霍乱弧菌 *V. cholera*

霍乱毒素 cholera toxin，CT

汉塞巴通体 *B. henselae*

汉坦病毒属 *Hantavirus*

汉坦病毒肺综合征 hantavirus pulmonary syndrome，HPS

化学治疗 chemotherapy

化脓性球菌 pyogenic coccus

化能自养菌 chemotroph

化学亚单位 chemical subunit

呼肠病毒 reovirus

呼肠病毒科 *Reoviridae*

呼吸道合胞病毒 respiratory syncytial virus，RSV

呼吸道病毒 viruses associated with respiratory infections

合成肽疫苗 synthetic peptide vaccine

合成培养基 synthetic medium

回归热 relapsingfever

回归热螺旋体 B. Recurrentis

黄曲霉 *A. flavus*

黄病毒科 *Flaviviridae*

红外线 infrared

红色毛癣菌 *T. purpureatum*

红细胞吸附 hemadsorption phenomenon

获得耐药性 acquired resistance

获得性免疫缺陷综合征 acquired immunodeficiency syndrome,AIDS

黑曲霉 A. niger

壶菌门 Chytridiomycota

活疫苗 living vaccine

弧菌属 Vibrio

厚膜孢子 chlamydospore

互补作用 complementation

环状病毒 circovirus

猴痘病毒 monkeypox virus

缓症链球菌 S. Mitis

海分枝杆菌 M. marinum

亨德拉病毒 Hendra virus,HeV

何德毛结节菌 Piedraia hortae

赫姆斯疏螺旋体 B. hermsii

J

菌丝 hypha

菌毛 pilus

菌株 strain

菌影 ghost

菌丝体 mycelium

菌毛蛋白 pilin

菌群失调 dysbacteriosis

菌种保存 culture collection

菌群交替症 microbial selection and substitution

基因组 genome

基因治疗 gene therapy

基因突变 gene mutation

基质蛋白 matrix protein,MP

基因重组 gene recombination

基础培养基 basic medium

基因芯片技术 gene chip technique

基因工程疫苗 gene engineered vaccine

脊髓灰质炎 poliomyelitis

脊髓灰质炎病毒 poliovirus

脊髓灰质炎样麻痹 poliomyelitis-like paralysis

甲酸磷霉素 phosphonoformic acid

甲基红试验 methyl red test

甲型肝炎病毒 hepatitis A virus,HAV

甲型溶血性链球菌 α-hemolytic streptococcus

荚膜肿胀试验 quelling reaction

荚膜组织胞浆菌 Histoplasma capsulatum

鉴别培养基 *differential medium*

接合 conjugation

接合菌门 Zygomycota

接合菌亚门 Zygomycotina

接合性质粒 conjugative plasmid

假菌丝 pseudohypha

假丝酵母属 *Candida*

假单胞菌属 *Pseudomonas*

假结核耶尔森菌 *Y._pseudotuberculosis*

聚合酶链反应 polymerase chain reaction, PCR

聚合物 aggregation substance

鸡胚 embryonated eggs

鸡胚接种 Chick embryo inoculation

急性感染 acute infection

紧密黏附素 intimin

局部感染 local infection

局限性转导 restricted transduction

军团病 legionnelosis

军团菌属 *Legionella*

减毒活菌株 BCG

急性结膜炎 acute conjunc tivitis

急性出血性结膜炎 acute hemorrhage conjunctivitis

界 kingdom

酵母 yeast

荚膜 capsule

接合 conjugation

寄生菌 parasite

艰难梭菌 *C.difficile*

碱基置换 substitution

聚糖骨架 glycan backbone

结构蛋白 structural protein

交叉复活 crossing reactivation

巨噬细胞 macrophage, Mφ

疾控中心 chinese center of Disease control and PREventiong, CDC

结合凝固酶 bound coagulase

减毒活疫苗 attenuated vaccine

机会致病菌 opportunistic pathogen

旧结核菌素 old tuberculin，OT

兼性厌氧菌 facultative anaerobe

解脲脲原体 *Ureaplasma urealyticum*

金黄色葡萄球菌 *S.aureus*

结核分枝杆菌 *Mycobacterium tuberculosis*

间歇蒸汽灭菌法 fractional sterilization

吉兰-巴雷综合征 Guillain-Barré syndrome

近平滑假丝酵母菌 *C. parapsilosis*

激光共聚焦显微镜 cofocal microscope

简易玻片沉淀试验 venereal disease research laboratory，VDRL

集聚黏附菌毛Ⅰ和Ⅲ aggregative adherence fimbriae，AAF/Ⅰ，AAF/Ⅲ

K

Col 质粒 colicinogenic plasmid

科 family

科霍 Robert koch

科霍法则 Koch's postulates

空肠弯曲菌 *C. jejuni*

柯克斯体属 *Coxiella*

柯索夫培养基 Korthof's medium

克雷伯菌属 *klebsiella*

克柔假丝酵母菌 *C. krusei*

克里米亚-刚果出血热病毒 Crimean-Congo hemorrhagic fever virus

卡介苗 Bacillus of Calmette-Guerin，BCG

卡氏枝孢霉 *Cladosporium carrionii*

卡氏肺孢子菌 *P. carinii*

抗生素 antibiotics

抗毒素 antitoxin

抗酸杆菌 acid-fast bacilli

抗菌药物 antimicrobial agents

抗原性转变 antigenic shift

抗病毒治疗 antiviral therapy

抗原性漂移 antigenic drift

抗病毒基因治疗 antiviral gene therapy

抗体依赖的感染增强作用 antibody-dependent enhancement，ADE

抗链球菌溶血素 O 试验 antistreptolysin O test ，ASO test

狂犬病 rabies

狂犬病病毒 rabies virus

狂犬病病毒属 *Lyssavirus*

恐水症 hydrophobia

快速生长菌 *rapid growers*

快速血浆反应素试验 rapid plasma regain，RPR

柯萨奇病毒 coxsackie virus

淋病奈瑟菌 *N. Gonorrhoeae*

康氏立克次体 *R. conorii*

堪萨斯分枝杆菌 *M. kansas*

可传递的耐药性 transferable antibiotic resistance

糠秕孢子马拉色菌 *Malassezia furfur*

L

链道酶 streptodornase,SD

链杆菌 streptobacillus

链激酶 streptokinase,SK

链球菌属 *Streptococcus*

链球菌溶血素 streptolysin

链球菌 DNA 酶 streptococcal deoxyribonuclease

链霉素依赖株 streptomycin dependent strain,Sd

链球菌溶纤维蛋白酶 streptococcal fibrinolysase

流产转导 abortive transduction

流行性胸痛 pleurodynia

流行性感冒病毒 influenza virus

流行性乙型脑炎病毒 epidemic type B encephalitis virus

流行性回归热 epidemic relapsing fever

滤菌器 filter

滤过除菌法 filtration

螺杆菌属 *Helicobacter*

螺形菌 *spirillum*

螺旋体 *spirochaete*

螺杆菌 helicobacterium

螺旋对称型 helical symmetry

磷壁酸 teichoic acid

磷酸化蛋白 phosphoprotein,P

磷壁醛酸 teichuroic acid

莱姆病 Lyme disease

莱姆镇 Lume town

淋巴结病相关病毒 lymphopathy-associated virus,LAV

淋球菌 gonococcus

蓝细菌 cyanobacterium

蓝绿藻 blue-green algae

拉米夫定 lamivudine,3TC

拉替拉韦 raltegravir

六邻体 hexon

类毒素 toxoid

梨支原体 *M. pirum*

类杆菌属 *Bacteriodes*

立克次体 Rickettsia

轮状病毒 rotavirus

联合感染（coinfection）

裸露病毒 naked virus

列文虎克 Antony van Leewenhoek

流产衣原体 chlamydia abortus

吕氏培养基 Loeffler medium

6-去氧太洛糖 6-deoxytalose

硫黄样颗粒 sulfur granule

瘰疬分枝杆菌 M. scrofulaceum

蜡样芽胞杆菌 B. cereus

罗伦特隐球菌 C. laurentii

硫化氢试验 hydrogen sulphide production test

雷斯顿埃博拉病毒 Reston Ebola virus，RESTV

M

M 蛋白 M protein

灭菌 sterilization

灭活 inactivation

灭活疫苗 inactivated vaccine

麻疹病毒 measles virus

麻疹病毒属 Morbillivirus

麻疹病毒属 Rubulavirus

脑膜炎奈瑟菌 N. Meningitidis

脑膜炎球菌 meningococcus

免疫荧光 immunofluorescence，IF

免疫电镜技术 immunoelectromicroscopy，IEM

慢性感染 chronic infection

梅毒 syphilis

梅毒螺旋体 T. Pallidum

梅毒螺旋体血凝试验 Treponema pallidum hemagglutination assay，TPHA

梅毒螺旋体明胶凝集试验 Treponema pallidum partical agglutination assay，TPPA

梅毒螺旋体制动试验 treponemal pallidum immobilizing，TPl

猫抓病 cat scratch disease，CSD

猫衣原体 chlamydia feils

酶免疫技术 enzyme immunoassay，EIA

酶联免疫吸附试验 enzyme-linked immunosorbent assay，ELISA

慢病毒属 Lentivirus

慢性游走性红斑 erythema chronicum migrans，ECM

毛霉属 Mucor

毛癣菌属 Trichophyton

麻风分枝杆菌 M. leprae

麻疹-腮腺炎-风疹三联疫苗 measles-mumps-rubella vaccine MMR

玛丽·梅伦 Mary Mallon

目 order

莫氏立克次体 R. mooseri

马尔尼菲青霉 Penicillium marneffei

膜蛋白 membrane protein，M

密螺旋体属 Treponema

弥散性血管内凝血 disseminated intravascular coagulation，DIC

霉菌 mold

密码子 codon

免疫印迹试验 Western blot，WB

马尔堡病毒 Marburg virus

模式菌株 type strain

米勒链球菌 S. milleri

膜磷壁酸 membrane teichoic acid

N

内毒素血症 endotoxemia

内源性致热原 endogenous pyrogen

内含物 incusion

内含子 intron

内基小体 negri body

内氏放线菌 A. naeslundii

内罗病毒属 Nairovirus

内源性医院感染 endogenous nosocomial infection

黏附 adhesion

粘肽 mucopeptide

黏液层 slime layer

黏附素 adhesin

黏液放线菌 A. viscous

黏液型菌落 mucoid colony

凝固酶 coagulase

凝固酶阴性葡萄球菌 coagulase negative staphylococcus，CNS

逆转录酶抑制剂（reverse transcriptase inhibitor，ARV）

逆转录病毒科 Retroviridae

逆转录病毒属 Deltaretrovirus

N-乙酰胞壁酸 N-acetylmuramic acid

N-乙酰葡糖胺 N-acetyl glucosamine

拟核 nucleoid

拟线粒体 chondrid

耐热核酸酶 heat_stable nuclease

耐药性决定子 resistance determinant，r

耐药突变株 drug-resistant mutant

耐酸应答基因 acid tolerance responsegene，ATR

耐药性传递因子 resistance transfer factor，RTF

耐热肠毒素 a 和 b heat stable enterotoxin，STa，STb

耐甲氧西林金黄色葡萄球菌 methicillin-resistant S. aureus，MRSA

牛布鲁菌 B. abortus

牛型放线菌 A. bovis

牛痘病毒 cowpox virus

奈韦拉平 nevirapine

Q

Q热 *query fever*

球菌 coccus

球杆菌 coccobacillus

曲霉 *Aspergillus*

曲霉属 *Aspergillus*

侵袭力 invasiveness

侵袭性酶 invasive enzyme

缺陷病毒 defective virus

缺陷型干扰突变株 defective interference mutant, DIM

缺陷性干扰颗粒 defective interfering particle, DIP

前病毒 provirus

前噬菌体 prophage

前基因组 RNA pregenomic RNA, pgRNA

犬小孢子菌 *M. canis*

犬布鲁菌 *B. canis*

浅白隐球菌 *C. albidus*

气中菌丝 aerial mycelium

气管细胞毒素 tracheal cytotoxin

琴纳 Edwarf Jenner

亲嗜性 tropism

壳粒 capsomere

全身感染 systemic infection

青霉素结合蛋白 penicillin-binding protein, PBP

奇异变形杆菌 *P. mirabilis*

迁徙性生长现象 Swarming growth

禽星状病毒属 *Avastrovirus*

R

R质粒 resistance plasmid

Reiter株 Reiter strain

人工免疫 artificial immunization

人型支原体 *M. hominis*

人类猴痘 human monkeypox

人畜共患病 zoonosis

人偏肺病毒 human metapneumovirus, HMPV

人类博卡病毒 human Bocavirus, HBoV

人乳头瘤病毒 human papillomavirus, HPV

人工被动免疫 artificial passive immunization

人工主动免疫 artificial active immunization

人杯状病毒 human calicivirus, HuCV

人单纯疱疹病毒1型 Human alphaherpesvirus 1

人单核细胞埃立克次体病 human monocytic ehrlichiosis, HME

人类免疫缺陷病毒 human immunodeficiency virus，HIV
人类嗜 T 细胞病毒 human T lymphotropic viruses，HTLV
人肠道致细胞病变孤儿病毒 Enteric Cytopathic Human Orphan virus
热原质 pyrogen
热休克蛋白 heat-shock proteins
热带假丝酵母菌 C. tropicalis
朊粒 prion
朊毒体 prion
朊蛋白 prion protein，PrP
乳头瘤病毒科 Papovaviridae
乳头瘤病毒属 Papillomavirus
溶菌酶　lysozyme
溶血素 Ahemolysin，HlyA
溶原状态 lysogeny
溶原性细菌 lysogenic bacteria
溶原性转换 lysogenic conversion
溶血性链球菌 streptococcus hemolyticus
溶葡萄球菌素 lysostaphin
肉毒梭菌 C. botulinum
肉毒毒素 botulinum toxin
染色体 chromosome
染色体突变 chromosomal mutation
染色体畸变 chromosome aberration
瑞托纳瓦 ritonavir
容纳细胞 permissive cell
融合蛋白 fusion protein，F
日本脑炎病毒 Japanese encephalitis virus，JEV

S
S-R 变异 S-R variation
SARS 冠状病毒 SARS-CoV
伤寒血清型沙门菌 S. Typhi
伤寒沙门菌 Salmonella typhi
伤寒血清型沙门菌 Salmonella Typhi
石膏样小孢子菌 M. gypseum
石膏样毛癣菌 T. gypseum
生殖菌丝 reproductive mycelium
生长因子 growth factor
生长曲线 growth curve
生物安全四级 biosafety level 4，BSL-4
生物合成 biosynthesis
生物被膜 biofilm
生物被膜 bacterial biofilm，BF

生殖支原体 M. *genitalium*

生殖生物型 *biovar genital*

生长抑制试验 growth inhibition test ,GIT

嗜盐菌 halophiles

嗜冷菌 psychrophile

嗜温菌 mesophile

嗜热菌 mesophile

嗜酸嗜热菌 thermoacidophiles

嗜血杆菌属 *Haemophilus*

嗜麦芽窄食单胞菌属 S. *maltophilia*

嗜肝 DNA 病毒科 *Hepadnaviridae*

嗜肺军团菌 Legionella pneumophila

嗜精子支原体 M. *spermatophilum*

嗜热自养甲烷杆菌 Methanobacterium thermoautotrophicum

噬菌斑 phage plaque,or plaque

噬菌体 bacteriophage,or phage

噬菌体型 phage-type

鼠毒素 murine toxin,MT

鼠衣原体 *Chlamydia muridarum*

鼠疫耶尔森菌 Y. _*pestis*

双歧杆菌 bifidobacterium

双歧杆菌属 *Bifidobacterium*

双毛菌 amphitrocha

双球菌 diplococcus

蚀斑 plaque

蚀斑形成单位 plaque forming unit，PFU

沙波病毒 Sapovirus，SV

沙眼生物型 *biovar trachoma*

沙眼衣原体 *Chlamydia trachomatis*

沙门菌属 *Salmonella*

杀白细胞素 leukocidin

杀细胞效应 cytocidal effect

扫描电子显微镜 scanning electron microscope,SEM

扫描电镜 scanning electron microscope，SEM

属 genus

色素 pigments

释放 release

索柏 soper

始体 Initial body

死疫苗 killed vaccine

衰亡期 decline phase

衰退型 involution form

四联球菌 tetrads

赛科纳瓦 saquinavir

酸性染色剂 acidic stain

手足口病 hand-foot-mouth disease

水平传播 horizontal transmission

赛科纳瓦 saquinavir

屎肠球菌 E. Faecium

四肽侧链 tetrapeptide side chain

梭杆菌属 Fusobacterium

丝状凝血素 filamentous hemagglutinin

兽类衣原体 Chlamudia pecorum

腮腺炎病毒 mumps virus

神经氨酸酶 neuraminidase, NA

申克孢子丝菌 Sporothrix schenckii

宿主范围突变株 host-range mutant, hr

沙保弱培养基 Sabouraud's medium

实时定量 PCR 法 real time quantitatice PCR

束形成菌毛 bundle forming pili, Bfp

森林脑炎病毒 forest encephalitis virus

苏丹埃博拉病毒 Sudan Ebloavirus, SUDV

16S rRNA 基因序列分析 16S rRNA gene sequence analysis

肾综合征出血热 hemorrhagic fever with renal syndrome, HFRS

疏螺旋体属 Borrelia

世界卫生组织 world health organization, WHO

闪烁古生球菌 Archaeoglobus fulgidus

T

TT 病毒 Torque Teno virus, TTV

碳水化合物黏附素 carbohydrate adhesins

条件致病菌 conditioned pathogen

条件致死性突变株 conditional-lethal mutant

条件致病菌 opportunistic pathogen

炭疽病 anthrax

炭疽芽胞杆菌 B. anthracis

透射电子显微镜 transmission electron microscope, TEM

透明质酸酶 hyaluronidase

透射电镜 transmission electron microscope，TEM

天花 smallpox

天花病毒 variola virus

突变 mutation

突变株 mutant

豚鼠诺卡菌 N. caviae

豚鼠衣原体 Chlamydia caviae

特异多糖 specific polysaccharide

肽聚糖 peptidoglycan

脱壳 uncoating

胞饮 endocytosis

土曲霉 A. terreus

塔伊森林埃博拉病毒 Tai Forest Ebola virus，TAFV

烫伤样皮肤综合征 staphylococcal scalded skin syndrome，SSSS

天然培养基 complex medium

唾液链球菌 S. Salivarius

铁锈色小孢子菌 M. ferrugineum

糖发酵试验 carbonhydrate-fermented test

T 细胞白血病病毒 3 型 human T-cell leukemia virus type-Ⅲ，HTLV-Ⅲ

胎儿弯曲菌 C. fetus

TW-183 Taiwan-183

同源异构体 isoform

替比夫定 telbivudine，LdT

V

V-P 试验 Voges-Proskauer test

W

外膜 outer membrane

外毒素 exotoxin

外斐试验 Weil-Felix test

外膜蛋白 outer membrane protein，OMP

外膜蛋白 Yersinia outer membrane proteins，Yop

外膜蛋白 major outer membrane protein，MOMP

外源性感染 exogenous infection

外源性医院感染 exogenous nosocomial infection

无菌 asepsis

无性孢子 asexual spor

无乳链球菌 S. Agalactiae

无菌操作 aseptic manipulation

无隔菌丝 nonseptate hypha

无菌性脑膜炎 aseptic meningitis

微纤维 microfibrils

微荚膜 microcapsule

微生物 microorganisms，or microbes

微需氧菌 microaerophilic bacterium

微小脲原体 Ureaplasma parvum

微量免疫荧光试验 microimmunofluorescence test，MIF

五肽交联桥 pentapetide cross-bridge

五日热巴通体 B. quintana

温和噬菌体　temperate phage

温度敏感性突变株 temperature-sensitive mutant, ts

稳定期 stationary phase

稳定状态感染 steady state infection

维生素 vitamin

五邻体 penton

卫星病毒 satellites

网状体 reticulate body, RB

韦荣菌属 *Veillonella*

完全转导 complete transduction

弯曲菌属 *Campylobacter*

戊型肝炎病毒 hepatitis E virus, HEV

50%组织细胞感染量 50%tissue culture infectious dose, TCID50

胃黏膜相关淋巴组织 mucosa-associated lymphoid tissue, MALT

幽门螺杆菌可产生空泡毒素 A vaculating cytotoxin antigen, VacA

X

细菌 bacterium

细菌域 Bacteria

细胞壁 cell wall

细胞质 cytoplasm

细胞膜 cell membrane

细菌素 bacteriocins

细胞转化 cell transformation

细菌鉴定 identification

细胞病变 cytopathy

细胞溶素 cytolysin

细菌 L 型 bacterial L form

细胞培养 cell culture

细菌耐药性 drug resistance

细菌素型 bacteriocin-type

细菌分类学 bacterial taxonomy

细菌学诊断 bacteriological diagnosis

细胞毒性 T 细胞 cytotoxic T lymphocyte, CTL

细菌生物被膜 bacterial biofilm

细胞病变效应 cytopathic effect, CPE

细小病毒科 Parvoviridae

细胞朊蛋白 cellular prion protein, PrP^c

细小 DNA 病毒 parvovirus

细胞毒素相关蛋白 A cytotoxin associated protein antigen, CagA

性菌毛 sex pilus

性传播性疾病 STD

性病淋巴肉芽肿生物型 *biovar lymphogramuloma venereum*, LGV

血凝试验 hemagglutination test

血凝抑制试验 hemagglutination inhibition test，HI test

血链球菌 S. Sanguis

小川型 Ogaoa

小头症 Microcephaly

小儿麻痹症 infantile paralysis

小球形颗粒 small spherical particle

小蛛立克次体 R. akari

小 RNA 病毒科 picornaviridae

小分生孢子 microconidium

小孢子菌属 Microsporum

小圆形结构病毒 small round structured virus，SRSV

小肠结肠炎耶尔森菌 Y. enterocolitica

血凝素 hemagglutinin，HA

血清学诊断 serological diagnosis

血凝试验 hemagglutination test

血凝抑制抗体 hemagglutination inhibition antibodies，HIAb

血凝抑制试验 hemagglutination inhibition test，HI

吸附 Adsorption

吸附蛋白 Viral attachment protein，VAP

腺病毒科 Adenoviridae

腺热新立克次体 N. sennetsu

腺苷酸环化酶 Adenylate cyclase

腺苷酸环化酶毒素 adenylcyclase toxin

腺病毒伴随病毒 adeno-associated virus，AAV

腺病毒伴随相关病毒 Adeno-associated virus，AAV

消毒 disinfection

消毒剂 disinfectant

相容性 compatibility

相差显微镜 phase contrast microscope

星状病毒科 Astroviridae

星形诺卡菌 N. asteroides

许兰毛癣菌 T. schoenleinii

纤维粘连蛋白 fibronectin，FN

协同凝集 coagglutination

心肌炎 myocarditis

腺病毒 adenovirus

新型肠道病毒 new enterovirus

悬浮细胞培养 suspended cell culture

西尼罗病毒 West Nile virus

絮状表皮癣菌 E. floccosum

选择培养基 selective medium

须毛癣菌 T. mentagrophytes

形态学亚单位 morphological subunit

先天性风疹综合征 congenital rubella syndrome,CRS

性传播疾病 sexually transmitted diseases,STD

显性感染 apparent infection

X 线晶体衍射法 X-ray crystallography

西伯利亚立克次体 *R. sibirica*

消化链球菌属 *Peptostreptococus*

汹涌发酵 stormy fermentation

Y

芽胞 spore

芽生孢子 blastospore

有隔菌丝 septate hypha

有性孢子 sexual spore

原核生物界 prokaryotae

原生质 protoplasm

原生质体 protoplast

原生质球 spheroplast

原代细胞　primary cells

原生质体融合　protoplast fusion

原内毒素蛋白 original endotoxin protein,OEP

原发性肝细胞癌 hepatocellular carcinoma,HCC

原发性非典型性肺炎 primary atypical pneumonia

亚科 subfamily

亚病毒 subvirus

亚种 subspecies，subsp

亚病毒 subvirus

亚临床感染 subclinical infection

亚单位疫苗 subunit vaccine

亚急性硬化性全脑炎 subacute sclerosing panencephalitis,SSPE

恙虫病东方体 *O. tsutsugamushi*

恙虫病立克次体 *R. tsutsugamushi*

诱变剂 mutagen

诱发突变 induced mutation

营养菌丝 vegetative mycelium

营养缺陷型 auxotroph

营养培养基 riched medium

游离凝固酶 free coagulase

游走细胞 planktonic cell

衣壳 capsid

衣原体 *Chlamydiae*

衣氏放线菌 *A. israelii*

厌氧芽胞梭菌属 *Clostridium*

厌氧性细菌 anaerobic bacterium

厌氧培养基 anaerobic medium
异养菌 heterotroph
异染颗粒 metachromatic granule
隐球菌属 *Cryptococcus*
隐蔽期 eclipse phase
医院感染 hospital infection
医学微生物学 medical microbiology
荧光显微镜 fluorescence microscope
荧光密螺旋体抗体吸收试验 fluorescent antibody-absorption,FTA-ABS
乙型肝炎病毒 hepatitis B virus,HBV
乙型溶血性链球菌 β-hemolytic streptococcus
乙型肝炎病毒表面抗原 hepatitis B surface antigen,HBsAg
乙型肝炎病毒核心抗原 hepatitis B core antigen,HBcAg
烟曲霉 *A. fumigatus*
叶状孢子 thallospore
耶尔森菌属 *Yersinia*
吲哚试验 indole test
疣状瓶霉 *Phialophora verrucosa*
羊布鲁菌 *B. melitensis*
伊氏肺孢子菌 *P. jiroveci*
英迪纳瓦 indinavir
疫苗相关麻痹型脊髓灰质炎 Vaccine Associated Paralytic Polio,VAPP
硬性下疳 hard chancre
雅司螺旋体 *T. Pertenue*
域 domain
遗传 heredity
彦岛型 Hikojama
野生型 wild type
颜色变化单位 color changing unit,CCU
原体 elementary body,EB
移码突变 frame-shift mutation
影印试验 replica plating
羊瘙痒病朊蛋白 scrapie prion protein,PrP^{sc}
鹦鹉热衣原体 *Chlamydia psittaci*
伊凡诺夫斯基 Evannovskee
幽门螺杆菌 *H. pylori*
严重急性呼吸综合征 severe acute respiratory syndrom,SARS

Z

自养菌 autotroph
自我复制 Self-replication
自发突变 spontaneous mutation
自身医院感染 autogenous nosocomial infection

NOTE

真菌 fungus

真核细胞 Eukaryotes

真细菌 Eubacteria

真菌界 Fungus, or Fungi

真杆菌属 *Eubacterium*

真空冷冻干燥法 lyophilization

真核细胞型微生物 eukaryotes

真核生物域 Eukarya

致病菌 pathogenic bacterium

致育质粒 fertility plasmid

致育因子 fertility factor, F factor

致热外毒素 pyrogenic exotoxin

致细胞病变作用 cytopathic effect, CPE

中和抗体 neutralizing antibodies, NTAb

中和试验 neutralization assays

中东呼吸综合征 middle east respiratory syndrome, MERS

中东呼吸综合征冠状病毒 Middle East Respiratory Syndrome Coronavirus, MERS-CoV

中效消毒剂 intermediate-level disinfectants

子囊菌亚门 Ascomycotina

子囊菌门 Ascomycota

正常菌群 normal flora

正黏病毒科 *Orthomyxoviridae*

正常微生物群 normal microbiota

志贺菌属 *Shigella*

志贺毒素Ⅰ和Ⅱ Shiga toxins, Stx-1, Stx-2

志贺外毒素 shigella dysenteriae exotoxin

专性厌氧菌 obligate anaerobe

专性需氧菌 obligate aerobe

脂磷壁酸 lipoteichoic acid, LTA

脂质 Alipid A

脂多糖 LPS

脂质双层 lipoprotein, LP

脂寡糖抗原 Lipooligosaccharide, LOS

支原体 *Mycoplasma*

支原体属 Mycoplasma

周毛菌 peritricha

周浆间隙 periplasmic space

猪布鲁菌 B. *Suis*

猪衣原体 *Chamylsamic suis*

紫色毛癣菌 T. *violaceum*

紫单胞菌属 *Porphyromonas*

正链 positive sense

正嗜肝 DNA 病毒属 *Orthohepadnavirus*

转换 transition
转座子 transposon，Tn
整合 integration
整合子 integron
种 species
质粒 plasmid
暂定种 tentative species
指数期 exponential phase
装配 assembly
寨卡病毒 Zika virus，ZIKV
詹氏甲烷球菌 Methanococcus jannaschi
甄氏外瓶霉 *Exophiala jeanselmei*
扎伊尔埃博拉病毒 Zaire Ebola virus，ZEBOV
龋齿放线菌 *A. odontolyticus*
足分枝菌病 mycetoma
窄食单胞菌属 *stenotrophomas*
痤疮丙酸杆菌 *P. acnes*

主要参考文献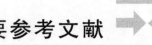

[1] 黄汉菊.医学微生物学[M].3 版.北京:高等教育出版社,2015.

[2] 李明远,徐志凯.医学微生物学[M].3 版.北京:人民卫生出版社,2015.

[3] 李凡,徐志凯.医学微生物学[M].8 版.北京:人民卫生出版社,2013.

[4] 李凡,张凤民,黄敏.医学微生物学[M].6 版.北京:高等教育出版社,2011.

[5] 李凡,韩梅.医学微生物学[M].北京:高等教育出版社,2014.

[6] 陈东科,孙长贵.实用临床微生物学检验与图谱[M].北京:人民卫生出版社,2011.

[7] 杨宝峰.药理学[M].8 版.北京:人民卫生出版社,2013.

[8] 严杰.医学微生物学[M].3 版.北京:高等教育出版社,2016.

[9] 张凤民,肖纯凌.医学微生物学[M].3 版.北京:北京大学医学出版社,2013.

[10] 严杰.医学微生物学[M].2 版.北京:高等教育出版社,2012.

[11] 李凡,刘晶星.医学微生物学[M].7 版.北京:人民卫生出版社,2008.

[12] 曹元应,曹德明.病原生物与免疫学[M].北京:人民卫生出版社,2017.

[13] 黄敏.医学微生物学与寄生虫学[M].3 版.北京:人民卫生出版社,2012.

[14] 肖纯凌,赵富玺.病原生物学和免疫学[M].7 版.北京:人民卫生出版社,2014.

[15] 沈关心,徐威.微生物学与免疫学[M].8 版.北京:人民卫生出版社,2016.

[16] 严华,赵玉玲.医学微生物学[M].北京:人民军医出版社,2014.

[17] 贾文祥.医学微生物学[M].2 版.北京:人民卫生出版社,2010.

[18] 吴移谋,叶元康.支原体学[M].2 版.北京:人民卫生出版社,2008.

[19] 吴移谋.衣原体[M].北京:科学出版社,2012.

[20] Carroll K C, Morse S A, Mietzner T, et al. Jawetz Melnick & Adelbergs Medical Microbiology[M]. 27th Edition. New York: McGraw-Hill Medical,2015.

[21] 贾文祥.医学微生物学[M].3 版.北京:人民卫生出版社,2015.

[22] J. Oxford, P. Kellam, L. Collier. Human Virology[M]. 5th Edition. London: Oxford University Press,2016.

[23] WS. Ryu. Molecular Virology of Human Pathogenic Viruses [M]. London: Academic Press,2017.